The Thoracic Surgery Volume

Interpretation
of Clinical Pathway
and Therapeutic Drugs

2022年版

临床路径治疗药物释义

INTERPRETATION OF CLINICAL PATHWAY AND THERAPEUTIC DRUGS

胸外科分册

《临床路径治疗药物释义》专家组 编

中国协和医科大学出版社
北 京

图书在版编目（CIP）数据

临床路径治疗药物释义·胸外科分册/《临床路径治疗药物释义》专家组编.—北京：中国协和医科大学出版社，2022.8

ISBN 978-7-5679-2016-3

Ⅰ.①临… Ⅱ.①临… Ⅲ.①胸腔外科学-用药法 Ⅳ.①R452

中国版本图书馆 CIP 数据核字（2022）第 120356 号

临床路径治疗药物释义·胸外科分册

编　　者：《临床路径治疗药物释义》专家组
责 任 编 辑：许进力　王朝霞
丛书总策划：张晶晶　冯佳佳
本 书 策 划：边林娜　张晶晶

出版发行：中国协和医科大学出版社
（北京市东城区东单三条9号　邮编100730　电话010-65260431）
网　　址：www.pumcp.com
经　　销：新华书店总店北京发行所
印　　刷：北京天恒嘉业印刷有限公司

开　　本：787mm×1092mm　1/16
印　　张：38.5
字　　数：1030千字
版　　次：2022年8月第1版
印　　次：2022年8月第1次印刷
定　　价：226.00元

ISBN 978-7-5679-2016-3

胸外科临床路径及相关释义编审专家名单

（按姓氏笔画排序）

于　磊　首都医科大学附属北京同仁医院
马少华　北京大学第三医院
王　怡　中国医学科学院北京协和医院
王　通　北京大学第三医院
王彦彬　北京积水潭医院
王若天　首都医科大学宣武医院
支修益　首都医科大学宣武医院
车国卫　四川大学华西医院
毛友生　中国医学科学院肿瘤医院
宁少南　北京积水潭医院
朱彦君　中国人民解放军空军总医院
刘伦旭　四川大学华西医院
刘志东　首都医科大学附属北京胸科医院
刘英华　解放军总医院第一医学中心
刘洪生　中国医学科学院北京协和医院
刘爱民　中国医学科学院北京协和医院
刘景芳　上海华山医院
刘德若　中日友好医院
闫天生　北京中医药大学东方医院
江　华　四川省人民医院
孙　林　首都医科大学附属北京潞河医院
杨　跃　北京大学肿瘤医院
李　辉　首都医科大学附属北京朝阳医院
李单青　中国医学科学院北京协和医院
李建业　首都医科大学附属北京同仁医院
吴韫宏　广西医科大学第二附属医院
何建行　广州医学院第一附属医院
佟宏峰　北京医院
宋　磊　北京积水潭医院
初向阳　中国人民解放军总医院第一医学中心
张　逊　天津市胸科医院
张　强　北京积水潭医院
张　毅　首都医科大学宣武医院

张杰石　中国医学科学院北京协和医院
张诗杰　北京大学第一医院
张真榕　中日友好医院
陈　伟　中国医学科学院北京协和医院
陈　倩　中国医学科学院北京协和医院
陈　斌　杭州市第一人民医院
陈东红　北京清华长庚医院
陈俊健　广西医科大学第二附属医院
陈野野　中国医学科学院北京协和医院
赵　珩　上海交通大学附属胸科医院
姜格宁　上海市肺科医院
姚　颖　华中科技大学同济医学院附属同济医院
秦安京　首都医科大学附属复兴医院
秦应之　中国医学科学院北京协和医院
都　菁　中国医学科学院北京协和医院
贾增丽　南京市鼓楼医院
高树庚　中国医学科学院肿瘤医院
郭　超　中国医学科学院北京协和医院
龚　珉　首都医科大学附属北京友谊医院
常　青　中国医学科学院北京协和医院
梁海龙　北京大学第三医院
梁陶媛　北京积水潭医院
喻风雷　中南大学湘雅二医院
曾　骐　首都医科大学附属北京儿童医院

《临床路径治疗药物释义》编审专家名单

编写指导专家

金有豫　首都医科大学
孙忠实　中国人民解放军总医院第六医学中心
李大魁　中国医学科学院北京协和医院
王汝龙　首都医科大学附属北京友谊医院
孙春华　北京医院
贡联兵　中国人民解放军第 305 医院
李玉珍　北京大学人民医院
王育琴　首都医科大学宣武医院
汤致强　中国医学科学院肿瘤医院
郭代红　中国人民解放军总医院第一医学中心
胡　欣　北京医院
史录文　北京大学医学部
翟所迪　北京大学第三医院
赵志刚　首都医科大学附属北京天坛医院
梅　丹　中国医学科学院北京协和医院
崔一民　北京大学第一医院

编　委（按姓氏笔画排序）

丁玉峰　华中科技大学同济医学院附属同济医院
卜书红　南方医科大学南方医院
马满玲　哈尔滨医科大学附属第一医院
王伟兰　中国人民解放军总医院第一医学中心
王咏梅　首都医科大学附属北京佑安医院
王晓玲　首都医科大学附属北京儿童医院
方建国　华中科技大学同济医学院附属同济医院
史亦丽　中国医学科学院北京协和医院
吕迁洲　复旦大学附属中山医院
朱　珠　中国医学科学院北京协和医院
朱　曼　中国人民解放军总医院第一医学中心
刘丽宏　中日友好医院
刘丽萍　中国人民解放军总医院第五医学中心
刘皋林　上海交通大学附属第一人民医院
孙春华　北京医院

孙路路　首都医科大学附属北京世纪坛医院
杜　光　华中科技大学同济医学院附属同济医院
杜广清　首都医科大学附属北京康复医院
李　静　煤炭总医院
李国辉　中国医学科学院肿瘤医院
李雪宁　复旦大学附属中山医院
杨会霞　清华大学第二附属医院
杨莉萍　北京医院
吴建龙　深圳市第二人民医院
沈　素　首都医科大学附属北京友谊医院
张　渊　上海交通大学附属第六人民医院
张相林　中日友好医院
张艳华　北京大学肿瘤医院
陆奇志　广西壮族自治区江滨医院
陆瑶华　上海交通大学附属第六人民医院
陈瑞玲　首都医科大学附属北京天坛医院
林　阳　首都医科大学附属北京安贞医院
周　颖　北京大学第一医院
屈　建　安徽省立医院
侯　宁　山东省立医院
侯连兵　南方医科大学南方医院
徐小薇　中国医学科学院北京协和医院
郭海飞　北京大学第六医院
陶　玲　中山大学附属第三医院
蔡　芸　中国人民解放军总医院第一医学中心

《临床路径治疗药物释义·胸外科分册》参编专家名单

（按姓氏笔画排序）

丁玉峰	卜书红	于　磊	马少华	马满玲	王　怡	王　通	王伟兰
王汝龙	王若天	王咏梅	王育琴	王彦彬	王晓玲	支修益	车国卫
毛友生	方建国	史亦丽	史录文	宁少南	吕迁洲	朱　珠	朱　曼
朱彦君	刘伦旭	刘志东	刘丽宏	刘丽萍	刘英华	刘洪生	刘皋林
刘爱民	刘景芳	刘德若	闫天生	江　华	汤致强	孙　林	孙忠实
孙春华	孙路路	贡联兵	杜　光	杜广清	杨　跃	杨会霞	杨莉萍
李　辉	李　静	李大魁	李玉珍	李国辉	李单青	李建业	李雪宁
吴建龙	吴韫宏	何建行	佟宏峰	沈　素	宋　磊	初向阳	张　逊
张　渊	张　强	张　毅	张杰石	张诗杰	张相林	张艳华	张真榕
陆奇志	陆瑶华	陈　伟	陈　倩	陈　斌	陈东红	陈俊健	陈野野
陈瑞玲	林　阳	金有豫	周　颖	屈　建	赵　珩	赵志刚	胡　欣
侯　宁	侯连兵	姜格宁	姚　颖	秦安京	秦应之	都　菁	贾增丽
徐小薇	高树庚	郭　超	郭代红	郭海飞	陶　玲	梅　丹	龚　珉
常　青	崔一民	梁海龙	梁陶媛	喻风雷	曾　骐	蔡　芸	翟所迪

序 言

胸外科领域中的疾病常常发生在与生命相关的脏器，如心脏、肺脏等，其治疗过程亦常影响到这些脏器功能的稳定，从而对生命造成威胁。因此，胸外科医师在对疾病的诊治过程中，应当充分认识到这些潜在的危险，应当充分认识重要脏器之间的相互影响，最大限度地治疗疾病，而且最大限度地保留患病脏器的正常功能和最小程度地干扰相关的重要脏器的功能状态。对于广大患者和医院管理者来说，规范医疗行为、降低医疗费用、防止过度医疗同样意义重大。

研究与实践证明，临床路径管理是解决上述问题的有效途径，尤其在整合优化资源、节省成本、避免不必要检查与药物应用、建立较好医疗组合、减少文书作业、减少人为疏失、提高医疗服务质量等诸多方面具有明显优势。因此，实施临床路径管理在医改中扮演着重要角色。

到目前为止，临床路径试点工作已进行一段时间。对多数医院而言，这是一项全新的、有挑战性的工作，不可避免地会遇到若干问题，既有临床方面的问题，也有管理方面的问题，尤其对临床路径的理解需要统一思想，在实践中探索解决问题的最佳方案。

为更好地贯彻国务院办公厅医药卫生体制改革的有关精神，帮助各级医疗机构开展临床路径管理，保证临床路径试点工作顺利进行，受国家卫生和计划生育委员会（原卫生部）委托，中国医学科学院承担了组织编写《临床路径释义》的工作。中国协和医科大学出版社在组织专家编写《临床路径释义》过程中，根据《临床路径》及《临床路径释义》内容，又组织国内临床药学、药理专家共同编写了《临床路径治疗药物释义》，就临床路径及释义的“治疗方案选择”“选择用药方案”中所涉及药物相关信息做了补充说明。这本《临床路径治疗药物释义》胸外科分册就是该丛书中的重要一本。

当然，临床路径如同其他指南性文献一样，随着科学技术的进步将会动态变化，这在新药、新器械、新技术层出不穷的胸外科领域尤为明显。同时，在不同的医院、不同的临床科室，对临床路径的遵循状况也存在一定差别。我们希望这本书既能成为胸外科医师的参考工具，也能在未来不断更新，与临床医师共同进步。

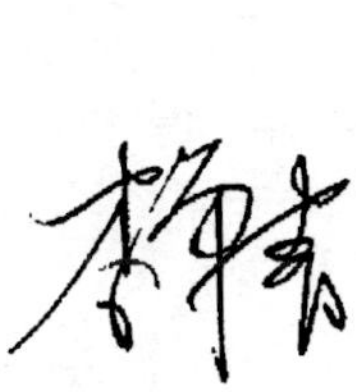

前言

临床路径是由医院管理人员、医师、护师、药师、医技师等多学科专家共同参与，针对特定病种或病例组合的诊疗流程，整合检查、检验、诊断、治疗和护理等多种诊疗措施而制定的标准化、表格化的诊疗规范。开展临床路径工作是实现医疗保健优化、系统化、标准化和全程质量管理的重要途径。

为更好地贯彻国务院办公厅医药卫生体制改革的有关精神，帮助各级医疗机构开展临床路径管理，保证临床路径工作顺利开展，受国家卫生和计划生育委员会委托，中国医学科学院承担了组织编写《临床路径释义》的工作。在此基础上，中国协和医科大学出版社组织国内临床药学、药理学等领域的专家共同编写了《临床路径治疗药物释义》，就临床路径及相关释义中涉及药物的部分进行了补充释义和拓展阅读。

参加本书编写的专家大多数亲身经历了医院临床路径试点工作。他们根据临床路径各病种的具体特点，设计了便于临床医师在诊疗过程中查阅的药品表单，对药物信息进行了系统、简明阐述。全书涵盖了药品的政策和学术来源，并在临床路径及相关释义中，对“治疗方案选择”“选择用药方案”“术前、术中、术后”用药、“医师表单医嘱用药”等项下涉及相关药物的信息进行了归纳整理。

随着医药科技的不断进步，临床路径将根据循证医学的原则动态修正；与此同时，不同地域的不同医疗机构也应根据自身情况，合理制定适合本地区、本院实际情况的临床路径。因时间和条件限制，书中的不足之处在所难免，欢迎同行诸君批评指正。

编　者

2022 年 2 月

目 录

第一篇

胸外科

临床路径及相关释义

Interpretation of Clinical Pathway

第一章

气管恶性肿瘤临床路径释义

【医疗质量控制指标】

指标一、术前胸部增强 CT+气道三维重建率。
指标二、术前支气管镜检查+活检病理分析率。
指标三、术前全身转移评估率。
指标四、术前麻醉科会诊率。
指标五、术前 30 分钟预防性抗菌药物使用率。
指标六、气管肿瘤切除+气管重建术完成率。
指标七、内镜下治疗完成率。
指标八、胸腔镜微创手术完成率。
指标九、围术期输血量。
指标十、术后气管吻合口瘘率。
指标十一、术后肺部感染率。
指标十二、平均住院时间。

一、气管恶性肿瘤编码

疾病名称及编码：气管恶性肿瘤（ICD-10：C33）
手术操作名称及编码：气管肿瘤切除术（ICD-9-CM-3：31.5）

二、临床路径检索方法

C33 伴 31.5

三、国家医疗保障疾病诊断相关分组（CHS-DRG）

MDCE 呼吸系统疾病及功能障碍
ER1 呼吸系统肿瘤
EB1 胸部大手术

四、气管恶性肿瘤临床路径标准住院流程

（一）适用对象

第一诊断为气管恶性肿瘤（ICD-10：C33）
行气管肿瘤切除术（ICD-9-CM-3：31.5）。

释义

■ 适用对象编码参见第一部分。

■ 气管恶性肿瘤，即气管的原发恶性肿瘤，大多是鳞状上皮细胞癌和腺样囊性癌（adenoid cystic carcinoma，ACC），好发于成年人。原发性气管恶性肿瘤大多生长于软骨环与膜部交界处。鳞状上皮细胞癌可呈现为突入气管腔的肿块或破溃形成溃疡，有时癌肿可浸润长段气管。晚期病例常有纵隔淋巴结转移或扩散入肺组织，并可

直接侵犯食管、喉返神经和喉部。腺样囊性癌一般生长较为缓慢，较晚发生转移，有时呈现长段黏膜下浸润或向纵隔内生长。有的肿瘤呈哑铃状，小部分突入气管腔，大部分位于纵隔内，晚期病例可侵入纵隔和支气管。

■ 气管肿瘤根据肿瘤的部位、性质、大小和范围可采取不同术式的气管切除，包括气管纵行切开肿瘤切除术、气管窗型切除术和气管袖式切除术。

（二）诊断依据

根据《临床诊疗指南·胸外科分册》（中华医学会编著，人民卫生出版社，2009年）。

1. 临床症状：常见症状包括刺激性咳嗽，痰中带血或咯血，气短和呼吸困难，声音嘶哑，以及呼吸道感染症状等。其他症状包括气管肿瘤压迫食管引起吞咽困难、颈部肿块等。

2. 辅助检查：胸部X线平片，胸部增强CT、支气管镜检查及活检。

释义

■ 气管肿瘤的临床症状按肿瘤的部位、大小和性质而异。常见的早期症状为刺激性咳嗽、痰少或无痰，有时可带有血丝。肿瘤长大逐渐阻塞气管腔50%以上时，则出现气短、呼吸困难、喘鸣等，常被误诊为支气管哮喘而延误治疗。气管恶性肿瘤晚期病例可呈现声音嘶哑，吞咽困难，气管食管瘘，纵隔器官组织受压迫，颈部淋巴结转移和肺部化脓性感染等症状。

■ 胸部X线平片可显示肿瘤的位置、范围和气管腔狭窄的程度；胸部增强CT可进一步明确肿瘤的大小，侵及范围，以及与周围脏器食管、血管的毗邻关系等，是行气管肿瘤切除术之前的必要检查，必要时可加做气管的CT三维重建，对直观了解肿瘤的形态、部位、大小、制定手术方案有较大帮助；纤维支气管镜检查可直接看到肿瘤，了解肿瘤的部位、大小、表面形态和活动度，并可采取组织做病理切片检查确定肿瘤的性质和类型。

（三）选择治疗方案的依据

根据《临床诊疗指南·胸外科分册》（中华医学会编著，人民卫生出版社，2009年），行气管肿瘤切除+气管重建术。

释义

■ 气管恶性肿瘤的治疗原则包括：①治疗气管肿瘤要求彻底切除肿瘤。防止复发和消除气管梗阻。晚期病例肿瘤已不可能彻底切除者，亦应减轻或解除气道梗阻，改善通气功能。②体积小的气管良性肿瘤，特别是根部有细蒂者，可在内镜下做电灼切除。或施行切开气管切除肿瘤，或切除肿瘤时连同切除一部分气管壁，再缝合气管缺损。③气管恶性肿瘤或较大的良性肿瘤，则需要切除病变段气管和行气管重建术。④晚期恶性气管肿瘤未能切除或切除不彻底者，可按病理类型进行局部放疗或化疗。⑤对合并感染者应抗感染治疗。⑥对症支持治疗。

■ 气管肿瘤切除+气管重建术最常用的术式就是气管袖式切除，是指将肿瘤所在的气管段切除，然后行对端吻合。此术式可以保留远侧端健康肺组织，特别适宜于老年、心肺功能较差的患者。一般认为气管切除的安全长度是4cm，若术中并用气管游离，喉、肺门松解，以及术后保持颈屈曲位，气管切除的长度几乎可接近全长的一半（8~10个软骨环）。

■ 高位气管肿瘤，可采用经颈部或半/全劈胸骨的手术入路。术式可有开窗成形、端-端袖式吻合术等。

■ 位于胸腔内的气管肿瘤，多采用经右胸腔手术入路。手术方式可有端-端袖式切除吻合、半隆突或全隆突切除隆突再造术等。

（四）标准住院日≤21天

释义

■ 如果患者条件允许，住院时间可以低于上述住院天数。如果气管切除的长度过长，术后需要低头固定10~14天，3个月后才可抬头。

（五）进入路径标准

1. 第一诊断必须符合ICD-10：C33气管恶性肿瘤疾病编码。

2. 当患者同时具有其他疾病诊断，但在门诊治疗期间不需要特殊处理也不影响第一诊断的临床路径流程实施时，可以进入路径。

释义

■ 患者同时具有影响第一诊断的临床路径流程实施的其他疾病时均不适合进入临床路径。

■ 行内镜下气管肿瘤切除或气管局部切除的患者不适合进入临床路径。

（六）术前准备≤5天

1. 必需的检查项目：

（1）血常规、尿常规、便常规+隐血试验。

（2）凝血功能、血型、肝功能测定、肾功能测定、电解质、感染性疾病筛查（乙型病毒性肝炎、丙型病毒性肝炎、艾滋病、梅毒等）、相关肿瘤标志物检查。

（3）动脉血气分析、心电图。

（4）支气管镜+活检（视患者耐受情况）。

（5）影像学检查：胸部X线片、胸部CT增强扫描、腹部超声或CT。

2. 根据患者病情，可选择的项目：肺功能、超声心动图、CTPA、心肌核素扫描、动态心电图、24小时动态血压监测、喉镜、头颈部CT扫描、食管镜（食管造影）等。

3. 请麻醉科会诊决定气管插管方式，是否需要行体外循环。

释义

■ 部分检查可以在门诊完成。

■ 纤维支气管镜检查+活检是必须做的检查，只有确诊为气管恶性肿瘤，且准备行气管切除及重建术的患者才可进入临床路径。

■ 根据病情部分检查可以不进行。

■ 如果进行了胸部 CT 检查可以不进行胸部 X 线正侧位片。

■ 治疗前全身检查了解有无转移是必要的。

（七）预防性抗菌药物选择与使用时机

1. 按照《抗菌药物临床应用指导原则（2015 年版）》（国卫办医发〔2015〕43 号）执行，并根据患者的病情决定抗菌药物的选择与使用时间。如可疑感染，需做相应的微生物学检查，必要时做药敏试验。
2. 建议使用第一、第二代头孢菌素。预防性用抗菌药物，时间为术前 30 分钟。

释义

■ 手术部位感染（SSI）是一种常见的院内感染，SSI 的存在增加了院内的死亡率、延长了住院时间。术前预防性使用抗菌药物作为一项降低 SSI 发生率的治疗策略目前已得到了普遍的认可，但对于术前何时预防性使用抗菌药物，即预防性抗菌药物使用的最佳时机还没有确切的界定。目前的观点认为，预防性抗菌药物使用的时间应在切开皮肤之前即术前 2 小时以内，且越靠近皮肤切开的时间使用其预防 SSI 的效果越佳，故此目前多在术前 30 分钟内预防性给药。

（八）手术日为入院日期≤6 天

1. 麻醉方式：全身麻醉，行气管插管或行体外循环。
2. 术中用药：抗菌药物。
3. 手术置入物：人工修复材料、止血材料。
4. 输血：视手术出血情况决定。输血前需行血型鉴定、抗体筛选和交叉合血。

释义

■ 手术时麻醉为全身麻醉，多选择单腔气管插管，但需要备一套无菌的气管插管，常需要在台上行二次插管。麻醉插管时，务必小心不要插破肿瘤或推落瘤体，否则容易引起患者窒息等并发症。为预防此点的发生，可考虑在支气管镜下行气管插管。

■ 体外循环多在插管困难时，或在肿瘤外侵及附近的心脏大血管时，或因肺功能差术中难以维持氧合时考虑应用。

■ 气管手术为潜在污染性手术，属于Ⅱ类切口，术中预防性应用抗菌药物是必要的。

■ 目前世界上还没有成熟的气管替代物，人工气管的研究尚在进行中。

■ 一般情况下不需要输血。对于手术时间较长的患者，术中需使用抗菌药物；必要时可选用止血药，如注射用尖吻蝮蛇血凝酶。

(九) 术后住院恢复应≤15 天

1. 必须复查的检查项目：
(1) 血常规、肝功能测定、肾功能测定、电解质。
(2) 支气管镜、胸部 X 线。
2. 根据病情可选择胸部 CT 扫描。
3. 术后用药：抗菌药物使用按照《抗菌药物临床应用指导原则（2015 年版）》（国卫办医发〔2015〕43 号）执行，并根据患者的病情决定抗菌药物的选择与使用时间。建议使用第一、第二代头孢菌素。如可疑感染，需做相应的微生物学检查，必要时做药敏试验。

释义

■ 术后纤维支气管镜检查酌情使用，过早或不当检查可能对吻合处带来损伤，胸部增强 CT 检查可在术后 1 个月后进行。

■ 术后常规应用抗菌药物预防感染。

■ 气管手术会对患者自主排痰造成困难，因此术后应用稀释痰液的药物、气道雾化治疗非常重要。

■ 如果气管切除的长度过长，术后需要低头固定 10~14 天，3 个月后才可抬头。

(十) 出院标准

1. 患者病情稳定，体温正常，手术切口愈合良好，生命体征平稳。
2. 无需要住院处理的并发症和/或合并症。

释义

■ 患者术后胸片示肺复张良好、体温基本正常、血液检查指标基本正常。

■ 患者可待拆线出院。若有颌下固定线，术后 14 天后拆除。

■ 如果出现并发症，如吻合口漏气、吻合口狭窄、喉返神经麻痹和肺部感染等，是否需要继续住院处理，由主管医师具体决定。

(十一) 变异及原因分析

1. 有影响手术的合并症，术前需要进行相关的诊断和治疗。
2. 术后出现肺部感染、呼吸衰竭、心力衰竭、肝肾衰竭、吻合口瘘等并发症，需要延长治疗时间。

释义

■ 微小变异：因为医院检验项目的及时性未保证，不能按照要求完成检查；因为节假日不能按照要求完成检查；患者不愿配合完成相应检查，短期不愿按照要求出院随诊。

■ 重大变异：因基础疾病需要进一步诊断和治疗；因各种原因需要其他治疗措施；患者要求离院或转院；不愿按照要求出院随诊而导致入院时间明显延长。

■ 气管切除术后的并发症主要包括：

（1）吻合口漏气：如不严重，仅表现为皮下气肿而不继续加重，可严密观察，多于数日后自愈。如果漏气量大，已形成明显的吻合口瘘，还在1周之内，可重新吻合。若时间较长，则先行胸腔引流，控制感染，以后根据情况再做瘘修补或肺切除术。

（2）吻合口狭窄：早期吻合口狭窄，如果由于吻合口水肿所致，可用皮质激素治疗，1周后会逐渐消退。若为吻合口对合不良、扭曲、成角或软骨断片突入管腔较多所致，则须要再次手术矫正。晚期多由于瘢痕狭窄、肿瘤复发或纵隔肿大的淋巴结压迫引起狭窄。

（3）喉返神经麻痹：多因肿瘤侵犯或手术损伤所致。大部分为单侧声带麻痹，术后出现声音嘶哑、饮水呛咳等症状。一般需半年左右呛咳可逐渐消失，声音可恢复至近于正常。

（4）气管吻合口血管瘘：多由于吻合口瘘后感染腐蚀邻近血管所致，也有报道因为吻合口缝线磨破邻近血管引起。无论什么原因，一旦发生，多数来不及救治。

五、气管恶性肿瘤临床路径给药方案

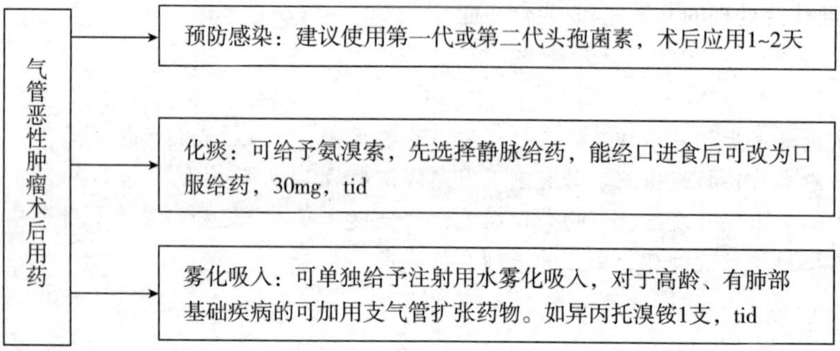

（一）用药选择

气管手术为Ⅱ类切口手术，需要预防性应用抗菌药物，建议使用第一代或第二代头孢菌素，用药时限一般不超过24小时。对于术中出现痰液较多的患者可适当延长用药时间，或升级抗菌药物。

（二）药学提示

1. 应用头孢菌素类药物前应做皮试，对于有青霉素或头孢类过敏史的患者应慎用，警惕过敏。

2. 对于头孢类药物皮试阳性或过敏的患者，可选用喹诺酮类等药物作为治疗用药。

（三）注意事项

建议围术期给予雾化吸入时要适量，尤其是气管切除长度较长的患者，过度的胸部物理治疗使得吻合口张力过大，影响愈合。

六、气管恶性肿瘤患者护理规范

1. 病情观察：严密监测患者心率、血压、呼吸及神志变化；注意观察患者的呼吸频率、幅度，有无呼吸困难、发绀等征象，发现异常及时通知医师；床旁备气切包。

2. 维持有效呼吸，根据病情给予吸氧；鼓励患者通过有效咳嗽、咳痰、使用呼吸功能训练器等方式，促使肺膨胀，增加通气量；必要时纤维支气管镜吸痰。

3. 饮食护理：进食开始时先进水，了解有无喉返神经的损伤，注意小口慢咽，防止呛咳、误吸，以后根据情况和患者食欲，逐步过渡到正常饮食；加强营养，鼓励患者多进食高蛋白、高热量和富含维生素的食物；对不能主动补充足够能量的患者，应遵医嘱给予静脉输液。

4. 颈部体位锻炼：由于术后需要颈屈位固定，因此术前指导患者练习颈屈位咳嗽排痰。头部下方垫枕逐步增高，时间逐渐延长；使患者逐步适应颈部屈曲下能进行有效的咳嗽咯痰、饮水进食，为术后康复创造条件。

5. 体位护理：术后给予强制性的颈前屈曲位，能有效地减少气管吻合口的张力，有利于吻合口的愈合，减少吻合口漏的发生。颈前屈曲位是手术结束时医师用粗丝线将患者的下颌缝合于前胸壁 4 针，使颈部固定于前屈位 15°～30°，以限制颈部的活动的体位。

6. 颈部切口护理：由于患者下颌固定于前胸，切口显露不佳，加之皮片引流，易导致颁下颈前区域内分泌物的积聚，引发细菌繁殖而感染。注意切口保护，避免唾液、食物等污染切口，及时更换敷料。

7. 疼痛护理：及时进行疼痛评估，必要时给予药物镇痛。

8. 用药护理：应严格按照医嘱服用抗生素、化痰及镇咳药物。

9. 心理护理：患者因呼吸困难，行动受阻，又担心手术是否成功，常产生焦虑、抑郁和情绪不稳定，要主动接触患者，与患者建立信任感，使其更好地配合医护人员的治疗护理，树立战胜疾病的信心。

七、气管恶性肿瘤患者营养治疗规范

1. 入院 24～48 小时进行 NRS 2002 营养风险筛查，有营养风险的患者需要制订营养治疗计划。

2. 营养治疗可遵循五阶梯模式：第一阶梯，饮食+ 营养教育；第二阶梯，饮食+口服营养补充（ONS）；第三阶梯，全肠内营养（TEN）；第四阶梯，肠内营养的基础上补充性增加肠外营养（PEN+PPN）；第五阶梯，全肠外营养（TPN）；当不能满足 60% 目标能量需求 3～5 天时，应该选择上一阶梯。

3. 对于消化道有功能的患者应首先选择肠内营养。

4. 采用经口营养补充或管饲输注，满足营养需求。

5. 当无法给予肠内营养时，应考虑肠外营养以满足营养支持需求。

6. 治疗期间，饮食宜清淡，忌食刺激性食物，如辣椒、咖喱、芥末、蒜等。减少高糖、高油、高盐分的食物。

7. 坚持营养平衡普食，每日不少于 13 种食物，包含谷薯类、蔬菜水果类、肉蛋奶及豆制品类以及适量的油脂类。保持优质蛋白质食物占总蛋白质 50%以上。

8. 体液丢失过量时需要补充水分，每日至少＞ 1700ml 水，必要时根据体液电解质情况补充盐分。

八、气管恶性肿瘤患者健康宣教

1. 适当加强营养，注意保暖，预防呼吸道感染。

2. 出院后继续保持颈前屈曲位。对这种强迫体位，除了术前的训练适应，还需不断地鼓励患者坚持，在生理上和生活上给予全方面的支持。术后第 3 周拆除缝线后，仍需嘱患者在 3 个月内保持颈部的前屈，避免抬头、伸颈等剧烈活动，第 4 个月后逐步恢复颈部的正常活动度。

3. 按期复诊，遵医嘱做好后继的放化疗治疗。

九、推荐表单

（一）医师表单

气管恶性肿瘤临床路径医师表单

适用对象：第一诊断为气管恶性肿瘤（ICD-10：C33）
　　　　　行气管肿瘤切除术（ICD-9-CM-3：31.5）

患者姓名：	性别：　年龄：　门诊号：	住院号：
住院日期：　年　月　日	出院日期：　年　月　日	标准住院日：≤21 天

时间	住院第 1 天	住院第 2~5 天	住院第 1~6 天（手术日）
主要诊疗工作	□ 询问病史及体格检查 □ 完成病历书写 □ 开化验单及检查申请单 □ 上级医师查访与术前评估 □ 初步确定手术方式和日期	□ 上级医师查房 □ 术前准备与术前评估 □ 行术前讨论，确定手术方案（切口选择） □ 完成相关科室会诊（麻醉） □ 住院医师完成术前小结、上级医师查房记录等病历书写 □ 签署手术知情同意书、自费用品协议书、输血同意书、授权同意书 □ 向患者及家属交代围术期注意事项	□ 手术 □ 术者完成手术记录 □ 住院医师完成术后病程 □ 上级医师查房 □ 向患者及家属交代病情及术后注意事项
重点医嘱	**长期医嘱：** □ 一级/二级护理（根据病情需要） □ 普通饮食 □ 吸氧：血氧饱和度监测 □ 告病重 □ 其他医嘱 **临时医嘱：** □ 血常规、尿常规、便常规+隐血试验 □ 凝血功能、血型、肝功能、肾功能、电解质、感染性疾病筛查 □ 动脉血气分析、心电图 □ 胸部正侧位平片、胸部 CT 扫描、腹部超声（肝、胆、脾、胰、肾上腺）或 CT □ 可选择：纤维支气管镜检查+活检（视患者情况能否耐受）、喉镜、头颈部 CT 扫描，食管镜（食管造影） □ 其他医嘱	**长期医嘱：** □ 应用抗菌药物 □ 其他医嘱 **临时医嘱：** □ 拟明日全身麻醉下行气管肿瘤切除术 □ 术前禁食、禁水 □ 备血 □ 术前麻醉用药 □ 备术中抗菌药物 □ 其他医嘱	**长期医嘱：** □ 胸外科术后常规护理 □ 一级或特级护理 □ 禁饮食 □ 半卧位，颈部屈曲位 □ 吸氧 □ 心电、血压、手指氧饱和度监护 □ 胸管或纵隔引流计量 □ 持续导尿，记 24 小时出入量 □ 雾化 □ 静脉应用抗菌药物 □ 解痉、祛痰药物（酌情） □ 其他医嘱 **临时医嘱：** □ 其他医嘱
病情变异记录	□ 无　□ 有，原因： 1. 2.	□ 无　□ 有，原因： 1. 2.	□ 无　□ 有，原因： 1. 2.
医师签名			

时间	住院第 2~7 天 （术后第 1 天）	住院第 3~20 天 （术后第 2~14 天）	住院第 12~21 天 （出院日）
主要诊疗工作	□ 上级医师查房，注意病情变化 □ 住院医师完成常规病历书写 □ 注意引流量及颜色，酌情处理 □ 注意生命体征及肺部呼吸音，皮下气肿 □ 协助患者咳痰 □ 必要时床边纤维支气管镜吸痰 □ 视情况拔尿管	□ 上级医师查房 □ 住院医师完成常规病历书写 □ 注意生命体征及肺部呼吸音 □ 必要时床边纤维支气管镜吸痰 □ 术后视病情复查血常规、肝功能、肾功能、电解质、血糖及 X 线胸片 □ 视情况拔除引流管（胸腔，纵隔） □ 根据术后病检确定术后治疗方案	□ 根据切口愈合情况拆线 □ 上级医师查房，根据症状、体温、肺部呼吸音、血常规、血生化、X 线胸片等了解余肺复张情况 □ 复查胸部 CT，纤维支气管镜检查，确定有无手术并发症，明确是否出院 □ 住院医师完成出院小结、病历首页等 □ 向患者及家属交代出院后的注意事项（近期避免颈部过度仰伸）
重点医嘱	**长期医嘱：** □ 胸外科一级护理 □ 普通饮食 □ 半卧位，颈部屈曲位 □ 视病情停记尿量、停吸氧、停心电监护 □ 静脉应用抗菌药物 □ 其他医嘱 **临时医嘱：** □ 拔尿管 □ 其他医嘱	**长期医嘱：** □ 半卧位，颈部屈曲位 □ 停胸腔（纵隔）闭式引流计量 □ 停雾化 □ 其他医嘱 □ 视病情抗菌药物减量 **临时医嘱：** □ 拔胸腔（纵隔）闭式引流管 □ 切口换药 □ X 线胸片、血常规、肝功能、肾功能、电解质、血糖 □ 其他医嘱	**长期医嘱：** □ 其他医嘱 **临时医嘱：** □ 血常规 □ 血生化 □ X 线胸片 □ 切口拆线 □ 切口换药 □ 其他医嘱
病情变异记录	□ 无 □ 有，原因： 1. 2.	□ 无 □ 有，原因： 1. 2.	□ 无 □ 有，原因： 1. 2.
医师签名			

（二）护士表单

气管恶性肿瘤临床路径护士表单

适用对象：第一诊断为气管恶性肿瘤（ICD-10：C33）
行气管肿瘤切除术（ICD-9-CM-3：31.5）

患者姓名：	性别：　年龄：　门诊号：	住院号：
住院日期：　年　月　日	出院日期：　年　月　日	标准住院日：≤21 天

时间	住院第 1 天	住院第 2~5 天	住院第 1~6 天（手术日）
健康宣教	□ 介绍主管医师、护士 □ 介绍环境、设施 □ 介绍住院注意事项 □ 向患者宣教戒烟、戒酒的重要性，及减少二手烟的吸入	□ 监督患者完善术前检查 □ 主管护士与患者沟通，了解并指导心理应对 □ 宣教疾病知识、用药知识及特殊检查操作过程 □ 告知检查及操作前后饮食、活动及探视注意事项及应对方式	□ 手术护理 □ 给陪护人员交代注意事项
护理处置	□ 核对患者，佩戴腕带 □ 建立入院护理病历 □ 卫生处置：剪指甲、沐浴、更换病号服	□ 随时观察患者病情变化 □ 遵医嘱正确使用抗菌药物 □ 协助医师完成各项检查化验 □ 术前准备 □ 禁食、禁水	□ 监测生命体征 □ 监测患者意识恢复情况 □ 监测引流
基础护理	□ 二级护理 □ 晨晚间护理 □ 患者安全管理	□ 二级护理 □ 晨晚间护理 □ 患者安全管理	□ 一级护理 □ 晨晚间护理 □ 患者安全管理
专科护理	□ 护理查体 □ 呼吸频率、血氧饱和度监测 □ 需要时填写跌倒及压疮防范表 □ 需要时请家属陪护 □ 心理护理	□ 遵医嘱完成相关检查 □ 心理护理 □ 遵医嘱正确给药 □ 遵医嘱行术前准备	□ 手术护理 □ 病情观察：评估患者生命体征，特别是呼吸频率及血氧饱和度 □ 心理护理
重点医嘱	□ 详见医嘱执行单	□ 详见医嘱执行单	□ 详见医嘱执行单
病情变异记录	□ 无　□ 有，原因： 1. 2.	□ 无　□ 有，原因： 1. 2.	□ 无　□ 有，原因： 1. 2.
护士签名			

时间	住院第2~7天 （术后第1天）	住院第3~20天 （术后第2~14天）	住院第12~21天 （出院日）
健康宣教	□ 手术护理 □ 给陪护人员交代注意事项 □ 指导术后下床活动 □ 指导术后饮食	□ 注意生命体征及肺部呼吸音 □ 讲述床边纤维支气管镜吸痰的必要性 □ 协助化验单回访 □ 指导患者配合伤口换药	□ 康复与锻炼，定时复查 □ 出院带药服用方法 □ 饮食休息等注意事项指导 □ 讲解增强体质的方法，减少感染的机会
护理处置	□ 监测生命体征 □ 监测患者意识恢复情况 □ 监测引流 □ 拔除尿管 □ 停心电监护 □ 普食 □ 静脉输液	□ 半卧位，颈部屈曲位 □ 停胸腔（纵隔）闭式引流记量 □ 停雾化 □ 其他医嘱 □ 视病情抗菌药物减量 □ 拔胸腔（纵隔）闭式引流管 □ 切口换药 □ X线胸片、血常规、肝肾功能、电解质、血糖	□ 办理出院手续 □ 书写出院小结
基础护理	□ 一级护理 □ 晨晚间护理 □ 患者安全管理	□ 二级护理 □ 晨晚间护理 □ 患者安全管理	□ 二级护理 □ 晨晚间护理 □ 患者安全管理
专科护理	□ 观察患者病情 □ 术后心理与生活护理 □ 雾化 □ 协助患者咳痰和肢体功能锻炼	□ 密切观察患者病情 □ 术后心理与生活护理 □ 协助患者咳痰和肢体功能	□ 指导患者办理出院手续
重点医嘱	□ 详见医嘱执行单	□ 详见医嘱执行单	□ 详见医嘱执行单
病情变异记录	□ 无 □ 有，原因： 1. 2.	□ 无 □ 有，原因： 1. 2.	□ 无 □ 有，原因： 1. 2.
护士签名			

（三）患者表单

气管恶性肿瘤临床路径患者表单

适用对象：第一诊断为气管恶性肿瘤（ICD-10：C33）
　　　　　行气管肿瘤切除术（ICD-9-CM-3：31.5）

患者姓名：	性别：　　年龄：　　门诊号：	住院号：
住院日期：　　年　月　日	出院日期：　　年　月　日	标准住院日：≤21 天

时间	入院当日	住院第 2~5 天	住院第 1~6 天（手术日）
医患配合	□ 配合询问病史、收集资料，请务必详细告知既往史、用药史、过敏史 □ 配合进行体格检查 □ 有任何不适告知医师	□ 配合完善相关检查、化验，如采血、留尿、心电图、X 线胸片等 □ 医师向患者及家属介绍病情，如有异常检查结果需进一步检查 □ 配合用药及治疗 □ 有任何不适告知医师	□ 配合麻醉 □ 配合手术
护患配合	□ 配合测量体温、脉搏、呼吸、血压、血氧饱和度、体重 □ 配合完成入院护理评估单（简单询问病史、过敏史、用药史） □ 接受入院宣教（环境介绍、病室规定、订餐制度、贵重物品保管等） □ 有任何不适告知护士	□ 配合测量体温、脉搏、呼吸，询问每日排便情况 □ 接受相关化验检查宣教，正确留取标本，配合检查 □ 有任何不适告知护士 □ 接受手术治疗 □ 注意活动安全，避免坠床或跌倒 □ 配合执行探视及陪护 □ 接受疾病及手术等相关知识指导	□ 配合手术当日禁饮食 □ 配合病房陪护制度 □ 配合手术
饮食	□ 普通饮食	□ 普通饮食	□ 手术当日禁饮食
排泄	□ 正常排尿便	□ 正常排尿便	□ 导尿，肠道排空
活动	□ 适量活动	□ 适量活动	□ 限制活动

时间	住院第 2~7 天 （术后第 1 天）	住院第 3~20 天 （术后第 2~14 天）	住院第 12~21 天 （出院日）
医患配合	□ 配合咳痰 □ 必要时配合床边纤维支气管镜吸痰 □ 练习憋尿，视情况拔尿管 □ 配合医师伤口换药	□ 必要时配合床边纤维支气管镜吸痰 □ 术后视病情配合复查血常规、肝功能、肾功能、电解质、血糖及 X 线胸片 □ 等待术后病检确定术后治疗方案 □ 配合伤口换药	□ 配合术后康复及锻炼 □ 接受出院前指导 □ 知道复查程序 □ 获取出院诊断书
护患配合	□ 半卧位，颈部屈曲位 □ 配合视病情停记尿量、停吸氧、停心电监护 □ 接受静脉应用抗菌药物 □ 配合护士协助伤口换药	□ 半卧位，颈部屈曲位 □ 停雾化 □ 配合拔除引流管 □ 配合换药	□ 接受出院宣教 □ 办理出院手续 □ 获取出院带药 □ 知道服药方法、作用、注意事项 □ 知道复印病历方法
饮食	□ 清淡饮食	□ 普通饮食	□ 普通饮食
排泄	□ 练习排尿，正常排便	□ 正常排尿便	□ 正常排尿便
活动	□ 床上活动	□ 适量活动	□ 适量活动

附：原表单（2019年版）

气管恶性肿瘤临床路径表单

适用对象：第一诊断为气管恶性肿瘤（ICD-10：C33）
行气管肿瘤切除术（ICD-9-CM-3：31.5）

患者姓名：	性别： 年龄： 门诊号：	住院号：
住院日期： 年 月 日	出院日期： 年 月 日	标准住院日：≤21天

时间	住院第1天	住院第2~5天	住院第1~6天（手术日）
主要诊疗工作	□ 询问病史及体格检查 □ 完成病历书写 □ 开化验单及检查申请单 □ 上级医师查访与术前评估 □ 初步确定手术方式和日期	□ 上级医师查房 □ 术前准备与术前评估 □ 行术前讨论，确定手术方案（切口选择） □ 完成相关科室会诊（麻醉） □ 住院医师完成术前小结、上级医师查房记录等病历书写 □ 签署手术知情同意书、自费用品协议书、输血同意书、授权同意书 □ 向患者及家属交代围术期注意事项	□ 手术 □ 术者完成手术记录 □ 住院医师完成术后病程 □ 上级医师查房 □ 向患者及家属交代病情及术后注意事项
重点医嘱	**长期医嘱：** □ 一级/二级护理（根据病情需要） □ 普通饮食 □ 吸氧：血氧饱和度监测 □ 告病重 □ 其他医嘱 **临时医嘱：** □ 血常规、尿常规、便常规+隐血试验 □ 凝血功能、血型、肝功能、肾功能、电解质、感染性疾病筛查 □ 动脉血气分析、心电图 □ 胸部正侧位平片、胸部CT扫描、腹部超声（肝、胆、脾、胰、肾上腺）或CT □ 可选择：纤维支气管镜检查+活检（视患者情况能否耐受）、喉镜、头颈部CT扫描，食管镜（食管造影） □ 其他医嘱	**长期医嘱：** □ 应用抗菌药物 □ 其他医嘱 **临时医嘱：** □ 拟明日全身麻醉下行气管肿瘤切除术 □ 术前禁食、禁水 □ 备血 □ 术前麻醉用药 □ 备术中抗菌药物 □ 其他医嘱	**长期医嘱：** □ 胸外科术后常规护理 □ 一级或特级护理 □ 禁饮食 □ 半卧位，颈部屈曲位 □ 吸氧 □ 心电、血压、手指氧饱和度监护 □ 胸管或纵隔引流计量 □ 持续导尿，记24小时出入量 □ 雾化 □ 静脉应用抗菌药物 □ 解痉、祛痰药物（酌情） □ 其他医嘱 **临时医嘱：** □ 其他医嘱

续 表

时间	住院第1天	住院第2~5天	住院第1~6天 （手术日）
主要护理工作	□ 介绍病房环境、设施和设备 □ 入院护理评估 □ 辅助戒烟	□ 宣教、备皮等术前准备 □ 提醒患者术前禁食、禁水 □ 咳嗽训练	□ 观察病情变化 □ 术后心理和生活护理 □ 保持呼吸道通畅
病情变异记录	□ 无 □ 有，原因： 1. 2.	□ 无 □ 有，原因： 1. 2.	□ 无 □ 有，原因： 1. 2.
护士签名			
医师签名			

时间	住院第 2~7 天 (术后第 1 天)	住院第 3~20 天 (术后第 2~14 天)	住院第 12~21 天 (出院日)
主要诊疗工作	□ 上级医师查房，注意病情变化 □ 住院医师完成常规病历书写 □ 注意引流量及颜色，酌情处理 □ 注意生命体征及肺部呼吸音，皮下气肿 □ 协助患者咳痰 □ 必要时床边纤维支气管镜吸痰 □ 视情况拔尿管	□ 上级医师查房 □ 住院医师完成常规病历书写 □ 注意生命体征及肺部呼吸音 □ 必要时床边纤维支气管镜吸痰 □ 术后视病情复查血常规、肝功能、肾功能、电解质、血糖及 X 线胸片 □ 视情况拔除引流管（胸腔，纵隔） □ 根据术后病检确定术后治疗方案	□ 根据切口愈合情况拆线 □ 上级医师查房，根据症状、体温、肺部呼吸音、血常规、血生化、X 线胸片等了解余肺复张情况 □ 复查胸部 CT，纤维支气管镜检查，确定有无手术并发症，明确是否出院 □ 住院医师完成出院小结、病历首页等 □ 向患者及家属交代出院后的注意事项（近期避免颈部过度仰伸）
重点医嘱	**长期医嘱：** □ 胸外科一级护理 □ 普通饮食 □ 半卧位，颈部屈曲位 □ 视病情停记尿量、停吸氧、停心电监护 □ 静脉应用抗菌药物 □ 其他医嘱 **临时医嘱：** □ 拔尿管 □ 其他医嘱	**长期医嘱：** □ 半卧位，颈部屈曲位 □ 停胸腔（纵隔）闭式引流计量 □ 停雾化 □ 其他医嘱 □ 视病情抗菌药物减量 **临时医嘱：** □ 拔胸腔（纵隔）闭式引流管 □ 切口换药 □ X 线胸片、血常规、肝功能、肾功能、电解质、血糖 □ 其他医嘱	**长期医嘱：** □ 其他医嘱 **临时医嘱：** □ 血常规 □ 血生化 □ X 线胸片 □ 切口拆线 □ 切口换药 □ 其他医嘱
主要护理工作	□观察患者病情 □ 术后心理与生活护理 □ 雾化 □ 协助患者咳痰和肢体功能锻炼	□ 密切观察患者病情 □ 术后心理与生活护理 □ 协助患者咳痰和肢体功能锻炼	□ 指导患者办理出院手续
病情变异记录	□ 无　□ 有，原因： 1. 2.	□ 无　□ 有，原因： 1. 2.	□ 无　□ 有，原因： 1. 2.
护士签名			
医师签名			

第二章
支气管肺癌临床路径释义

【医疗质量控制指标】

指标一、术前活检病理/痰细胞学送检率。

指标二、术前临床 TNM 分期评估率。

指标三、术前 30 分钟预防性抗菌药物使用率。

指标四、术中淋巴结清扫完成率（3 组及以上）。

指标五、术中腔镜中转开胸率。

指标六、围术期输血率。

指标七、术后肺部感染发生率。

指标八、术前术后诊断符合率。

指标九、平均住院时间。

一、支气管肺癌编码

1. 原编码：

疾病名称及编码：支气管肺癌（ICD-10：C34/D02.2）

手术操作名称及编码：肺局部切除/肺叶切除/全肺切除/开胸探查术（ICD-9-CM-3：32.29/32.3-32.5）

2. 修改编码：

疾病名称及编码：支气管肺癌（ICD-10：C34）

手术操作名称及编码：开胸探查术（ICD-9-CM-3：34.02）

肺局部切除（ICD-9-CM-3：32.28/32.29/32.3）

肺叶切除（ICD-9-CM-3：32.4）

全肺切除（ICD-9-CM-3：32.5）

二、临床路径检索方法

C34 伴（34.02/32.28/32.29/32.3/32.4/32.5）

三、国家医疗保障疾病诊断相关分组（CHS-DRG）

MDCE 呼吸系统疾病及功能障碍

ER1 呼吸系统肿瘤

EB1 胸部大手术

四、支气管肺癌临床路径标准住院流程

（一）适用对象

第一诊断为支气管肺癌（ICD-10：C34/D02.2）

行肺局部切除/肺叶切除/全肺切除/开胸探查术（ICD-9-CM-3：32.29/32.3-32.5）。

释义

■ 适用对象编码参见第一部分。

■ 支气管肺癌指肺及支气管的原发性恶性肿瘤，不包括肺转移性恶性肿瘤及主气管的恶性肿瘤。

■ 手术范围不仅局限于肺的切除，还包括气管的重建、淋巴结清扫等手术规范。

■ 若术中发现肿瘤播散转移或无法达到根治性切除的目的，或肿瘤累及多叶肺组织欲切净肿瘤而患者肺功能不能允许时，可行活检术、姑息性切除术或仅行探查术。

（二）诊断依据

根据《美国国家癌症综合网非小细胞肺癌治疗指南2009年（中国版）》《临床诊疗指南·胸外科分册》（中华医学会编著，人民卫生出版社，2009年）。

1. 高危因素：吸烟指数>400，年龄>45岁，环境与职业因素。
2. 临床症状：刺激性咳嗽、血痰或咯血、胸痛。
3. 临床体征：早期不显著。
4. 辅助检查：胸部影像学检查，纤维支气管镜，肺穿刺活检等提示。

释义

■ 肺癌的诊断包括临床诊断及最终的病理诊断，诊断依据可参照最新颁布的《卫生部原发性肺癌诊疗规范》。

■ 肺癌的发生与吸烟等呼吸道污染因素有明确相关性，因此吸烟是肺癌发生的高危险因素。

■ 肺癌以周围型为常见，因此多数早期肺癌的症状不明显或者没有特异性。

■ 随着我国肺癌发病率的上升，青年肺癌（年龄40岁以下）并不少见，应当提倡定期体检。

■ 应最大限度取得术前病理诊断及分期诊断。手段包括痰脱落细胞学检查、支气管镜检查及活检、正电子发射-计算机体层成像术（PET-CT）、纵隔镜、超声内镜引导下经消化道细针穿刺活检术（EUS-FNA）、超声支气管镜引导下经气管针吸活检术（EBUS-TBNA）、CT引导经皮肺穿刺等。依据病情和条件综合选择应用。

（三）治疗方案的选择

根据《美国国家癌症综合网非小细胞肺癌治疗指南2009年版（中国版）》，《临床诊疗指南·胸外科分册》（中华医学会编著，人民卫生出版社，2009年）。

1. 肺部分切除术（包括肺楔形切除和肺段切除）。
2. 肺叶切除术（包括复合肺叶切除和支气管、肺动脉袖式成形）。
3. 全肺切除术。
4. 上述术式均应行系统性淋巴结清扫。

释义

■ 肺癌的治疗遵循分期指导的治疗原则，可参照国家卫健委最新颁布的《原发性肺癌诊疗规范》，术前的分期诊断是必不可少的。

■ 解剖性肺叶切除术是目前肺癌治疗的标准术式。应当尽可能采取该术式。

■ 亚肺叶切除术仅限于肺功能严重不全或心肺功能障碍的患者，部分早期微小肺癌（如小于2cm）也可以尝试，目前没有定论。部分切除仍首选解剖性切除，如肺段切除。对于楔形切除应慎重，应保证足够切除范围，肿瘤距切缘大于2cm。

■ 淋巴结清扫的方式：系统性清扫是目前主流。部分医院仍然采用淋巴结采样清除，但应保证足够的个数和组数。

■ 手术方式的选择可为常规开胸手术、可视胸腔镜手术或机器人手术。

（四）标准住院日 12~21 天

释义

■ 肺癌以中老年患者居多，常伴有老年慢性病。加之手术对心肺影响大，因此需要3~5天的心肺功能准备。术后恢复慢，住院天数较其他病种长。

（五）进入路径标准

1. 第一诊断符合 ICD-10：C34/D02. 2 支气管肺癌疾病编码。
2. 临床分期（UICC 2009）为Ⅰ期、Ⅱ期、ⅢA 期及孤立性脑或肾上腺转移的非小细胞肺癌。
3. 临床分期（UICC 2009）为 $T_{1\sim2}$，N_0的小细胞肺癌。
4. 心、肺、肝、肾等器官功能可以耐受全麻开胸手术。
5. 当患者同时具有其他疾病诊断，但住院期间不需要特殊处理也不影响第一诊断的临床路径流程实施时，可进入此路径。

释义

■ 术前分期应尽量达到病理分期。

■ UICC 2009 指中国版。

■ 对于新辅助化疗后降期达到手术标准的患者同样适应这一路径。

■ 孤立性转移是指单一脏器的单一转移灶。多脏器的单一转移灶或者单一脏器的多发转移灶均不符合要求。对于与原发灶不是同期出现的转移灶，手术时间间隔应在3~6个月或以上。

（六）术前准备（术前评估）

3~6 天。

1. 必需的检查项目：

（1）血常规、尿常规、便常规。

（2）凝血功能、血型、肝肾功能、电解质、感染性疾病筛查（乙型病毒性肝炎、丙型病毒性肝炎、艾滋病、梅毒等）、肿瘤标志物检查。
（3）肺功能、动脉血气分析、心电图、超声心动图。
（4）痰细胞学检查、纤维支气管镜检查+活检。
（5）影像学检查：X 线胸片正侧位、胸部 CT（平扫+增强扫描）、腹部超声或 CT、全身骨扫描、头颅 MRI 或 CT。

释义

■ 上述项目的检查应依据病情特点有一定选择性，应考虑到部分检查项目的重叠性和交叉性，如肺功能与动脉血气、胸片与 CT、平扫与增强 CT 等。

■ 检查内容涉及身体状况评估、病情诊断及分期，必要时可加做上述范围外的检查。

■ 对于高风险手术人群，可进行运动心肺功能试验进一步评估手术风险。

2. 根据患者病情，可选择以下项目：
（1）纵隔镜。
（2）经皮肺穿刺活检。
（3）PET-CT（正电子发射-计算机体层成像术）或 SPECT（单光子发射计算机体层成像术）。
（4）24 小时动态心电图。
（5）心脑血管疾病相关检查。

释义

■ 纵隔镜适用于纵隔淋巴结活检为肺癌诊断，准确分期尤其是排除 N_3 淋巴结转移。

■ 经皮肺穿刺活检：适用于非创伤检查无法确诊病例。

■ PET-CT 可以用于除外转移灶及帮助诊断，但对于阳性结果，不能代替病理诊断。

■ Holter 检查适用于心律失常患者。

■ 心脑血管疾病检查指相关症状较重的患者，可能需要的进一步检查，如头颅 MRI 增强扫描、冠脉造影或冠脉 CTA 检查、核素心肌显像、运动心肺功能试验等。

（七）预防性抗菌药物选择与使用时机

抗菌药物使用应按照《抗菌药物临床应用指导原则（2015 年版）》（国卫办医发〔2015〕43 号）执行。术前 30 分钟预防性使用抗菌药物。

释义

■ 肺癌手术为潜在污染性手术，属于Ⅱ类切口。加之手术时间较长，创伤大，患者抵抗力下降，应常规使用抗菌药物预防感染。

■ 抗菌药物应选用第二代头孢菌素等。

■ 抗菌药物的使用时间不超过3天，出现感染迹象者（如发热、脓痰、白细胞数升高等）应根据情况选用广谱抗菌药物，如第三代头孢菌素或喹诺酮类等。

■ 根据患者情况预防性使用重组人粒细胞巨噬细胞集落刺激因子（rhGM-CSF），可增加体内巨噬细胞、中性粒细胞及树突状细胞数量并增强其活性，提高机体免疫抗感染能力，降低术后感染风险。

（八）手术日为入院第4~7天

1. 麻醉方式：双腔气管插管全麻。
2. 手术耗材：根据患者病情使用（闭合器、切割缝合器、血管夹等）。
3. 术中用药：抗菌药物、抗肿瘤药。
4. 输血：视术中出血情况而定。
5. 病理：冷冻+石蜡切片+免疫组化+基因检测。

释义

■ 手术耗材种类很多，包括替代传统剪切缝合的材料、止血类材料、减少漏气类的材料等。应依据术中情况选择使用。

■ 术中抗肿瘤药物的使用应结合肿瘤的外侵及转移情况，一般使用相对温和的单药，目前尚不统一。术后早期胸腔内注射（通过胸管）也起到相同的作用。

■ 输血与否取决于失血量、速度、患者的身体状况等。

■ 术前无法取得病理诊断的患者，术中应送快速冷冻病理诊断；术中也应常规对支气管切缘送快速冷冻病理检查。

（九）术后住院恢复7~14天

1. 必须复查的项目：
（1）血常规、肝肾功能、电解质。
（2）X线胸片（拔胸腔闭式引流管之前和出院前各1次）。
2. 术后预防性使用抗菌药物　按照《抗菌药物临床应用指导原则（2015年版）》（国卫办医发〔2015〕43号）执行。
3. 视病情可延长抗菌药物用药时间及更换药物种类。

释义

■ 术后药物的使用，包括抗菌药物、改善气道功能、利于排痰药物，以及其他内科伴随病症的用药。可根据患者情况，术后维持使用重组人粒细胞巨噬细胞集落刺激因子（rhGM-CSF），增加体内巨噬细胞、中性粒细胞和树突状细胞数量及活性，提高机体抗感染、抗肿瘤的免疫能力，降低感染风险。

■ 术后的检查手段应包括支气管镜（多用于床旁吸痰），CT检查（多用于复杂胸腔内情况判断）。

（十）出院标准

1. 切口愈合良好，或门诊可处理的愈合不良切口。
2. 体温正常，X线胸片提示无明显感染征象。

释义

■ 还要综合考虑患者的血液检查结果、血氧指标、有无咯血等因素。

■ 如果出现因手术加重的其他系统的病情，应转入相应科室，纳入新的临床路径。

（十一）变异及原因分析

1. 有影响手术的合并症，术前需要进行相关的诊断和治疗。
2. 术后出现肺部感染、呼吸衰竭、心力衰竭、支气管胸膜瘘等并发症，需要延长治疗时间。

释义

■ 严重影响手术安全的内科合并疾病，应先纳入内科相应路径治疗调整，待降低风险后再纳入本路径。简单的内科合并症如需要会诊或者药物调整，可在本路径内完成。

■ 肺癌术后影响康复的因素很多，如手术相关并发症，心脑血管意外，血栓栓塞疾病，内科术前合并症的恶化等，都需要延长治疗时间，可纳入相关疾病的临床路径。

五、支气管肺癌临床路径给药方案

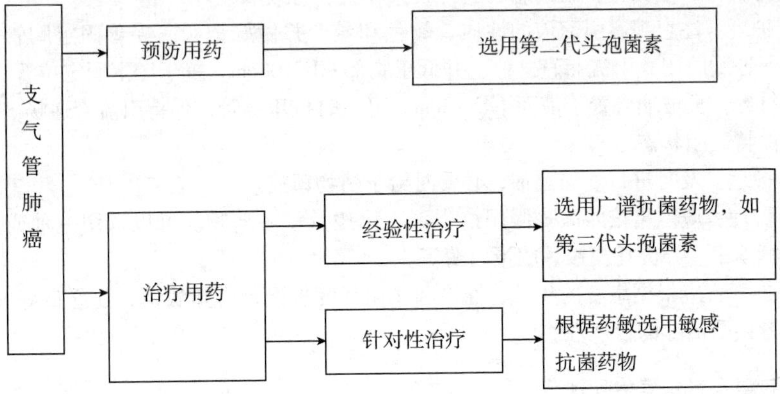

（一）用药选择

一般选用二代头孢菌素作为预防用药，术前0.5~2小时，或麻醉开始时首次给药；手术时间超过3小时或失血量大于1500ml，术中可给予第2剂。总预防用药时间一般不超过24小时，个别情况可延长至48小时。若患者出现体温、血象升高等感染迹象，需根据经验选用第三代头孢菌素+抗厌氧菌药物，并留取血培养、痰培养、引流物培养，待药敏回报后根据药敏调整用药。

（二）药学提示

1. 用药前应仔细询问有无对该药过敏史。
2. 用药前应注意药物对肝肾功能影响，及时调整剂量。如氨基糖苷类需要注意其肾毒性及耳毒性。肾功能不全者应用喹诺酮类应根据肌酐清除率减量或延长给药时间。
3. 应注意药物之间相互作用，如大环内酯类药物与甲泼尼龙、茶碱、卡马西平、华法林等药物有相互作用。
4. 应注意药物的使用剂量、时间及用药途径。
5. 应注意药物分别针对儿童、孕妇、老人的不同应用。

（三）注意事项

主要目标细菌耐药率超过30%的抗菌药物，提醒医务人员注意；主要目标细菌耐药率超过40%的抗菌药物，应当慎重经验用药；主要目标细菌耐药率超过50%的抗菌药物，应当参照药敏试验结果选用；主要目标细菌耐药率超过75%的抗菌药物，应当暂停针对此目标细菌的临床应用，根据追踪细菌耐药监测结果，再决定是否恢复临床应用。

六、支气管肺癌患者护理规范

1. 术前协助患者练习深呼吸、有效咳嗽、吹气球、使用呼吸训练仪或遵医嘱给予雾化吸入。
2. 休息与活动：术后取半坐卧位，床头抬高30°~50°，以利呼吸及引流液引出。术后第1日，采用坐位、半坐卧位或不完全健侧卧位，避免术侧卧位。术后尽早下床活动，锻炼术侧肩关节。
3. 饮食护理：术后第1日晨，患者意识清醒且无恶心、呕吐，即可进食清淡流食或半流食，逐渐过渡到普食，禁食牛奶、豆浆等产气食物。应鼓励进食蔬菜水果，防止便秘；补充足够水分，防止气道干燥，利于痰液稀释，便于咳出。
4. 全肺切除术后患者应控制静脉输液量和速度，避免发生急性心力衰竭及肺水肿。输液滴速控制在40滴/分钟以内。术后第1个24小时的输液总量在2000ml左右。
5. 有效排痰：给予扣背，鼓励患者进行腹式呼吸、有效咳嗽。
6. 胸管护理：注意观察引流液的性质、颜色和量，并做好记录。妥善固定胸管，防止管路脱出，保证胸腔闭式引流瓶直立位，并低于胸部60~100cm，置于床下固定位置，防止碰倒、踢翻或打碎。长玻璃管置于液面下2~3cm。可适时挤压胸管，保持引流管通畅。全肺切除术后胸管保持夹闭状态。
7. 疼痛护理：及时进行疼痛评估，必要时给予药物镇痛。
8. 用药护理：应严格按照医嘱服用抗生素、化痰及镇咳药物。可以选用一种或多种祛痰药物，如氨溴索、异丙托溴铵、胰蛋白酶等。
9. 心理护理：应根据患者的年龄、性格和文化程度来选择告知病情，建立良好的医患关系，增加患者接受治疗的依从性。

七、支气管肺癌患者营养治疗规范

1. 入院24~48小时进行NRS 2002营养风险筛查，有营养风险的患者需要制订营养治疗计划。
2. 营养治疗可遵循五阶梯模式：第一阶梯，饮食+营养教育；第二阶梯，饮食+口服营养补充（ONS）；第三阶梯，全肠内营养（TEN）；第四阶梯，肠内营养的基础上补充性增加肠外营养（PEN+PPN）；第五阶梯，全肠外营养（TPN）；当不能满足60%目标能量需求3~5天时，应该选择上一阶梯。
3. 对于消化道有功能的患者应首先选择肠内营养。

4. 采用经口营养补充或管饲输注，满足营养需求。

5. 当无法给予肠内营养时，应考虑肠外营养以满足营养支持需求。

6. 治疗期间，饮食宜清淡，忌食刺激性食物，如辣椒、咖喱、芥末、蒜等。减少高糖、高油、高盐分的食物。

7. 坚持营养平衡普食，每日不少于13种食物，包含谷薯类、蔬菜水果类、肉蛋奶及豆制品类以及适量的油脂类。保持优质蛋白质食物占总蛋白质50%以上。

8. 体液丢失过量时需要补充水分，每日至少>1700ml水，必要时根据体液电解质情况补充盐分。

八、支气管肺癌患者健康宣教

1. 出现血氧饱和度下降、呼吸困难、胸片提示肺复张不良等症状，应考虑肺不张可能。鼓励患者咳嗽、咳痰，痰液黏稠者遵医嘱给予雾化吸入，必要时行鼻导管深部吸痰或协助医生行纤维支气管镜吸痰。

2. 若胸水呈乳白色混悬液，需警惕乳糜胸。遵医嘱予低脂饮食或禁食。

3. 个别患者在下床活动或大便后突发肺栓塞，典型症状为呼吸困难和胸痛。应及时给予高流量面罩吸氧、心电监护、建立静脉通路，确诊后酌情使用溶栓、抗凝药物治疗。

4. 如患者呼吸困难、发绀、咳粉红色泡沫样痰，提示患者出现肺水肿，应立即通知医生给予对症处理，注意保持呼吸道通畅。

5. 饮食宣教：合理膳食，饮食宜清淡、新鲜、富于营养、易于消化。不吃或少吃辛辣刺激的食物。

6. 日常生活：出院后每日坚持进行低强度的有氧锻炼，如散步、打太极等，多做深呼吸运动，锻炼心肺功能。保持乐观开朗的心态。

九、推荐表单

（一）医师表单

支气管肺癌临床路径医师表单

适用对象：第一诊断为支气管肺癌（ICD-10：C34）

行肺局部切除/肺叶切除/全肺切除+系统性淋巴结清扫、开胸探查术（ICD-9-CM-3：32.39/49/59）

患者姓名：	性别：　　年龄：　　门诊号：	住院号：
住院日期：　　年　月　日	出院日期：　　年　月　日	标准住院日：12~21 天

时间	住院第 1 天	住院第 2~6 天 （术前日）	住院第 4~7 天 （手术日）
主要诊疗工作	□ 询问病史及体格检查 □ 完成病历书写 □ 开化验单及检查申请单 □ 主管医师查房 □ 初步确定治疗方案	□ 上级医师查房 □ 术前准备 □ 临床分期与术前评估 □ 术前讨论，确定手术方案 □ 根据病情需要，完成相关科室会诊 □ 住院医师完成病程日志及术前小结、上级医师查房记录等病历书写 □ 签署手术知情同意书、自费用品协议书、输血同意书、授权委托同意书	□ 术前留置尿管 □ 手术 □ 术者完成手术记录 □ 住院医师完成术后病程 □ 上级医师查房 □ 观察生命体征 □ 向患者及家属交代病情及术后注意事项
重点医嘱	**长期医嘱：** □ 胸外科二级护理 □ 普食 **临时医嘱：** □ 血常规、尿常规、便常规 □ 凝血功能、血型、肝功能、肾功能、电解质、感染性疾病筛查、肿瘤标志物检查 □ 肺功能、动脉血气分析、心电图、超声心动图 □ 痰细胞学检查、纤维支气管镜检查+活检 □ 影像学检查：X 线正侧位胸片、胸部 CT、腹部超声或 CT、全身骨扫描、头颅 MRI 或 CT □ 必要时：PET-CT 或 SPECT、纵隔镜、24 小时动态心电图、经皮肺穿刺活检等	**长期医嘱：** □ 雾化吸入 **临时医嘱：** □ 明日全麻下拟行 ◎肺局部切除术 ◎肺叶切除术 ◎全肺切除术 ◎开胸探查术 □ 术前 6 小时禁食、禁水 □ 术前晚灌肠 □ 术前备皮 □ 备血 □ 术前镇静药物（酌情） □ 备术中抗菌药物 □ 其他特殊医嘱	**长期医嘱：** □ 胸外科术后护理常规 □ 特级或一级护理 □ 清醒后 6 小时进流食 □ 吸氧 □ 体温、心电、血压、呼吸、脉搏、血氧饱和度监测 □ 胸管引流记量 □ 持续导尿，记 24 小时出入量 □ 雾化吸入 □ 预防性应用抗菌药物 □ 镇痛药物 **临时医嘱：** □ 其他特殊医嘱
病情变异记录	□ 无　□ 有，原因： 1. 2.	□ 无　□ 有，原因： 1. 2.	□ 无　□ 有，原因： 1. 2.
医师签名			

时间	住院 5~8 天 （术后第 1 日）	住院 6~12 天 （术后第 2~7 日）	住院 13~21 天 （术后第 8~14 日，出院）
主要诊疗工作	□ 上级医师查房 □ 住院医师完成病程书写 □ 观察胸腔引流情况 □ 注意生命体征及肺部呼吸音 □ 鼓励并协助患者排痰 □ 必要时纤维支气管镜吸痰	□ 上级医师查房 □ 住院医师完成病程书写 □ 视病情复查血常规、血生化及 X 线胸片 □ 视胸腔引流及肺复张情况拔除胸腔引流管并切口换药 □ 必要时纤维支气管镜吸痰 □ 视情况停用或调整抗菌药物	□ 切口拆线 □ 上级医师查房，明确是否出院 □ 住院医师完成出院小结、病历首页等 □ 向患者及家属交代出院后注意事项 □ 根据术后病理确定术后治疗方案
重点医嘱	**长期医嘱：** □ 胸外科一级护理 □ 普通饮食 **临时医嘱：** □ 血常规、肝功能、肾功能、电解质 □ 胸片 □ 其他特殊医嘱	**长期医嘱：** □ 胸外科二级护理 □ 停胸腔闭式引流记量 □ 停记尿量、停吸氧、停心电监护 □ 停雾化 □ 停抗菌药物 **临时医嘱：** □ 拔胸腔闭式引流管 □ 拔除尿管 □ 切口换药 □ 复查 X 线胸片、血常规、肝功能、肾功能、电解质（酌情） □ 其他特殊医嘱	**临时医嘱：** □ 切口拆线 □ 切口换药 □ 通知出院 □ 出院带药 □ 定期复诊
病情变异记录	□ 无　□ 有，原因： 1. 2.	□ 无　□ 有，原因： 1. 2.	□ 无　□ 有，原因： 1. 2.
医师签名			

（二）护士表单

支气管肺癌临床路径护士表单

适用对象：第一诊断为支气管肺癌（ICD-10：C34）

行肺局部切除/肺叶切除/全肺切除+系统性淋巴结清扫、开胸探查术（ICD-9-CM-3：32.39/49/59）

患者姓名：	性别：　年龄：　门诊号：	住院号：
住院日期：　年　月　日	出院日期：　年　月　日	标准住院日：12~21天

时间	住院第1天	住院第2~6天（术前）	住院第3~7天（手术当天）
健康宣教	□ 入院宣教 介绍主管医师、护士 介绍环境、设施 介绍住院注意事项	□ 术前宣教 宣教疾病知识、术前准备及手术过程 告知准备用物、沐浴 告知术后饮食、活动及探视注意事项 告知术后可能出现的情况及应对方式 主管护士与患者沟通，了解并指导心理应对 告知家属等候区位置	□ 术后当日宣教 告知监护设备、管路功能及注意事项 告知饮食、体位要求 告知疼痛注意事项 告知术后可能出现情况的应对方式 给予患者及家属心理支持 再次明确探视陪护须知
护理处置	□ 核对患者，佩戴腕带 □ 建立入院护理病历 □ 卫生处置：剪指（趾）甲、沐浴，更换病号服	□ 协助医师完成术前检查化验 □ 术前准备 配血 抗菌药物皮试 备皮 肠道准备 禁食、禁水	□ 送手术 摘除患者各种活动物品 核对患者资料及带药 填写手术交接单，签字确认 □ 接手术 核对患者及资料，签字确认
基础护理	□ 三级护理 晨晚间护理 患者安全管理	□ 三级护理 晨晚间护理 患者安全管理	□ 特级护理 卧位护理：半坐卧位 排泄护理 患者安全管理
专科护理	□ 护理查体 □ 辅助戒烟 □ 需要时，填写跌倒及压疮防范表 □ 需要时，请家属陪护 □ 心理护理	□ 呼吸功能锻炼 □ 遵医嘱完成相关检查 □ 心理护理	□ 病情观察，写特护记录 q2h评估生命体征、意识、肢体活动、皮肤情况、伤口敷料、胸管情况、出入量 □ 遵医嘱予抗感染、雾化吸入、镇痛、呼吸功能锻炼 □ 心理护理
重点医嘱	□ 详见医嘱执行单	□ 详见医嘱执行单	□ 详见医嘱执行单
病情变异记录	□ 无　□ 有，原因： 1. 2.	□ 无　□ 有，原因： 1. 2.	□ 无　□ 有，原因： 1. 2.
护士签名			

时间	住院第 4~12 天 （术后第 1~7 天）	住院第 13~21 天 （术后第 8~14 天）
健康宣教	□ 术后宣教 药物作用及频率 饮食、活动指导 复查患者对术前宣教内容的掌握程度 呼吸功能锻炼的作用 疾病恢复期注意事项 拔尿管后注意事项 下床活动注意事项	□ 出院宣教 复查时间 服药方法 活动休息 指导饮食 指导办理出院手续
护理处置	□ 遵医嘱完成相关检查 □ 夹闭尿管，锻炼膀胱功能	□ 办理出院手续 □ 书写出院小结
基础护理	□ 一级或二级护理 （根据患者病情和生活自理能力确定护理级别） 晨晚间护理 协助进食、进水 协助坐起、床上活动，预防压疮 排泄护理 床上温水擦浴 协助更衣 患者安全管理	□ 三级护理 晨晚间护理 协助或指导进食、进水 协助或指导床旁活动 患者安全管理
专科护理	□ 病情观察，写特护记录 q2h 评估生命体征、意识、胸管情况、肢体活动、皮肤情况、伤口敷料、出入量 □ 遵医嘱予抗感染、镇痛、静脉补液、雾化吸入、呼吸功能锻炼治疗 □ 需要时，联系主管医师给予相关治疗及用药 □ 心理护理	□ 病情观察 评估生命体征、意识、肢体活动、皮肤情况、伤口敷料 □ 心理护理
重点医嘱	□ 详见医嘱执行单	□ 详见医嘱执行单
病情变异记录	□ 无　□ 有，原因： 1. 2.	□ 无　□ 有，原因： 1. 2.
护士签名		

（三）患者表单

支气管肺癌临床路径患者表单

适用对象：第一诊断为支气管肺癌（ICD-10：C34）
行肺局部切除/肺叶切除/全肺切除+系统性淋巴结清扫、开胸探查术（ICD-9-CM-3：32.39/49/59）

患者姓名：	**性别：　　年龄：　　门诊号：**		**住院号：**
住院日期：　　年　月　日	**出院日期：**　　年　月　日		**标准住院日：** 12~21 天

时间	入院	手术前	手术当天
医患配合	□ 配合询问病史、采集资料，请务必详细告知既往史、用药史、过敏史 □ 如服用抗凝药，请明确告知 □ 配合进行体格检查 □ 有任何不适请告知医师	□ 配合完善术前相关检查、化验，如采血、心电图、X 线胸片、胸部 CT、纤维支气管镜 □ 医师给患者及家属介绍病情及手术谈话、术前签字 □ 麻醉师对您进行术前访视	□ 配合评估手术效果 □ 配合检查意识、疼痛、胸管情况、肢体活动 □ 需要时，配合复查 X 线胸片 □ 有任何不适请告知医师
护患配合	□ 配合测量体温、脉搏、呼吸、血压、体重 1 次 □ 配合完成入院护理评估（简单询问病史、过敏史、用药史） □ 接受入院宣教（环境介绍、病室规定、订餐制度、贵重物品保管等） □ 有任何不适请告知护士	□ 配合测量体温、脉搏、呼吸、询问排便 1 次 □ 接受术前宣教 □ 接受配血，以备术中需要时用 □ 接受备皮 □ 接受肠道准备 □ 自行沐浴，加强腋窝清洁 □ 准备好必要用物，吸水管、纸巾等 □ 取下义齿、饰品等，贵重物品交家属保管	□ 清晨测量体温、脉搏、呼吸、血压 1 次 □ 送手术室前，协助完成核对，带齐影像资料，脱去衣物，上手术车 □ 返回病房后，协助完成核对，配合过病床 □ 配合检查意识、生命体征、胸管情况、肢体活动，询问出入量 □ 配合术后吸氧、监护仪监测、输液、排尿用尿管、胸部有引流管 □ 遵医嘱采取正确体位 □ 配合缓解疼痛 □ 有任何不适请告知护士
饮食	□ 正常饮食	□ 术前 12 小时禁食、禁水	□ 术后 6 小时内禁食、禁水 □ 术后 6 小时后，根据医嘱试饮水，无恶心呕吐进少量流质饮食或半流质饮食
排泄	□ 正常排尿便	□ 正常排尿便	□ 保留尿管
活动	□ 正常活动	□ 正常活动	□ 根据医嘱半坐卧位 □ 卧床休息，保护管路 □ 双下肢活动

时间	手术后	出院
医患配合	□ 配合检查意识、生命体征、胸管情况、伤口、肢体活动 □ 需要时配合伤口换药 □ 配合拔除引流管、尿管 □ 配合伤口拆线护士行晨晚间护理孔的观察	□ 接受出院前指导 □ 知道复查程序 □ 获得出院诊断书 □ 医师观察伤口愈合情况
护患配合	□ 配合定时测量生命体征、每日询问排便 □ 配合检查意识、生命体征、疼痛、胸管情况、伤口、肢体活动，询问出入量 □ 接受输液、服药等治疗 □ 配合夹闭尿管，锻炼膀胱功能 □ 接受进食、进水、排便等生活护理 □ 配合活动，预防皮肤压力伤 □ 注意活动安全，避免坠床或跌倒 □ 配合执行探视及陪护 □ 接受呼吸功能锻炼	□ 接受出院宣教 □ 办理出院手续 □ 获取出院带药 □ 知道服药方法、作用、注意事项 □ 知道护理伤口方法 □ 知道复印病历方法 □ 二级或三级护理 □ 普通饮食
饮食	□ 根据医嘱，由流质饮食逐渐过渡到普通饮食	□ 根据医嘱，普通饮食
排泄	□ 保留尿管，正常排尿便 □ 避免便秘	□ 正常排尿便 □ 避免便秘
活动	□ 根据医嘱，半坐位或下床活动 □ 保护管路，勿牵拉、脱出、打折等	□ 正常适度活动，避免疲劳

附：原表单（2009 年版）

支气管肺癌临床路径表单

适用对象：第一诊断为支气管肺癌（ICD-10：C34/D02.2）
行肺局部切除/肺叶切除/全肺切除+系统性淋巴结清扫、开胸探查术（ICD-9-CM-3：32.29/32.3-32.5）

患者姓名：	性别： 年龄： 门诊号：	住院号：
住院日期： 年 月 日	出院日期： 年 月 日	标准住院日：12~21 天

时间	住院第 1 天	住院第 2~6 天 （术前日）	住院第 4~7 天 （手术日）
主要诊疗工作	□ 询问病史及体格检查 □ 完成病历书写 □ 开化验单及检查申请单 □ 主管医师查房 □ 初步确定治疗方案	□ 上级医师查房 □ 术前准备 □ 临床分期与术前评估 □ 术前讨论，确定手术方案 □ 根据病情需要，完成相关科室会诊 □ 住院医师完成病程日志及术前小结、上级医师查房记录等病历书写 □ 签署手术知情同意书、自费用品协议书、输血同意书、授权委托同意书	□ 术前留置尿管 □ 手术 □ 术者完成手术记录 □ 住院医师完成术后病程 □ 上级医师查房 □ 观察生命体征 □ 向患者及家属交代病情及术后注意事项
重点医嘱	**长期医嘱：** □ 胸外科二级护理 □ 普通饮食 **临时医嘱：** □ 血常规、尿常规、便常规 □ 凝血功能、血型、肝功能、肾功能、电解质、感染性疾病筛查、肿瘤标志物检查 □ 肺功能、动脉血气分析、心电图、超声心动图 □ 痰细胞学检查、纤维支气管镜检查+活检 □ 影像学检查：X 线正侧位胸片、胸部 CT、腹部超声或 CT、全身骨扫描、头颅 MRI 或 CT □ 必要时：PET-CT 或 SPECT、纵隔镜、24 小时动态心电图、经皮肺穿刺活检等	**长期医嘱：** □ 雾化吸入 **临时医嘱：** □ 明日全麻下拟行 ◎肺局部切除术◎肺叶切除术 ◎全肺切除术 ◎开胸探查术 □ 术前 6 小时禁食、禁水 □ 术前晚灌肠 □ 术前备皮 □ 备血 □ 术前镇静药物（酌情） □ 备术中抗菌药物 □ 其他特殊医嘱	**长期医嘱：** □ 胸外科术后护理常规 □ 特级或一级护理 □ 清醒后 6 小时进流食 □ 吸氧 □ 体温、心电、血压、呼吸、脉搏、血氧饱和度监测 □ 胸管引流，记量 □ 持续导尿，记 24 小时出入量 □ 雾化吸入 □ 预防性应用抗菌药物 □ 镇痛药物 **临时医嘱：** □ 其他特殊医嘱
主要护理工作	□ 介绍病房环境、设施和设备 □ 入院护理评估 □ 辅助戒烟	□ 宣教、备皮等术前准备 □ 提醒患者术前禁食、禁水 □ 呼吸功能锻炼	□ 观察病情变化 □ 术后心理和生活护理 □ 保持呼吸道通畅

续　表

时间	住院第 1 天	住院第 2~6 天 （术前日）	住院第 4~7 天 （手术日）
病情变异记录	□ 无　□ 有，原因： 1. 2.	□ 无　□ 有，原因： 1. 2.	□ 无　□ 有，原因： 1. 2.
护士签名			
医师签名			

时间	住院5~8天 （术后第1日）	住院6~12天 （术后第2~7日）	住院13~21天 （术后第8~14日，出院）
主要诊疗工作	□ 上级医师查房 □ 住院医师完成病程书写 □ 观察胸腔引流情况 □ 注意生命体征及肺部呼吸音 □ 鼓励并协助患者排痰 □ 必要时纤维支气管镜吸痰	□ 上级医师查房 □ 住院医师完成病程书写 □ 视病情复查血常规、血生化及X线胸片 □ 视胸腔引流及肺复张情况拔除胸腔引流管并切口换药 □ 必要时纤维支气管镜吸痰 □ 视情况停用或调整抗菌药物	□ 切口拆线 □ 上级医师查房，明确是否出院 □ 住院医师完成出院小结、病历首页等 □ 向患者及家属交代出院后注意事项 □ 根据术后病理确定术后治疗方案
重点医嘱	**长期医嘱：** □ 胸外科一级护理 □ 普通饮食 **临时医嘱：** □ 血常规、肝功能、肾功能、电解质 □ X线胸片 □ 其他特殊医嘱	**长期医嘱：** □ 胸外科二级护理 □ 停胸腔闭式引流记量 □ 停记尿量、停吸氧、停心电监护 □ 停雾化 □ 停抗菌药物 **临时医嘱：** □ 拔胸腔闭式引流管 □ 拔除尿管 □ 切口换药 □ 复查X线胸片、血常规、肝功能、肾功能、电解质（酌情） □ 其他特殊医嘱	**临时医嘱：** □ 切口拆线 □ 切口换药 □ 通知出院 □ 出院带药 □ 定期复诊
主要护理工作	□ 观察患者病情 □ 心理与生活护理 □ 协助患者咳痰	□ 观察患者病情 □ 心理与生活护理 □ 协助患者咳痰	□ 观察病情变化 □ 心理和生活护理 □ 术后康复指导
病情变异记录	□ 无 □ 有，原因： 1. 2.	□ 无 □ 有，原因： 1. 2.	□ 无 □ 有，原因： 1. 2.
护士签名			
医师签名			

第三章

支气管肺癌介入治疗临床路径释义

【医疗质量控制指标】

指标一、术前痰细胞学、经皮穿刺活检、纤维支气管镜检查活检等组织学率。

指标二、术前胸部增强 CT 完成率。

指标三、术前全身评估完成率。

指标四、治疗后气胸率。

指标五、术后肺部感染发生率。

指标六、平均住院时间。

一、支气管肺癌编码

1. 原编码：

疾病名称及编码：支气管肺癌（ICD-10：C34/D02.2）

手术操作名称及编码：支气管动脉造影化疗栓塞术

肺癌射频或微波消融术

^{131}I 放射性粒子植入术

2. 修改编码：

疾病名称及编码：支气管肺癌（ICD-10：C34）

手术操作名称及编码：支气管动脉造影化疗栓塞术（ICD-9-CM-3：88.4403+99.2501+39.7902）

肺癌射频或微波消融术（ICD-9-CM-3：32.23-32.26）

^{131}I 放射性粒子植入术（ICD-9-CM-3：92.2706）

二、临床路径检索方法

C34 伴（88.4403+99.2501+39.7902/32.23-32.26/92.27）

三、国家医疗保障疾病诊断相关分组（CHS-DRG）

MDCR 骨髓增生疾病和功能障碍，低分化肿瘤

RC1 恶性增生性疾患放射治疗

RF1 恶性增生性疾患终末期治疗

四、支气管肺癌介入治疗临床路径标准住院流程

（一）适用对象

第一诊断为原发性支气管肺癌（ICD-10：C34/D02.2）：

1. 患者不愿接受外科治疗及不能耐受外科治疗的Ⅰ~Ⅲa 期非小细胞肺癌患者。

2. 无手术指征的Ⅲb、Ⅳ 期非小细胞肺癌患者。

3. 伴大咯血的肺癌患者。

释义

■ 各期肺癌患者在一定条件下均可行介入治疗，包括动脉栓塞、介入化疗、射频消融、微波消融、放射性粒子植入术、冷冻治疗等。非小细胞肺癌是手术适应证，而小细胞肺癌首选化疗，不是介入手术指征（大咯血患者除外）。大咯血患者可行动脉栓塞。

（二）诊断依据

根据国家卫生计生委《中国原发性肺癌诊疗规范（2015年版）》，《临床诊疗指南 · 胸外科分册》（中华医学会编著，人民卫生出版社，2009年）。

1. 高危因素：吸烟指数> 400 支/年，年龄> 45 岁，环境与职业因素。
2. 临床症状：刺激性咳嗽、血痰或咯血、胸痛。
3. 临床体征：早期不显著。
4. 辅助检查：胸部影像学检查、纤维支气管镜、肺穿刺活检等。

释义

■ 诊断包括流行病学证据、症状、体征等。辅助检查包括无创及有创两部分。有创活检病理结果是金标准。

（三）治疗方案的选择

根据国家卫生计生委《中国原发性肺癌诊疗规范（2015年版）》，《临床诊疗指南 · 放射介入科分册》（中华医学会编著，人民卫生出版社）。

1. 支气管动脉造影化疗栓塞术。
2. 肺癌射频或微波消融术。
3. 放射性粒子植入术。
4. 消融术和粒子植入术可与支气管动脉造影化疗栓塞术相结合。

释义

■ 支气管动脉栓塞治疗大咯血；射频消融及微波消融多治疗周围型肺癌；粒子植入需操作者具备相应资质。操作途径可在CT或超声引导下进行。

（四）标准住院日≤12天

释义

■ 术前准备≤4天，在第≤5天实施手术，术后恢复≤7天。总住院时间不超过12天均符合路径要求。

（五）进入路径标准

1. 第一诊断符合 ICD-10：C34/D02.2 支气管肺癌疾病编码。
2. 临床分期（UICC 2009）为Ⅰ期、Ⅱ期、和Ⅲ期及部分Ⅳ期非小细胞肺癌。
3. 心、肺、肝、肾等器官功能可以耐受介入治疗。
4. 当患者同时具有其他疾病诊断，但住院期间不需要特殊处理也不影响第一诊断的临床路径流程实施时，可进入此路径。

释义

■ 本路径适用对象为各分期非小细胞肺癌，PS 评分 0~2 分，术后根据情况需结合全身治疗（靶向治疗、化疗、免疫治疗及最佳支持治疗）。

（六）术前准备（术前评估）≤4 天

1. 常规检查项目：
（1）血常规、尿常规、便常规。
（2）凝血功能、血型、肝功能、肾功能、电解质、感染性疾病筛查（乙型肝炎、丙型肝炎、艾滋病、梅毒等）、肿瘤标志物检查。
（3）肺功能、心电图。
（4）痰细胞学检查、纤维支气管镜检查+活检。
（5）影像学检查：胸片正侧位、胸部 CT（平扫+增强扫描）、腹部超声或 CT、全身骨扫描、头颅 MRI 或 CT。
2. 根据患者病情，可选择以下项目：
（1）纵隔镜和/或超声支气管镜（EBUS）。
（2）经皮肺穿刺活检。
（3）PET-CT（正电子发射计算机断层成像术）或 SPECT（单光子发射计算机断层成像术）。
（4）24 小时动态心电图。
（5）心脑血管疾病相关检查。
（6）超声心动图。
（7）动脉血气分析。

释义

■ 术前完善常规检查，且需确诊非小细胞肺癌，方可行相关治疗（大咯血患者除外）。特殊患者临床诊断比较确切，且患者一般情况不佳，不能耐受多次穿刺者，可以在充分向家属交代病情的基础上，将穿刺活检和射频、微波治疗同时进行。

（七）手术日为入院第≤5 天

1. 麻醉方式：选择局麻或静脉镇静麻醉。
2. 手术耗材：根据患者病情使用（射频或微波消融针、^{131}I 粒子等）。
3. 术中用药：抗肿瘤药。
4. 输血：视术中出血情况而定。
5. 病理：冷冻+石蜡切片。

释义

■ 手术时机根据患者病情及检查结果综合决定，术中多不需全身麻醉及输血，绝大多数患者术前已明确诊断，常不需术中取病理活检。

（八）术后住院恢复≤10天

1. 必须复查的项目：
（1）血常规。
（2）胸部CT或胸片（治疗前和出院前各1次）。
2. 视病情需要可应用抗菌药物。

释义

■ 术后复查CT或胸片，如有液、气胸可行胸穿或闭式引流。可有一过性体温升高，常低于38.5℃，多不需要特殊处理，体温可自行恢复。无须常规预防使用抗菌药物，如有肺部感染证据（发热、听诊肺部湿啰音、咳黄脓痰、胸片或CT提示肺部浸润性改变），可酌情使用抗菌药物。

（九）出院标准

生命体征平稳，无需要住院治疗的并发症。

释义

■ 低热患者可出院休养，体温会自行恢复正常。胸片无明显液、气胸。生命体征平稳，无需要住院治疗的并发症。

（十）变异及原因分析

1. 有影响治疗的合并症，治疗前需要进行相关的诊断和治疗。
2. 治疗后出现肺部感染、呼吸衰竭、心力衰竭等并发症，需要延长治疗时间。
3. 化疗后出现骨髓抑制，需要对症处理，导致治疗时间延长、费用增加。
4. 其他患者方面的原因等。

释义

■ 微小变异：因为医院检验项目的及时性，不能按照要求完成检查；因为节假日不能按照要求完成检查；出现积液或气胸行胸腔闭式引流术，未延长住院时间。

■ 重大变异：出现感染性血胸、脓胸等需特殊处理；包裹性积液或迟发性血气胸再次行胸腔闭式引流术，明显延长住院时间；术中出现麻醉或手术意外，术后需入住ICU进一步治疗；术后出现肺部感染、呼吸衰竭、心力衰竭等并发症，需要延长治疗时间、增加治疗费用；发现其他系统损伤或疾病，需要其他治疗措施，影响路径实施。患者不愿配合完成相应检查；医院与患者或家属发生医疗纠纷，患者要求离院或转院；不愿按照要求出院随诊而导致入院时间明显延长。

■ 微小变异可不退出路径，重大变异退出路径。

五、支气管肺癌介入治疗临床路径给药方案

抗菌药物一般不必采取预防用药，治疗用药根据患者自身情况结合药物敏感试验选择。可选用第二、第三代头孢菌素或其他敏感药物。介入化疗药物根据患者身体情况、确诊细胞学类型及既往治疗情况选择。

（一）用药选择

1. 抗菌药物：若患者出现体温、血象升高等感染迹象，一般选用第二、第三代头孢菌素作为治疗用药，需要根据经验选用抗菌药物，并留取血培养、痰培养、引流物培养，待药敏试验回报后根据其结果调整用药。

2. 介入化疗药物根据患者身体情况、确诊细胞学类型及既往治疗情况选择。

（二）药学提示

1. 用药前应仔细询问有无对该药过敏史。

2. 用药前应注意药物对肝肾功能影响，及时调整剂量。如氨基糖苷类需注意其肾毒性及耳毒性。应用喹诺酮类药物时，对肾功能不全者应根据肌酐清除率减量或延长给药时间。

3. 应注意药物之间的相互作用及配伍禁忌。

4. 应注意药物的使用剂量、时间及用药途径。

5. 应注意药物分别针对儿童、孕妇、老人的不同应用。

六、支气管肺癌介入治疗患者护理规范

1. 病情观察：监测患者体温、心率、血压、呼吸变化。

2. 穿刺部位护理拔管后，用纱布压迫穿刺点部位 15~30 分钟，再用绷带加压包扎，并用沙袋压迫 8 小时，穿刺侧肢体平直制动，绝对卧床 12~24 小时。保持穿刺点部位的敷料清洁、干燥。重点观察穿刺侧肢体足背动脉搏动、皮肤的颜色和温度。如发现足背动脉不能扪及时，说明穿刺部位可能发生血肿，立即通知主管医生给予处理。

3. 疼痛护理：及时进行疼痛评估，必要时给予药物镇痛。

4. 警惕并发症的发生，如出现发热、出血、胃肠道反应等及时对症处理。

5. 心理护理：消除患者的恐惧心理，争取患者的积极配合提高介入治疗的成功率，减少并发症，减轻患者痛苦。

七、支气管肺癌介入治疗患者营养治疗规范

1. 入院首日进行 NRS 2002 营养风险筛查，有营养风险的患者需要制订营养治疗计划。

2. 营养治疗可遵循五阶梯模式：第一阶梯，饮食+营养教育；第二阶梯，饮食+口服营养补充（ONS）；第三阶梯，全肠内营养（TEN）；第四阶梯，肠内营养的基础上补充性增加肠外营养（PEN+PPN）；第五阶梯，全肠外营养（TPN）；当不能满足 60%目标能量需求 3~5 天时，应该选择上一阶梯。

3. 对于消化道有功能的患者应首先选择肠内营养。采用经口营养补充或管饲输注，满足营养需求。在介入前后根据胃肠道功能恢复情况，尽早过渡至经口进食。

4. 饮食宜清淡，忌食刺激性食物，如辣椒、咖喱、芥末、蒜等。减少高糖、高油、高盐分的食物。坚持营养平衡普食，每日不少于13种食物，包含谷薯类、蔬菜水果类、肉蛋奶及豆制品类以及适量的油脂类。保持优质蛋白质食物占总蛋白质50%以上。

5. 体液丢失过量时需要补充水分，每日至少> 1700ml水，必要时根据体液电解质情况补充盐分。

6. 当无法给予肠内营养5~7天时，应考虑全合一肠外营养以满足营养支持需求。

八、支气管肺癌介入治疗患者健康宣教

1. 监测体温变化及有无呼吸困难，如有异常及时就诊。

2. 饮食宣教：合理膳食，饮食宜清淡、新鲜、富于营养、易于消化。不吃或少吃辛辣刺激的食物。

3. 日常生活：出院后每日坚持进行低强度的有氧锻炼，如散步、打太极等，多做深呼吸运动，锻炼心肺功能。保持乐观开朗的心态。

九、推荐表单

（一）医师表单

支气管肺癌介入治疗临床路径医师表单

适用对象：第一诊断为支气管肺癌（ICD-10：C34；D02.2）

行支气管动脉造影化疗栓塞术/肺癌射频或微波消融术/^{131}I放射性粒子植入术

患者姓名：	性别：　年龄：　门诊号：	住院号：
住院日期：　年　月　日	出院日期：　年　月　日	标准住院日：≤12天

时间	住院第1天	住院第1~4天（术前日）	住院第2~5天（手术日）
主要诊疗工作	□ 询问病史及体格检查 □ 完成病历书写 □ 开化验单及检查申请单 □ 主管医师查房 □ 初步确定治疗方案	□ 上级医师查房 □ 术前准备 □ 临床分期与术前评估 □ 术前讨论，确定手术方案 □ 根据病情需要，完成相关科室会诊 □ 住院医师完成病程日志及术前小结、上级医师查房记录等病历书写 □ 签署手术知情同意书、自费用品协议书、输血同意书、授权委托同意书	□ 术前留置尿管（酌情） □ 手术 □ 术者完成手术记录 □ 住院医师完成术后病程 □ 上级医师查房 □ 观察生命体征 □ 向患者及家属交代病情及术后注意事项
重点医嘱	**长期医嘱：** □ 二级护理 □ 普通饮食 **临时医嘱：** □ 血常规、尿常规、便常规 □ 凝血功能、血型、肝功能、肾功能、电解质、感染性疾病筛查、肿瘤标志物检查 □ 心电图 □ 肺功能 □ 痰细胞学检查、纤维支气管镜检查+活检（必要时） □ 影像学检查：胸部CT、腹部增强CT、全身骨扫描、头颅增强MRI或CT □ 必要时：PET-CT、纵隔镜、经支气管内镜超声（EBUS）、24小时动态心电图、经皮肺穿刺活检、超声心动图等	**长期医嘱：** □ 雾化吸入（必要时） **临时医嘱：** □ 明日拟行 ◎支气管动脉造影化疗栓塞术 ◎射频/微波消融术 ◎^{131}I放射性粒子植入术 □ 术前禁食、禁水 □ 术前备皮（必要时） □ 术前镇静药物（酌情） □ 其他特殊医嘱	**长期医嘱：** □ 治疗后护理常规 □ 一级护理 □ 吸氧 □ 体温、心电、血压、呼吸、脉搏、血氧饱和度监测 □ 雾化吸入 □ 镇痛药物 **临时医嘱：** □ 其他特殊医嘱
主要护理工作	□ 介绍病房环境、设施和设备 □ 入院护理评估 □ 宣教辅助戒烟	□ 宣教、备皮（必要时）等术前准备 □ 提醒患者术前禁食、禁水 □ 呼吸功能锻炼	□ 观察病情变化 □ 术后心理和生活护理 □ 保持呼吸道通畅
病情变异记录	□ 无　□ 有，原因： 1. 2.	□ 无　□ 有，原因： 1. 2.	□ 无　□ 有，原因： 1. 2.
医师签名			

时间	住院第3~6天 （术后第1日）	住院第4~11天 （术后第2~6日）	住院第≤12天 （出院日）
主要诊疗工作	□ 上级医师查房 □ 住院医师完成病程书写 □ 观察咯血情况 □ 观察脊髓损伤情况 □ 注意生命体征及肺部呼吸音 □ 鼓励并协助患者排痰 □ 必要时给予止血治疗	□ 上级医师查房 □ 住院医师完成病程书写 □ 视病情复查血常规、血生化及胸片 □ 视情况应用抗菌药物	□ 上级医师查房，明确是否出院 □ 住院医师完成出院小结、病历首页等 □ 向患者及家属交代出院后注意事项 □ 根据术后病理确定术后治疗方案
重点医嘱	**长期医嘱：** □ 一级护理 □ 普通饮食 □ 既往基础用药 □ 抗菌药物（必要时） □ 补液治疗（水化、碱化） **临时医嘱：** □ 血常规、肝功能、肾功能、电解质 □ 胸片 □ 其他特殊医嘱	**长期医嘱：** □ 二级护理 □ 停吸氧、停心电监护 □ 减少液体量，停止水化和碱化治疗 **临时医嘱：** □ 复查胸片、血常规、肝肾功能、电解质（酌情） □ 其他特殊医嘱	**临时医嘱：** □ 通知出院 □ 出院带药 □ 定期复诊
主要护理工作	□ 观察患者病情 □ 心理与生活护理 □ 协助患者咳痰	□ 观察患者病情 □ 心理与生活护理 □ 协助患者咳痰	□ 观察病情变化 □ 心理和生活护理 □ 术后康复指导
病情变异记录	□ 无 □ 有，原因： 1. 2.	□ 无 □ 有，原因： 1. 2.	□ 无 □ 有，原因： 1. 2.
医师签名			

（二）护士表单

支气管肺癌介入治疗临床路径护士表单

适用对象：第一诊断为支气管肺癌（ICD-10：C34；D02.2）

行支气管动脉造影化疗栓塞术/肺癌射频或微波消融术/^{131}I 放射性粒子植入术

患者姓名：	性别：　年龄：　门诊号：	住院号：
住院日期：　年　月　日	出院日期：　年　月　日	标准住院日：≤12 天

时间	住院第 1 天	住院第 1~4 天 （术前）	住院第 2~5 天 （手术日）
健康宣教	□入院宣教 介绍主管医师、护士 介绍环境、设施 介绍住院注意事项	□ 术前宣教 宣教疾病知识、术前准备及手术过程 告知准备用物、沐浴 告知术后饮食、活动及探视注意事项 告知术后可能出现的情况及应对方式 □ 主管护士与患者沟通，了解并指导心理应对 □ 告知家属等候区位置	□ 术后当日宣教 告知监护设备、管路功能及注意事项 告知饮食、体位要求 告知疼痛注意事项 告知术后可能出现情况的应对方式 □ 给予患者及家属心理支持 □ 再次明确探视陪护须知
护理处置	□ 核对患者，佩戴腕带 □ 建立入院护理病历 □ 卫生处置：剪指（趾）甲、沐浴，更换病号服	□ 协助医师完成术前检查化验 □ 术前准备 配血 抗菌药物皮试 备皮 禁食、禁水	□ 送手术 摘除患者各种活动物品 核对患者资料及带药 填写手术交接单，签字确认 □ 接手术 核对患者及资料，签字确认
基础护理	□ 三级护理 晨晚间护理 患者安全管理	□ 三级护理 晨晚间护理 患者安全管理	□ 特级护理 卧位护理：半坐卧位 排泄护理 患者安全管理
专科护理	□ 护理查体 □ 辅助戒烟 □ 需要时，填写跌倒及压疮防范表 □ 需要时，请家属陪护 □ 心理护理	□ 呼吸功能锻炼 □ 遵医嘱完成相关检查 □ 心理护理	□ 病情观察，写特护记录 q2h 评估生命体征、意识、肢体活动、皮肤情况、伤口敷料、胸管情况、出入量 □ 遵医嘱予抗感染、雾化吸入、镇痛、呼吸功能锻炼 □ 心理护理
重点医嘱	□ 详见医嘱执行单	□ 详见医嘱执行单	□ 详见医嘱执行单
病情变异记录	□ 无　□ 有，原因： 1. 2.	□ 无　□ 有，原因： 1. 2.	□ 无　□ 有，原因： 1. 2.
护士签名			

时间	住院第3~6天 （术后第1~3天）	住院第6~12天 （术后第3~10天，包括出院日）
健康宣教	□ 术后宣教 药物作用及频率 饮食、活动指导 复查患者对术前宣教内容的掌握程度 呼吸功能锻炼的作用 疾病恢复期注意事项 拔尿管后注意事项 下床活动注意事项	□ 出院宣教 复查时间 服药方法 活动休息 指导饮食 指导办理出院手续
护理处置	□ 遵医嘱完成相关检查 □ 夹闭尿管，锻炼膀胱功能	□ 办理出院手续 □ 书写出院小结
基础护理	□ 一级或二级护理 （据患者病情和生活自理能力确定护理级别） 晨晚间护理 协助进食、进水 协助坐起、床上或床旁活动，预防压疮 排泄护理 床上温水擦浴 协助更衣 患者安全管理	□ 三级护理 晨晚间护理 协助或指导进食、进水 协助或指导床旁活动 患者安全管理
专科护理	□ 病情观察，写特护记录 q2h 评估生命体征、意识、胸管情况、肢体活动、皮肤情况、伤口敷料、出入量 □ 遵医嘱予抗感染、镇痛、雾化吸入、呼吸功能锻炼治疗 □ 需要时，联系主管医师给予相关治疗及用药 □ 心理护理	□ 病情观察 评估生命体征、意识、肢体活动、皮肤情况、伤口敷料 □ 心理护理
重点医嘱	□ 详见医嘱执行单	□ 详见医嘱执行单
病情变异记录	□ 无 □ 有，原因： 1. 2.	□ 无 □ 有，原因： 1. 2.
护士签名		

（三）患者表单

支气管肺癌介入治疗临床路径患者表单

适用对象：第一诊断为支气管肺癌（ICD-10：C34；D02.2）

行支气管动脉造影化疗栓塞术/肺癌射频或微波消融术/^{131}I 放射性粒子植入术

患者姓名：	性别：　年龄：　门诊号：	住院号：
住院日期：　年　月　日	出院日期：　年　月　日	标准住院日：≤12 天

时间	入院	手术前	手术当天
医患配合	□ 配合询问病史、采集资料，请务必详细告知既往史、用药史、过敏史 □ 如服用抗凝药，请明确告知 □ 配合进行体格检查 □ 有任何不适请告知医师或护士	□ 配合完善术前相关检查、化验，如采血、心电图、胸片、胸部 CT □ 医师给患者及家属介绍病情及手术谈话、术前签字 □ 麻醉师对患者进行术前访视	□ 配合评估手术效果 □ 配合检查意识、疼痛、胸管情况、肢体活动 □ 需要时，配合复查胸片 □ 有任何不适请告知医师
护患配合	□ 配合测量体温、脉搏、呼吸、血压、体重 1 次 □ 配合完成入院护理评估（简单询问病史、过敏史、用药史） □ 接受入院宣教（环境介绍、病室规定、订餐制度、贵重物品保管等） □ 有任何不适请告知护士 □ 重点诊疗 □ 三级护理 □ 既往基础用药	□ 配合测量体温、脉搏、呼吸、询问大便 1 次 □ 接受术前宣教 □ 自行沐浴 □ 准备好必要用物，吸水管、纸巾等 □ 取下义齿、饰品等，贵重物品交家属保管 □ 重点诊疗 □ 术前签字	□ 清晨测量体温、脉搏、呼吸、血压 1 次 □ 送手术室前，协助完成核对，带齐影像资料，脱去衣物，上手术车 □ 返回病房后，协助完成核对，配合过病床 □ 配合检查意识、生命体征、胸管情况、肢体活动，询问出入量 □ 配合术后吸氧、监护仪监测、输液 □ 遵医嘱采取正确体位 □ 配合缓解疼痛 □ 有任何不适请告知护士
饮食	□ 正常饮食	□ 术前 6 小时禁食、禁水	□ 术后 6 小时禁食、禁水 □ 术后 4 小时后，根据医嘱试饮水，无恶心呕吐进少量流食或半流食流
排泄	□ 正常排尿便	□ 正常排尿便	□ 双下肢活动
活动	□ 正常活动	□ 正常活动	□ 根据医嘱半坐卧位 □ 卧床休息，保护管路 □ 双下肢活动

时间	手术后	出院
医患配合	□ 配合检查意识、生命体征、呼吸情况、伤口、肢体活动 □ 需要时配合伤口换药，复查胸片 □ 配合拔除引流管	□ 接受出院前指导 □ 知道复查程序 □ 获得出院诊断书
护患配合	□ 配合定时测量生命体征、每日询问排便 □ 配合检查意识、生命体征、疼痛、胸管情况、伤口、肢体活动，询问出入量 □ 接受输液、服药等治疗 □ 接受进食、进水、排便等生活护理 □ 配合活动，预防皮肤压力伤 □ 注意活动安全，避免坠床或跌倒 □ 配合执行探视及陪护 □ 接受呼吸功能锻炼 □ 一级护理	□ 接受出院宣教 □ 办理出院手续 □ 获取出院带药 □ 知道服药方法、作用、注意事项 □ 知道复印病历方法 □ 二级或三级护理 □ 普通饮食
饮食	□ 根据医嘱，由流质饮食逐渐过渡到普通饮食 □ 根据病情由流质饮食逐渐过渡到普通饮食	□ 根据医嘱，普通饮食
排泄	□ 保留尿管，正常排尿便 □ 避免便秘	□ 正常排尿便 □ 避免便秘
活动	□ 根据医嘱，半坐位或下床活动 □ 保护管路，勿牵拉、脱出、打折等	□ 正常适度活动，避免疲劳

附：原表单（2016年版）

支气管肺癌介入治疗临床路径表单

适用对象：第一诊断为支气管肺癌（ICD-10：C34；D02.2）

行支气管动脉造影化疗栓塞术/肺癌射频或微波消融术/^{131}I放射性粒子植入术

患者姓名：	性别：　　年龄：　　门诊号：	住院号：
住院日期：　　年　月　日	出院日期：　　年　月　日	标准住院日：≤12天

时间	住院第1天	住院第1~4天 （术前日）	住院第2~5天 （手术日）
主要诊疗工作	□ 询问病史及体格检查 □ 完成病历书写 □ 开化验单及检查申请单 □ 主管医师查房 □ 初步确定治疗方案	□ 上级医师查房 □ 术前准备 □ 临床分期与术前评估 □ 术前讨论，确定手术方案 □ 根据病情需要，完成相关科室会诊 □ 住院医师完成病程日志及术前小结、上级医师查房记录等病历书写 □ 签署手术知情同意书、自费用品协议书、输血同意书、授权委托同意书	□ 术前留置尿管（酌情） □ 手术 □ 术者完成手术记录 □ 住院医师完成术后病程 □ 上级医师查房 □ 观察生命体征 □ 向患者及家属交代病情及术后注意事项
重点医嘱	**长期医嘱：** □ 二级护理 □ 普通饮食 **临时医嘱：** □ 血常规、尿常规、大便常规 □ 凝血功能、血型、肝功能、肾功能、电解质、感染性疾病筛查、肿瘤标志物检查 □ 心电图 □ 痰细胞学检查、纤维支气管镜检查+活检 □ 影像学检查：胸片正侧位、胸部CT、腹部超声或CT、全身骨扫描、头颅MRI或CT □ 必要时：PET-CT或SPECT、纵隔镜、24小时动态心电图、经皮肺穿刺活检、超声心动图等	**长期医嘱：** □ 雾化吸入 **临时医嘱：** □ 明日拟行 ◎支气管动脉造影化疗栓塞术 ◎射频/微波消融术 ◎^{131}I放射性粒子植入术 □ 术前禁食水 □ 术前备皮 □ 术前镇静药物（酌情） □ 其他特殊医嘱	**长期医嘱：** □ 治疗后护理常规 □ 一级护理 □ 吸氧 □ 体温、心电、血压、呼吸、脉搏、血氧饱和度监测 □ 雾化吸入 □ 镇痛药物 **临时医嘱：** □ 其他特殊医嘱

续 表

时间	住院第 1 天	住院第 1~4 天 （术前日）	住院第 2~5 天 （手术日）
主要护理工作	□ 介绍病房环境、设施和设备 □ 入院护理评估 □ 宣教辅助戒烟	□ 宣教、备皮等术前准备 □ 提醒患者术前禁食水 □ 呼吸功能锻炼	□ 观察病情变化 □ 术后心理和生活护理 □ 保持呼吸道通畅
病情变异记录	□ 无 □ 有，原因： 1. 2.	□ 无 □ 有，原因： 1. 2.	□ 无 □ 有，原因： 1. 2.
护士签名			
医师签名			

时间	住院第 3~6 天 （术后第 1 日）	住院第 4~11 天 （术后第 2~6 日）	住院第≤12 天 （出院日）
主要诊疗工作	□ 上级医师查房 □ 住院医师完成病程书写 □ 观察咯血情况 □ 观察脊髓损伤情况 □ 注意生命体征及肺部呼吸音 □ 鼓励并协助患者排痰 □ 必要时给予止血治疗	□ 上级医生查房 □ 住院医生完成病程书写 □ 视病情复查血常规、血生化及胸片 □ 视情况应用抗菌药物	□ 上级医师查房，明确是否出院 □ 住院医生完成出院小结、病历首页等 □ 向患者及家属交代出院后注意事项 □ 根据术后病理确定术后治疗方案
重点医嘱	**长期医嘱：** □ 一级护理 □ 普通饮食 □ 既往基础用药 □ 抗菌药物（必要时） □ 补液治疗（水化、碱化） **临时医嘱：** □ 血常规、肝功能、肾功能、电解质 □ 胸片 □ 其他特殊医嘱	**长期医嘱：** □ 二级护理 □ 停吸氧、停心电监护 □ 减少液体量，停止水化和碱化治疗 **临时医嘱：** □ 复查胸片、血常规、肝功能、肾功能、电解质（酌情） □ 其他特殊医嘱	**临时医嘱：** □ 通知出院 □ 出院带药 □ 定期复诊
主要护理工作	□ 观察患者病情 □ 心理与生活护理 □ 协助患者咳痰	□ 观察患者病情 □ 心理与生活护理 □ 协助患者咳痰	□ 观察病情变化 □ 心理和生活护理 □ 术后康复指导
病情变异记录	□ 无　□ 有，原因： 1. 2.	□ 无　□ 有，原因： 1. 2.	□ 无　□ 有，原因： 1. 2.
护士签名			
医师签名			

第四章

支气管扩张症外科治疗临床路径释义

【医疗质量控制指标】

指标一、术前抗感染治疗完成率。

指标二、术前胸部高分辨 CT 完成率。

指标三、术前痰培养及药敏试验完成率。

指标四、术前 30 分钟预防性抗菌药物使用率。

指标五、微创手术完成率。

指标六、围术期输血率。

指标七、术后肺部感染发生率。

指标八、平均住院时间。

一、支气管扩张症编码

1. 原编码：

疾病名称及编码：支气管扩张症（ICD-10：J47）

手术操作名称及编码：肺段切除术/肺叶切除术/复合肺叶切除术/全肺切除术（ICD-9-CM-3：32.39/32.49/32.59）

2. 修改编码：

疾病名称及编码：支气管扩张症（ICD-10：J47）

手术操作名称及编码：肺段切除术（ICD-9-CM-3：32.3）

肺叶切除术（ICD-9-CM-3：32.4）

复合肺叶切除术（ICD-9-CM-3：32.4）

全肺切除术（ICD-9-CM-3：32.5）

二、临床路径检索方法

J47 伴（32.3/32.4/32.5）

三、国家医疗保障疾病诊断相关分组（CHS-DRG）

MDCE 呼吸系统疾病及功能障碍

ET2 慢性气道阻塞病

EB1 胸部大手术

四、支气管扩张症外科治疗临床路径标准住院流程

（一）适用对象

第一诊断为支气管扩张症（ICD-10：J47）

行肺段切除术/肺叶切除术/复合肺叶切除术/全肺切除术（ICD-9-CM-3：32.3/32.4/32.5）。

释义

■ 适用对象编码参见第一部分。

■ 支气管扩张症（bronchiectasis）是指由于支气管及其周围肺组织慢性化脓性炎症和纤维化，使支气管壁的肌肉和弹性组织破坏，导致支气管的变形及持久扩张。

■ 如病变呈现双肺多发的特点，则不推荐手术治疗。

■ 对于出现大咯血危及生命，且内科治疗效果不佳时，推荐积极手术治疗。

（二）诊断依据

根据《临床诊疗指南·胸外科分册》（中华医学会编著，人民卫生出版社，2009 年）。

1. 临床症状：反复咳嗽、咳脓痰、咯血，慢性感染或中毒症状。

2. 体征：肺部感染较重者或咯血时，可闻及哮鸣音或湿罗音。病变累及双肺时可有呼吸困难、发绀，病程较长者可见杵状指（趾）等慢性缺氧改变。

3. 辅助检查：影像学检查显示支气管扩张的异常改变。

释义

■ 幼年时有诱发支气管扩张的呼吸道感染史可协助诊断，如麻疹、百日咳，或流感后肺炎病史，或肺结核病史等。

■ 咳嗽是支气管扩张症最常见的症状，且多伴有咳痰，痰液可为黏液性、黏液脓性或脓性。合并感染时咳嗽和咳痰量明显增多，可呈黄绿色脓痰，重症患者痰量可达每日数百毫升。收集痰液并于玻璃瓶中静置后可出现分层现象：上层为泡沫，下悬脓性成分，中层为混浊黏液，最下层为坏死沉淀组织。部分患者伴有呼吸困难。半数患者可出现不同程度的咯血，多与感染相关。咯血可从痰中带血至大量咯血，咯血量与病情严重程度、病变范围并不完全一致。部分患者以反复咯血为唯一症状，临床上称为干性支气管扩张。约 1/3 的患者可出现非胸膜性胸痛。支气管扩张症患者常伴有焦虑、发热、乏力、食欲减退、消瘦、贫血及生活质量下降。

■ 听诊闻及湿性啰音是支气管扩张症的特征性表现，以肺底部最为多见，多自吸气早期开始，吸气中期最响亮，持续至吸气末。约 1/3 的患者可闻及哮鸣音或粗大的干性啰音。有些病例可见杵状指（趾）。部分患者可出现发绀。晚期合并肺心病的患者可出现右心衰竭的体征。

■ 血常规白细胞和中性粒细胞计数、红细胞沉降率（ESR）、C 反应蛋白可反映疾病活动性及感染导致的急性加重，当细菌感染致急性加重时，白细胞计数和分类升高。

■ 疑诊支气管扩张症时应首先进行胸部 X 线检查。绝大多数支气管扩张症患者 X 线胸片异常，可表现为灶性肺炎、散在不规则高密度影、线性或盘状不张，也可有特征性的气道扩张和增厚，表现为类环形阴影或轨道征。但是 X 线胸片的敏感度及特异度均较差，难以发现轻症或特殊部位的支气管扩张。

■ 胸部高分辨率 CT 可确诊支气管扩张症。当 CT 扫描层面与支气管平行时，扩张的支气管呈双轨征或串珠状改变；当扫描层面与支气管垂直时，扩张的支气管呈环形或厚壁环形透亮影，与伴行的肺动脉形成印戒征；当多个囊状扩张的支气管彼此相邻时，则表现为蜂窝状改变；当远端支气管较近段扩张更明显且与扫描平面平行时，则呈杵状改变。

（三）选择治疗方案的依据

根据《临床诊疗指南·胸外科分册》（中华医学会编著，人民卫生出版社，2009年）。
行肺段切除术、肺叶切除术、复合肺叶切除术、全肺切除术。

释义

■ 合并感染的患者需要先抗感染治疗，合并结核的患者需要先抗结核治疗。术前、术后必须做痰培养及药物敏感性试验，指导抗生素的使用。

■ 合并大咯血的患者需要先给予止血治疗，必要时可选用止血药，如注射用尖吻蝮蛇血凝酶，和/或支气管动脉栓塞介入治疗，待咯血控制后行手术治疗。

■ 外科治疗的目的是去除所有的受累肺组织，同时最大限度地保留肺功能。对病变局限于一叶、二叶或一侧肺，患者能够耐受手术，可一次性切除病肺；对于双侧多叶多段病变，依据术前肺功能结果先切除病变较重的一侧病肺，待全身状况改善后可行二期手术。

（四）标准住院日≤18天

释义

■ 如果术后出现并发症，则住院日可相应延长。

（五）进入路径标准

1. 第一诊断必须符合ICD-10：J47支气管扩张症疾病编码。
2. 当患者同时具有其他疾病诊断，但在门诊治疗期间不需要特殊处理也不影响第一诊断的临床路径流程实施时，可以进入路径。

释义

■ 对于内科治疗无效，症状反复发作，且病变部位不超过一叶或一侧，需行手术治疗的患者可以进入路径。

■ 大咯血内科治疗效果不佳，或反复咯血，需行手术治疗的患者可以进入路径。

■ 患者同时具有其他疾病影响第一诊断的临床路径流程实施时均不适合进入临床路径。

■ 若无其他明显应退出本路径的变异，仅在住院日数上有小的出入，并不影响纳入路径。

（六）术前准备≤5天

1. 必需的检查项目：
（1）血常规、尿常规、便常规+隐血试验、痰培养+药敏试验、24小时痰量。
（2）凝血功能、血型、肝功能测定、肾功能测定、电解质、感染性疾病筛查（乙型肝炎、丙型肝炎、艾滋病、梅毒等）。

（3）心电图、肺功能。
（4）影像学检查：胸部 X 线片、胸部 CT。
2. 根据患者病情可选择的项目：葡萄糖测定、结核病相关检查、纤维支气管镜、超声心动图、CTPA、心肌核素扫描、动态心电图、24 小时动态血压监测、心脏彩超、动脉血气分析等。
3. 术前呼吸道准备。

释义

■ 部分检查可以在门诊完成。

■ 术前呼吸道准备包括心理安慰、戒烟、指导患者进行深呼吸及咳痰的训练，体位引流排痰，必要时雾化吸入等。

■ 根据病情部分检查可以不进行。

（七）预防性抗菌药物选择与使用时机

1. 按照《抗菌药物临床应用指导原则（2015 年版）》（国卫办医发〔2015〕43 号）执行，并根据患者的病情决定抗菌药物的选择与使用时间。如可疑感染，需做相应的微生物学检查，必要时做药敏试验。
2. 参考痰培养和药敏试验结果应用抗菌药物控制感染。

释义

■ 支气管扩张症的患者多为慢性长期肺部反复感染的患者，术前就可以做痰菌培养，根据药敏结果指导用药。必要时术前就可以预防性应用抗生素 3~5 天。

（八）手术日为入院≤6 天

1. 麻醉方式：全身麻醉，双腔气管插管。
2. 术中用药：抗菌药物。
3. 输血：视术中情况而定。输血前需要行血型鉴定、抗体筛选和交叉合血。

（九）术后住院恢复≤12 天

1. 必须复查的检查项目：血常规、肝功能测定、肾功能测定、电解质、胸部 X 线片等。
2. 术后应用抗菌药物：按照《抗菌药物临床应用指导原则（2015 年版）》（国卫办医发〔2015〕43 号）执行。视病情变化可延长抗菌药物用药时间及更换药物种类。如可疑感染，需做相应的微生物学检查，必要时做药敏试验。

释义

■ 麻醉方式为全麻双腔气管插管；手术方式可选择开放或胸腔镜手术。术中掌握“尽量切净病变组织，最大可能保留正常肺组织”的原则，可选择局切、段切或肺叶切的方式。

■ 肺手术为潜在污染性手术，属于Ⅱ类切口，术中、术后都应使用抗菌药物；况且支气管扩张症的患者，多为慢性长期反复感染的患者，其感染菌多为多种混合菌，常需要广谱抗生素或联合应用抗生素治疗；因此，痰、血细菌培养及药敏试验指导用药意义重大，建议对此类患者要常规做。

■ 必要时术后可行胸部 CT 检查。

（十）出院标准

1. 患者病情稳定，体温正常，手术切口愈合良好，生命体征平稳。
2. 无需要住院处理的并发症和/或合并症。

释义

■ 术后胸片示肺复张良好、无感染迹象、体温基本正常、无咯血、无漏气顺利拔除胸腔引流管等。

■ 可以待拆线出院。

■ 如果出现并发症，是否需要继续住院处理，由主管医师具体决定。

（十一）变异及原因分析

1. 存在影响手术的合并症，需进行相关的诊断和治疗。
2. 术后出现肺部感染、呼吸衰竭、心力衰竭、肝肾衰竭、支气管胸膜瘘等并发症，需要延长治疗时间。

释义

■ 微小变异：因为医院检验项目的及时性未保证，不能按照要求完成检查；因为节假日不能按照要求完成检查或手术；患者不愿配合完成相应检查，短期不愿按照要求出院随诊。

■ 重大变异：因基础疾病需要进一步诊断和治疗；因各种原因需要其他治疗措施；患者要求离院或转院；不愿按照要求出院随诊而导致入院时间明显延长。

五、支气管扩张症临床路径给药方案

（一）用药选择

1. 支气管扩张症患者出现急性加重合并症状恶化，即咳嗽、痰量增加或性质改变、脓痰增加和/或喘息、气急、咯血及发热等全身症状时，应考虑应用抗菌药物。仅有黏液脓性或脓性痰液或仅痰培养阳性不是应用抗菌药物的指征。
2. 急性加重期开始抗菌药物治疗前应送痰培养，在等待培养结果时即应开始经验性抗菌药物治疗。初始经验性治疗应针对定植菌，根据有无铜绿假单胞菌感染的危险因素及既往细菌培养结果选择抗菌药物。对无铜绿假单胞菌感染高危因素的患者应立即经验性使用对流感嗜血杆菌有活性的抗菌药物；对有铜绿假单胞菌感染高危因素的患者应选择有抗铜绿假单胞菌活性的抗菌药物。

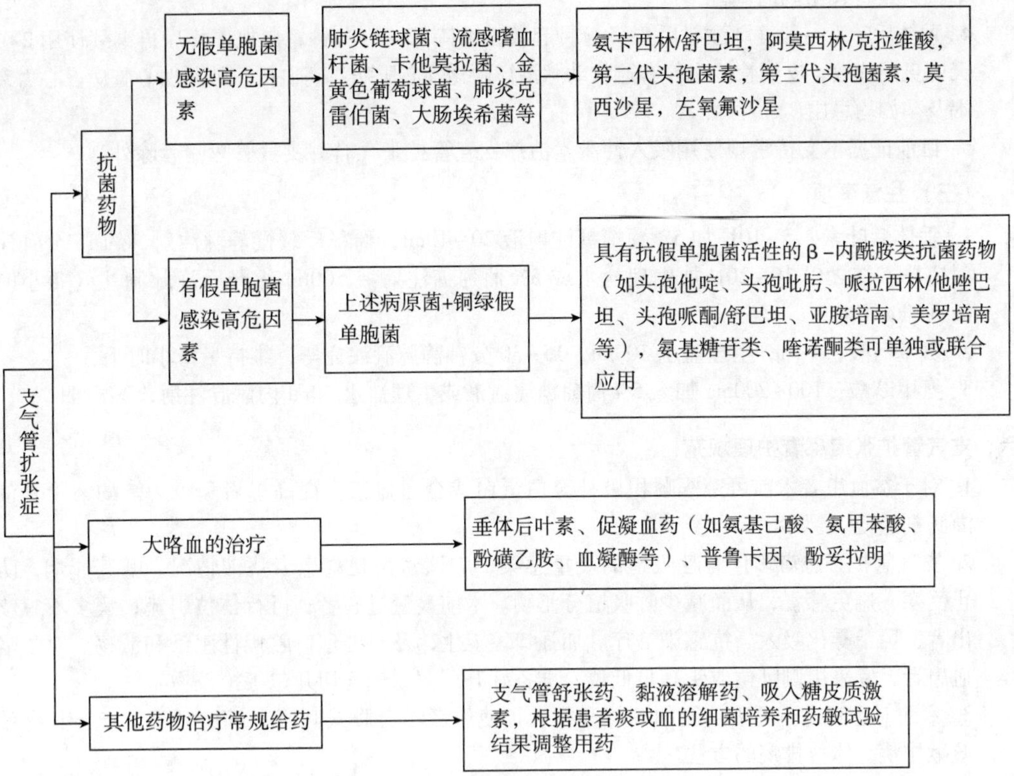

注：假单胞菌感染高危因素：①近期住院；②频繁（每年4次以上）或近期（3个月以内）应用抗菌药物；③重度气流阻塞（FEV_1＜30%）；④口服糖皮质激素（最近2周每日口服泼尼松＞2周）。至少符合4条中的2条即为有假单胞菌感染高危因素。

3. 若存在一种以上的病原菌，应尽可能选择覆盖所有致病菌的抗菌药物。若因耐药无法单用一种药物，可联合用药。

4. 垂体后叶素为治疗大咯血的首选药物，常用促凝血药包括抗纤维蛋白溶解药物（如氨基己酸或氨甲苯酸），增加毛细血管抵抗力和血小板功能的药物（如酚磺乙胺），还可给予血凝酶。

5. 合并气流阻塞的患者应进行支气管舒张试验评价气道对 β_2 受体激动药或抗胆碱能药物的反应性，以指导治疗；不推荐常规应用甲基黄嘌呤类药物。

6. 吸入高渗药物如高张盐水可增强理疗效果，短期吸入甘露醇则未见明显疗效。急性加重时应用溴己新可促进痰液排出，羟甲半胱氨酸可改善气体陷闭。成人支气管扩张症患者不推荐吸入重组人 DNA 酶。

7. 吸入激素可减少排痰量，改善生活质量，有铜绿假单胞菌定植者改善更明显，但对肺功能及急性加重次数并无影响。

（二）药学提示

1. 应及时根据病原体检测及药敏试验结果和治疗反应调整抗菌药物治疗方案，并尽可能应用支气管穿透性好且可降低细菌负荷的药物。

2. 大环内酯类静脉给药可引起血栓性静脉炎，故红霉素静滴时药物浓度不宜超过 1mg/ml；此类药物与甲泼尼龙、茶碱、卡马西平、华法林等药物有相互作用。

3. 喹诺酮类大部分以原形经肾脏排泄，在体内代谢甚少，故肾功能不全者应根据肌酐清除率减量或延长给药时间。

4. 垂体后叶素一般静脉注射后3~5分钟起效，维持20~30分钟，出血停止后再继续使用2~3天以巩固疗效；支气管扩张伴有冠状动脉粥样硬化性心脏病、高血压、肺源性心脏病、心力衰竭及孕妇均忌用。

5. 目前证据不支持常规使用吸入性激素治疗支气管扩张（合并支气管哮喘者除外）。

（三）注意事项

1. 垂体后叶素：5~10U加5%葡萄糖注射液20~40ml，稀释后缓慢静脉注射，约15分钟注射完毕，继之以10~20U加生理盐水或5%葡萄糖注射液500ml稀释后静脉滴注（每小时0.1U/kg）。

2. 氨基己酸：4~6g+生理盐水100ml，15~30分钟静脉滴注完毕，维持量每小时1g。

3. 氨甲苯酸：100~200mg加入5%葡萄糖注射液或生理盐水40ml内静脉注射，2次/日。

六、支气管扩张症患者护理规范

1. 对于贫血患者术前可遵医嘱积极补充白蛋白或全血血浆，提高患者免疫力。酌情予甘油灌肠剂通便。

2. 支气管扩张患者多伴有呼吸道的严重感染，应该密切观察患者痰液情况，嘱其戒烟，防止受寒，避免感冒，从而减少呼吸道分泌物。术前痰量过多者，可行体位引流；痰多不宜咳出者，可予雾化吸入、抗感染治疗。加强口腔卫生，及时处理口腔慢性感染和溃疡。对于咯血患者，宜采用侧卧位或头高足低位，准备好升压药，气管切开包等抢救物品。

3. 术前对患者进行呼吸功能的训练和指导，使患者学会腹式呼吸和缩唇呼吸。指导其有效咳嗽排痰，体位排痰的方法。

4. 休息与活动：术后取半坐卧位，床头抬高30°~50°，以利呼吸及引流液引出。术后第1日，采用坐位、半坐卧位或不完全健侧卧位，避免术侧卧位。术后尽早下床活动，锻炼术侧肩关节。

5. 饮食护理：手术当天返病房6小时后患者可饮水。术后第1日进半流质饮食，第2日进食高蛋白、高热量、高维生素、低脂肪、易消化的普通饮食。多食新鲜蔬菜和水果，避免进食辛辣刺激性食物。

6. 呼吸道管理：术后给予鼻导管吸氧3~5L/min，加强患者呼吸道的湿化护理，有效预防感染发生。严密观察患者的呼吸情况及痰液的性质、颜色和量，可选择多种雾化药液联合使用，有效咳嗽，保持健侧呼吸音清晰，颈部气管居中，严防健侧痰液滞留或肺不张。

7. 并发症护理：肺部感染者应密切观察患者体温，如果出现持续高热，给予抽取血培养、拍胸片，明确有无肺部感染。在积极指导患者排痰、使用雾化系统、抗生素等治疗同时，必须保障患者呼吸道畅通，保持余肺充分扩张。支气管胸膜瘘是严重的并发症，术后平静呼吸时引流管溢出大量气泡、患者高热、大量浓痰、顽固性嗝逆等均为胸膜瘘常见体征。必须保障患者引流管畅通，加强患者早期咳痰与肺复张练习，预防感染、消灭无效腔。

8. 疼痛护理：及时进行疼痛评估，必要时给予药物镇痛。

七、支气管扩张症患者营养治疗规范

1. 全身支持治疗在支气管扩张症治疗中占据重要位置。营养治疗可遵循五阶梯模式。第一阶梯：饮食+营养教育；第二阶梯：饮食+口服营养补充（ONS）；第三阶梯：全肠内营养（TEN）；第四阶梯：肠内营养的基础上补充性增加肠外营养（PEN+PPN）；第五阶梯：全肠外营养（TPN）；当不能满足60%目标能量需求3~5天时，应该选择上一阶梯。

2. 鼓励患者增加能量及蛋白质，尤其增加富含高热量、高蛋白和高维生素食物，注意补充电解质。

3. 患者的能量目标 30~35kcal/（kg·d）甚至更高，以满足患者的代谢需求，蛋白质 1.2~2.0g/（kg·d），优质蛋白质达到 50%以上。
4. 需要营养治疗且胃肠道功能正常或基本正常的患者首选肠内营养，ONS 是肠内营养首选方法。
5. 补充维生素及矿物质，至少高于膳食推荐摄入量的 1 倍以上。
6. 胃肠道功能严重障碍或不能使用时，建议给予全合一肠外营养，补充鱼油脂肪乳及谷氨酰胺制剂。
7. 治疗期间，饮食宜清淡，忌食刺激性食物，如辣椒、咖喱、芥末、蒜等。减少高糖、高油、高盐分的食物。
8. 坚持营养平衡饮食，每日不少于 13 种食物，包含谷薯类、蔬菜水果类、肉蛋奶及豆制品类以及适量的油脂类。保持优质蛋白质食物占总蛋白质 50%以上。
9. 体液丢失过量时需要补充水分，每日至少> 1700ml 水，必要时根据体液电解质情况补充盐分。

八、支气管扩张症患者健康宣教

1. 保持环境安静、舒适，室内温湿度适宜，空气新鲜，避免感冒。及时清除呼吸道分泌物，充分给氧，预防肺部感染。
2. 观察伤口敷料情况，保持干燥，出院后遵医嘱予以定时换药，观察伤口有无红肿，有无渗血渗液，以及愈合情况，按时拆线。术后伤口周围疼痛、麻木，属正常现象，随着时间的推移，症状会逐渐减轻或消失。
3. 饮食要有规律，进高蛋白、富含维生素丰富易消化的食物，避免辛辣、刺激性食物。
4. 适量活动，避免劳累及受寒。多做深呼吸运动，锻炼心肺功能，术后 6 个月内不宜从事重体力劳动或剧烈运动。

九、推荐表单

（一）医师表单

支气管扩张症临床路径医师表单

适用对象：第一诊断为支气管扩张症（ICD-10：J47）

行肺楔形切除/肺叶部分切除术/肺叶切除/全肺切除（ICD-9-CM-3：32.3/32.4/32.4/32.5）

患者姓名：	性别：　　年龄：　　门诊号：	住院号：
住院日期：　　年　月　日	出院日期：　　年　月　日	标准住院日：≤18 天

时间	住院第 1 天	住院第 2~5 天	住院第 3~6 天 （手术日）
主要诊疗工作	□ 询问病史及体格检查 □ 完成病历书写 □ 开化验单及检查申请单 □ 主管医师查房 □ 初步确定治疗方案，进行经验性抗感染治疗	□ 上级医师查房 □ 术前评估及讨论，确定手术方案 □ 术前准备 □ 完成病程记录、上级医师查房记录、术前小结等病历书写 □ 向患者及家属交代病情及围术期注意事项 □ 签署手术知情同意书、自费用品协议书、输血同意书、授权委托同意书	□ 手术 □ 术者完成手术记录 □ 住院医师完成术后病程 □ 上级医师查房 □ 向患者家属交代病情及手术情况术后注意事项
重点医嘱	**长期医嘱：** □ 胸外科二级护理 □ 记 24 小时痰量 □ 抗菌药物 □ 祛痰剂，支气管舒张剂（必要时） □ 止血药（必要时） □ 其他医嘱 **临时医嘱：** □ 血常规、尿常规、便常规+隐血试验 □ 肝功能、肾功能、电解质、凝血功能、血型、感染性疾病筛查 □ 肺功能、动脉血气分析、心电图 □ 痰病原学检查及药敏 □ 影像学检查：胸片 X 线正侧位、胸部 CT □ 超声心动图（必要时） □ 纤维支气管镜（必要时） □ 其他医嘱	**长期医嘱：** □ 胸外科二级护理 □ 记 24 小时痰量 □ 抗菌药物 □ 祛痰剂，支气管舒张剂（必要时） □ 止血药（必要时） □ 其他医嘱 **临时医嘱：** □ 拟明日全身麻醉下行：肺局部切除术/肺叶切除术/全肺切除术/开胸探查术 □ 术前禁饮食 □ 备皮 □ 术前镇静药（酌情） □ 备血 □ 抗菌药带入手术室 □ 其他医嘱	**长期医嘱：** □ 胸外科特级或一级护理 □ 禁饮食，清醒后 6 小时进流食 □ 体温、心电、呼吸、血压、血氧饱和度监测 □ 吸氧 □ 胸管引流，记量 □ 持续导尿，记 24 小时出入量 □ 雾化吸入 □ 应用抗菌药物 □ 其他医嘱 **临时医嘱：** □ 镇痛药物 □ 其他医嘱
病情变异记录	□ 无　□ 有，原因： 1. 2.	□ 无　□ 有，原因： 1. 2.	□ 无　□ 有，原因： 1. 2.
医师签名			

时间	住院第 4~7 天 （术后第 1 天）	住院第 5~17 天 （术后第 2~11 天）	住院第 12~18 天 （出院日）
主要诊疗工作	□ 上级医师查房 □ 住院医师完成病程书写 □ 注意生命体征及肺部呼吸音 □ 观察胸腔引流及切口情况 □ 鼓励并协助患者排痰 □ 拔除尿管 □ 必要时纤维支气管镜吸痰	□ 上级医师查房 □ 住院医师完成病程书写 □ 复查血常规、血生化及 X 线胸片 □ 拔除胸腔引流管（视引流及肺复张情况）并切口换药 □ 必要时纤维支气管镜吸痰 □ 视情况停用或调整抗菌药物	□ 切口拆线（视切口愈合情况） □ 上级医师查房，明确可以出院 □ 向患者及家属交代出院后注意事项 □ 完成出院小结、出院诊断书等
重点医嘱	**长期医嘱：** □ 胸外科一级护理 □ 普通饮食 □ 雾化吸入 □ 应用抗菌药物 □ 记 24 小时尿量 □ 胸管引流记量 □ 其他医嘱 **临时医嘱：** □ 血常规、肝功能、肾功能、电解质 □ 其他医嘱	**长期医嘱：** □ 胸外科二级护理 □ 停记胸管引流量 □ 停雾化 □ 停用或调整抗菌药物 □ 停记尿量 □ 停吸氧 □ 停心电监护 □ 其他医嘱 **临时医嘱：** □ 拔胸腔引流管 □ 切口换药 □ 复查 X 线胸片、血常规、肝功能、肾功能、电解质（酌情） □ 其他医嘱	**临时医嘱：** □ 切口拆线 □ 通知出院 □ 出院带药 □ 其他医嘱
病情变异记录	□ 无　□ 有，原因： 1. 2.	□ 无　□ 有，原因： 1. 2.	□ 无　□ 有，原因： 1. 2.
医师签名			

（二）护士表单

支气管扩张症临床路径护士表单

适用对象：第一诊断为支气管扩张症（ICD-10：J47）
行肺楔形切除/肺叶部分切除术/肺叶切除/全肺切除（ICD-9-CM-3：32.3/32.4/32.4/32.5）

患者姓名：	性别：　年龄：　门诊号：	住院号：
住院日期：　年　月　日	出院日期：　年　月　日	标准住院日：≤18天

时间	住院第1天	住院第2~5天	住院第3~6天 （手术日）
健康宣教	□ 介绍主管医师、护士 □ 介绍环境、设施 □ 介绍住院注意事项 □ 向患者宣教戒烟、戒酒的重要性，及减少二手烟的吸入 □ 呼吸训练及理疗，体位引流	□ 指导患者正确留取痰标本 □ 主管护士与患者沟通，了解并指导心理应对 □ 宣教疾病知识、用药知识及手术操作过程 □ 告知检查及手术前后饮食、活动及探视注意事项 □ 指导患者掌握床上活动方法	□ 与患者沟通，了解并指导心理应对 □ 嘱患者禁食、禁水 □ 指导患者掌握床上运动 □ 进行用药指导 □ 进行压疮预防知识宣教
护理处置	□ 核对患者，佩戴腕带 □ 建立入院护理病历 □ 卫生处置：剪指甲、沐浴、更换病号服	□ 随时观察患者病情变化 □遵医嘱正确使用抗生素 □ 协助医师完成各项检查化验 □ 术前准备、备皮 □ 术前禁食、禁水	□ 与手术室护士交接病历、影像资料、术中带药等 □ 术后评估切口疼痛情况 □ 术后观察切口敷料，评估胸腔引流液情况 □ 随时观察患者病情变化
基础护理	□ 二级护理 □ 晨晚间护理 □ 患者安全管理	□ 二级护理 □ 晨晚间护理 □ 患者安全管理	□ 一级护理或特级护理 □ 晨晚间护理 □ 患者安全管理
专科护理	□ 护理查体 □ 需要时填写跌倒及压疮防范表 □ 需要时请家属陪护 □ 心理护理	□ 遵医嘱完成相关检查 □ 心理护理 □ 必要时吸氧 □ 遵医嘱正确给药 □ 指导深呼吸及咳痰	□ 持续体温、呼吸、心电、血压、血氧饱和度监测 □ 心理护理 □ 吸氧 □ 遵医嘱正确给药 □ 指导深呼吸及咳痰 □ 提供并发症征象的依据
重点医嘱	□ 详见医嘱执行单	□ 详见医嘱执行单	□ 详见医嘱执行单
病情变异记录	□ 无　□ 有，原因： 1. 2.	□ 无　□ 有，原因： 1. 2.	□ 无　□ 有，原因： 1. 2.
护士签名			

时间	住院第 4~7 天 （术后第 1 天）	住院第 5~17 天 （术后第 2~11 天）	住院第 12~18 天 （出院日）
健康宣教	□ 指导患者床上活动 □ 指导用药及饮食 □ 压疮预防知识宣教 □ 指导自主排尿训练 □ 指导有效雾化吸入 □ 强调胸管的重要性	□ 指导患者床上活动 □ 指导用药及饮食 □ 压疮预防知识宣教 □ 指导有效雾化吸入 □ 强调胸管的重要性 □ 根据护理等级指导活动	□ 指导用药及饮食 □ 向患者讲解适当戒烟的意义 □ 向患者讲解出院后的注意事项
护理处置	□ 评估切口疼痛情况 □ 观察切口敷料，评估胸腔引流液情况 □ 随时观察病情变化	□ 评估切口疼痛情况 □ 观察切口敷料，评估胸腔引流液情况 □ 根据护理等级协助下床活动 □ 随时观察病情变化	□ 办理出院手续 □ 书写出院小结
基础护理	□ 一级护理 □ 晨晚间护理 □ 患者安全管理	□ 一级或二级护理 □ 晨晚间护理 □ 患者安全管理	□ 二级护理 □ 晨晚间护理 □ 患者安全管理
专科护理	□ 持续体温、呼吸、心电、血压、血氧饱和度监测 □ 心理护理 □ 吸氧 □ 指导深呼吸及咳痰 □ 遵医嘱正确给药 □ 提供并发症征象的依据	□ 心理护理 □ 吸氧 □ 指导深呼吸及咳痰 □ 遵医嘱正确给药 □ 提供并发症征象的依据	□ 心理护理 □ 指导深呼吸及咳痰
重点医嘱	□ 详见医嘱执行单	□ 详见医嘱执行单	□ 详见医嘱执行单
病情变异记录	□ 无　□ 有，原因： 1. 2.	□ 无　□ 有，原因： 1. 2.	□ 无　□ 有，原因： 1. 2.
护士签名			

（三）患者表单

支气管扩张症临床路径患者表单

适用对象：第一诊断为支气管扩张症（ICD-10：J47）
行肺楔形切除/肺叶部分切除术/肺叶切除/全肺切除（ICD-9-CM-3：32.3/32.4/32.4/32.5）

患者姓名：	性别：　　年龄：　　门诊号：	住院号：
住院日期：　　年　月　日	出院日期：　　年　月　日	标准住院日：≤18天

时间	住院第1天	住院第2~5天	住院第3~6天 （手术日）
医患配合	□ 配合询问病史、收集资料，请务必详细告知既往史、用药史、过敏史 □ 配合进行体格检查 □ 有任何不适告知医师	□ 配合完善相关检查、化验 □ 医师向患者及家属介绍病情，如有异常检查结果需进一步检查 □ 配合用药及治疗 □ 配合医师调整用药 □ 医师向患者及家属介绍手术方式、手术风险及必要性，签署手术知情同意书 □ 术前禁食、禁水 □ 有任何不适告知医师	□ 配合医师进行手术 □ 配合术后用药及治疗 □ 配合医师调整用药 □ 有任何不适告知医师
护患配合	□ 配合测量体温、脉搏、呼吸、血压、血氧饱和度、体重 □ 配合完成入院护理评估单（简单询问病史、过敏史、用药史） □ 接受入院宣教（环境介绍、病室规定、订餐制度、贵重物品保管等） □ 有任何不适告知护士	□ 配合测量体温、脉搏、呼吸，询问每日排便情况 □ 接受相关化验检查宣教，正确留取标本，配合检查 □ 接受输液、服药治疗 □ 注意活动安全，避免坠床或跌倒 □ 配合执行探视及陪护 □ 接受疾病及用药等相关知识指导 □ 配合护士进行术前准备 □ 有任何不适告知护士	□ 配合测量体温、脉搏、呼吸 □ 配合术后护理 □ 接受输液、服药治疗 □ 配合进行深呼吸和咳痰 □ 注意活动安全，避免坠床 □ 预防压疮 □ 配合执行探视及陪护 □ 接受疾病及用药等相关知识指导 □ 有任何不适告知护士
饮食	□ 普通饮食	□ 普通饮食 □ 术前禁食、禁水	□ 禁食、禁水
排泄	□ 正常排尿便	□ 正常排尿便	□ 留置导尿管

时间	住院第4~7天 （术后第1天）	住院第5~17天 （术后第2~11天）	住院第12~18天 （出院日）
医患配合	□ 配合完成术后相关检查、化验 □ 配合用药及治疗 □ 配合医师调整用药 □ 有任何不适告知医师	□ 配合完成术后相关检查、化验 □ 配合用药及治疗 □ 配合医师调整用药 □ 有任何不适告知医师	□ 接受出院前指导 □ 知道复查程序 □ 获取出院诊断书
护患配合	□ 配合测量体温、脉搏、呼吸 □ 接受输液、服药治疗 □ 配合进行深呼吸和咳痰 □ 预防压疮 □ 注意活动安全，避免坠床 □ 配合执行探视及陪护 □ 有任何不适告知护士	□ 配合测量体温、脉搏、呼吸 □ 接受输液、服药治疗 □ 配合进行深呼吸和咳痰 □ 注意活动安全，避免坠床 □ 配合执行探视及陪护 □ 有任何不适告知护士	□ 接受出院宣教 □ 办理出院手续 □ 获取出院带药 □ 知道服药方法、作用、注意事项 □ 知道复印病历方法
饮食	□ 半流质饮食	□ 半流质饮食 □ 普通饮食	□ 普通饮食
排泄	□ 留置导尿管	□ 正常排尿便	□ 正常排尿便
活动	□ 适量床上活动	□ 适量活动	□ 适量活动

附：原表单（2019年版）

支气管扩张症外科治疗临床路径表单

适用对象：第一诊断为支气管扩张症（ICD-10：J47）
行肺楔形切除/肺叶部分切除术/肺叶切除/全肺切除（ICD-9-CM-3：32.3/32.4/32.4/32.5）

患者姓名：	性别： 年龄： 门诊号：	住院号：
住院日期： 年 月 日	出院日期： 年 月 日	标准住院日：≤18天

时间	住院第1天	住院第2~5天	住院第3~6天（手术日）
主要诊疗工作	□ 询问病史及体格检查 □ 完成病历书写 □ 开化验单及检查申请单 □ 主管医师查房 □ 初步确定治疗方案，进行经验性抗感染治疗	□ 上级医师查房 □ 术前评估及讨论，确定手术方案 □ 术前准备 □ 完成病程记录、上级医师查房记录、术前小结等病历书写 □ 向患者及家属交代病情及围术期注意事项 □ 签署手术知情同意书、自费用品协议书、输血同意书、授权委托同意书	□ 手术 □ 术者完成手术记录 □ 住院医师完成术后病程 □ 上级医师查房 □ 向患者家属交代病情及手术情况术后注意事项
重点医嘱	**长期医嘱：** □ 胸外科二级护理 □ 记24小时痰量 □ 抗菌药物 □ 祛痰剂，支气管舒张剂（必要时） □ 止血药（必要时） □ 其他医嘱 **临时医嘱：** □ 血常规、尿常规、便常规+隐血试验 □ 肝功能、肾功能、电解质、凝血功能、血型、感染性疾病筛查 □ 肺功能、动脉血气分析、心电图 □ 痰病原学检查及药敏 □ 影像学检查：胸片X线正侧位、胸部CT □ 超声心动图（必要时） □ 纤维支气管镜（必要时） □ 其他医嘱	**长期医嘱：** □ 胸外科二级护理 □ 记24小时痰量 □ 抗菌药物 □ 祛痰剂，支气管舒张剂（必要时） □ 止血药（必要时） □ 其他医嘱 **临时医嘱：** □ 拟明日全身麻醉下行：肺局部切除术/肺叶切除术/全肺切除术/开胸探查术 □ 术前禁饮食 □ 备皮 □ 术前镇静药（酌情） □ 备血 □ 抗菌药带入手术室 □ 其他医嘱	**长期医嘱：** □ 胸外科特级或一级护理 □ 禁饮食，清醒后6小时进流食 □ 体温、心电、呼吸、血压、血氧饱和度监测 □ 吸氧 □ 胸管引流，记量 □ 持续导尿，记24小时出入量 □ 雾化吸入 □ 应用抗菌药物 □ 其他医嘱 **临时医嘱：** □ 镇痛药物 □ 其他医嘱

续 表

时间	住院第 1 天	住院第 2~5 天	住院第 3~6 天 （手术日）
主要护理工作	□ 介绍病房环境、设施和设备 □ 入院护理评估，护理计划 □ 辅助戒烟 □ 呼吸训练及理疗，体位引流	□ 宣教、备皮等术前准备 □ 提醒患者术前按时禁饮食 □ 呼吸功能锻炼	□ 观察病情变化 □ 术后心理和生活护理 □ 保持呼吸道通畅
病情变异记录	□ 无 □ 有，原因： 1. 2.	□ 无 □ 有，原因： 1. 2.	□ 无 □ 有，原因： 1. 2.
护士签名			
医师签名			

时间	住院第4~7天 (术后第1天)	住院第5~17天 (术后第2~11天)	住院第12~18天 (出院日)
主要诊疗工作	□ 上级医师查房 □ 住院医师完成病程书写 □ 注意生命体征及肺部呼吸音 □ 观察胸腔引流及切口情况 □ 鼓励并协助患者排痰 □ 拔除尿管 □ 必要时纤维支气管镜吸痰	□ 上级医师查房 □ 住院医师完成病程书写 □ 复查血常规、血生化及X线胸片 □ 拔除胸腔引流管（视引流及肺复张情况）并切口换药 □ 必要时纤维支气管镜吸痰 □ 视情况停用或调整抗菌药物	□ 切口拆线（视切口愈合情况） □ 上级医师查房，明确可以出院 □ 向患者及家属交代出院后注意事项 □ 完成出院小结、出院诊断书等
重点医嘱	**长期医嘱：** □ 胸外科一级护理 □ 普通饮食 □ 雾化吸入 □ 应用抗菌药物 □ 记24小时尿量 □ 胸管引流记量 □ 其他医嘱 **临时医嘱：** □ 血常规、肝功能、肾功能、电解质 □ 其他医嘱	**长期医嘱：** □ 胸外科二级护理 □ 停记胸管引流量 □ 停雾化 □ 停用或调整抗菌药物 □ 停记尿量 □ 停吸氧 □ 停心电监护 □ 其他医嘱 **临时医嘱：** □ 拔胸腔引流管 □ 切口换药 □ 复查X线胸片、血常规、肝功能、肾功能、电解质（酌情） □ 其他医嘱	**临时医嘱：** □ 切口拆线 □ 通知出院 □ 出院带药 □ 其他医嘱
主要护理工作	□ 观察患者病情 □ 心理与生活护理 □ 协助患者咳痰 □ 术后康复指导	□ 观察患者病情 □ 心理与生活护理 □ 协助患者咳痰 □ 术后康复指导	□ 帮助患者办理出院手续 □ 康复宣教
病情变异记录	□ 无 □ 有，原因： 1. 2.	□ 无 □ 有，原因： 1. 2.	□ 无 □ 有，原因： 1. 2.
护士签名			
医师签名			

第五章

肺隔离症外科治疗临床路径释义

【医疗质量控制指标】

指标一、术前胸部增强 CT 完成率。

指标二、胸腔镜微创手术完成率。

指标三、术前呼吸道准备完成率。

指标四、术前 30 分钟预防性抗菌药物使用率。

指标五、术后胸腔感染、脓胸发生率。

指标六、术后肺部感染发生率。

指标七、平均住院时间。

一、肺隔离症外科治疗编码

1. 原编码：

疾病名称及编码：肺隔离症（ICD-10：Q33.201）

手术操作名称及编码：肺叶切除术或局部切除术（入路包括开放性、胸腔镜）（ICD-9-CM-3：32.2-32.5）

2. 修改编码：

疾病名称及编码：肺隔离症（ICD-10：Q33.2）

手术操作名称及编码：肺叶切除术或局部切除术（入路包括开放性、胸腔镜）（ICD-9-CM-3：32.2-32.4）

二、临床路径检索方法

Q33.2 伴（32.2/32.3/32.4）

三、国家医疗保障疾病诊断相关分组（CHS-DRG）

MDCE 呼吸系统疾病及功能障碍

EZ1 其他呼吸系统疾患

EB1 胸部大手术

四、肺隔离症外科治疗临床路径标准住院流程

（一）适用对象

第一诊断为肺隔离症（ICD-10：Q33.201）

拟行肺叶切除术或局部切除术（入路包括开放性、胸腔镜）（ICD-9-CM-3：32.2-32.5）。

释义

■ 肺隔离症又称为有异常动脉供血的肺囊肿症，简称隔离肺，是临床上较多见的先天性肺发育畸形。胚胎时期部分肺组织与正常肺主体分离单独发育并接受体循环动脉异常供血形成的无呼吸功能的囊性包块。根据是否有独立的脏层胸膜可以分为叶内型和叶外型。

（二）诊断依据

根据《临床诊疗指南·胸外科分册》（中华医学会编著，人民卫生出版社，2009年）。

1. 临床症状：可有咳嗽、咳脓痰、咯血、慢性感染等症状。

2. 体征：肺部感染较重者或咯血时，可闻及哮鸣音或湿啰音。

3. 辅助检查：主要影像学表现肺部肿块、肺部阴影，肺部感染病灶，胸部增强CT发现异常体动脉供血血管进入隔离肺有助于诊断。

释义

■ 多数患者出现反复发生肺部感染，40%在10岁以前就出现症状。抗菌药物治疗后症状可暂时缓解，但病程可迁延数月或数年。叶内型与支气管相通，有发热、咳嗽、胸痛、咯血性脓痰等症状，严重者产生全身中毒现象，甚至发绀、呼吸困难。叶外型和支气管不相通，无任何症状，常在体检时偶然发现肺内阴影。

■ CT可见单房或多房的囊性块影、囊实性肿块影或软组织实性块影，圆形、类圆形或类三角形，增强扫描可见病灶均匀增强。如能显示来自降主动脉的异常动脉则可确诊。异常动脉起自胸主动脉下段或腹主动脉，经下肺韧带入肺。

（三）选择治疗方案的依据

根据《临床诊疗指南·胸外科分册》（中华医学会编著，人民卫生出版社，2009年）。

肺叶切除术或肺局部切除术。

释义

■ 通常需要进行肺叶切除，部分叶外型病变因有独立的脏层胸膜可行单纯隔离肺切除。常规开胸入路和VATS入路都可行手术，因反复感染存在炎性粘连时，解剖下肺韧带寻找异常体循环血管时需要非常小心，避免异常血管损伤出血，尤其小心腹主动脉来源血管误伤断离后回缩至腹腔无法止血。因常合并感染，因此感染未控制的情况下一般不建议手术。

（四）标准住院日≤12天

释义

■ 如果术后出现并发症，则住院日可相应延长。

（五）进入路径标准

1. 第一诊断必须符合ICD-10：Q25.752肺隔离症疾病编码。

2. 当患者同时具有其他疾病诊断，但在门诊治疗期间不需要特殊处理也不影响第一诊断的临床路径流程实施时，可以进入路径。

释义

■ 如果合并有其他疾病，但经门诊治疗其合并症得到控制后，也可进入该路径。

（六）术前准备≤5天

1. 常规检查项目：

（1）血常规、尿常规、便常规。

（2）凝血功能、血型、肝功能、肾功能、电解质、感染性疾病筛查（乙型肝炎、丙型肝炎、艾滋病、梅毒等）。

（3）心电图、肺功能。

（4）影像学检查：胸部增强CT。

2. 根据患者病情可选择的项目：结核病相关检查、纤维支气管镜、超声心动图、CTPA、Holter、动脉血气分析等。

3. 术前呼吸道准备。

释义

■ 部分检查可以在门诊完成。术前呼吸道准备包括心理安慰、戒烟、指导患者进行深呼吸及咳痰的训练，必要时雾化吸入等。

（七）预防性抗菌药物选择与使用时机

按照《抗菌药物临床应用指导原则（2015年版）》（国卫办医发〔2015〕43号）执行。

（八）手术日为入院≤6天

1. 麻醉方式：全身麻醉。

2. 术中用药：抗菌药物（酌情）。

3. 输血：视术中情况而定。

释义

■ 输血视术中情况而定，输血前需要行血型鉴定、抗体筛选和交叉合血等。

（九）术后住院恢复≤6天

1. 必须复查的项目：血常规、肝功能、肾功能、电解质、胸片等。

2. 术后应用抗菌药物：按照《抗菌药物临床应用指导原则（2015年版）》（国卫办医发〔2015〕43号）执行。视病情变化可延长抗菌药物用药时间及更换药物种类。

释义

■ 常规监测项目包括：心电监护、血常规、血生化、胸片等。

■ 若出现呼吸困难、低氧血症时应行动脉血气分析。必要时由临床医师决定是否需要胸部CT检查。

（十）出院标准

1. 患者病情稳定，体温正常。
2. 没有需要住院处理的并发症。

释义

■ 如果出现并发症，是否需要继续住院处理，由主管医师具体决定。

（十一）变异及原因分析

1. 存在影响手术的合并症，需进行相关的诊断和治疗。
2. 术后出现肺部感染、呼吸衰竭、心力衰竭、肝肾衰竭、支气管胸膜瘘等并发症，需要延长治疗时间。

释义

■ 微小变异：因为各种原因导致的不能按照要求完成检查或手术；患者不愿配合完成相应检查，短期不愿按照要求出院随诊。

■ 重大变异：因基础疾病需要进一步诊断和治疗；因各种原因需要其他治疗措施；医院与患者或家属发生医疗纠纷，患者要求离院或转院；不愿按照要求出院随诊而导致住院时间明显延长。

五、肺隔离症外科治疗临床路径给药方案

肺隔离症患者常有慢性肺部感染病灶，需要预防性用药。

（一）用药选择

Ⅱ类切口手术需要预防性用药。要严格掌握适应证、药物选择、用药起始与持续时间。给药方法要按照《抗菌药物临床应用指导原则》，术前 0.5~2 小时，或麻醉开始时首次给药；手术时间超过 3 小时或失血量大于 1500ml，术中可给予第 2 剂。总预防用药时间一般为 24 小时，个别情况可延长至 48 小时。一般选用第二代头孢菌素作为预防用药。

（二）药学提示

1. 禁用于对任何一种头孢菌素类抗菌药物有过敏史及有青霉素过敏性休克史的患者。
2. 用药前必须详细询问患者先前有否对头孢菌素类、青霉素类或其他药物的过敏史。有青霉素类、β-内酰胺类及其他药物过敏史的患者，有明确应用指征时应谨慎使用本类药物。在用药过程中一旦发生过敏反应，须立即停药。如发生过敏性休克，须立即就地抢救并予以肾上腺素等相关治疗。
3. 本类药物多数主要经肾脏排泄，中度以上肾功能不全患者应根据肾功能适当调整剂量。

（三）注意事项

若患者出现发热、白细胞数升高等感染迹象应根据药敏结果及时调整用药。

六、肺隔离症外科治疗患者护理规范

1. 休息与活动：术后取半坐卧位，床头抬高 30°~50°，以利呼吸及引流液引出。术后第 1 日，采用坐位、半坐卧位或不完全健侧卧位，避免术侧卧位。术后尽早下床活动，锻炼术侧肩关节。

2. 饮食护理：术后第1日晨，患者意识清醒且无恶心、呕吐，即可进食清淡流质饮食或半流质饮食，逐渐过渡到普通饮食，禁食牛奶、豆浆等产气食物。应鼓励进食蔬菜、水果，防止便秘；补充足够水分，防止气道干燥，利于痰液稀释，便于咳出。

3. 有效排痰：给予扣背，鼓励患者进行腹式呼吸、有效咳嗽。

4. 胸管护理：注意观察引流液的性质、颜色和量，并做好记录。妥善固定胸管，防止管路脱出，保证胸腔闭式引流瓶直立位，并低于胸部60~100cm，置于床下固定位置，防止碰倒、踢翻或打碎。长玻璃管置于液面下2~3cm。可适时挤压胸管，保持引流管通畅。

5. 用药护理：应严格按照医嘱服用抗生素、化痰及镇咳药物。

6. 疼痛护理：及时进行疼痛评估，必要时给予药物镇痛。

七、肺隔离症外科治疗患者营养治疗规范

1. 入院后24~48小时进行NRS 2002营养风险筛查，有营养风险的患者需要营养治疗。

2. 营养治疗可遵循五阶梯模式：第一阶梯，饮食+营养教育；第二阶梯，饮食+口服营养补充（ONS）；第三阶梯，全肠内营养（TEN）；第四阶梯，肠内营养的基础上补充性增加肠外营养（PEN+PPN）；第五阶梯，全肠外营养（TPN）；当不能满足60%目标能量需求3~5天时，应该选择上一阶梯。

3. 对于消化道有功能的患者应首先选择肠内营养。

4. 采用经口营养补充或管饲输注，满足营养需求。

5. 当无法给予肠内营养时，应考虑肠外营养以满足营养支持需求。

6. 治疗期间，饮食宜清淡，忌食刺激性食物，如辣椒、咖喱、芥末、蒜等。减少高糖、高油、高盐分的食物。

7. 坚持营养平衡普食，每日不少于13种食物，包含谷薯类、蔬菜水果类、肉蛋奶及豆制品类以及适量的油脂类。保持优质蛋白质食物占总蛋白质50%以上。

8. 体液丢失过量时需要补充水分，每日至少＞1700ml水，必要时根据体液电解质情况补充盐分。

八、肺隔离症外科治疗患者健康宣教

1. 出现血氧饱和度下降、呼吸困难、胸片提示肺复张不良等症状，应考虑肺不张可能。鼓励患者咳嗽、咳痰，痰液黏稠者遵医嘱给予雾化吸入，必要时行鼻导管深部吸痰或协助医生行纤维支气管镜吸痰。

2. 饮食宣教：合理膳食，饮食宜清淡、新鲜、富于营养、易于消化。不吃或少吃辛辣刺激的食物。

3. 日常生活：出院后每日坚持进行低强度的有氧锻炼，如散步、打太极等，多做深呼吸运动，锻炼心肺功能。

九、推荐表单

（一）医师表单

肺隔离症外科治疗临床路径医师表单

适用对象：第一诊断为肺隔离症（ICD-10：Q33.201）

行肺叶切除或肺局部切除术（入路包括开放性、胸腔镜）（ICD-9-CM-3：32.2-32.5）

患者姓名：	性别： 年龄： 门诊号：	住院号：
住院日期： 年 月 日	出院日期： 年 月 日	标准住院日：≤12 天

时间	住院第 1 天	住院第 2~5 天	住院第 2~6 天 （手术日）
主要诊疗工作	□ 询问病史及体格检查 □ 完成病历书写 □ 开化验单及检查申请单 □ 主管医师查房 □ 初步确定治疗方案	□ 上级医师查房 □ 术前评估及讨论，确定手术方案 □ 术前准备 □ 完成病程记录、上级医师查房记录、术前小结等病历书写 □ 向患者及家属交代病情及围术期注意事项 □ 签署手术知情同意书、自费用品协议书、输血同意书、授权委托同意书	□ 手术 □ 术者完成手术记录 □ 住院医师完成术后病程 □ 上级医师查房 □ 向患者家属交代病情及手术情况术后注意事项
重点医嘱	**长期医嘱：** □ 胸外科二级护理 □ 呼吸道准备 □ 止血药（必要时） □ 其他医嘱 **临时医嘱：** □ 血常规、尿常规、便常规 □ 肝功能、肾功能、电解质、凝血功能、血型、感染性疾病筛查 □ 肺功能、动脉血气分析、心电图 □ 影像学检查：胸片 X 线正侧位、胸部 CT □ 超声心动图（必要时） □ 纤维支气管镜（必要时） □ 其他医嘱	**长期医嘱：** □ 胸外科二级护理 □ 呼吸道准备 □ 止血药（必要时） □ 其他医嘱 **临时医嘱：** □ 拟明日全身麻醉下行 ◎肺局部切除术 ◎肺叶切除术 □ 术前禁饮食 □ 术前镇静药（酌情） □ 备血 □ 抗菌药带入手术室 □ 其他医嘱	**长期医嘱：** □ 胸外科特级或一级护理 □ 禁饮食，清醒后 6 小时进流质饮食 □ 体温、心电、呼吸、血压、血氧饱和度监测 □ 吸氧 □ 胸管引流，记量 □ 持续导尿，记 24 小时出入量 □ 雾化吸入 □ 其他医嘱 **临时医嘱：** □ 镇痛药物 □ 其他医嘱
病情变异记录	□ 无 □ 有，原因： 1. 2.	□ 无 □ 有，原因： 1. 2.	□ 无 □ 有，原因： 1. 2.
医师签名			

时间	住院第 3~7 天 （术后第 1 天）	住院第 4~11 天 （术后第 2~5 天）	住院第≤12 天 （出院日）
主要诊疗工作	□ 上级医师查房 □ 住院医师完成病程书写 □ 注意生命体征及肺部呼吸音 □ 观察胸腔引流及切口情况 □ 鼓励并协助患者排痰 □ 拔除尿管 □ 必要时纤维支气管镜吸痰	□ 上级医师查房 □ 住院医师完成病程书写 □ 复查血常规、血生化及胸片 □ 拔除胸腔引流管（视引流及肺复张情况）并切口换药 □ 必要时纤维支气管镜吸痰 □ 视情况停用或调整抗菌药物	□ 切口拆线（视切口愈合情况） □ 上级医师查房，明确可以出院 □ 向患者及家属交代出院后注意事项 □ 完成出院小结、出院诊断书等
重点医嘱	**长期医嘱：** □ 胸外科一级护理 □ 普通饮食 □ 雾化吸入 □ 胸管引流，记量 □ 其他医嘱 **临时医嘱：** □ 血常规、肝功能、肾功能、电解质 □ 其他医嘱	**长期医嘱：** □ 胸外科二级护理 □ 停记胸管引流量 □ 停雾化 □ 停吸氧 □ 停心电监护 □ 其他医嘱 **临时医嘱：** □ 拔胸腔引流管 □ 切口换药 □ 复查胸片、血常规、肝功能、肾功能、电解质（酌情） □ 其他医嘱	**临时医嘱：** □ 通知出院 □ 出院带药 □ 其他医嘱
病情变异记录	□ 无　□ 有，原因： 1. 2.	□ 无　□ 有，原因： 1. 2.	□ 无　□ 有，原因： 1. 2.
医师签名			

（二）护士表单

肺隔离症外科治疗临床路径护士表单

适用对象：第一诊断为肺隔离症（ICD-10：Q33.201）
行肺叶切除或肺局部切除术（入路包括开放性、胸腔镜）（ICD-9-CM-3：32.2-32.5）

患者姓名：	性别：　年龄：　门诊号：	住院号：
住院日期：　年　月　日	出院日期：　年　月　日	标准住院日：≤12 天

时间	住院第 1~5 天	住院第 2~6 天（手术日）	住院第 4~12 天（手术后第 1~7 天）
健康宣教	□ 介绍主管医师、护士 □ 介绍环境、设施 □ 介绍住院注意事项	**术前宣教：** □ 宣教疾病知识、术前准备及手术过程 □ 告知准备用物、沐浴 □ 告知术后饮食、活动及探视注意事项 □ 告知术后可能出现的情况及应对方式 □ 主管护士与患者沟通、了解并指导心理应对 **手术当日宣教：** □ 告知监护设备、管路功能及注意事项 □ 告知饮食、体位要求 □ 告知疼痛注意事项 □ 告知术后可能出现情况的应对方式，给予患者及家属心理支持 □ 再次明确探视陪护须知	**术后宣教：** □ 饮食、活动指导 □ 复查患者对术前宣教内容的掌握程度 □ 呼吸功能锻炼的作用 □ 拔尿管（如果有）后注意事项 □ 下床活动注意事项 **出院宣教：** □ 复查时间 □ 活动休息 □ 饮食指导 □ 指导办理出院手续
护理处置	□ 核对患者，佩戴腕带 □ 建立入院护理病历 □ 卫生处置：剪指（趾）甲、沐浴、更换病号服	**术前处置：** □ 协助医师完成术前检查化验 □ 术前准备包括皮试、备皮、备血（酌情）、禁食、禁水 **手术当日处置：** □ 送手术 取下患者各种活动物品 核对患者资料及带药 填写手术交接单、签字确认 □ 接手术 核对患者及资料、签字确认	□ 遵医嘱完成相关事项 □ 办理出院手续 □ 书写出院小结
基础护理	□ 三级护理 晨晚间护理 患者安全管理	**术前：** □ 三级护理 晨晚间护理 患者安全管理 **手术当日：** □一级护理 平卧或半做卧位 排泄护理 患者安全管理	□ 二级或三级护理 晨晚间护理 协助坐起、床旁活动 排泄护理 协助或指导进食、进水 患者安全管理

续　表

时间	住院第 1~5 天	住院第 2~6 天 （手术日）	住院第 4~12 天 （手术后第 1~7 天）
专科护理	□ 护理查体 □ 辅助戒烟 □ 心理护理	术前： □ 呼吸功能锻炼 □ 遵医嘱完成相关检查 □ 心理护理 手术当日： □ 病情观察、写护理记录 评估生命体征、意识、肢体活动、皮肤情况、伤口敷料、引流管情况 □ 手掌皮温、出汗情况 □ 遵医嘱雾化吸入，呼吸功能锻炼 □ 心理护理	□ 病情观察、写护理记录 评估生命体征、意识、肢体活动、皮肤情况、伤口敷料、引流管情况 □ 手掌皮温、出汗情况 □ 遵医嘱雾化吸入，呼吸功能锻炼 □ 心理护理
重点医嘱	□ 详见医嘱执行单	□ 详见医嘱执行单	□ 详见医嘱执行单
病情变异记录	□ 无　□ 有，原因： 1. 2.	□ 无　□ 有，原因： 1. 2.	□ 无　□ 有，原因： 1. 2.
护士签名			

（三）患者表单

肺隔离症外科治疗临床路径患者表单

适用对象：第一诊断为肺隔离症（ICD-10：Q33.201）

行肺叶切除或肺局部切除术（入路包括开放性、胸腔镜）（ICD-9-CM-3：32.2-32.5）

患者姓名：	性别： 年龄： 门诊号：	住院号：
住院日期： 年 月 日	出院日期： 年 月 日	标准住院日：≤12天

时间	住院第1~5天	住院第2~6天 （手术日）	住院第4~12天 （手术后第1~7天）
医患配合	□ 配合询问病史、采集资料，请务必详细告知既往史、用药史、过敏史 □ 如服用抗凝剂，请明确告知 □ 配合进行体格检查 □ 有任何不适请告知医师、护士	**术前：** □ 配合完善术前相关检查、化验，如采血、心电图、胸片等 □ 医师与患者及家属介绍病情及手术谈话，术前签字 □ 麻醉师术前访视 **手术当天：** □ 配合评估手术效果 □ 配合检查意识、疼痛、引流管情况、肢体活动 □ 需要时、配合复查胸片 □ 有任何不适请告知医师、护士	**术后：** □ 配合检查意识、疼痛、引流管、伤口情况、肢体活动 □ 配合伤口换药 □ 配合拔除引流管 **出院：** □ 接受出院前指导 □ 了解复查程序 □ 获得出院诊断书
护患配合	□ 配合测量体温、脉搏、呼吸、血压、体重1次 □ 配合完成入院护理评估（简单询问病史、过敏史、用药史） □ 接受入院宣教（环境介绍、病房规定、订餐制度、贵重物品保管等） □ 有任何不适请告知护士	**术前：** □ 配合测量体温、脉搏、呼吸、血压 □ 接受术前宣教 □ 接受备皮、配血（酌情） □ 自行沐浴、加强腋窝清洁 □ 取下义齿、饰品等，贵重物品交家属保管 **手术当天：** □ 清晨测量体温、脉搏、呼吸、血压1次 □ 入手术室前协助完成核对，带齐影像资料，脱去衣物 □ 返回病房后，协助完成核对，配合过病床 □ 配合检查意识、疼痛、引流管情况、肢体活动 □配合术后吸氧、监护仪监测、输液，排尿用尿管（如果留置），胸部有引流管（如果留置） □ 遵医嘱采取正确体位 □ 有任何不适请告知医师、护士	□ 接受出院宣教 □ 办理出院手续 □ 知道复印病历方法 □ 普通饮食

续　表

时间	住院第 1~5 天	住院第 2~6 天 （手术日）	住院第 4~12 天 （手术后第 1~7 天）
饮食	□ 正常饮食	□ 术前 12 小时禁食、禁水 □ 术后 6 小时禁食、禁水，6 小时后酌情饮水，进流食	□ 根据医嘱或病情过渡到普通饮食
排泄	□ 正常排尿便	□ 术前正常排尿便 □ 术中若留置尿管，当天保留尿管（酌情）	□ 正常排尿便
活动	□ 正常活动	□ 术前正常活动 □ 术后当天平卧或半卧位，注意保护管路	□ 术后根据医嘱逐渐下床活动 □ 保护管路

附：原表单（2010年版）

肺隔离症外科治疗临床路径表单

适用对象：第一诊断为肺隔离症（ICD-10：Q25.752）
行肺叶切除或肺局部切除（ICD-9-CM-3：32.2-32.5）

患者姓名：	性别：　　年龄：　　门诊号：	住院号：
住院日期：　　年　月　日	出院日期：　　年　月　日	标准住院日：≤12天

时间	住院第1天	住院第2~5天	住院第2~6天（手术日）
主要诊疗工作	□ 询问病史及体格检查 □ 完成病历书写 □ 开化验单及检查申请单 □ 主管医师查房 □ 初步确定治疗方案	□ 上级医师查房 □ 术前评估及讨论，确定手术方案 □ 术前准备 □ 完成病程记录、上级医师查房记录、术前小结等病历书写 □ 向患者及家属交代病情及围术期注意事项 □ 签署手术知情同意书、自费用品协议书、输血同意书、授权委托同意书	□ 手术 □ 术者完成手术记录 □ 住院医师完成术后病程 □ 上级医师查房 □ 向患者家属交代病情及手术情况术后注意事项
重点医嘱	**长期医嘱：** □ 胸外科二级护理 □ 呼吸道准备 □ 止血药（必要时） □ 其他医嘱 **临时医嘱：** □ 血常规、尿常规、便常规 □ 肝功能、肾功能、电解质、凝血功能、血型、感染性疾病筛查 □ 肺功能、动脉血气分析、心电图 □ 影像学检查：胸片X线正侧位、胸部CT □ 超声心动图（必要时） □ 纤维支气管镜（必要时） □ 其他医嘱	**长期医嘱：** □ 胸外科二级护理 □ 呼吸道准备 □ 止血药（必要时） □ 其他医嘱 **临时医嘱：** □ 拟明日全身麻醉下行 ◎肺局部切除术 ◎肺叶切除术 □ 术前禁饮食 □ 术前镇静药（酌情） □ 备血 □ 抗菌药带入手术室 □ 其他医嘱	**长期医嘱：** □ 胸外科特级或一级护理 □ 禁饮食，清醒后6小时进流食 □ 体温、心电、呼吸、血压、血氧饱和度监测 □ 吸氧 □ 胸管引流，记量 □ 持续导尿，记24小时出入量 □ 雾化吸入 □ 其他医嘱 **临时医嘱：** □ 镇痛药物 □ 其他医嘱
主要护理工作	□ 介绍病房环境、设施和设备 □ 入院护理评估，护理计划 □ 宣教及辅助戒烟 □ 呼吸训练及理疗，体位引流	□ 宣教、备皮等术前准备 □ 提醒患者术前按时禁饮食 □ 呼吸功能锻炼	□ 观察病情变化 □ 术后心理和生活护理 □ 保持呼吸道通畅
病情变异记录	□ 无 □ 有，原因： 1. 2.	□ 无 □ 有，原因： 1. 2.	□ 无 □ 有，原因： 1. 2.
护士签名			
医师签名			

时间	住院第 3~7 天 （术后第 1 天）	住院第 4~11 天 （术后第 2~5 天）	住院第≤12 天 （出院日）
主要诊疗工作	□ 上级医师查房 □ 住院医师完成病程书写 □ 注意生命体征及肺部呼吸音 □ 观察胸腔引流及切口情况 □ 鼓励并协助患者排痰 □ 拔除尿管 □ 必要时纤维支气管镜吸痰	□ 上级医师查房 □ 住院医师完成病程书写 □ 复查血常规、血生化及胸片 □ 拔除胸腔引流管（视引流及肺复张情况）并切口换药 □ 必要时纤维支气管镜吸痰 □ 视情况停用或调整抗菌药物	□ 切口拆线（视切口愈合情况） □ 上级医师查房，明确可以出院 □ 向患者及家属交代出院后注意事项 □ 完成出院小结、出院诊断书等
重点医嘱	**长期医嘱：** □ 胸外科一级护理 □ 普通饮食 □ 雾化吸入 □ 胸管引流，记量 □ 其他医嘱 **临时医嘱：** □ 血常规、肝功能、肾功能、电解质 □ 其他医嘱	**长期医嘱：** □ 胸外科二级护理 □ 停记胸管引流量 □ 停雾化 □ 停吸氧 □ 停心电监护 □ 其他医嘱 **临时医嘱：** □ 拔胸腔引流管 □ 切口换药 □ 复查胸片、血常规、肝功能、肾功能、电解质（酌情） □ 其他医嘱	**临时医嘱：** □ 通知出院 □ 出院带药 □ 其他医嘱
主要护理工作	□ 观察患者病情 □ 心理与生活护理 □ 协助患者咳痰 □ 术后康复指导	□ 观察患者病情 □ 心理与生活护理 □ 协助患者咳痰 □ 术后康复指导	□ 帮助患者办理出院手续 □ 康复宣教
病情变异记录	□ 无　□ 有，原因： 1. 2.	□ 无　□ 有，原因： 1. 2.	□ 无　□ 有，原因： 1. 2.
护士签名			
医师签名			

第六章

肺良性肿瘤临床路径释义

【医疗质量控制指标】

指标一、术前活检病理/痰细胞学送检率。

指标二、术前30分钟预防性抗菌药物使用率。

指标三、术中腔镜中转开胸率。

指标四、围术期输血率。

指标五、术后肺部感染发生率。

指标六、术中冷冻病理、术后病理诊断符合率。

指标七、平均住院时间。

一、肺良性肿瘤编码

1. 原编码：

疾病名称及编码：肺良性肿瘤（ICD-10：D14.3）

手术操作名称及编码：肿瘤摘除术、肺局部切除术或肺叶切除术（ICD-9-CM-3：32.2-32.4）

2. 修改编码：

疾病名称及编码：肺良性肿瘤（ICD-10：D14.3/D17.4/D18.011）

肺炎性假瘤（ICD-10：J98.405）

手术操作名称及编码：肺肿瘤摘除术（ICD-9-CM-3：32.2）

肺局部切除术（ICD-9-CM-3：32.3）

肺叶切除术（ICD-9-CM-3：32.4）

二、临床路径检索方法

D14.3 伴 32.2/32.3/32.4

三、国家医疗保障疾病诊断相关分组（CHS-DRG）

MDCE 呼吸系统疾病及功能障碍

ER1 呼吸系统肿瘤

EB1 胸部大手术

四、肺良性肿瘤临床路径标准住院流程

（一）适用对象

第一诊断为肺良性肿瘤（ICD-10：D14.3/D17.4/D18.011）、肺炎性假瘤（ICD-10：J98.405）行肿瘤摘除术、肺局部切除术或肺叶切除术（ICD-9-CM-3：32.2-32.4）。

释义

■ 肺炎性假瘤是由肺内慢性炎症产生的肉芽肿、机化、纤维结缔组织增生及相关的继发病变形成的类瘤样肿块，并非真正的肿瘤。青壮年多见，一般没有症状。

常在胸部X线检查时发现呈圆形或椭圆形，增长缓慢的结节，无完整的包膜。肺炎性假瘤与肺癌很难鉴别，偶有癌变的可能。

（二）诊断依据

根据《临床诊疗指南·胸外科分册》（中华医学会编著，人民卫生出版社，2009年），《外科学》（全国高等学校教材八年制，赵玉沛等主编，人民卫生出版社，2015年），《黄家驷外科学》（吴孟超等主编，人民卫生出版社出版，2013年，第7版）。

1. 临床症状：分布年龄广泛，青中年居多，症状较轻或无症状，部分患者有咳嗽、咯血和轻度胸痛，咯血多为少量和痰中带血，病情可长期无变化，少数患者因肿瘤阻塞支气管而继发感染症状。
2. 体征：早期不明显。
3. 辅助检查：胸部X线影像学检查，纤维支气管镜检查等。

（三）选择治疗方案的依据

根据《临床诊疗指南·胸外科分册》（中华医学会编著，人民卫生出版社，2009年），《外科学》（全国高等学校教材八年制，赵玉沛等主编，人民卫生出版社，2015年），《黄家驷外科学》（吴孟超等主编，人民卫生出版社出版，2013年，第7版）。

1. 开放性手术或胸腔镜下肿瘤摘除术。
2. 开放性手术或胸腔镜下肺局部切除术（包括肺楔形切除和肺段切除）。
3. 开放性手术或胸腔镜下肺叶切除术（包括复合肺叶切除和支气管袖式成型）。

释义

■ 肺部的良性肿瘤从影像学上与肺癌很难鉴别，术前难以明确诊断。有些肺部良性肿瘤，又有发生癌变的可能，因此一般主张尽早手术切除。

■ 根据患者的全身情况、病灶的部位和手术中切除标本的病理学诊断，决定手术方式。

■ 如术中冷冻切片一时不能确定是良性、恶性时，不限于仅行肺楔形切除或肿瘤摘除术。可以行肺段切除，包括肺叶切除术。

（四）标准住院日≤15天

释义

■ 患者住院治疗的时间一般为12~15天。

（五）进入路径标准

1. 第一诊断符合ICD-10：D14.3/D17.4/D18.011肺良性肿瘤、ICD-10：J98.405肺炎性假瘤疾病编码。
2. 当患者同时具有其他疾病诊断，但在门诊治疗期间不需要特殊处理也不影响第一诊断的临床路径流程实施时，可以进入路径。

释义

■ 如果患者同时患有其他疾病影响第一诊断的，临床路径流程实施时均不适合进入该临床路径。

■ 术中或术后病理诊断与第一诊断不相符合的患者，不适合进入该临床路径。

（六）术前准备≤5天

1. 必需的检查项目：

（1）血常规、尿常规。

（2）凝血功能、血型、肝功能测定、肾功能测定、电解质、感染性疾病筛查（乙型肝炎、丙型肝炎、艾滋病、梅毒等）、肿瘤标志物检查。

（3）肺功能、动脉血气分析、心电图。

（4）痰细胞学检查、支气管镜检查+活检。

（5）影像学检查：X线胸片正侧位、胸部CT（平扫+增强扫描）、腹部超声或CT。

2. 根据患者病情，可选择以下项目：血气分析、超声心动图、24小时动态心电图等。

释义

■ 部分检查可以在门诊完成，包括胸部X线正侧位片和胸部增强CT扫描及痰细胞学检查等。但痰细胞学检查阳性率不高，可酌情进行。

■ 根据病灶的部位，术前可以不进行纤维支气管镜检查或经皮肺穿刺活检检查。

（七）预防性抗菌药物选择与使用时机

1. 按照《抗菌药物临床应用指导原则（2015年版）》（国卫办医发〔2015〕43号）执行，并根据患者的病情决定抗菌药物的选择与使用时间。建议使用第一、第二代头孢菌素。明确感染患者，可根据药敏试验结果调整抗菌药物。

（1）推荐使用头孢唑林钠肌内或静脉注射：①成人：0.5~1克/次，一日2~3次。②对本药或其他头孢菌素类药过敏者，对青霉素类药有过敏性休克史者禁用；肝肾功能不全者、有胃肠道疾病史者慎用。③使用本药前须进行皮试。

（2）推荐头孢呋辛钠肌肉注射或静脉滴注：①成人：1.5~3.0克/次，一日2~3次。②肾功能不全患者按肌酐清除率制订给药方案：肌酐清除率>20ml/min者，每日3次，每次0.75~1.5g；肌酐清除率10~20ml/min者，每日2次，每次0.75g；肌酐清除率<10ml/min者，每次0.75g，一日1次。③对本药或其他头孢菌素过敏者，对青霉素类药有过敏性休克者禁用；肝肾功能不全者，有胃肠道疾病史者慎用。④使用本药前必须进行皮试。

（3）推荐头孢曲松钠肌内注射、静脉注射或静脉滴注：①成人，1克/次，一次肌内注射或静脉滴注。②对本药或其他头孢菌素类药过敏者，对青霉素类药有过敏性休克史者禁用；肝肾功能不全者、有胃肠道疾病史者慎用。

2. 预防性应用抗菌药物的时间为术前0.5小时，手术超过3小时加用1次抗菌药物；总预防性用药时间一般不超过24小时，个别情况可延长至48小时。

3. 如有继发感染征象，尽早开始抗菌药物的经验治疗。

释义

■ 肺部手术为潜在污染性手术，属于Ⅱ类切口，应常规使用抗菌药物预防感染。

■ 预防性抗菌药物应选用第一、第二代头孢菌素等，多在术前30分钟左右应用。

（八）手术日为入院≤5天

1. 麻醉方式：气管插管全身麻醉。
2. 手术耗材：根据患者病情使用（闭合器、切割缝合器等）。
3. 术中用药：抗菌药物等。
4. 手术置入物：止血材料。
5. 输血：视术中出血情况而定。输血前需行血型鉴定、抗体筛选和交叉配血。
6. 病理：术中冷冻切片，术后石蜡切片+免疫组化。

释义

■ 患者一般在住院后5天内安排手术。

■ 肺良性肿瘤的切除多为肺局部切除或肺段切除，酌情使用闭合切割缝合器及修补材料是防止术后漏气、出血的重要环节。

■ 基本不考虑术中输血。对于手术时间较长的患者，术中需使用抗菌药物；必要时可选用止血药，如注射用尖吻蝮蛇血凝酶。

■ 术中切除的肿瘤送冷冻病理检查非常重要，这是术中鉴别肺良、恶性肿瘤最关键的一步。

（九）术后住院恢复≤11天

1. 必须复查的检查项目：血常规、肝功能测定、肾功能测定、电解质、胸部X线片等。
2. 根据患者病情，可选择以下项目：血气分析、气管镜、床旁超声、痰培养+药敏试验等。
3. 术后用药：

（1）抗菌药物：按照《抗菌药物临床应用指导原则（2015年版）》（国卫办医发〔2015〕43号）选用药物。明确感染患者，可根据药敏试验结果调整抗菌药物。

（2）如有继发感染征象，尽早选择敏感抗菌药物的治疗。

（3）可选择同时应用的药物：如抑酸剂、止血药、化痰药等。

释义

■ 患者术后如无并发症，一般在7~10天可出院。

■ 术后第1天照胸片、查血常规、肝肾功能、电解质等。

■ 患者胸腔闭式引流量不超过100ml/d，无持续性漏气，可拔除引流管。

■ 抗菌药物的使用时间通常不超过3天，出现感染迹象者（如发热、脓痰、白细胞计数升高等）应根据情况选用广谱抗菌药物。

（十）出院标准

1. 患者病情稳定，体温正常，手术切口愈合良好，生命体征平稳。
2. 无需继续住院治疗的并发症和/或合并症。

释义

- 患者影像学提示双肺膨胀良好，血液检查指标基本正常。
- 患者体温基本恢复正常，无咯血、呼吸困难等症。
- 患者可以待拆线出院。
- 如术后出现并发症，是否需要继续住院治疗，由主管医师按具体情况决定。

（十一）变异及原因分析

1. 有影响手术的合并症，需要进行相关的诊断和治疗。
2. 术后出现肺部感染、呼吸衰竭、心力衰竭、支气管胸膜瘘等并发症，需要延长住院的治疗时间。

释义

■ 微小变异：因为医院条件所限，检验项目的不及时性，不能按照路径的要求，及时完成检查；或因为节假日休息不能按照要求完成检查；患者不愿配合完成相应检查，短期不愿按照要求出院随诊。

■ 重大变异：因手术诱发患者基础疾病加重，需要进一步诊断和治疗；患者因各种原因不愿出院，而导致住院时间明显延长。

五、肺良性肿瘤临床路径给药方案

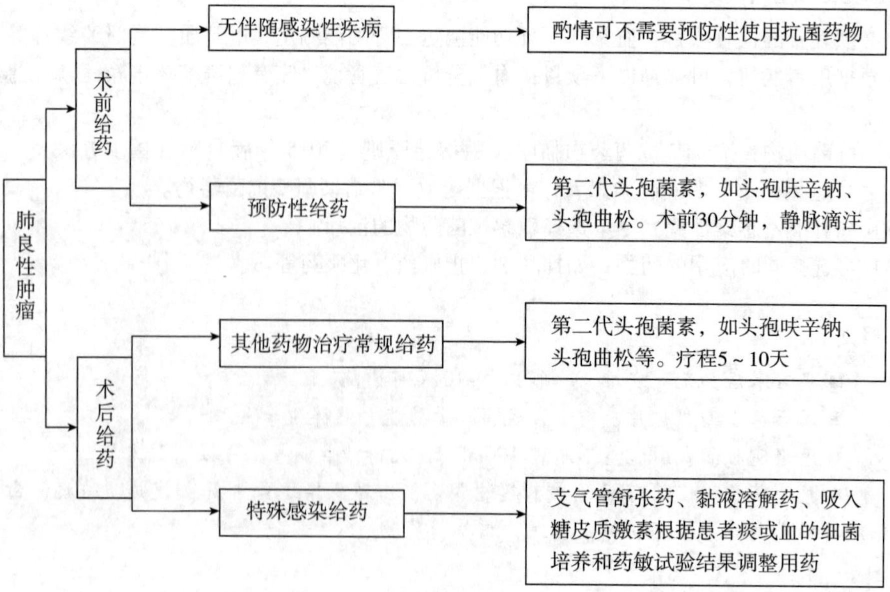

（一）用药选择

1. 对肺部不能确定是否炎症性阴影时，可用第一、第二代头孢菌素进行试验性治疗。

2. 强调术前30分钟预防性静脉给药。

3. 手术后患者持续发热、白细胞计数偏高、全身症状较重者，应尽早调整抗菌药物。在根据经验性治疗的同时，立即采取痰液标本，做涂片革兰染色检查及培养药敏。

（二）注意事项

头孢类抗菌药物副作用小，但近年来，围内外均有此类药物给患者造成严重过敏反应的报道。应引起临床医师的广泛关注。

六、肺良性肿瘤患者护理规范

1. 休息与活动：术后取半坐卧位，床头抬高30°~50°，以利呼吸及引流液引出。术后第1日，采用坐位、半坐卧位或不完全健侧卧位，避免术侧卧位。术后尽早下床活动，锻炼术侧肩关节。

2. 饮食护理：术后第1日晨，患者意识清醒且无恶心、呕吐，即可进食清淡流质饮食或半流质饮食，逐渐过渡到普通饮食，禁食牛奶、豆浆等产气食物。应鼓励进食蔬菜水果，防止便秘；补充足够水分，防止气道干燥，利于痰液稀释，便于咳出。

3. 有效排痰：给予叩背，鼓励患者进行腹式呼吸、有效咳嗽。

4. 胸管护理：注意观察引流液的性质、颜色和量，并做好记录。妥善固定胸管，防止管路脱出，保证胸腔闭式引流瓶直立位，并低于胸部60~100cm，置于床下固定位置，防止碰倒、踢翻或打碎。长玻璃管置于液面下2~3cm。可适时挤压胸管，保持引流管通畅。

5. 用药护理：应严格按照医嘱服用抗生素、化痰及镇咳药物。

6. 疼痛护理：及时进行疼痛评估，必要时给予药物镇痛。

七、肺良性肿瘤患者营养治疗规范

1. 治疗期间，饮食宜清淡，忌食刺激性食物，如辣椒、咖喱、芥末、蒜等。减少高糖、高油、高盐分的食物。

2. 坚持营养平衡普食，每日不少于13种食物，包含谷薯类、蔬菜水果类、肉蛋奶及豆制品类以及适量的油脂类。保持优质蛋白质食物占总蛋白质50%以上。

3. 体液丢失过量时需要补充水分，每日至少＞1700ml水，必要时根据体液电解质情况补充盐分。

4. 患者行营养支持治疗前，应通过NRS 2002进行筛查，并记录筛查结果。

5. 营养风险或营养不良的患者应制定营养治疗计划。

八、肺良性肿瘤患者健康宣教

1. 出现血氧饱和度下降、呼吸困难、胸片提示肺复张不良等症状，应考虑肺不张可能。鼓励患者咳嗽、咳痰，痰液黏稠者遵医嘱给予雾化吸入，必要时行鼻导管深部吸痰或协助医生行纤维支气管镜吸痰。

2. 饮食宣教：合理膳食，饮食宜清淡、新鲜、富于营养、易于消化。不吃或少吃辛辣刺激的食物。

3. 日常生活：出院后每日坚持进行低强度的有氧锻炼，如散步、打太极等，多做深呼吸运动，锻炼心肺功能。

九、推荐表单

（一）医师表单

肺良性肿瘤临床路径医师表单

适用对象：第一诊断为肺良性肿瘤（ICD-10：D14.3/D17.4/D18.011）、肺炎性假瘤（ICD-10：J98.405）
行肿瘤摘除术、肺局部切除术或肺叶切除术（ICD-9-CM-3：32.2-32.4）

患者姓名：	**性别：　　年龄：　　门诊号：**	**住院号：**
住院日期：　　年　月　日	**出院日期：**　　年　月　日	**标准住院日：≤12天**

时间	住院第1天	住院第2~5天 （术前日）	住院第3~4天 （手术日）
主要诊疗工作	□ 询问病史及体格检查 □ 完成病历书写 □ 开化验单及检查申请单 □ 主管医师查房 □ 初步确定治疗方案	□ 上级医师查房 □ 术前准备与术前评估 □ 术前讨论，确定手术方案 □ 根据病情需要，完成相关科室会诊 □ 住院医师完成病程日志及术前小结、上级医师查房记录等病历书写 □ 签署手术知情同意书、自费用品协议书、输血同意书、授权委托同意书 □ 向患者及家属交代围术期注意事项	□ 术前留置尿管 □ 手术 □ 术者完成手术记录 □ 住院医师完成术后病程 □ 上级医师查房 □ 观察生命体征 □ 向患者及家属交代病情及术后注意事项
重点医嘱	**长期医嘱：** □ 胸外科二级护理 □ 普通饮食 □ 患者既往基础用药 **临时医嘱：** □ 血常规、尿常规、便常规+隐血试验 □ 凝血功能、血型、肝功能、肾功能、电解质、感染性疾病筛查、肿瘤标志物检查 □ 肺功能、动脉血气分析、心电图 □ 痰细胞学检查、必要时支气管镜检查+活检 □ 影像学检查：X线胸片正侧位、胸部CT、腹部超声或CT □ 必要时：纵隔镜、24小时动态心电图、全身骨扫描、头颅MRI或CT、超声心动图、经皮肺穿刺活检等	**长期医嘱：** □ 胸外科二级护理常规 □ 饮食 □ 患者既往基础用药 **临时医嘱：** □ 明日全身麻醉下拟行 ◎肿瘤摘除术◎肺局部切除术 ◎肺叶切除术◎全肺切除术 ◎开胸探查术 □ 术前禁食、禁水 □ 术前备皮 □ 备血 □ 术前镇静药物（酌情） □ 备术中抗菌药物 □ 其他特殊医嘱	**长期医嘱：** □ 胸外科术后护理常规 □ 特级或一级护理 □ 清醒后6小时进流食 □ 吸氧 □ 体温、心电、血压、呼吸、脉搏、血氧饱和度监测 □ 胸管引流记量 □ 持续导尿，记24小时出入量 □ 雾化吸入 □ 预防性应用抗菌药物 □ 镇痛药物 **临时医嘱：** □ 止血药物使用（必要时） □ 其他特殊医嘱

续　表

时间	住院第 1 天	住院第 2~5 天 （术前日）	住院第 3~4 天 （手术日）
病情变异记录	□ 无　□ 有，原因： 1. 2.	□ 无　□ 有，原因： 1. 2.	□ 无　□ 有，原因： 1. 2.
医师签名			

时间	住院第 4～5 天 （术后第 1 日）	住院第 5～13 天 （术后第 2～10 日）	住院第 10～15 天 （出院日）
主要诊疗工作	□ 上级医师查房 □ 住院医师完成病程书写 □ 观察胸腔引流情况 □ 注意生命体征、血氧饱和度及肺部呼吸音 □ 鼓励并协助患者排痰 □ 必要时纤维支气管镜吸痰	□ 上级医师查房 □ 住院医师完成病程书写 □ 视病情复查血常规、血生化及 X 线胸片 □ 视胸腔引流及肺复张情况拔除胸腔引流管并切口换药 □ 必要时纤维支气管镜吸痰 □ 视情况停用或调整抗菌药物 □ 切口拆线	□ 上级医师查房，明确是否出院 □ 住院医师完成出院小结、病历首页等 □ 向患者及家属交代出院后注意事项 □ 根据术后病理确定术后治疗方案
重点医嘱	**长期医嘱：** □ 胸外科一级护理 □ 普通饮食 □ 吸氧 □ 心电监护 □ 雾化吸入 □ 胸管引流记量 □ 持续导尿，记 24 小时出入量 □ 镇痛药物 **临时医嘱：** □ 根据情况酌情补液 □ 血气分析（必要时） □ 其他特殊医嘱	**长期医嘱：** □ 胸外科二级护理 □ 停胸腔闭式引流计量 □ 停记尿量、停吸氧、停心电监护 □ 停雾化 □ 停抗菌药物 **临时医嘱：** □ 拔胸腔闭式引流管 □ 拔除尿管 □ 切口换药、拆线 □ 复查 X 线胸片、血常规、肝功能、肾功能、电解质 □ 其他特殊医嘱	**临时医嘱：** □ 切口换药 □ 通知出院 □ 出院带药 □ 定期复诊
病情变异记录	□ 无 □ 有，原因： 1. 2.	□ 无 □ 有，原因： 1. 2.	□ 无 □ 有，原因： 1. 2.
医师签名			

（二）护士表单

肺良性肿瘤临床路径护士表单

适用对象：第一诊断为肺良性肿瘤（ICD-10：D14.3）
行肿瘤摘除术、肺局部切除术或肺叶切除术（ICD-9-CM-3：32.2-32.4）

患者姓名：	性别：　年龄：　门诊号：	住院号：
住院日期：　年　月　日	出院日期：　年　月　日	标准住院日：≤15 天

时间	住院第 1~3 天	手术前 1 天~手术当天	术后第 2 天~出院日
健康宣教	□ 介绍主管医师、护士 □ 介绍环境、设施 □ 介绍住院注意事项 □ 指导患者正确留取标本 □ 宣教疾病知识、用药知识及特殊检查的操作过程 □ 告知检查及操作前后饮食、活动及探视注意事项及应对方式 □ 向患者宣教戒烟、戒酒的重要性，以及减少二手烟的吸入	□ 主管护士与患者沟通，了解患者的情绪，并给予心理安慰，尽量解除患者的紧张情绪 □ 指导患者如何应对手术后的疼痛及咳嗽排痰	□ 根据病情，鼓励患者尽早下地活动，促进患者康复 □ 定时复查 □ 指导患者出院带药的服用方法 □ 指导患者饮食、休息等注意事项 □ 讲解增强体质的方法，减少感染的机会
护理处置	□ 核对患者，佩戴腕带 □ 建立入院护理病历 □ 卫生处置：剪指（趾）甲、沐浴、更换病号服	□ 密切观察患者病情变化 □ 遵医嘱正确使用抗菌药物 □ 协助医师完成各项检查及治疗 □ 做好术前各项准备、备皮 □ 通知患者禁食、禁水 □ 帮助患者翻身、活动，防止压疮 □ 拍背、协助患者咳嗽、排痰	□ 办理出院手续 □ 书写出院小结
基础护理	□ 二级护理 □ 晨晚间护理 □ 患者安全管理	□ 二级至特级护理 □ 晨晚间护理 □ 患者安全管理	□ 特级至三级护理 □ 晨晚间护理 □ 患者安全管理
专科护理	□ 护理查体 □ 呼吸频率、体温、血压和脉搏的监测 □ 记录大、小便次数 □ 需要时填写跌倒及压疮防范表 □ 必要时请家属陪护 □ 心理护理	□ 监测患者的体温、血压、脉搏、呼吸频率及血氧饱和度 □ 协助排痰，必要时吸痰 □ 遵医嘱完成相关检查 □ 心理护理 □ 遵医嘱正确给药 □ 指导患者咳嗽，并观察引流液的性质及引流量 □ 提供并发症征象的依据	□ 观察患者生命体征的变化，评估患者的病情：特别是体温、血压、脉搏及胸腔引流量 □ 心理护理

续　表

时间	住院第1~3天	手术前1天~手术当天	术后第2天~出院日
重点医嘱	□ 详见医嘱执行单	□ 详见医嘱执行单	□ 详见医嘱执行单
病情变异记录	□ 无　□ 有，原因： 1. 2.	□ 无　□ 有，原因： 1. 2.	□ 无　□ 有，原因： 1. 2.
护士签名			

（三）患者表单

肺良性肿瘤临床路径患者表单

适用对象：第一诊断为肺良性肿瘤（ICD-10：D14.3）
行肿瘤摘除术/肺局部切除术/肺叶切除术（ICD-9-CM-3：32.2-32.4）

患者姓名：	性别：　年龄：　门诊号：	住院号：
住院日期：　年　月　日	出院日期：　年　月　日	标准住院日：≤15 天

时间	入院当日	住院期间 （第 2~6 天）	住院第 7~15 天 （出院日）
医患配合	□ 配合医师询问病史、收集资料。务必详细、真实地告知既往史、用药史及过敏史 □ 配合进行体格检查 □ 有任何不适，及时告知医师	□ 配合完成相关检查，如采血、留尿化验和心电图、X 线胸片等 □ 认真听取医师向患者及家属所讲的病情介绍 □ 如检查结果有异常，需进一步检查和治疗 □ 亲自或委托他人签署知情同意书 □ 配合医师的治疗和用药 □ 有任何不适，告知医师	□ 接受出院前指导 □ 知道复查程序 □ 获取出院诊断书
护患配合	□ 配合测量体温、脉搏、呼吸、血压、血氧饱和度、体重 □ 配合完成入院护理评估单（简单询问病史、过敏史、用药史） □ 接受入院宣教（环境介绍、病室规定、订餐制度、贵重物品保管等） □ 有任何不适，及时告知护士	□ 配合测量体温、血压、脉搏和呼吸，如实回答告知医师、护士人员的每日询问 □ 接受相关化验检查和宣教，正确留取标本，配合检查 □ 有任何不适告知护士 □ 接受输液、服药治疗 □ 注意自身的安全，避免坠床或跌倒 □ 配合执行医院有关探视及陪护制度 □ 接受疾病及用药等相关知识的指导	□ 接受出院宣教 □ 主动办理出院手续 □ 获取出院带药 □ 了解服药方法、作用及注意事项 □ 知道复印病历的方法
饮食	□ 普通饮食	□ 普通饮食	□ 普通饮食
排泄	□ 正常排尿便	□ 正常排尿便	□ 正常排尿便
活动	□ 适量活动	□ 适量活动	□ 适量活动

附：原表单（2019年版）

肺良性肿瘤临床路径表单

适用对象：第一诊断为肺良性肿瘤（ICD-10：D14.3/D17.4/D18.011）、肺炎性假瘤（ICD-10：J98.405）

行肿瘤摘除术、肺局部切除术或肺叶切除术（ICD-9-CM-3：32.2-32.4）

患者姓名：	性别： 年龄： 门诊号：	住院号：
住院日期： 年 月 日	出院日期： 年 月 日	标准住院日：≤15天

时间	住院第1天	住院第2~5天 （术前日）	住院第3~4天 （手术日）
主要诊疗工作	□ 询问病史及体格检查 □ 完成病历书写 □ 开化验单及检查申请单 □ 主管医师查房 □ 初步确定治疗方案	□ 上级医师查房 □ 术前准备与术前评估 □ 术前讨论，确定手术方案 □ 根据病情需要，完成相关科室会诊 □ 住院医师完成病程日志及术前小结、上级医师查房记录等病历书写 □ 签署手术知情同意书、自费用品协议书、输血同意书、授权委托同意书 □ 向患者及家属交代围术期注意事项	□ 术前留置尿管 □ 手术 □ 术者完成手术记录 □ 住院医师完成术后病程 □ 上级医师查房 □ 观察生命体征 □ 向患者及家属交代病情及术后注意事项
重点医嘱	**长期医嘱：** □ 胸外科二级护理 □ 普通饮食 □ 患者既往基础用药 **临时医嘱：** □ 血常规、尿常规、便常规+隐血试验 □ 凝血功能、血型、肝功能、肾功能、电解质、感染性疾病筛查、肿瘤标志物检查 □ 肺功能、动脉血气分析、心电图 □ 痰细胞学检查、必要时支气管镜检查+活检 □ 影像学检查：X线胸片正侧位、胸部CT、腹部超声或CT □ 必要时：纵隔镜、24小时动态心电图、全身骨扫描、头颅MRI或CT、超声心动图、经皮肺穿刺活检等	**长期医嘱：** □ 胸外科二级护理常规 □ 饮食 □ 患者既往基础用药 **临时医嘱：** □ 明日全身麻醉下拟行 ◎肿瘤摘除术◎肺局部切除术 ◎肺叶切除术◎全肺切除术 ◎开胸探查术 □ 术前禁食、禁水 □ 术前备皮 □ 备血 □ 术前镇静药物（酌情） □ 备术中抗菌药物 □ 其他特殊医嘱	**长期医嘱：** □ 胸外科术后护理常规 □ 特级或一级护理 □ 清醒后6小时进流食 □ 吸氧 □ 体温、心电、血压、呼吸、脉搏、血氧饱和度监测 □ 胸管引流记量 □ 持续导尿，记24小时出入量 □ 雾化吸入 □ 预防性应用抗菌药物 □ 镇痛药物 **临时医嘱：** □ 止血药物使用（必要时） □ 其他特殊医嘱

续 表

时间	住院第 1 天	住院第 2~5 天 （术前日）	住院第 3~4 天 （手术日）
主要护理工作	□ 介绍病房环境、设施和设备 □ 入院护理评估 □ 辅助戒烟	□ 宣教、备皮等术前准备 □ 提醒患者术前禁食、禁水 □ 呼吸功能锻炼	□ 观察病情变化 □ 术后心理和生活护理 □ 保持呼吸道通畅
病情变异记录	□ 无 □ 有，原因： 1. 2.	□ 无 □ 有，原因： 1. 2.	□ 无 □ 有，原因： 1. 2.
护士签名			
医师签名			

时间	住院第4~5天 （术后第1日）	住院第5~13天 （术后第2~10日）	住院第10~15天 （出院日）
主要诊疗工作	□ 上级医师查房 □ 住院医师完成病程书写 □ 观察胸腔引流情况 □ 注意生命体征、血氧饱和度及肺部呼吸音 □ 鼓励并协助患者排痰 □ 必要时纤维支气管镜吸痰	□ 上级医师查房 □ 住院医师完成病程书写 □ 视病情复查血常规、血生化及X线胸片 □ 视胸腔引流及肺复张情况拔除胸腔引流管并切口换药 □ 必要时纤维支气管镜吸痰 □ 视情况停用或调整抗菌药物 □ 切口拆线	□ 上级医师查房，明确是否出院 □ 住院医师完成出院小结、病历首页等 □ 向患者及家属交代出院后注意事项 □ 根据术后病理确定术后治疗方案
重点医嘱	**长期医嘱：** □ 胸外科一级护理 □ 普通饮食 □ 吸氧 □ 心电监护 □ 雾化吸入 □ 胸管引流记量 □ 持续导尿，记24小时出入量 □ 镇痛药物 **临时医嘱：** □ 根据情况酌情补液 □ 血气分析（必要时） □ 其他特殊医嘱	**长期医嘱：** □ 胸外科二级护理 □ 停胸腔闭式引流计量 □ 停记尿量、停吸氧、停心电监护 □ 停雾化 □ 停抗菌药物 **临时医嘱：** □ 拔胸腔闭式引流管 □ 拔除尿管 □ 切口换药、拆线 □ 复查X线胸片、血常规、肝功能、肾功能、电解质 □ 其他特殊医嘱	**临时医嘱：** □ 切口换药 □ 通知出院 □ 出院带药 □ 定期复诊
主要护理工作	□ 观察患者病情 □ 心理与生活护理 □ 协助患者咳痰	□ 观察患者病情 □ 心理与生活护理 □ 协助患者咳痰	□ 观察病情变化 □ 心理和生活护理 □ 术后康复指导
病情变异记录	□ 无 □ 有，原因： 1. 2.	□ 无 □ 有，原因： 1. 2.	□ 无 □ 有，原因： 1. 2.
护士签名			
医师签名			

第七章

自发性气胸临床路径释义

【医疗质量控制指标】

指标一、胸部 X 线完成率。

指标二、胸部 CT 完成率。

指标三、胸腔闭式引流术完成率。

指标四、微创手术完成率。

指标五、胸膜固定术完成率。

指标六、术前 30 分钟预防性抗菌药物使用率。

指标七、术后漏气持续时间。

指标八、平均住院时间。

一、自发性气胸编码

1. 原编码：

疾病名称及编码：自发性气胸（ICD-10：J93.0-J93.1）

手术操作名称及编码：肺大疱切除和/或胸膜固定术（ICD-9-CM-3：32.2 和/或 34.601，34.9201）

2. 修改编码：

疾病名称及编码：自发性气胸（ICD-10：J93.0-J93.1）

手术操作名称及编码：肺大疱切除（ICD-9-CM-3：32.20/32.29）

胸膜固定术（ICD-9-CM-3：34.9902/34.9905）

化学胸膜固定术（ICD-9-CM-3：34.9201/34.9203）

二、临床路径检索方法

（J93.0-J93.1）伴（32.20/32.29/34.9902/34.9905/34.9201/34.9203/34.6）

三、国家医疗保障疾病诊断相关分组（CHS-DRG）

MDCE 呼吸系统疾病及功能障碍

EW1 胸膜病变及胸腔积液

EB1 胸部大手术

四、自发性气胸临床路径标准住院流程

（一）适用对象

第一诊断为自发性气胸（ICD-10：J93.0-J93.1）

行肺大疱切除（ICD-9-CM-3：32.20/32.29）/胸膜固定术（ICD-9-CM-3：34.9902/34.9905）/化学胸膜固定术（ICD-9-CM-3：34.9201/34.9203）。

释义

■ 适用对象编码参见第一部分。

■ 肺实质和脏胸膜自发性破裂而引起的胸膜腔内有空气存在者叫作自发性气胸。本临床路径适用内容不包括创伤性气胸（开放性气胸），气管支气管断裂，未破裂的气肿型肺大疱等。

■ 使用某种方法使胸膜腔粘连闭锁以预防气胸复发，即称为胸膜固定术，分为机械和化学固定两大类：前者主要包括胸膜摩擦；后者可向胸腔喷洒滑石粉等化学粘连剂。

（二）诊断依据

根据《临床诊疗指南·胸外科分册》（中华医学会编著，人民卫生出版社，2009 年）。

1. 诱发因素：剧烈咳嗽、持重物屏气、剧烈运动等，也可无明显诱发因素。
2. 临床症状：突发患侧胸痛、喘憋、呼吸困难，偶尔有干咳。严重程度从轻微不适至严重呼吸困难，甚至休克。
3. 临床体征：少量气胸时，体征不明显；气胸在 30%以上者，可出现患侧胸部饱满，呼吸运动减弱，叩诊呈鼓音，语颤和呼吸音均减低或消失，气管向健侧移位。
4. 辅助检查：X 线胸片或胸部 CT。

释义

■ 病因和发病机制：①肺尖胸膜发育不全，胸膜下小气肿疱破裂。多见于瘦长体型的青年男性，常无其他呼吸道疾病，称为特发性气胸。②气肿性肺大疱，见于慢性阻塞性肺疾病，多见于老年男性长期吸烟者。③肺结核及肺炎。④恶性肿瘤，多为血气胸。⑤其他少见疾病，如囊性肺纤维化、肺间质纤维化。⑥月经性气胸，发生于经期前、后 1~2 天。可能与子宫内膜异位有关。⑦自发性气胸发作诱因：咳嗽、排便、哮喘、机械通气，气胸发生与体力活动轻重并不完全一致，正常活动下也可发生。

■ 小量气胸多无明显临床症状，常经胸部 X 线检查偶然发现。大量气胸时，患者可有胸闷、不适、气急、胸痛等症状。当肺萎陷体积大于 50%，产生大量气胸，可致限制性通气功能障碍。

■ 正位 X 线胸片显示患侧肺萎陷，胸膜腔积气，显示均匀透亮的胸膜腔积气带，其中无肺纹理，内侧为线状肺压缩边缘，有时可伴少量积液。CT 对肺大疱的显示优于 X 线胸片，常可见上肺尖段或下肺背段散在肺大疱。

■ 依据病史、症状、体征和 X 线胸片可诊断此病，胸膜腔穿刺抽出气体可证实诊断。

（三）治疗方案的选择

根据《临床诊疗指南·胸外科分册》（中华医学会编著，人民卫生出版社，2009 年）。

1. 一般治疗及氧疗。

释义

■ 休息，镇咳、镇痛，有继发感染应给予抗菌药物。有发绀予以吸氧。小量气胸，肺压缩$<20\%$时，无须特殊处理，待空气自行吸收，其每日吸收速度约为胸膜腔内游离气体积的1.25%。大量气胸，出现明显症状者，（通常$>30\%$时）需要行胸膜腔穿刺抽气，或闭式引流，以促使肺尽快复张膨胀。

2. 胸腔穿刺术或胸腔闭式引流术。
3. 手术治疗：
（1）复发性气胸。
（2）X线胸片或CT检查证实有肺大疱者。
（3）气胸合并胸腔出血者。
（4）有效胸腔闭式引流72小时仍有大量气体溢出者。
（5）患者从事特殊职业，如飞行员、潜水员、高空作业等。

释义

■ 脏胸膜下肺大疱发生自发性气胸，首次发作可行胸腔闭式引流。再次发作建议行肺大疱切除术。在首次发生气胸后，胸管已拔除，摄胸部CT可能发现肺边缘部位脏胸膜肺大疱。对此类脏胸膜肺大疱的处理，也可不必等待其再次气胸发作，而建议患者手术治疗避免复发。

■ 细小支气管活瓣性阻塞作用致肺泡过度膨胀、破裂、相互融合形成肺大疱。肺大疱在影像学上表现为含气囊腔。

■ 肺大疱所在的肺组织与壁层胸膜粘连带撕裂，粘连带内小动脉出血、肺大疱破裂可造成血气胸。

■ 行胸腔闭式引流术，水封瓶胸腔引流的优点是安全有效，能缓解症状或达到愈合，可据此观察胸内漏气有无减少和肺复张状况，若胸内持续漏气无缓解，提示可能存在更为严重的合并症（如肺裂伤、支气管损伤等），建议积极手术治疗。

■ 双侧气胸患者应积极行胸腔闭式引流处理，符合手术指征时积极手术治疗，以免严重影响患者呼吸循环功能。

（四）标准住院日10~13天

释义

■ 诊断及术前准备1~2天，术后住院恢复3~10天。手术如能达到闭合漏气部位，促使肺尽快复张膨胀，胸膜腔形成粘连的目的，即可如上述日程顺利恢复。

（五）进入路径标准

1. 第一诊断符合ICD-10：J93.0-J93.1自发性气胸疾病编码。
2. 当患者同时具有其他疾病诊断，但住院期间不需特殊处理也不影响第一诊断的临床路径流程实施时，可以进入此路径。

释义

■ 心肺功能低下，难以耐受胸外科手术等存在手术禁忌者不能进入该路径。

（六）术前准备（术前评估）1~2天

1. 必需的检查项目：
（1）血常规、尿常规、血型。
（2）凝血功能、肝功能、肾功能、电解质、感染性疾病筛查（乙型肝炎、丙型肝炎、艾滋病、梅毒等）。
（3）X线胸片、心电图。
2. 根据患者病情选择：
（1）超声心动图（60岁以上或伴有心血管疾病者）。
（2）肺功能、血气分析。
3. 胸部CT。

释义

■ 气胸尚存在持续漏气患者可不查肺功能，以免加重病情，但应术前查血气分析。

（七）预防性抗菌药物选择与使用时机

应按照《抗菌药物临床应用指导原则（2015年版）》（国卫办医发〔2015〕43号）执行。预防性用药时间为皮肤切口前0.5~1小时或麻醉开始时；手术超时3小时加用1次。

释义

■ 需要结合患者病情决定抗菌药物的选择与使用时间。

（八）手术日为入院第2~3天

1. 麻醉方式：双腔气管插管全身麻醉。
2. 手术耗材：直线型切割缝合器、生物胶。
3. 术中用药：麻醉常规用药。
4. 输血：视术中情况而定。
5. 病理：石蜡切片。

释义

■ 手术治疗原则是尽量保存肺组织并治疗原发病。以直线型切割缝合器切除肺大疱或肺表面破损漏气部位。术中用纱布轻擦胸膜表面，促进术后胸膜粘连固定。也可注入硬化剂（如滑石粉、50%葡萄糖等），使胸膜广泛粘连，防止气胸复发。

（九）术后住院恢复 5~10 天

必须复查的检查项目：血常规，正、侧位 X 线胸片。

释义

■ 术后鼓励早期恢复饮食及下地活动，注意呼吸物理治疗，咳嗽排痰，呼吸功能锻炼，避免肺部感染，促进肺复张。

（十）出院标准

1. 体温正常，无呼吸困难。
2. 拔除引流管，切口无感染。
3. 复查实验室检查结果无明显异常，X 线胸片示肺复张良好等。

释义

■ 客观检查体温及血白细胞数、血氧饱和度，均在正常范围。

■ 引流后不再有气泡逸出，且管中液面随呼吸自然波动，表明肺破口愈合。继续观察 24~48 小时（必要时钳夹排气管再观察 24 小时），病情稳定，胸片证实肺已复张，即可拔管。

（十一）变异及原因分析

1. 患者伴有可能影响手术的合并疾病，需要进行相关的诊断和治疗。
2. 术后发生并发症需要进行相应的临床诊治，延长住院时间。

释义

■ 变异是指入选临床路径的患者未能按路径流程完成医疗行为或未达到预期的医疗质量控制目标（超出了路径规定的时限或限定费用）。

■ 自发性气胸术后可能出现的并发症有：出血，胸膜固定失败，胸膜反应（高热、哮喘等），切口感染，肺部感染，脓胸，胸腔包裹性积气、积液，肺淤血，咯血，呼吸衰竭等，若出现以上并发症且短期内不能治愈者，退出此路径。

五、自发性气胸临床路径给药方案

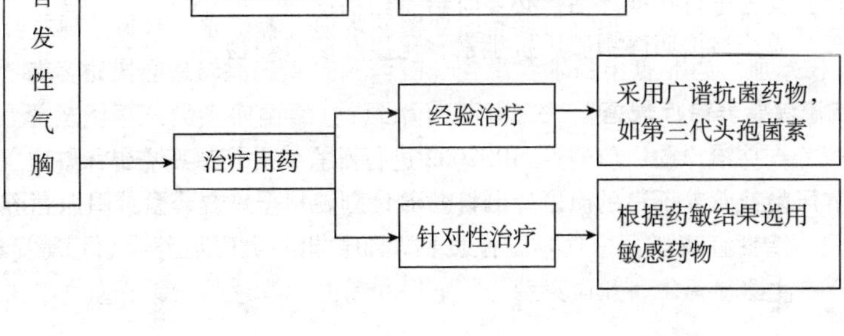

（一）用药选择

一般选用第二代头孢菌素作为预防用药，术前0.5~2小时，或麻醉开始时首次给药；手术时间超过3小时或失血量大于1500ml，术中可给予第2剂。总预防用药时间一般不超过24小时，个别情况可延长至48小时。若患者出现体温、血象升高等感染迹象，需要根据经验选用第三代头孢菌素+抗厌氧菌药物，并留取血培养、痰培养、引流物培养，待药敏试验回报后根据其结果调整用药。

（二）药学提示

1. 用药前应仔细询问有无对该药过敏史。
2. 用药前应注意药物对肝肾功能影响，及时调整剂量。如氨基糖苷类需注意其肾毒性及耳毒性。应用喹诺酮类药物时，对肾功能不全者应根据肌酐清除率减量或延长给药时间。
3. 应注意药物之间的相互作用，如大环内酯类药物与甲泼尼龙、茶碱、卡马西平、华法林等药物有相互作用。
4. 应注意药物的使用剂量、时间及用药途径。
5. 应注意药物分别针对儿童、孕妇、老人的不同应用。

（三）注意事项

主要目标细菌耐药率超过30%的抗菌药物，提醒医务人员注意；主要目标细菌耐药率超过40%的抗菌药物，应当慎重经验用药；主要目标细菌耐药率超过50%的抗菌药物，应当参照药敏试验结果选用；主要目标细菌耐药率超过75%的抗菌药物，应当暂停针对此目标细菌的临床应用，根据追踪细菌耐药监测结果，再决定是否恢复临床应用。

六、自发性气胸患者护理规范

1. 术前急性期患者绝对卧床，避免用力、屏气、用力咳嗽等增加胸腔内压力的活动；留置胸管患者应取半卧位，翻身时应注意防止引流管脱落。
2. 观察呼吸形态，有无气促、发绀、呼吸困难等症状，有无皮下气肿；根据患者的缺氧严重程度选择适当的吸氧方法和氧流量。
3. 休息与活动：术后取半坐卧位，床头抬高30°~50°，以利呼吸及引流液引出。术后第1日，采用坐位、半坐卧位或不完全健侧卧位，避免术侧卧位。术后尽早下床活动，锻炼术侧肩关节。
4. 饮食护理：术后第1日晨，患者意识清醒且无恶心、呕吐，即可进食清淡流食或半流食，逐渐过渡到普通饮食，禁食牛奶、豆浆等产气食物。应鼓励进食蔬菜、水果，防止便秘；补充足够水分，防止气道干燥，利于痰液稀释，便于咳出。
5. 有效排痰：给予扣背，鼓励患者进行腹式呼吸、有效咳嗽。
6. 胸管护理：评估胸腔闭式引流有无气泡溢出及漏气情况；引流管周围有无皮下气肿。注意观察引流液的性质、颜色和量，并做好记录。妥善固定胸管，防止管路脱出，保证胸腔闭式引流瓶直立位，并低于胸部60~100cm，置于床下固定位置，防止碰倒、踢翻或打碎。长玻璃管置于液面下2~3cm。可适时挤压胸管，保持引流管通畅。
7. 疼痛护理：及时进行疼痛评估，必要时给予药物镇痛。
8. 用药护理：应严格按照医嘱服用抗生素、化痰及镇咳药物。

七、自发性气胸患者营养治疗规范

1. 患者行营养支持治疗前，应通过NRS2002进行筛查，并记录筛查结果。
2. 存在营养风险或营养不良的患者应制订营养计划，尽早恢复进食或口服营养补充。
3. 治疗期间，饮食宜清淡，忌食刺激性食物，如辣椒、咖喱、芥末、蒜等。减少高糖、高油、高盐分的食物。

4. 坚持营养平衡普食，每日不少于 13 种食物，包含谷薯类、蔬菜水果类、肉蛋奶及豆制品类以及适量的油脂类。保持优质蛋白质食物占总蛋白质 50%以上。

5. 体液丢失过量是需要补充水分，每日至少> 1700ml 水。

八、自发性气胸患者健康宣教

1. 指导患者进食易消化、高蛋白质、高营养、富含维生素及纤维素的食物，禁食辛辣刺激性食物。

2. 指导患者适当活动，在气胸痊愈 1 个月内，不宜参加剧烈的体育活动，如打球、跑步、抬举重物等，预防气胸复发。

3. 遵医嘱按时复查，如果突发胸闷、憋气等症状，及时就诊。

九、推荐表单

（一）医师表单

自发性气胸临床路径医师表单

适用对象：第一诊断为自发性气胸（ICD-10：J93.0-J93.1）
行肺大疱切除和/或胸膜固定术（ICD-9-CM-3：32.20/32.29 和/或 34.9902/34.9905/34.9201/34.9203）

患者姓名：	性别： 年龄： 门诊号：	住院号：
住院日期： 年 月 日	出院日期： 年 月 日	标准住院日：10~13 天

时间	住院第 1 天	住院第 2 天	住院第 3 天 （手术日）
主要诊疗工作	□ 询问病史及体格检查 □ 完成病历书写 □ 开化验单 □ 主管医师查房与术前评估 □ 初步确定治疗方式（保守或手术治疗）；是否需要急诊处理以及确定手术方式和日期 □ 行胸腔闭式引流术	□ 上级医师查房 □ 完成术前准备与术前评估 □ 根据体检、胸部平片或 CT 行术前讨论，确定手术方案 □ 住院医师完成术前小结、上级医师查房记录等病历书写 □ 签署手术知情同意书、自费用品协议书、输血同意书 □ 向患者及家属交代围术期注意事项	□ 手术 □ 术者完成手术记录 □ 完成术后病程记录 □ 主管医师观察术后病情 □ 向患者及家属交代病情及术后注意事项
重点医嘱	**长期医嘱：** □ 胸外科二级护理常规 □ 吸氧 □ 饮食 **临时医嘱：** □ 血、尿常规 □ 凝血功能、血型 □ 肝功能、肾功能、电解质 □ 感染性疾病筛查 □ X 线胸片、心电图 □ 血气分析和肺功能（酌情） □ 胸部 CT 检查（酌情） □ 超声心动图（酌情）	**长期医嘱：** □ 胸外科二级护理常规 □ 吸氧 □ 饮食 □ 患者既往基础用药 **临时医嘱：** □ 拟明日在全身麻醉下行肺大疱切除和/或胸膜固定术 □ 术前禁食、禁水 □ 预防性抗菌药物使用 □ 备皮 □ 备血 □ 术前镇静及抗胆碱能药物（酌情）	**长期医嘱：** □ 胸外科一级或特级护理 □ 心电监护 □ 体温、血压、脉搏、呼吸、血氧饱和度监测 □ 吸氧 □ 麻醉清醒后 6 小时半流质饮食 □ 胸腔闭式引流记引流量 □ 尿管接袋记量 □ 预防性抗菌药物使用 □ 镇痛药物使用 **临时医嘱：** □ 止血药物使用（必要时） □ 其他特殊医嘱
病情变异记录	□ 无 □ 有，原因： 1. 2.	□ 无 □ 有，原因： 1. 2.	□ 无 □ 有，原因： 1. 2.
医师签名			

时间	住院第 4 日 （术后第 1 日）	住院第 5 日 （术后第 2 日）	住院第 6 日至出院日 （术后第 3~10 日）
主要诊疗工作	□ 上级医师查房 □ 住院医师完成常规病历书写 □ 观察胸腔引流情况，保持胸腔引流管通畅 □ 注意观察生命体征（体温、心率、呼吸、血压等） □ 鼓励并协助患者咳嗽、行呼吸功能锻炼	□ 上级医师查房 □ 住院医师完成常规病历书写 □ 观察胸腔引流情况，保持胸腔引流管通畅 □ 鼓励并协助患者咳嗽、行呼吸功能锻炼 □ 视胸腔引流情况及胸片拔除胸腔引流管、切口换药	□ 上级医师查房 □ 视胸腔引流情况及胸片拔除胸腔引流管 □ 切口换药 □ 拔除胸腔引流管后 24～48 小时复查胸片 □ 根据患者情况决定出院时间 □ 完成出院记录、病案首页、出院证明书等 □ 拆线：术后 7~9 天拆线。引流口缝线于拔管后两周拆除
重点医嘱	**长期医嘱：** □ 半流质饮食改普通饮食 □ 一级护理 □ 停心电监护（视病情而定） □ 拔除尿管 **临时医嘱：** □ 复查血常规及胸片 □ 根据情况酌情补液 □ 血气分析（必要时）	**长期医嘱：** □ 普通饮食 □ 二级护理 □ 根据血常规、体温决定是否停用抗菌药物 **临时医嘱：** □ 切口换药	**长期医嘱：** □ 普通饮食 □ 二级护理 □ 根据血常规、体温决定是否停用抗菌药物 **出院医嘱：** □ 交代返院复诊时间、地点，发生紧急情况时的处理等 □ 复查：术后 1 个月门诊复查 □ 术后 3 个月内禁止重体力活动，避免剧烈咳嗽，保持大便通畅 □ 门诊或当地医院拆线
病情变异记录	□ 无　□ 有，原因： 1. 2.	□ 无　□ 有，原因： 1. 2.	□ 无　□ 有，原因： 1. 2.
医师签名			

（二）护士表单

自发性气胸临床路径护士表单

适用对象：第一诊断为自发性气胸（ICD-10：J93.0-J93.1）

行肺大疱切除和/或胸膜固定术（ICD-9-CM-3：32.20/32.29 和/或 34.9902/34.9905/34.9201/34.9203）

患者姓名：	性别：　年龄：　门诊号：	住院号：
住院日期：　年　月　日	出院日期：　年　月　日	标准住院日：10~13 天

时间	住院第 1 天	住院第 2 天 （术前）	住院第 3 天 （手术当天）
健康宣教	□ 入院宣教 介绍主管医师、护士 介绍环境、设施 介绍住院注意事项	□ 术前宣教 宣教疾病知识、术前准备及手术过程 告知准备用物、沐浴 告知术后饮食、活动及探视注意事项 告知术后可能出现的情况及应对方式 主管护士与患者沟通，了解并指导心理应对 告知家属等候区位置	□ 术后当日宣教 告知监护设备、管路功能及注意事项 告知饮食、体位要求 告知疼痛注意事项 告知术后可能出现情况的应对方式 给予患者及家属心理支持 再次明确探视陪护须知
护理处置	□ 核对患者，佩戴腕带 □ 建立入院护理病历 □ 卫生处置：剪指（趾）甲、沐浴，更换病号服	□ 协助医师完成术前检查化验 □ 术前准备 配血 抗菌药物皮试 备皮 禁食、禁水	□ 送手术 摘除患者各种活动物品 核对患者资料及带药 填写手术交接单，签字确认 □ 接手术 核对患者及资料，签字确认
基础护理	□ 三级护理 晨晚间护理 患者安全管理	□ 三级护理 晨晚间护理 患者安全管理	□ 特级护理 卧位护理：半坐卧位 排泄护理 患者安全管理
专科护理	□ 护理查体 □ 辅助戒烟 □ 需要时，填写跌倒及压疮防范表 □ 需要时，请家属陪护 □ 心理护理	□ 呼吸功能锻炼 □ 遵医嘱完成相关检查 □ 心理护理	□ 病情观察，写特护记录 q2h 评估生命体征、意识、肢体活动、皮肤情况、伤口敷料、胸管情况、出入量 □ 遵医嘱予抗感染、雾化吸入、镇痛、呼吸功能锻炼 □ 心理护理
重点医嘱	□ 详见医嘱执行单	□ 详见医嘱执行单	□ 详见医嘱执行单
病情变异记录	□ 无　□ 有，原因： 1. 2.	□ 无　□ 有，原因： 1. 2.	□ 无　□ 有，原因： 1. 2.
护士签名			

时间	住院第 4~5 天 （术后第 1~2 天）	住院第 6~13 天 （术后第 3~10 天）
健康宣教	□ 术后宣教 药物作用及频率 饮食、活动指导 复查患者对术前宣教内容的掌握程度 呼吸功能锻炼的作用 疾病恢复期注意事项 拔尿管后注意事项 下床活动注意事项	□ 出院宣教 复查时间 服药方法 活动休息 指导饮食 指导办理出院手续
护理处置	□ 遵医嘱完成相关检查 □ 夹闭尿管，锻炼膀胱功能	□ 办理出院手续 □ 书写出院小结
基础护理	□ 一级或二级护理（据患者病情和生活自理能力确定护理级别） 晨晚间护理 协助进食、进水 协助坐起、床上或床旁活动，预防压疮 排泄护理 床上温水擦浴 协助更衣 患者安全管理	□ 三级护理 晨晚间护理 协助或指导进食、进水 协助或指导床旁活动 患者安全管理
专科护理	□ 病情观察，写特护记录 q2h 评估生命体征、意识、胸管情况、肢体活动、皮肤情况、伤口敷料、出入量 □ 遵医嘱予抗感染、镇痛、雾化吸入、呼吸功能锻炼治疗 □ 需要时，联系主管医师给予相关治疗及用药 □ 心理护理	□ 病情观察 评估生命体征、意识、肢体活动、皮肤情况、伤口敷料 □ 心理护理
重点医嘱	□ 详见医嘱执行单	□ 详见医嘱执行单
病情变异记录	□ 无 □ 有，原因： 1. 2.	□ 无 □ 有，原因： 1. 2.
护士签名		

（三）患者表单

自发性气胸临床路径患者表单

适用对象：第一诊断为自发性气胸（ICD-10：J93.0-J93.1）

行肺大疱切除和/或胸膜固定术（ICD-9-CM-3：32.20/32.29 和/或 34.9902/34.9905/34.9201/34.9203）

患者姓名：	性别： 年龄： 门诊号：	住院号：
住院日期： 年 月 日	出院日期： 年 月 日	标准住院日：10~13 天

时间	入院	手术前	手术当天
医患配合	□ 配合询问病史、采集资料，请务必详细告知既往史、用药史、过敏史 □ 如服用抗凝药，请明确告知 □ 配合进行体格检查 □ 有任何不适请告知医师	□ 配合完善术前相关检查、化验，如采血、心电图、胸片、胸部 CT □ 医师给患者及家属介绍病情及手术谈话、术前签字 □ 麻醉师对患者进行术前访视	□ 配合评估手术效果 □ 配合检查意识、疼痛、胸管情况、肢体活动 □ 需要时，配合复查胸片 □ 有任何不适请告知医师
护患配合	□ 配合测量体温、脉搏、呼吸、血压、体重 1 次 □ 配合完成入院护理评估（简单询问病史、过敏史、用药史） □ 接受入院宣教（环境介绍、病室规定、订餐制度、贵重物品保管等） □ 有任何不适请告知护士 □ 重点诊疗 □ 三级护理 □ 既往基础用药	□ 配合测量体温、脉搏、呼吸、询问大便 1 次 □ 接受术前宣教 □ 接受配血，以备术中需要时用 □ 接受备皮 □ 自行沐浴，加强腋窝清洁 □ 准备好必要用物，吸水管、纸巾等 □ 取下义齿、饰品等，贵重物品交家属保管 □ 重点诊疗 □ 剃头 □ 药物灌肠 □ 术前签字	□ 清晨测量体温、脉搏、呼吸、血压 1 次 □ 送手术室前，协助完成核对，带齐影像资料，脱去衣物，上手术车 □ 返回病房后，协助完成核对，配合过病床 □ 配合检查意识、生命体征、胸管情况、肢体活动，询问出入量 □ 配合术后吸氧、监护仪监测、输液、排尿用尿管、胸部有引流管 □ 遵医嘱采取正确体位 □ 配合缓解疼痛 □ 有任何不适请告知护士
饮食	□ 正常饮食	□ 术前 12 小时禁食、禁水	□ 术后 6 小时禁食、禁水 □ 术后 6 小时后，根据医嘱试饮水，无恶心呕吐进少量流质或半流质饮食
排泄	□ 正常排尿便	□ 正常排尿便	□ 保留尿管休息 □ 双下肢活动
活动	□ 正常活动	□ 正常活动	□ 根据医嘱半坐卧位 □ 卧床休息，保护管路 □ 双下肢活动

时间	手术后	出院
医患配合	□ 配合检查意识、生命体征、胸管情况、伤口、肢体活动 □ 需要时配合伤口换药 □ 配合拔除引流管、尿管 □ 配合伤口拆线	□ 接受出院前指导 □ 知道复查程序 □ 获得出院诊断书
护患配合	□ 配合定时测量生命体征、每日询问排便 □ 配合检查意识、生命体征、疼痛、胸管情况、伤口、肢体活动，询问出入量 □ 接受输液、服药等治疗 □ 配合夹闭尿管，锻炼膀胱功能 □ 接受进食、进水、排便等生活护理 □ 配合活动，预防皮肤压力伤 □ 注意活动安全，避免坠床或跌倒 □ 配合执行探视及陪护 □ 接受呼吸功能锻炼 □ 特级护理、一级护理	□ 接受出院宣教 □ 办理出院手续 □ 获取出院带药 □ 知道服药方法、作用、注意事项 □ 知道护理伤口方法 □ 知道复印病历方法 □ 二级或三级护理 □ 普通饮食
饮食	□ 根据医嘱，由流质饮食逐渐过渡到普通饮食 □ 根据病情由流质饮食逐渐过渡到普通饮食	□ 根据医嘱，普通饮食
排泄	□ 保留尿管，正常排尿便 □ 避免便秘	□ 正常排尿便 □ 避免便秘
活动	□ 根据医嘱，半坐位或下床活动 □ 保护管路，勿牵拉、脱出、打折等	□ 正常适度活动，避免疲劳

附：原表单（2019 年版）

自发性气胸临床路径表单

适用对象：第一诊断为自发性气胸（ICD-10：J93.0-J93.1）
行肺大疱切除和/或胸膜固定术（ICD-9-CM-3：32.20/32.29 和/或 34.9902/34.9905/34.9201/34.9203）

患者姓名：	**性别：**　　**年龄：**　　**门诊号：**	**住院号：**
住院日期：　　年　月　日	**出院日期：**　　年　月　日	**标准住院日：**10~13 天

时间	住院第 1 天	住院第 2 天	住院第 3 天 （手术日）
主要诊疗工作	□ 询问病史及体格检查 □ 完成病历书写 □ 开化验单 □ 主管医师查房与术前评估 □ 初步确定治疗方式（保守或手术治疗）；是否需要急诊处理以及确定手术方式和日期 □ 行胸腔闭式引流术	□ 上级医师查房 □ 完成术前准备与术前评估 □ 根据体检、胸部平片或 CT 行术前讨论，确定手术方案 □ 住院医师完成术前小结、上级医师查房记录等病历书写 □ 签署手术知情同意书、自费用品协议书、输血同意书 □ 向患者及家属交代围术期注意事项	□ 手术 □ 术者完成手术记录 □ 完成术后病程记录 □ 主管医师观察术后病情 □ 向患者及家属交代病情及术后注意事项
重点医嘱	**长期医嘱：** □ 胸外科二级护理常规 □ 吸氧 □ 饮食 **临时医嘱：** □ 血常规、尿常规 □ 凝血功能、血型 □ 肝功能、肾功能、电解质 □ 感染性疾病筛查 □ X 线胸片、心电图 □ 血气分析和肺功能（酌情） □ 胸部 CT 检查（酌情） □ 超声心动图（酌情）	**长期医嘱：** □ 胸外科二级护理常规 □ 吸氧 □ 饮食 □ 患者既往基础用药 **临时医嘱：** □ 拟明日在全身麻醉下行肺大疱切除和/或胸膜固定术 □ 术前禁食、禁水 □ 预防性抗菌药物使用 □ 备皮 □ 备血 □ 术前镇静及抗胆碱能药物（酌情）	**长期医嘱：** □ 胸外科一级或特级护理 □ 心电监护 □ 体温、血压、脉搏、呼吸、血氧饱和度监测 □ 吸氧 □ 麻醉清醒后 6 小时半流质饮食 □ 胸腔闭式引流记引流量 □ 尿管接袋记量 □ 预防性抗菌药物使用 □ 镇痛药物使用 **临时医嘱：** □ 止血药物使用（必要时） □ 其他特殊医嘱
主要护理工作	□ 入院宣教（环境、设施、人员等） □ 入院护理评估	□ 术前准备（备皮等） □ 术前宣教（提醒患者夜间禁食、禁水）	□ 观察患者病情变化 □ 术后心理与生活护理
病情变异记录	□ 无　□ 有，原因： 1. 2.	□ 无　□ 有，原因： 1. 2.	□ 无　□ 有，原因： 1. 2.

续　表

时间	住院第 1 天	住院第 2 天	住院第 3 天 （手术日）
护士 签名			
医师 签名			

时间	住院第4日 （术后第1日）	住院第5日 （术后第2日）	住院第6日至出院日 （术后第3~10日）
主要诊疗工作	□ 上级医师查房 □ 住院医师完成常规病历书写 □ 观察胸腔引流情况，保持胸腔引流管通畅 □ 注意观察生命体征（体温、心率、呼吸、血压等） □ 鼓励并协助患者咳嗽、行呼吸功能锻炼	□ 上级医师查房 □ 住院医师完成常规病历书写 □ 观察胸腔引流情况，保持胸腔引流管通畅 □ 鼓励并协助患者咳嗽、行呼吸功能锻炼 □ 视胸腔引流情况及胸片拔除胸腔引流管、切口换药	□ 上级医师查房 □ 视胸腔引流情况及胸片拔除胸腔引流管 □ 切口换药 □ 拔除胸腔引流管后24~48小时复查胸片 □ 根据患者情况决定出院时间 □ 完成出院记录、病案首页、出院证明书等 □ 拆线：术后7~9天拆线。引流口缝线于拔管后两周拆除
重点医嘱	**长期医嘱：** □ 半流质饮食改普通饮食 □ 一级护理 □ 停心电监护（视病情而定） □ 拔除尿管 **临时医嘱：** □ 复查血常规及胸片 □ 根据情况酌情补液 □ 血气分析（必要时）	**长期医嘱：** □ 普通饮食 □ 二级护理 □ 根据血常规、体温决定是否停用抗菌药物 **临时医嘱：** □ 切口换药	**长期医嘱：** □ 普通饮食 □ 二级护理 □ 根据血常规、体温决定是否停用抗菌药物 **出院医嘱：** □ 交代返院复诊时间、地点，发生紧急情况时的处理等 □ 术后1个月门诊复查 □ 术后3个月内禁止重体力活动，避免剧烈咳嗽，保持便通畅 □ 门诊或当地医院拆线
主要护理工作	□ 观察患者情况 □ 术后心理与生活护理 □ 术后指导患者功能锻炼	□ 观察患者情况 □ 术后心理与生活护理 □ 术后指导（术后患者功能锻炼等）	□ 指导患者术后康复 □ 出院宣教 □ 协助办理出院手续
病情变异记录	□ 无 □ 有，原因： 1. 2.	□ 无 □ 有，原因： 1. 2.	□ 无 □ 有，原因： 1. 2.
护士签名			
医师签名			

第八章

张力性气胸临床路径释义

【医疗质量控制指标】

指标一、胸部 X 线完成率。

指标二、胸部 CT 完成率。

指标三、胸腔诊断性穿刺完成率。

指标四、胸腔闭式引流术完成率。

指标五、术前 30 分钟预防性抗菌药物使用率。

指标六、平均住院时间。

一、张力性气胸编码

1. 原编码：

疾病名称及编码：张力性气胸（ICD-10：J93.001）

手术操作名称及编码：胸腔闭式引流术（ICD-9-CM-3：34.04）

2. 修改编码：

疾病名称及编码：张力性气胸（ICD-10：J93.003）

手术操作名称及编码：胸腔闭式引流术（ICD-9-CM-3：34.0401）

二、临床路径检索方法

J93.003 伴 34.0401

三、国家医疗保障疾病诊断相关分组（CHS-DRG）

MDCE 呼吸系统疾病及功能障碍

ED1 胸部其他手术

四、张力性气胸临床路径标准住院流程

（一）适用对象

第一诊断为张力性气胸（ICD-10：J93.001）

行胸腔闭式引流术（ICD-9-CM-3：34.04）。

释义

■ 张力性气胸：闭合性或穿透性损伤均可引起张力性气胸。由于肺大疱破裂、肺损伤、支气管或食管破裂，创口呈单向活瓣，与胸膜腔相交通，胸膜腔压力逐渐增高，压迫肺和纵隔，迅速引起呼吸和循环功能紊乱，若未及时诊断和处理，可很快导致患者死亡。

（二）诊断依据

根据《临床诊疗指南·胸外科分册》（中华医学会编著，人民卫生出版社）。

1. 可有外伤病史或剧烈咳嗽、持重物屏气、剧烈运动等诱发因素。
2. 极度呼吸困难，明显发绀。
3. 查体可见伤侧胸部饱满，叩诊呈过清音，气管及心尖搏动向健侧移位。气体进入胸壁软组织，产生胸部、颈部及头面部皮下气肿。听诊患侧呼吸音减弱或消失。
4. 有条件者可行胸部X线检查，确定有无肺压缩，无条件者或病情危重者，可行诊断性穿刺。于伤侧锁骨中线第2肋间穿刺，有高压气体排出即可明确诊断。

释义

■ 症状：患者躁动不安、大汗淋漓、高度呼吸困难、发绀，所有胸颈呼吸肌均参与剧烈动作，脉快而细弱，血压下降，并常伴有纵隔及皮下气肿。若胸壁有创口，吸气时可听到“吸扰声”。

■ 体征：检查时可见伤侧胸壁饱满，肋间隙变平，胸廓活动幅度明显减低，气管显著向健侧偏移。叩伤侧胸部呈鼓音，呼吸音消失。

■ 辅助检查：胸腔穿刺测压，腔内压力正压，有高压气体排出，应当注意对张力性气胸千万不可因要求X线检查耽误抢救时间而致不良后果。

（三）进入路径标准

1. 第一诊断符合ICD-10：J93.001张力性气胸疾病编码。
2. 当患者同时具有其他疾病诊断，但住院期间不需特殊处理也不影响第一诊断的临床路径流程实施时，可以进入此路径。

释义

■ 张力性气胸属于急症，需紧急处理。当患者同时具有其他疾病诊断，但住院期间不需特殊处理也不影响第一诊断的临床路径流程实施时，可以进入此路径。

（四）标准住院日6~10天

释义

■ 术前检查及手术1天，术后住院5~9天。

（五）住院期间的检查项目

1. 必需的检查项目：
（1）血常规、尿常规、血型。
（2）凝血功能、肝功能、肾功能、电解质、感染性疾病筛查（乙型肝炎、丙型肝炎、艾滋病、梅毒等）。
（3）胸片、心电图。
2. 根据患者病情进行的检查项目：怀疑有严重的肺裂伤或支气管断裂情况者应行胸部CT及纤维支气管镜检查。

释义

■ 对于普通肺大疱破裂引起的张力性气胸，可仅行常规检查。怀疑有严重的肺裂伤或支气管断裂情况者应行胸部 CT 及纤维支气管镜检查。住院期间可能需要进一步手术处理。

（六）治疗方案的选择

根据《临床诊疗指南·胸外科分册》（中华医学会编著，人民卫生出版社，2009 年）。

行胸腔闭式引流术。

释义

■ 对于张力性气胸，均应予以闭式引流术处理，以缓解症状，抢救生命。对于普通肺大疱破裂引起的张力性气胸，住院期间需进行肺大疱切除手术。怀疑有严重的肺裂伤或支气管断裂情况者在行胸部 CT 及纤维支气管镜检查确诊，住院期间可能需要进一步手术处理。

（七）预防性抗菌药物选择与使用时机

预防性抗菌药物选择主要依据《抗菌药物临床应用指导原则（2015 年版）》（国卫办医发〔2015〕43 号）制定。预防性用药时机为术前 0.5~1 小时（万古霉素或氟喹诺酮类等由于需输注较长时间，应在术前 1~2 小时开始给药）；手术超过 3 小时或术中失血量超过 1500ml 时加用 1 次。根据患者的病情决定抗菌药物的选择与使用时间。如可疑感染，需做相应的微生物学检查，必要时做药敏试验。

释义

■ 术前 30 分钟预防性使用抗菌药物；手术超时 3 小时加用 1 次抗菌药物。肺大疱切除属于Ⅱ类切口手术，需要预防性应用抗菌药物，通常用第一、第二代头孢菌素即可；如出现头孢类药物皮试阳性，则可更换为其他广谱类抗菌药物。

（八）手术日

手术日为入院当天。

1. 麻醉方式：局部麻醉。
2. 手术方式：胸腔闭式引流术。
3. 术中用药：局部麻醉药。
4. 输血：视出血情况决定。

释义

■ 胸腔闭式引流术的麻醉方式为局部麻醉。绝大多数患者不需术后输血。极少数术中发生大出血或术后持续胸腔渗血者酌情输血。

（九）术后恢复5~9天

1. 必须复查的检查项目：血常规，正、侧位胸片。
2. 术后用药：抗菌药物使用按照《抗菌药物临床应用指导原则（2015年版）》（国卫办医发〔2015〕43号）执行，并根据患者的病情决定抗菌药物的选择与使用时间。

释义

■ 术后常规复查血常规、血生化、胸片；如术后出现包裹性胸腔积液或包裹性气胸，则需行胸部平扫CT以利于确诊、引流定位等。

（十）出院标准

1. 体温正常，无呼吸困难。
2. 拔除引流管，切口愈合良好或门诊可处理的愈合不良切口。
3. 复查化验结果无明显异常，胸片示肺复张良好等。

释义

■ 患者出院前完成必需的复查项目，且血常规、肝肾功能、电解质无明显异常。体温正常，检查切口无红肿、渗出。必须复查胸片，观察肺复张良好。

（十一）变异及原因分析

1. 患者伴有可能影响治疗的合并疾病，需要进行相关的诊断和治疗。
2. 术后发生并发症需要进行相应的临床诊治，延长住院时间。
3. 患者因严重肺裂伤或支气管裂伤，需开胸或胸腔镜手术。

释义

■ 变异是指入选临床路径的患者未能按路径流程完成医疗行为或未达到预期的医疗质量控制目标。这包括两方面的情况：①按路径流程完成治疗，但超出了路径规定的时限或限定的费用，如实际住院日超出标准住院日要求，或未能在规定的手术日时间限定内实施手术等。②不能按路径流程完成治疗，患者需要中途退出路径，如治疗过程中出现并发症，如脓胸、肺部感染等，导致必须终止路径或需要转入其他路径进行治疗等。对这些患者，主管医师均应进行变异原因的分析，并在临床路径的表单中予以说明。

■ 经入院常规检查发现以往所没有发现的疾病，而该疾病可能对患者生命威胁更为严重，或者该疾病可能影响手术实施、提高手术和麻醉风险、影响预后，则应优先考虑治疗该种疾病，暂不宜进入路径。例如：高血压、糖尿病、心功能不全、肝肾功能不全、凝血功能障碍等。若既往患有上述疾病，经合理治疗后达到稳定，抑或目前尚需要持续用药，经评估无手术及麻醉禁忌，则可进入路径。但可能会增加医疗费用，延长住院时间。

■ 因患者方面的主观原因导致执行路径出现变异，也需要医师在表单中予以说明。

■ 患者因肺大疱需要进一步手术或严重肺裂伤或支气管裂伤，需开胸或胸腔镜手术。

五、张力性气胸临床路径给药方案

（一）术前用药

1. 用药选择：

（1）闭式引流术除属于Ⅱ类切口手术，需要预防性应用抗菌药物，术前30分钟预防性使用抗菌药物；手术超时3小时加用1次抗菌药物。通常用第一、第二代头孢菌素即可；如出现头孢类药物皮试阳性，则可更换为其他广谱类抗菌药物。对于合并肺部慢性炎症患者，应术前留取深部痰进行细菌药敏实验，根据结果选择敏感抗菌药物，或者根据经验选择广谱抗菌药物。若患者术后出现体温、血象升高等感染迹象，需要根据经验选用第三代头孢菌素+抗厌氧菌药物，并留取血培养、痰培养、引流物培养，待药敏试验回报后根据其结果调整用药。

（2）术前还应应用化痰药物促进呼吸道分泌物排出，可防治感染、使气道通畅；应用长效及短效解痉药物，降低气道阻力，预防急性喘息发作。

2. 药学提示：

（1）用药前应仔细询问有无对该药过敏史。

（2）用药前应注意药物对肝肾功能影响，及时调整剂量。如氨基糖苷类需注意其肾毒性及耳毒性。应用喹诺酮类药物时，对肾功能不全者应根据肌酐清除率减量或延长给药时间。

（3）应注意药物之间的相互作用，如大环内酯类药物与甲泼尼龙、茶碱、卡马西平、华法林等药物有相互作用。

（4）应注意药物的使用剂量、时间及用药途径。

（5）应注意药物分别针对儿童、孕妇、老人的不同应用。

（二）术中用药

1. 用药选择：

闭式引流术除属于Ⅱ类切口手术，需要预防性应用抗菌药物，术前30分钟预防性使用抗菌药物；手术超时3小时加用1次抗菌药物。通常用第一、第二代头孢菌素即可；如出现头孢类药物皮试阳性，则可更换为其他广谱类抗菌药物。

2. 药学提示：

（1）用药前应仔细询问有无对该药过敏史。

（2）用药前应注意药物对肝肾功能影响，及时调整剂量。如氨基糖苷类需注意其肾毒性及耳毒性。应用喹诺酮类药物时，对肾功能不全者应根据肌酐清除率减量或延长给药时间。

（3）应注意药物之间的相互作用，如大环内酯类药物与甲泼尼龙、茶碱、卡马西平、华法林等药物有相互作用。

（4）应注意药物的使用剂量、时间及用药途径。

（5）应注意药物分别针对儿童、孕妇、老人的不同应用。

（三）术后用药

1. 用药选择：

（1）对于合并肺部慢性炎症患者，应术前留取深部痰进行细菌药敏实验，根据结果选择敏感抗菌药物，或者根据经验选择广谱抗菌药物。若患者术后出现体温、血象升高等感染迹象，需要根据经验选用第三代头孢菌素+抗厌氧菌药物，并留取血培养、痰培养、引流物培养，待药敏试验回报后根据其结果调整用药。

（2）术后还应应用化痰药物促进呼吸道分泌物排出，可防治感染、使气道通畅；应用长效及短效解痉药物，降低气道阻力，预防急性喘息发作。

（3）对于老年大疱性肺气肿患者，往往体质较差、免疫力低，术后易发生肺部感染，必要时可给予免疫增强剂，如胸腺肽等。

2. 药学提示：

（1）用药前应仔细询问有无对该药过敏史。

（2）用药前应注意药物对肝肾功能影响，及时调整剂量。如氨基糖苷类需注意其肾毒性及耳毒性。应用喹诺酮类药物时，对肾功能不全者应根据肌酐清除率减量或延长给药时间。

（3）应注意药物之间的相互作用，如大环内酯类药物与甲泼尼龙、茶碱、卡马西平、华法林等药物有相互作用。

（4）应注意药物的使用剂量、时间及用药途径。

（5）应注意药物分别针对儿童、孕妇、老人的不同应用。

六、张力性气胸患者护理规范

1. 急性期处理：患者应绝对卧床休息，保持情绪稳定以减少心、肺脏器的活动强度，给予吸氧、补充血容量、纠正休克等措施缓解并改善临床症状。

2. 病情观察：密切监测患者生命体征和病情变化，观察患者有无气促、呼吸困难、发绀和缺氧等症状，呼吸的频率、节律和幅度有无异常，有无皮下气肿和气管移位等。

3. 预防感染：遵医嘱使用抗生素预防感染，有开放性伤口者，遵医嘱使用破伤风抗毒素。

4. 休息与活动：术后取半坐卧位，床头抬高 30°~50°，以利呼吸及引流液引出。术后第 1 日，采用坐位、半坐卧位或不完全健侧卧位，避免术侧卧位。术后尽早下床活动，锻炼术侧肩关节。严密观察患者病情变化，出现头晕、气促、心动过速、心悸等症状时，立即停止活动。

5. 饮食护理：术后第 1 日晨，患者意识清醒且无恶心、呕吐，即可进食清淡流质饮食或半流质饮食，逐渐过渡到普通饮食，禁食牛奶、豆浆等产气食物。应鼓励进食蔬菜水果，防止便秘；补充足够水分，防止气道干燥，利于痰液稀释，便于咳出。

6. 有效排痰：给予叩背，鼓励患者进行腹式呼吸、有效咳嗽。

7. 胸管护理：注意观察引流液的性质、颜色和量，并做好记录。妥善固定胸管，防止管路脱出，保证胸腔闭式引流瓶直立位，并低于胸部 60~100cm，置于床下固定位置，防止碰倒、踢翻或打碎。长玻璃管置于液面下 2~3cm。不宜常规挤压引流管，如堵塞可遵医嘱予挤压或用生理盐水冲洗，必要时医生拔除或更换引流管。

8. 疼痛护理：及时进行疼痛评估，必要时给予药物镇痛。

9. 用药护理：应严格按照医嘱服用抗生素、化痰及镇咳药物。

10. 并发症的护理：

（1）肺部感染和胸膜腔内感染：因开放性损伤易导致胸膜腔或肺部感染，应密切观察体温变化及痰液性状，如患者出现畏寒、高热或咳脓痰等感染征象，及时通知医师并配合处理。

（2）复张性肺水肿：应严密观察患者生命体征、痰液性状、血氧饱和度、咳嗽情况等并记录。若患者出现严重的咳嗽、呼吸急促或血氧饱和度下降等情况，应及时通知医师并配合处理。

11. 心理护理：患者创伤后会出现心理应激反应，表现为紧张、失眠、易激惹等，应根据患者的年龄、性格和文化程度来选择告知病情，建立良好的医患关系，增加患者接受治疗的依从性。

七、张力性气胸患者营养治疗规范

1. 低脂饮食，如一般状态较差可酌情加用静脉或肠内营养。患者一般状况和营养状况很差，呈恶病质样暂不建议进行手术治疗。经营养筛查存在营养风险或已经出现营养不良的患者，应评价：①病情是否允许经胃肠道进食，能否进行口服营养补充，患者的胃肠道功能是否紊乱；②胃肠道的供给量是否可以满足患者需要量 60% 以上；③患者有无肠外营养禁忌证；

④预期营养支持的时间；⑤能否经外周静脉或中心静脉输注肠外营养。对于无显著性胃肠功能障碍者应首先选择肠内营养。肠内营养制剂宜选择富含 MCT 的肠内营养制剂，例如肠内营养混悬剂 TP-MCT 等，采用经口营养补充或管饲输注，满足营养需求。因胸导管疾病导致大量乳糜胸水，无法给予肠内营养时，应考虑肠外营养以满足营养支持需求。配制全合一营养制剂（应包含氨基酸、脂肪乳、葡萄糖、维生素、微量元素、电解质注射制剂等），其中脂肪乳剂应选择中长链脂肪乳剂或结构脂肪乳剂。对于能够经口进食的患者，宜采用中链三酰甘油饮食。

2. 中链三酰甘油饮食（MCT）的膳食管理原则及注意事项：

（1）饮食治疗目标：①通过减少饮食长链脂肪酸的摄取，降低乳糜的产生，减少渗出量及引流量；②改善可能引起的营养缺乏问题，维持良好的营养状态。

（2）饮食治疗原则：①用中链三酰甘油（MCT）取代长链三酰甘油（LCT）作为能量的来源。所供能量至少占总能量的 20%，或占脂肪产能量的 65%。②MCT 油（专业公司特殊工艺制作，多数在医院内销售）质地上接近于烹调油，可以取代烹调油，可用来烹调肉、鱼、禽等食品，但要注意所有烹调用的中链三酰甘油均应完全吸入到食物中去，才能保证患者摄入。它也可用来作为蔬菜、点心的配料成分，如调味汁、色拉油等。注意：如一次摄入大量的 MCT 油，会产生腹胀或绞痛、恶心、腹泻，这些症状与 MCT 迅速水解而引起的高渗负荷有关。但只要进食稍慢一些，少量多餐，并限制全日用量使之不超过 40g，约占总脂肪进量的 50%以下，以上症状可不出现或少发生。此外，MCT 能迅速氧化形成酮体，发生呕吐、头晕等表现，应同时补充淀粉类食物，避免酮血症。③在使用 MCT 膳食时，除使用部分 MCT 代替普通烹调油外，尚需结合不同的病情安排不同的膳食内容。如患有脂肪痢的患者其饮食应为低脂肪、低纤维的 MCT 软饭或半流质饮食，而不能以普通饮食的要求供给。注意事项：MCT 油会软化或破坏塑料制品，用 MCT 油制备之食物，建议用玻璃或陶瓷制品盛装。④选择极低油食物，保证足够的优质蛋白质摄取，按照 1~1.2g/kg 体重的蛋白质，并且以蛋清、脱脂奶、豆腐及制品、低脂肉类为主。⑤补充必需脂肪酸及脂溶性维生素。由于 MCT 油中没有必需脂肪酸，需要从食物或补充剂中及时补充，可以每天 10g 豆油或花生油即可满足需求。维生素和微量元素参与机体的抗氧化防御系统，或是一些酶的辅酶，缺乏时造成氧自由基对机体的损伤或影响各种物质的能量代谢，进一步加重营养损失。因而在营养治疗时应注意各种微营养素及维生素的补充，尤其是维生素 C、维生素 E、磷、钙、钾等的补充。治疗过程较长需保持随诊，即时调整饮食方案。

（3）食物的选择与注意事项：①主食要保证，但是不宜过多。每日保证 200~300g（生重），粗细搭配。食欲差时可以粥、面条、面片、米粉等为主。②新鲜的蔬菜（水果）要大量。每天保证 500g 蔬菜，1 个水果。③每天保证 1 个鸡蛋（可以吃 1/2 个蛋黄，2 个蛋清）。④每天保证 1 袋低脂牛奶（脱脂牛奶）。⑤每天 50g 瘦肉（猪肉，牛羊肉）或者 100g 水产（鱼肉或虾肉）或者 100g（鸡脯或鸭脯肉）。⑥豆类产品只吃黄豆、豆腐和豆浆（大约 50g 黄豆）。⑦避免甜饮料、油炸或者膨化零食、避免坚果类或种子类食物（如花生、瓜子、开心果、核桃等）、避免所有高油食。⑧坚持饮食治疗仍然消瘦或者体重下降者需要了解病因，是否主食摄入不足或者蛋白质摄入不足，如果没有问题可以酌情再增加营养摄入，可以选择富含 MCT 的肠内营养制剂经口营养补充，例如肠内营养混悬剂 TP-MCT 等，每日 400~600kcal。此外可以每日添加 10~15g 优质蛋白粉。

（4）推荐食谱举例：

早餐：薏米红枣粥，咸蛋清，花卷（50g），腌青菜（不油）。

午餐：清蒸鳜鱼（50g），水焯西兰花，西红柿豆腐汤，米饭（100~150g）。

晚餐：香菇蒸鸡肉（50g），西芹百合，素菜米粉汤，米饭（100~150g）。

加餐：苹果 1 个。

睡前：脱脂奶 250ml。

全日用油（MCT）：25g。

八、张力性气胸患者健康宣教

1. 呼吸功能锻炼：指导患者练习深呼吸和有效咳嗽、咳痰的方法。嘱患者出院后仍应继续坚持腹式深呼吸和有效咳嗽，以促进肺复张。

2. 肢体功能锻炼：告知患者恢复期胸部仍会有轻微不适或疼痛，应尽早开展循序渐进的伤侧肩关节功能锻炼。在气胸痊愈 1 个月内，不宜参加剧烈的体育活动，如打球、跑步、抬举重物等。

3. 饮食护理：指导患者不食辛辣刺激的食物，多吃芹菜、竹笋等粗纤维食物，避免便秘的发生。

4. 定期复诊：胸部损伤严重者，出院后须定期来院复诊，发现异常及时治疗。

九、推荐表单

（一）医师表单

张力性气胸临床路径医师表单

适用对象：第一诊断为张力性气胸（ICD-10：J93.001）
行胸腔闭式引流术（ICD-9-CM-3：34.04）

患者姓名：	**性别：　　年龄：　　门诊号：**	**住院号：**
住院日期：　　年　月　日	**出院日期：**　　年　月　日	**标准住院日：6~10 天**

时间	住院第 1 天 （手术日）	住院第 2 天
主要诊疗工作	□ 询问病史及体格检查 □ 完成病历书写 □ 开化验单 □ 主管医师查房、确定诊断 □ 向患者家属告病重或病危（酌情） □ 行胸腔闭式引流术	□ 上级医师查房 □ 完成入院检查 □ 继续对症支持治疗 □ 完成必要的相关科室会诊 □ 完成上级医师查房记录等病历书写 □ 向患者及家属交代病情及其注意事项 □ 根据病情安排胸部 CT 和/或纤维支气管镜检查
重点医嘱	**长期医嘱：** □ 胸外科护理常规 □ 一级护理 □ 饮食 □ 心电监护 □ 吸氧 □ 使用镇痛药物 □ 视病情通知病重或病危 □ 其他医嘱 **临时医嘱：** □ 血常规、肝功能、肾功能、电解质 □ X 线胸片（如病情允许）、心电图 □ 凝血功能、血型、输血前检查 □ 血气分析 □ 局麻下行胸腔闭式引流术	**长期医嘱：** □ 胸外科护理常规 □ 一级护理 □ 吸氧 □ 饮食 □ 患者既往基础用药 □ 镇痛祛痰药物的使用 **临时医嘱：** □ 胸部 CT 和/或纤维支气管镜检查 □ 其他医嘱
病情变异记录	□ 无　□ 有，原因： 1. 2.	□ 无　□ 有，原因： 1. 2.
医师签名		

时间	住院第3~5天	住院第6天至出院日
主要诊疗工作	□ 上级医师查房 □ 根据患者恢复情况、胸部CT及纤维支气管镜检查结果确定有无肺部及支气管严重损伤，确定是否需要开胸或胸腔镜手术 □ 根据其他检查结果判断是否合并其他疾病 □ 并发症治疗 □ 对症支持治疗 □ 完成病情记录	□ 上级医师查房 □ 视胸腔引流情况及胸片拔除胸腔引流管 □ 切口换药 □ 拔除胸腔引流管后24~48小时复查胸片 □ 根据患者情况决定出院时间 □ 完成出院记录、病案首页、出院证明书等 □ 拆线：引流口缝线于拔管后两周拆除
重点医嘱	**长期医嘱：** □ 抗菌药物的使用（必要时） □ 其他医嘱 **临时医嘱：** □ 血常规、肝功能、肾功能、电解质 □ X线胸片（如病情允许）、心电图	**长期医嘱：** □ 普通饮食 □ 二级护理 □ 根据血常规、体温决定是否停用抗菌药物 **临时医嘱：** □ 交代返院复诊时间、地点，发生紧急情况时的处理等 □ 复查：术后1个月门诊复查 □ 术后3个月内禁止重体力活动，避免剧烈咳嗽，保持大便通畅 □ 门诊或当地医院拆线
病情变异记录	□ 无 □ 有，原因： 1. 2.	□ 无 □ 有，原因： 1. 2.
医师签名		

（二）护士表单

张力性气胸临床路径护士表单

适用对象：第一诊断为张力性气胸（ICD-10：J93.001）
　　　　　行胸腔闭式引流术（ICD-9-CM-3：34.04）

患者姓名：	性别：　　年龄：　　门诊号：	住院号：
住院日期：　年　月　日	出院日期：　年　月　日	标准住院日：6~10 天

时间	住院第 1 天 （手术日）	住院第 2 天
健康宣教	□ 入院宣教 介绍主管医师、护士 介绍环境、设施 介绍住院注意事项 □ 术前宣教 宣教疾病知识、术前准备及手术过程 告知准备用物、沐浴 告知术后饮食、活动及探视注意事项 告知术后可能出现的情况及应对方式 □ 主管护士与患者沟通，指导心理应对 □ 告知家属等候区位置 □ 术后当日宣教 告知监护设备、管路功能及注意事项 告知饮食、体位要求 告知疼痛注意事项 告知术后可能出现情况的应对方式 □ 给予患者及家属心理支持 □ 再次明确探视陪护须知	□ 术后宣教 药物作用及频率 饮食、活动指导 复查患者对术前宣教内容的掌握程度 呼吸功能锻炼的作用 疾病恢复期注意事项 拔尿管后注意事项 下床活动注意事项 气管镜检查及 CT 检查注意事项
护理处置	□ 核对患者，佩戴腕带 □ 建立入院护理病历 □ 卫生处置：剪指（趾）甲、沐浴，更换病号服 □ 协助医师完成术前检查化验 □ 术前准备 配血 抗菌药物皮试 禁食、禁水 □ 送手术 摘除患者各种活动物品 核对患者资料及带药 填写手术交接单，签字确认 □ 接手术 核对患者及资料，签字确认	□ 遵医嘱完成相关检查

续 表

时间	住院第1天 （手术日）	住院第2天
基础护理	□ 一级护理 晨晚间护理 患者安全管理 卧位护理：半坐卧位 排泄护理	□ 二级护理 晨晚间护理 协助进食、进水 协助坐起、床上或床旁活动，预防压疮 排泄护理 床上温水擦浴 协助更衣 患者安全管理
专科护理	□ 护理查体 □ 辅助戒烟 □ 需要时，填写跌倒及压疮防范表 □ 需要时，请家属陪护 □ 心理护理 □ 呼吸功能锻炼 □ 遵医嘱完成相关检查 □ 病情观察，写护理记录 □ 遵医嘱予抗感染、雾化吸入、镇痛、呼吸功能锻炼	□ 病情观察，写护理记录 □ 遵医嘱予抗感染、镇痛、雾化吸入、呼吸功能锻炼治疗 □ 需要时，联系主管医师给予相关治疗及用药 □ 引流管护理
重点医嘱	□ 详见医嘱执行单	□ 详见医嘱执行单
病情变异记录	□ 无 □ 有，原因： 1. 2.	□ 无 □ 有，原因： 1. 2.
护士签名		

时间	住院第3~5天	住院第6日至出院日
健康宣教	□ 术后宣教 药物作用及频率 饮食、活动指导 复查患者对术前宣教内容的掌握程度 呼吸功能锻炼的作用 疾病恢复期注意事项 拔尿管后注意事项 下床活动注意事项	□ 出院宣教 复查时间 服药方法 活动休息 指导饮食 指导办理出院手续
护理处置	□ 遵医嘱完成相关检查	□ 办理出院手续 □ 书写出院小结
基础护理	□ 二级护理 晨晚间护理 协助或指导进食、进水 协助或指导床旁活动 患者安全管理	□ 二级护理 晨晚间护理 协助或指导进食、进水 协助或指导床旁活动 患者安全管理
专科护理	□ 病情观察 评估生命体征、意识、肢体活动、皮肤情况、伤口敷料 □ 引流管护理	□ 病情观察 评估生命体征、意识、肢体活动、皮肤情况、伤口敷料 □ 引流管护理
重点医嘱	□ 详见医嘱执行单	□ 详见医嘱执行单
病情变异记录	□ 无　□ 有，原因： 1. 2.	□ 无　□ 有，原因： 1. 2.
护士签名		

（三）患者表单

张力性气胸临床路径患者表单

适用对象：第一诊断为张力性气胸（ICD-10：J93.001）
　　　　　行胸腔闭式引流术（ICD-9-CM-3：34.04）

患者姓名：	性别：　　年龄：　　门诊号：	住院号：
住院日期：　　年　月　日	出院日期：　　年　月　日	标准住院日：6~10天

时间	住院第1天 （手术日）	住院第2天
医患配合	□ 配合询问病史、采集资料，请务必详细告知既往史、用药史、过敏史 □ 如服用抗凝药，请明确告知 □ 配合进行体格检查 □ 有任何不适请告知医师及护士 □ 配合完善术前相关检查、化验，如采血、心电图、胸片、胸部CT □ 医师给患者及家属介绍病情及手术谈话、术前签字 □ 麻醉师对患者进行术前访视 □ 配合评估手术效果 □ 配合检查意识、疼痛、胸管情况、肢体活动 □ 需要时，配合复查胸片 □ 有任何不适请告知医师	□ 配合检查意识、生命体征、胸管情况、伤口、肢体活动 □ 需要时配合伤口换药 □ 配合拔除尿管 □ 配合完成气管镜及CT检查
护患配合	□ 配合测量体温、脉搏、呼吸、血压、体重1次 □ 配合完成入院护理评估（简单询问病史、过敏史、用药史） □ 接受入院宣教（环境介绍、病室规定、订餐制度、贵重物品保管等） □ 有任何不适请告知护士 □ 重点诊疗 □ 一级护理 □ 既往基础用药 □ 配合测量体温、脉搏、呼吸、询问大便1次 □ 接受术前宣教 □ 接受配血，以备术中需要时用 □ 自行沐浴 □ 准备好必要用物，吸水管、纸巾等 □ 取下义齿、饰品等，贵重物品交家属保管 □ 术前签字 □ 送手术室前，协助完成核对，带齐影像资料，脱去衣物，上手术车 □ 返回病房后，协助完成核对，配合过病床 □ 配合检查意识、生命体征、胸管情况、肢体活动，询问出入量 □ 配合术后吸氧、监护仪监测、输液、排尿用尿管、胸部有引流管 □ 遵医嘱采取正确体位 □ 配合缓解疼痛 □ 有任何不适请告知护士	□ 配合定时测量生命体征、每日询问排便 □ 配合检查意识、生命体征、疼痛、胸管情况、伤口、肢体活动，询问出入量 □ 接受输液、服药等治疗 □ 接受进食、进水、排便等生活护理 □ 配合活动，预防皮肤压力伤 □ 注意活动安全，避免坠床或跌倒 □ 配合执行探视及陪护 □ 接受呼吸功能锻炼 □ 二级护理

续 表

时间	住院第 1 天 （手术日）	住院第 2 天
饮食	□ 术前 12 小时禁食、禁水 □ 术后 4 小时禁食、禁水 □ 术后 4 小时后，根据医嘱试饮水，无恶心呕吐进少量流质饮食或半流质饮食	□ 根据医嘱，由流质饮食逐渐过渡到普通饮食 □ 根据医嘱，正常饮食
排泄	□ 正常排尿便	□ 正常排尿便
活动	□ 根据医嘱半坐卧位 □ 卧床休息，保护管路 □ 双下肢活动	□ 根据医嘱，半坐位或下床活动 □ 保护管路，勿牵拉、脱出、打折等

时间	住院第3~5天	住院第6日至出院日
医患配合	□ 配合检查意识、生命体征、胸管情况、伤口、肢体活动 □ 需要时配合伤口换药 □ 配合完成气管镜及CT检查结果的进一步处置	□ 接受出院前指导 □ 配合拔除引流管 □ 配合伤口拆线 □ 知道复查程序 □ 获得出院诊断书
护患配合	□ 配合定时测量生命体征、每日询问排便 □ 配合检查意识、生命体征、疼痛、胸管情况、伤口、肢体活动，询问出入量 □ 接受输液、服药等治疗 □ 接受进食、进水、排便等生活护理 □ 配合活动，预防皮肤压力伤 □ 注意活动安全，避免坠床或跌倒 □ 配合执行探视及陪护 □ 接受呼吸功能锻炼 □ 二级护理	□ 接受出院宣教 □ 办理出院手续 □ 获取出院带药 □ 知道服药方法、作用、注意事项 □ 知道护理伤口方法 □ 知道复印病历方法 □ 二级或三级护理 □ 普通饮食
饮食	□ 根据医嘱，普通饮食	□ 根据医嘱，普通饮食
排泄	□ 正常排尿便 □ 避免便秘	□ 正常排尿便 □ 避免便秘
活动	□ 正常适度活动，避免疲劳	□ 正常适度活动，避免疲劳

附：原表单（2017 年版）

张力性气胸临床路径表单

适用对象：第一诊断为张力性气胸（ICD-10：J93.001）
行胸腔闭式引流术（ICD-9-CM-3：34.04）

患者姓名：	性别： 年龄： 门诊号：	住院号：
住院日期： 年 月 日	出院日期： 年 月 日	标准住院日：6~10 天

时间	住院第 1 天 （手术日）	住院第 2 天
主要诊疗工作	□ 询问病史及体格检查 □ 完成病历书写 □ 开化验单 □ 主管医师查房、确定诊断 □ 向患者家属告病重或病危（酌情） □ 行胸腔闭式引流术	□ 上级医师查房 □ 完成入院检查 □ 继续对症支持治疗 □ 完成必要的相关科室会诊 □ 完成上级医师查房记录等病历书写 □ 向患者及家属交代病情及其注意事项 □ 根据病情安排胸部 CT 和/或纤维支气管镜检查
重点医嘱	**长期医嘱：** □ 胸外科护理常规 □ 一级护理 □ 饮食 □ 心电监护 □ 吸氧 □ 使用镇痛药物 □ 视病情通知病重或病危 □ 其他医嘱 **临时医嘱：** □ 血常规、肝功能、肾功能、电解质 □ X 线胸片（如病情允许）、心电图 □ 凝血功能、血型、输血前检查 □ 血气分析 □ 局麻下行胸腔闭式引流术	**长期医嘱：** □ 胸外科护理常规 □ 一级护理 □ 吸氧 □ 饮食 □ 患者既往基础用药 □ 镇痛祛痰药物的使用 **临时医嘱：** □ 胸部 CT 和/或纤维支气管镜检查 □ 其他医嘱
主要护理工作	□ 入院宣教（环境、设施、人员等） □ 入院护理评估	□ 观察患者病情变化
病情变异记录	□ 无 □ 有，原因： 1. 2.	□ 无 □ 有，原因： 1. 2.
护士签名		
医师签名		

时间	住院第3~5天	住院第6天至出院日
主要诊疗工作	□ 上级医师查房 □ 根据患者恢复情况、胸部CT及纤维支气管镜检查结果确定有无肺部及支气管严重损伤，确定是否需要开胸或胸腔镜手术 □ 根据其他检查结果判断是否合并其他疾病 □ 并发症治疗 □ 对症支持治疗 □ 完成病情记录	□ 上级医师查房 □ 视胸腔引流情况及胸片拔除胸腔引流管 □ 切口换药 □ 拔除胸腔引流管后24~48小时复查胸片 □ 根据患者情况决定出院时间 □ 完成出院记录、病案首页、出院证明书等 □ 拆线：术后7~9天拆线。引流口缝线于拔管后两周拆除
重点医嘱	**长期医嘱：** □ 抗菌药物的使用（必要时） □ 其他医嘱 **临时医嘱：** □ 血常规、肝功能、肾功能、电解质 □ X线胸片（如病情允许）、心电图	**长期医嘱：** □ 普通饮食 □ 二级护理 □ 根据血常规、体温决定是否停用抗菌药物 **临时医嘱：** □ 交代返院复诊时间、地点，发生紧急情况时的处理等 □ 复查：术后1个月门诊复查 □ 术后3个月内禁止重体力活动，避免剧烈咳嗽，保持大便通畅 □ 门诊或当地医院拆线
主要护理工作	□ 观察患者病情变化，指导患者咳嗽、排痰及呼吸功能锻炼	□ 指导患者术后康复 □ 出院宣教 □ 协助办理出院手续
病情变异记录	□ 无 □ 有，原因： 1. 2.	□ 无 □ 有，原因： 1. 2.
护士签名		
医师签名		

第九章

肺大疱外科治疗临床路径释义

【医疗质量控制指标】

指标一、术前胸部 CT 完成率。

指标二、胸腔镜微创手术完成率。

指标三、术前 30 分钟预防性抗菌药物使用率。

指标四、术后持续漏气率。

指标五、术后肺部感染发生率。

指标六、平均住院时间。

一、肺大疱编码

1. 原编码：

疾病名称及编码：肺大疱（ICD-10：J43.901）

手术操作名称及编码：肺大疱切除和/或胸膜固定术（ICD-9-CM-3：32.2 和/或 34.601，34.9201）

2. 修改编码：

疾病名称及编码：肺大疱（ICD-10：J43.9）

慢性支气管炎伴肺气肿（ICD-10：J44.8）

手术操作名称及编码：肺大疱切除和/或胸膜固定术（ICD-9-CM-3：32.2/34.6，34.9201/34.9902）

二、临床路径检索方法

（J43.9/J44.8）伴（32.2/34.6/34.9201/34.9902）

三、国家医疗保障疾病诊断相关分组（CHS-DRG）

MDCE 呼吸系统疾病及功能障碍

ET2 慢性气道阻塞病

EB1 胸部大手术

四、肺大疱外科治疗临床路径标准住院流程

（一）适用对象

第一诊断为肺大疱（ICD-10：J43.901）。发生气胸者按自发性气胸临床路径实施。

行肺大疱切除和/或胸膜固定术（ICD-9-CM-3：32.2 和/或 34.601，34.9201）。

释义

■ 肺大疱分为两种：第一种为无慢阻肺等基础肺疾病的大疱，形成原因不确定，可存在于肺表面或肺内，常见位于肺尖部。如无合并气胸史，多建议观察；如既往曾有同侧气胸发作史，一旦确诊建议积极手术；如发现肺表面巨大的大疱，即使无气胸发作史，也建议积极手术切除。第二种为在原有慢性阻塞性肺病的基础上发展而

来的大疱性肺气肿，此类患者往往伴有心肺功能不全，术前评估及术前准备要求高，且个体差异大。

■ 肺大疱的标准外科治疗为肺大疱切除，目前绝大多数通过胸腔镜下完成；同时术中做胸膜固定以同时预防气胸发作。

（二）诊断依据

根据《临床诊疗指南·胸外科分册》（中华医学会编著，人民卫生出版社，2009 年）。

1. 临床症状：不同程度的胸痛、喘憋、呼吸困难咳嗽。
2. 临床体征：少量气胸时，体征不明显；气胸在 30% 以上者，可出现患侧胸部饱满，呼吸运动减弱，叩诊呈鼓音，语颤和呼吸音均减低或消失，气管向健侧移位。
3. 辅助检查：胸片或胸部 CT。

释义

■ 青少年患单纯肺大疱绝大多数无任何症状；大疱性肺气肿时，当大疱占据一侧胸腔的 1/2 且压迫正常肺组织，可因此胸闷、气短症状。

■ 临床体征：单纯肺大疱无明显临床体征，当巨大大疱占据部分胸腔并压缩肺时，局部可叩诊过清音或鼓音。

■ 辅助检查：胸部 CT 是肺大疱的首选检查；较大的肺大疱通过胸部 X 线片也可发现，但不易与局限性肺气肿、肺囊肿等鉴别。

（三）治疗方案的选择

根据《临床诊疗指南·胸外科分册》（中华医学会编著，人民卫生出版社，2009 年）。

手术治疗：

（1）胸片或 CT 检查证实有肺大疱者。

（2）患者从事特殊职业，如飞行员、潜水员、高空作业等。

释义

■ 位于肺表面（如肺尖）的肺大疱可以手术切除，如无合并气胸，原则上较小者可以观察，如疱较大可择期切除。对于从事特殊职业者，如飞行员、潜水员等，因存在易使肺大疱破裂致气胸的高危因素（周围气压变化），建议一旦发现积极手术切除。

■ 如合并气胸，则建议积极的手术治疗，因存在气胸复发的风险，且复发概率会随着复发次数增加而显著增高。

■ 大疱性肺气肿如合并气胸可使本就呼吸功能不全的患者肺功能进一步受损，且伴发气胸多持续漏气，复发率高，故可考虑手术。单纯大疱性肺气肿感染并不常见，大部分含气液对肺大疱只是继发周围肺组织炎症反应。预防性切除指切除无症状的肺大疱，当肺大疱占据一侧胸腔的 1/2 且压迫正常肺组织，或近年内体积有明显增大，可考虑手术切除。手术切除的理由是大部分大的肺大疱会导致严重的并发症，邻近肺组织长期被大疱压迫，其呼吸功能受影响，且很难恢复正常。

（四）标准住院日≤12 天

释义

■ 术前检查 1~3 天，术后住院时间 3~9 天。

（五）进入路径标准

1. 第一诊断符合肺大疱（ICD-10：J43.901）或大疱性肺气肿（ICD-10：J43.901）编码。
2. 当患者同时具有其他疾病诊断，但住院期间不需特殊处理也不影响第一诊断的临床路径流程实施时，可以进入此路径。

释义

■ 单纯肺大疱而无慢性阻塞性肺病者，可入此路径；大疱性肺气肿患者多合并有慢性阻塞性肺病和/或呼吸功能不全，需要术前仔细评估心肺功能储备，选择适合手术者。如心肺功能储备较好，可入此路径；如术前有急性感染，因先抗炎控制稳定后再择期手术，不适宜入路径。

（六）术前准备（术前评估）≤4 天

检查项目：
（1）血常规、尿常规、血型。
（2）凝血功能、肝功能、肾功能、电解质、感染性疾病筛查（乙型肝炎、丙型肝炎、艾滋病、梅毒等）。
（3）胸部 CT、心电图。
（4）超声心动图（60 岁以上或伴有心血管疾病者）。
（5）肺功能、血气分析、肺通气灌注扫描（酌情）。

释义

■ 对于单纯性肺大疱，可不行肺通气灌注扫描；对于大疱性肺气肿患者，建议均行肺通气灌注扫描。

■ 必要时行肺功能检查，避免巨大的肺大疱患者肺功能检查导致气胸。

（七）预防性抗菌药物选择与使用时机

应按照《抗菌药物临床应用指导原则（2015 年版）》（国卫办医发〔2015〕43 号）执行。预防性用药选用第一、第二代头孢菌素，如出现术后感染，则按治疗用药治疗（根据情况，非必须）。

释义

■ 术前30分钟预防性使用抗菌药物；手术超时3小时加用1次抗菌药物。肺大疱切除属于Ⅱ类切口手术，需要预防性应用抗菌药物，通常用第一、第二代头孢菌素即可；如出现头孢类药物皮试阳性，则可更换为其他广谱类抗菌药物。

（八）手术日为入院≤5天

1. 麻醉方式：全身麻醉。
2. 手术耗材：切割缝合器、生物胶、止血材料等。
3. 术中用药：麻醉常规用药。
4. 输血：视术中情况而定。
5. 病理：石蜡切片。

释义

■ 肺大疱切除手术需要全身麻醉下双腔气管插管，切除肺大疱推荐需要使用一次性的切割缝合器，可以大大减少术后肺断面的漏气，又保证了肺断面的延展性，避免了传统的缝扎造成局部皱褶而损失肺功能。有时大疱性肺气肿患者切割后肺断面会漏气比较严重，可以局部使用生物胶以促进漏气点闭合。创面覆以止血材料会减少术后渗血，在肺断面使用同时还可促进漏气点愈合。

■ 绝大多数患者不需术后输血。极少数术中发生大出血或术后持续胸腔渗血者酌情输血。

■ 切除肺大疱标本均需光镜病理检查。

（九）术后住院恢复≤10天

复查的项目：血常规、胸片、胸部CT平扫（酌情）。

释义

■ 术后常规复查血常规、血生化、胸片；如术后出现包裹性胸腔积液或包裹性气胸，则需行胸部平扫CT以利于确诊、引流定位等。

（十）出院标准

1. 体温正常，切口无感染。
2. 复查化验结果无明显异常，胸片示肺复张良好等。

释义

■ 患者出院前完成必需的复查项目，且血常规、肝肾功能、电解质无明显异常。体温正常，检查切口无红肿、渗出。必须复查胸片，观察肺复张良好。

（十一）变异及原因分析

1. 患者伴有可能影响手术的合并疾病，需要进行相关的诊断和治疗。
2. 术后发生并发症需要进行相应的临床诊治，延长住院时间。

释义

■ 变异是指入选临床路径的患者未能按路径流程完成医疗行为或未达到预期的医疗质量控制目标。这包括两方面的情况：①按路径流程完成治疗，但超出了路径规定的时限或限定的费用，如实际住院日超出标准住院日要求，或未能在规定的手术日时间限定内实施手术等。②不能按路径流程完成治疗，患者需要中途退出路径，如治疗过程中出现并发症，如脓胸、肺部感染等，导致必须终止路径或需要转入其他路径进行治疗等。对这些患者，主管医师均应进行变异原因的分析，并在临床路径的表单中予以说明。

■ 经入院常规检查发现以往所没有发现的疾病，而该疾病可能对患者生命威胁更为严重，或者该疾病可能影响手术实施、提高手术和麻醉风险、影响预后，则应优先考虑治疗该种疾病，暂不宜进入路径。例如：高血压、糖尿病、心功能不全、肝肾功能不全、凝血功能障碍等。若既往患有上述疾病，经合理治疗后达到稳定，抑或目前尚需要持续用药，经评估无手术及麻醉禁忌，则可进入路径。但可能会增加医疗费用，延长住院时间。

■ 因患者方面的主观原因导致执行路径出现变异，也需要医师在表单中予以说明。

五、肺大疱外科治疗临床路径给药方案

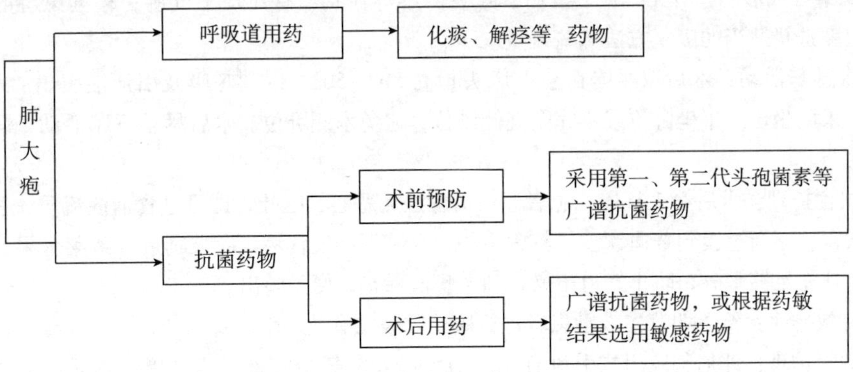

（一）用药选择

1. 肺大疱切除属于Ⅱ类切口手术，需要预防性应用抗菌药物，术前 30 分钟预防性使用抗菌药物；手术超时 3 小时加用 1 次抗菌药物。对于单纯肺大疱患者，通常用第一、第二代头孢菌素即可；如出现头孢类药物皮试阳性，则可更换为其他广谱类抗菌药物。对于大疱性肺气肿患者，因往往合并肺部的慢性炎症，应术前留取深部痰进行细菌药敏实验，根据结果选择敏感抗菌药物，或者根据经验选择广谱抗菌药物。若患者术后出现体温、血象升高等感染迹

象，需要根据经验选用第三代头孢菌素+抗厌氧菌药物，并留取血培养、痰培养、引流物培养，待药敏试验回报后根据其结果调整用药。

2. 对于大疱性肺气肿患者，术前及术后还应应用化痰药物促进呼吸道分泌物排出，可防治感染、使气道通畅；应用长效及短效解痉药物，降低气道阻力，预防急性喘息发作。

3. 对于老年大疱性肺气肿患者，往往体质较差、免疫力低，术后易发生肺部感染，必要时可给予免疫增强剂，如胸腺肽等。

（二）药学提示

1. 用药前应仔细询问有无对该药过敏史。

2. 用药前应注意药物对肝肾功能影响，及时调整剂量。如氨基糖苷类需注意其肾毒性及耳毒性。应用喹诺酮类药物时，对肾功能不全者应根据肌酐清除率减量或延长给药时间。

3. 应注意药物之间的相互作用，如大环内酯类药物与甲泼尼龙、茶碱、卡马西平、华法林等药物有相互作用。

4. 应注意药物的使用剂量、时间及用药途径。

5. 应注意药物分别针对儿童、孕妇、老人的不同应用。

（三）注意事项

主要目标细菌耐药率超过30%的抗菌药物，提醒医务人员注意；主要目标细菌耐药率超过40%的抗菌药物，应当慎重经验用药；主要目标细菌耐药率超过50%的抗菌药物，应当参照药敏试验结果选用；主要目标细菌耐药率超过75%的抗菌药物，应当暂停针对此目标细菌的临床应用，根据追踪细菌耐药监测结果，再决定是否恢复临床应用。

六、肺大疱外科治疗患者护理规范

1. 术前急性期患者绝对卧床，避免用力、屏气、用力咳嗽等增加胸腔内压力的活动；留置胸管患者应取半卧位，翻身时应注意防止引流管脱落。

2. 观察呼吸形态，有无气促、发绀、呼吸困难等症状，有无皮下气肿；根据患者的缺氧严重程度选择适当的吸氧方法和氧流量。

3. 休息与活动：术后取半坐卧位，床头抬高30°～50°，以利呼吸及引流液引出。术后第1日，采用坐位、半坐卧位或不完全健侧卧位，避免术侧卧位。术后尽早下床活动，锻炼术侧肩关节。

4. 饮食护理：术后第1日晨，患者意识清醒且无恶心、呕吐，即可进食清淡流质饮食或半流质饮食，逐渐过渡到普通饮食，禁食牛奶、豆浆等产气食物。应鼓励进食蔬菜水果，防止便秘；补充足够水分，防止气道干燥，利于痰液稀释，便于咳出。

5. 有效排痰：给予叩背，鼓励患者进行腹式呼吸、有效咳嗽。

6. 胸管护理：评估胸腔闭式引流有无气泡溢出及漏气情况；引流管周围有无皮下气肿。注意观察引流液的性质、颜色和量，并做好记录。妥善固定胸管，防止管路脱出，保证胸腔闭式引流瓶直立位，并低于胸部60～100cm，置于床下固定位置，防止碰倒、踢翻或打碎。长玻璃管置于液面下2～3cm。可适时挤压胸管，保持引流管通畅。

7. 用药护理：应严格按照医嘱服用抗生素、化痰及镇咳药物。

8. 疼痛护理：及时进行疼痛评估，必要时给予药物镇痛。

七、肺大疱外科治疗患者营养治疗规范

1. 治疗期间，饮食宜清淡，忌食刺激性食物，如辣椒、咖喱、芥末、蒜等。减少高糖、高

油、高盐分的食物。

2. 坚持营养平衡饮食，每日不少于 13 种食物，包含谷薯类、蔬菜水果类、肉蛋奶及豆制品类以及适量的油脂类。保持优质蛋白质食物占总蛋白质 50%以上。

3. 体液丢失过量时需要补充水分，每日至少> 1700ml 水，必要时根据体液电解质情况补充盐分。

4. 患者行营养支持治疗前，应通过 NRS 2002 进行筛查，并记录筛查结果。

5. 存在营养风险或营养不良的患者应制定营养治疗计划，尤其是体型消瘦的患者，存在中重度营养不良时，应尽早给予营养干预。

6. 营养治疗可遵循五阶梯模式：第一阶梯，饮食+营养教育；第二阶梯，饮食+口服营养补充（ONS）；第三阶梯，全肠内营养（TEN）；第四阶梯，肠内营养的基础上补充性增加肠外营养（PEN+PPN）；第五阶梯，全肠外营养（TPN）；当不能满足 60%目标能量需求 3~5 天时，应该选择上一阶梯。

八、肺大疱外科治疗患者健康宣教

1. 指导患者进食易消化、高蛋白质、高营养、富含维生素及纤维素的食物，禁食辛辣刺激性食物。

2. 指导患者适当活动，在气胸痊愈 1 个月内，不宜参加剧烈的体育活动，如打球、跑步、抬举重物等，预防气胸复发。

3. 遵医嘱按时复查，如果突发胸闷、憋气等症状，及时就诊。

九、推荐表单

（一）医师表单

肺大疱外科治疗临床路径医师表单

适用对象：第一诊断为肺大疱或肺大疱合并气胸（ICD-10：J43.901）
行肺大疱切除和/或胸膜固定术（ICD-9-CM-3：32.2 和/或 34.601，34.9201）

患者姓名：	性别：　　年龄：　　门诊号：	住院号：
住院日期：　　年　月　日	出院日期：　　年　月　日	标准住院日：7~14 天

时间	住院第 1 天	住院第 2 天	住院第 3~5 天（手术日）
主要诊疗工作	□ 询问病史及体格检查 □ 完成病历书写 □ 开化验单 □ 主管医师查房，初步确定治疗方式（保守或手术治疗）；是否需要急诊处理	□ 上级医师查房 □ 完成术前准备与术前评估 □ 根据体检、胸部平片或 CT 行术前讨论，确定手术方案 □ 住院医师完成术前小结、上级医师查房记录等病历书写 □ 签署手术知情同意书、自费用品协议书、输血同意书 □ 向患者及家属交代围术期注意事项	□ 手术 □ 术者完成手术记录 □ 完成术后病程记录 □ 主管医师观察术后病情 □ 向患者及家属交代病情及术后注意事项
重点医嘱	**长期医嘱：** □ 胸外科二级护理常规 □ 吸氧，雾化（酌情） □ 饮食 **临时医嘱：** □ 血常规、尿常规 □ 凝血功能、血型 □ 肝功能、肾功能、电解质 □ 感染性疾病筛查 □ 心电图 □ 血气分析和肺功能（酌情） □ 胸部 CT 检查 □ 超声心动图（酌情）	**长期医嘱：** □ 胸外科二级护理常规 □ 吸氧（酌情） □ 饮食 □ 患者既往基础用药 **临时医嘱：** □ 拟明日在全身麻醉下行肺大疱切除和/或胸膜固定术 □ 术前禁食、禁水 □ 备血 □ 术前镇静及抗胆碱能药物（酌情）	**长期医嘱：** □ 胸外科一级或特级护理 □ 心电监护 □ 体温、血压、脉搏、呼吸、血氧饱和度监测 □ 吸氧 □ 麻醉清醒后 4 小时半流质饮食 □ 胸腔闭式引流记引流量 □ 尿管接袋，记量 □ 预防性抗菌药物使用 □ 镇痛药物使用 **临时医嘱：** □ 止血药物使用（必要时） □ 其他特殊医嘱
病情变异记录	□ 无　□ 有，原因： 1. 2.	□ 无　□ 有，原因： 1. 2.	□ 无　□ 有，原因： 1. 2.
医师签名			

时间	住院第 4~6 日 （术后第 1 日）	住院第 5~7 日 （术后第 2 日）	住院第 6~9 日至出院日 （术后第 3~11 日）
主要诊疗工作	□ 上级医师查房 □ 住院医师完成常规病历书写 □ 观察胸腔引流情况，保持胸腔引流管通畅 □ 注意观察生命体征（体温、心率、呼吸、血压等） □ 鼓励并协助患者咳嗽、行呼吸功能锻炼，下地行走	□ 上级医师查房 □ 住院医师完成常规病历书写 □ 观察胸腔引流情况，保持胸腔引流管通畅 □ 鼓励并协助患者咳嗽、行呼吸功能锻炼，下地行走 □ 视胸腔引流情况及 X 线肺复张情况，判断是否需要增加负压引流；切口换药	□ 上级医师查房 □ 视胸腔引流情况及胸片决定是否拔除胸腔引流管 □ 切口换药 □ 拔除引流管后，可安排出院 □ 完成出院记录、病案首页、出院证明书等 □ 拆线：术后 2 周拆线。引流口缝线于拔管后 3 周拆除
重点医嘱	**长期医嘱：** □ 半流质饮食改普通饮食 □ 一级护理 □ 停心电监护（视病情而定） □ 拔除尿管 **临时医嘱：** □ 复查血常规及 X 线胸片 □ 根据情况酌情补液 □ 血气分析（必要时）	**长期医嘱：** □ 普通饮食 □ 一级护理 □ 根据血常规、体温决定是否停用抗菌药物 **临时医嘱：** □ 切口换药	**长期医嘱：** □ 普通饮食 □ 二级护理 □ 根据血常规、体温决定是否停用抗菌药物 **出院医嘱：** □ 交代返院复诊时间、地点，发生紧急情况时的处理等 □ 复查：术后 1 个月门诊复查 □ 术后 3 个月内禁止剧烈活动，避免剧烈咳嗽，保持排便通畅 □ 门诊或当地医院拆线
病情变异记录	□ 无　□ 有，原因： 1. 2.	□ 无　□ 有，原因： 1. 2.	□ 无　□ 有，原因： 1. 2.
医师签名			

（二）护士表单

肺大疱外科治疗临床路径护士表单

适用对象：第一诊断为肺大疱或肺大疱合并气胸（ICD-10：J43.901）
行肺大疱切除和/或胸膜固定术（ICD-9-CM-3：32.2 和/或 34.601，34.9201）

患者姓名：	性别： 年龄： 门诊号：	住院号：
住院日期： 年 月 日	出院日期： 年 月 日	标准住院日：7~14 天

时间	住院第 1 天	住院第 2 天 （术前）	住院第 3~5 天 （手术当天）
健康宣教	□ 入院宣教 介绍主管医师、护士 介绍环境、设施 介绍住院注意事项	□ 术前宣教 宣教疾病知识、术前准备及手术过程 告知准备用物、沐浴 告知术后饮食、活动及探视注意事项 告知术后可能出现的情况及应对方式 □ 主管护士与患者沟通，了解并指导心理应对 □ 告知家属等候区位置	□ 术后当日宣教 告知监护设备、管路功能及注意事项 告知饮食、体位要求 告知疼痛注意事项 告知术后可能出现情况的应对方式 □ 给予患者及家属心理支持 □ 再次明确探视陪护须知
护理处置	□ 核对患者，佩戴腕带 □ 建立入院护理病历 □ 卫生处置：剪指（趾）甲、沐浴，更换病号服	□ 协助医师完成术前检查化验 □ 术前准备 配血 抗菌药物皮试 禁食、禁水	□ 送手术 摘除患者各种活动物品 核对患者资料及带药 填写手术交接单，签字确认 □ 接手术 核对患者及资料，签字确认
基础护理	□ 二级护理 晨晚间护理 患者安全管理	□ 二级护理 晨晚间护理 患者安全管理	□ 特级或一级护理 卧位护理：半坐卧位 排泄护理 患者安全管理
专科护理	□ 护理查体 □ 辅助戒烟 □ 需要时，填写跌倒及压疮防范表 □ 需要时，请家属陪护 □ 心理护理	□ 呼吸功能锻炼 □ 遵医嘱完成相关检查 □ 心理护理	□ 病情观察，写护理记录 □ 遵医嘱予抗感染、雾化吸入、镇痛、呼吸功能锻炼 □ 心理护理
重点医嘱	□ 详见医嘱执行单	□ 详见医嘱执行单	□ 详见医嘱执行单
病情变异记录	□ 无 □ 有，原因： 1. 2.	□ 无 □ 有，原因： 1. 2.	□ 无 □ 有，原因： 1. 2.
护士签名			

时间	住院第 4~6 天 （术后第 1~2 天）	住院第 6~14 天 （术后第 3~10 天）
健康宣教	□ 术后宣教 药物作用及频率 饮食、活动指导 复查患者对术前宣教内容的掌握程度 呼吸功能锻炼的作用 疾病恢复期注意事项 拔尿管后注意事项 下床活动注意事项	□ 出院宣教 复查时间 服药方法 活动休息 指导饮食 指导办理出院手续
护理处置	□ 遵医嘱完成相关检查	□ 办理出院手续 □ 书写出院小结
基础护理	□ 一级护理 （据患者病情和生活自理能力确定护理级别） 晨晚间护理 协助进食、进水 协助坐起、床上或床旁活动，预防压疮 排泄护理 床上温水擦浴 协助更衣 患者安全管理	□ 二级护理 晨晚间护理 协助或指导进食、进水 协助或指导床旁活动 患者安全管理
专科护理	□ 病情观察，写护理记录 □ 遵医嘱予抗感染、镇痛、雾化吸入、呼吸功能锻炼治疗 □ 需要时，联系主管医师给予相关治疗及用药 □ 引流管护理	□ 病情观察 评估生命体征、意识、肢体活动、皮肤情况、伤口敷料 □ 引流管护理
重点医嘱	□ 详见医嘱执行单	□ 详见医嘱执行单
病情变异记录	□ 无　□ 有，原因： 1. 2.	□ 无　□ 有，原因： 1. 2.
护士签名		

（三）患者表单

肺大疱外科治疗临床路径患者表单

适用对象：第一诊断为自发性气胸肺大疱或肺大疱合并气胸（ICD-10：J43.901）
行肺大疱切除和/或胸膜固定术（ICD-9-CM-3：32.2 和/或 34.601，34.9201）

患者姓名：	性别：　　年龄：　　门诊号：	住院号：
住院日期：　　年　月　日	出院日期：　　年　月　日	标准住院日：7~14 天

时间	入院	手术前	手术当天
医患配合	□ 配合询问病史、采集资料，请务必详细告知既往史、用药史、过敏史 □ 如服用抗凝药，请明确告知 □ 配合进行体格检查 □ 有任何不适请告知医师及护士	□ 配合完善术前相关检查、化验，如采血、心电图、胸片、胸部 CT □ 医师给患者及家属介绍病情及手术谈话、术前签字 □ 麻醉师对患者进行术前访视	□ 配合评估手术效果 □ 配合检查意识、疼痛、胸管情况、肢体活动 □ 需要时，配合复查胸片 □ 有任何不适请告知医师
护患配合	□ 配合测量体温、脉搏、呼吸、血压、体重 1 次 □ 配合完成入院护理评估（简单询问病史、过敏史、用药史） □ 接受入院宣教（环境介绍、病室规定、订餐制度、贵重物品保管等） □ 有任何不适请告知护士 □ 重点诊疗 □ 二级护理 □ 既往基础用药	□ 配合测量体温、脉搏、呼吸、询问大便 1 次 □ 接受术前宣教 □ 接受配血，以备术中需要时用 □ 自行沐浴 □ 准备好必要用物，吸水管、纸巾等 □ 取下义齿、饰品等，贵重物品交家属保管 □ 术前签字	□ 清晨测量体温、脉搏、呼吸、血压 1 次 □ 送手术室前，协助完成核对，带齐影像资料，脱去衣物，上手术车 □ 返回病房后，协助完成核对，配合过病床 □ 配合检查意识、生命体征、胸管情况、肢体活动，询问出入量 □ 配合术后吸氧、监护仪监测、输液、排尿用尿管、胸部有引流管 □ 遵医嘱采取正确体位 □ 配合缓解疼痛 □ 有任何不适请告知护士
饮食	□ 正常饮食	□ 术前 12 小时禁食、禁水	□ 术后 4 小时禁食、禁水 □ 术后 4 小时后，根据医嘱试饮水，无恶心呕吐进少量流质或半流质饮食
排泄	□ 正常排尿便	□ 正常排尿便	□ 保留尿管
活动	□ 正常活动	□ 正常活动	□ 根据医嘱半坐卧位 □ 卧床休息，保护管路 □ 双下肢活动

时间	手术后	出院
医患配合	□ 配合检查意识、生命体征、胸管情况、伤口、肢体活动 □ 需要时配合伤口换药 □ 配合拔除引流管、尿管 □ 配合伤口拆线	□ 接受出院前指导 □ 知道复查程序 □ 获得出院诊断书
护患配合	□ 配合定时测量生命体征、每日询问排便 □ 配合检查意识、生命体征、疼痛、胸管情况、伤口、肢体活动，询问出入量 □ 接受输液、服药等治疗 □ 接受进食、进水、排便等生活护理 □ 配合活动，预防皮肤压力伤 □ 注意活动安全，避免坠床或跌倒 □ 配合执行探视及陪护 □ 接受呼吸功能锻炼 □ 特级护理、一级护理	□ 接受出院宣教 □ 办理出院手续 □ 获取出院带药 □ 知道服药方法、作用、注意事项 □ 知道护理伤口方法 □ 知道复印病历方法 □ 二级或三级护理 □ 普通饮食
饮食	□ 根据医嘱，由流质饮食逐渐过渡到普通饮食	□ 根据医嘱，普通饮食
排泄	□ 保留尿管，正常排尿便 □ 避免便秘	□ 正常排尿便 □ 避免便秘
活动	□ 根据医嘱，半坐位或下床活动 □ 保护管路，勿牵拉、脱出、打折等	□ 正常适度活动，避免疲劳

附：原表单（2016年版）

肺大疱外科治疗临床路径表单

适用对象：第一诊断为自发性气胸（ICD-10：J93.0-J93.1）或大泡性肺气肿（ICD-10：J43.901）

行肺大疱切除和/或胸膜固定术（ICD-9-CM-3：32.2 和/或 34.601，34.9201）

患者姓名：	性别：　年龄：　门诊号：	住院号：	
住院日期：　年　月　日	出院日期：　年　月　日	标准住院日：≤12 天	

时间	住院第 1 天	住院第 2~4 天 （术前日）	住院第 2~5 天 （手术日）
主要诊疗工作	□ 询问病史及体格检查 □ 完成病历书写 □ 开化验单 □ 主管医师查房与术前评估 □ 初步确定治疗方式（保守或手术治疗）；是否需要急诊处理以及确定手术方式和日期 □ 行胸腔闭式引流术	□ 上级医师查房 □ 完成术前准备与术前评估 □ 根据体检、胸部平片或 CT 行术前讨论，确定手术方案 □ 住院医师完成术前小结、上级医师查房记录等病历书写 □ 签署手术知情同意书、自费用品协议书、输血同意书 □ 向患者及家属交代围术期注意事项	□ 手术 □ 术者完成手术记录 □ 完成术后病程记录 □ 主管医师观察术后病情 □ 向患者及家属交代病情及术后注意事项
重点医嘱	**长期医嘱：** □ 胸外科二级护理常规 □ 饮食 **临时医嘱：** □ 血常规、尿常规 □ 凝血功能、血型 □ 肝功能、肾功能、电解质 □ 感染性疾病筛查 □ 胸部 CT 检查、心电图 □ 血气分析和肺功能 □ 超声心动图（酌情）	**长期医嘱：** □ 胸外科二级护理常规 □ 饮食 □ 患者既往基础用药 **临时医嘱：** □ 拟明日在全身麻醉下行肺大疱切除和/或胸膜固定术 □ 术前禁食、禁水 □ 预防性抗菌药物使用 □ 术前置尿管 □ 备皮 □ 备血 □ 术前镇静及抗胆碱能药物（酌情）	**长期医嘱：** □ 胸外科一级或特级护理 □ 心电监护 □ 体温、血压、脉搏、呼吸、血氧饱和度监测 □ 吸氧 □ 麻醉清醒后 6 小时半流质饮食 □ 胸腔闭式引流记引流量 □ 尿管接袋，记量 □ 预防性抗菌药物使用 □ 镇痛药物使用 **临时医嘱：** □ 止血药物使用（必要时） □ 其他特殊医嘱
主要护理工作	□ 入院宣教（环境、设施、人员等） □ 入院护理评估及宣教 □ 观察并记录生命体征 □ 给予心理与生活护理	□ 术前准备（备皮等） □ 术前宣教（提醒患者夜间禁食、禁水） □ 观察并记录生命体征 □ 给予心理与生活护理	□ 观察并记录患者生命体征及病情变化 □ 给予术后康复指导 □ 给予术后心理与生活护理 □ 术后引流管护理

续　表

时间	住院第 1 天	住院第 2~4 天 （术前日）	住院第 2~5 天 （手术日）
病情变异记录	□ 无　□ 有，原因： 1. 2.	□ 无　□ 有，原因： 1. 2.	□ 无　□ 有，原因： 1. 2.
护士签名			
医师签名			

时间	住院第 3~6 天 （术后第 1 日）	住院第 4~7 天 （术后第 2 日）	住院第 5~12 天 （术后第 3~10 日）
主要诊疗工作	□ 上级医师查房 □ 住院医师完成常规病历书写 □ 观察胸腔引流情况，保持胸腔引流管通畅 □ 注意观察生命体征 □ 鼓励并协助患者咳嗽、行呼吸功能锻炼	□ 上级医师查房 □ 住院医师完成常规病历书写 □ 观察胸腔引流情况，保持胸腔引流管通畅 □ 鼓励并协助患者咳嗽、行呼吸功能锻炼 □ 视胸腔引流情况及胸片拔除胸腔引流管、切口换药	□ 上级医师查房 □ 视胸腔引流情况及胸片拔除胸腔引流管 □ 切口换药 □ 根据患者情况决定出院时间 □ 完成出院记录、病案首页、出院证明书等 □ 拆线：术后 7~9 天拆线。引流口缝线于拔管后两周拆除
重点医嘱	**长期医嘱：** □ 半流质饮食改普通饮食 □ 一级护理 □ 停心电监护（视病情而定） □ 拔除尿管 **临时医嘱：** □ 复查血常规及胸片 □ 根据情况酌情补液 □ 血气分析（必要时）	**长期医嘱：** □ 普通饮食 □ 二级护理 □ 根据血常规、体温决定是否停用抗菌药物 **临时医嘱：** □ 切口换药	**长期医嘱：** □ 普通饮食 □ 二级护理 □ 根据血常规、体温决定是否停用抗菌药物 □ **出院医嘱：** □ 交代返院复诊时间、地点，发生紧急情况时的处理等 □ 复查：术后 1 个月门诊复查 □ 术后 3 个月内禁止重体力活动，避免剧烈咳嗽，保持大便通畅 □ 门诊或当地医院拆线
主要护理工作	□ 观察并记录患者生命体征 □ 给予术后心理与生活护理 □ 术后指导患者功能锻炼 □ 保持患者胸腔闭式引流管通畅	□ 观察并记录患者生命体征 □ 给予术后心理与生活护理 □ 指导患者术后功能康复锻炼	□ 给予出院前饮食及生活指导 □ 出院宣教 □ 复查注意事项宣教 □ 协助办理出院手续
病情变异记录	□ 无 □ 有，原因： 1. 2.	□ 无 □ 有，原因： 1. 2.	□ 无 □ 有，原因： 1. 2.
护士签名			
医师签名			

第十章

食管癌临床路径释义

【医疗质量控制指标】

指标一、术前内镜病理学检查率。

指标二、术前临床 TNM 分期评估率。

指标三、术前上消化道造影完成率。

指标四、术前超声内镜完成率。

指标五、术前 30 分钟预防性抗菌药物使用率。

指标六、淋巴结清扫完成率（不小于 15 枚）。

指标七、围术期输血率。

指标八、术后肺部感染发生率。

指标九、平均住院时间。

一、食管癌编码

1. 原编码：

疾病名称及编码：食管癌（ICD-10：C15/D00.1）

手术操作名称及编码：食管癌根治术（食管癌切除+食管-胃吻合术）（ICD-9-CM-3：42.41/42.42/42.52-42.62）

2. 修改编码：

疾病名称及编码：食管癌（ICD-10：C15）

手术操作名称及编码：食管癌切除（ICD-9-CM-3：42.41/42.42）

食管-胃吻合术（ICD-9-CM-3：42.52/42.62）

二、临床路径检索方法

C15 伴（42.41/42.42）+（42.52/42.62）

三、国家医疗保障疾病诊断相关分组（CHS-DRG）

MDCG 消化系统疾病及功能障碍

GR1 消化系统恶性肿瘤

GB1 食管、胃、十二指肠大手术

四、食管癌临床路径标准住院流程

（一）适用对象

第一诊断为食管癌（ICD-10：C15/D00.1）

行食管癌根治术（食管癌切除+食管-胃吻合术）（ICD-9-CM-3：42.41/42.42/42.52-42.62）。

释义

■ 适用对象编码参见第一部分。

■ 本路径适用对象为原发食管恶性肿瘤，未明显侵犯周围脏器，无远处转移，无食管气管瘘、出血、声音嘶哑等合并症。

■ 食管癌治疗手段根据分期不同而变化，本路径针对的是外科开胸或腔镜手术，其他治疗方式如早期食管癌内镜下切除，晚期食管癌姑息转流手术或放化疗治疗见另外的路径指南。

（二）诊断依据

根据《临床诊疗指南·胸外科分册》（中华医学会编著，人民卫生出版社，2009 年）。

1. 临床症状：进行性吞咽困难。
2. 辅助检查：上消化道钡剂造影、内镜检查及活检提示。

释义

■ 早期食管癌可有胸骨后不适、烧灼感或疼痛，食物通过时局部有异物感、摩擦感或轻度停滞梗阻感，下段食管癌还可以引起剑突下或上腹不适、呃逆、嗳气。大多数食管癌患者有咽下梗阻感，胸骨后和剑突下疼痛较多见，咽下食物时有胸骨后或剑突下痛，其性质可呈灼热样、针刺样或牵拉样，以咽下粗糙、灼热或有刺激性食物为著。随着病情进展多见进行性吞咽困难、消瘦、贫血、体重下降，甚至恶病质。

■ 上消化道钡剂造影表现：食管壁充盈缺损，食管黏膜皱襞不整、增粗、扭曲或中断、消失。胃镜可以明确病变部位、大小，获取病理诊断；超声胃镜可以进一步明确侵袭深度，周围淋巴结是否转移。

■ 胸部增强 CT 明确肿瘤外侵情况以及胸内播散转移，判断能否手术切除；明确纵隔淋巴结是否肿大，以决定手术方式。上中段肿瘤有刺激性咳嗽，需要行支气管镜检查排除气管受累。

（三）治疗方案的选择

根据《临床诊疗指南·胸外科分册》（中华医学会编著，人民卫生出版社，2009 年）。

1. 经左胸食管癌切除，胸腔内食管-胃吻合术或颈部食管-胃吻合术。
2. 经右胸食管癌切除，胸腔内食管-胃吻合术（胸腹二切口）或颈部吻合术（颈胸腹三切口）。

释义

■ 根据病变部位，中下段食管癌可选择经左胸入路；上段食管癌、肿瘤外侵明显，上纵隔见明显肿大淋巴结可选择经右胸食管癌切除，胸腔内（右胸腹部两切口）或颈部吻合术（颈胸腹三切口）；也可采用胸腔镜联合腹腔镜食管癌切除，胃食管胸内吻合或颈部吻合术。

（四）标准住院日 13~21 天

释义

■ 食管癌患者入院后，术前准备 3~5 天，在第 4~6 天实施手术，术后恢复11~14 天出院，总住院时间不超过 21 天均符合路径要求。

（五）进入路径标准

1. 第一诊断必须符合 ICD-10：C15/D00.1 食管癌疾病编码。
2. 当患者同时具有其他疾病诊断，但住院期间不需要特殊处理也不影响第一诊断的临床路径流程实施时，可进入此路径。

释义

■ 早期食管癌病变局限于黏膜层或黏膜下层未侵及肌层，病理诊断重度不典型增生，可选择内镜下局部切除治疗，不适合本路径。

■ 食管癌侵犯喉返神经引起声音嘶哑，侵犯气管支气管引起食管气管瘘，侵犯主动脉引起大出血，食管穿孔，既往胃部手术拟行空肠或结肠代食管，不适用本路径。

■ 大多数食管癌病变无外侵，无严重营养不良或恶病质，无严重内科疾病，无论经左胸或右胸入路，食管胃胸腔内或颈部吻合，均适用本路径。

■ 经入院常规检查发现以往没有发现的疾病，该疾病可能对患者健康影响更为严重，或该疾病可能影响手术实施、提高手术和麻醉风险、影响预后，应先考虑治疗该疾病，暂时不宜进入路径，如高血压、糖尿病、心功能不全、肝肾功能不全、凝血功能障碍等。

■ 若既往患有上述疾病，经合理治疗后达到稳定，或目前尚需要持续用药，经评估无上述及麻醉禁忌，则可进入路径。但可能会增加医疗费用，延长住院时间。

（六）术前准备（术前评估）3~5 天

1. 必需的检查项目：

（1）血常规、尿常规、便常规。

（2）凝血功能、血型、肝功能、肾功能、电解质、感染性疾病筛查（乙型肝炎、丙型肝炎、艾滋病、梅毒等）。

（3）肺功能、血气分析、心电图。

（4）内镜检查+活检。

（5）影像学检查：X 线胸片正侧位、上消化道造影、胸部 CT（平扫+增强扫描）、腹部超声或 CT。

2. 根据患者情况可选择：

（1）超声心动图。

（2）食管内镜超声等。

释义

■ 术前检查是确保手术治疗安全、有效的基础，食管癌多有营养不良，若评估术前需要营养支持，不适合本路径。

■ 内镜检查具有重要临床意义，必须获取明确病理诊断。超声胃镜可准确判定肿瘤侵袭深度及淋巴结情况，有条件医疗中心可尽量完善。

■ 超过60岁或既往有心血管疾病史，应行超声心电图。

（七）预防性抗菌药物选择与使用时机

1. 抗菌药物：应按照《抗菌药物临床应用指导原则（2015年版）》（国卫办医发〔2015〕43号）执行，根据患者病情合理使用抗菌药物。
2. 术前30分钟预防性应用抗菌药物，超过3小时追加1次。

释义

■ 食管癌手术属于Ⅱ类切口手术，由于操作时间长，手术创伤大，术前多有营养不良，且一旦感染可导致严重后果，可按规定预防性应用抗菌药物，通常选用第二代头孢菌素和甲硝唑等抗厌氧菌药物联合应用。

（八）手术日为入院第3~7天

1. 麻醉方式：双腔气管插管全身麻醉。
2. 手术耗材：根据患者病情使用（圆形吻合器、闭合器、切割缝合器等）。
3. 术中用药：预防性应用抗菌药物。
4. 输血：视术中情况而定。

释义

■ 本路径规定的食管癌手术均为全身麻醉下实施，其他内镜手术或姑息手术如空肠造口等不包含在此路径中。

■ 绝大多数医疗中心食管胃吻合使用圆形吻合器，其他操作如制作管状胃、封闭胃断端可使用切割缝合器或闭合器。

■ 输血及使用血制品视术中情况而定。

（九）术后住院恢复10~14天

1. 必须复查的项目：X线胸片，血常规、肝功能、肾功能、电解质。
2. 术后用药：抗菌药物使用，应按照《抗菌药物临床应用指导原则（2015年版）》（国卫国医发〔2015〕43号）执行，可选用第二代头孢菌素类或联合应用甲硝唑。

释义

■ 食管癌术后早期应对患者进行持续监测，以便及时掌握病情变化。评估患者病情平稳后，方可中止持续监测。若患者出现水电解质紊乱，可酌情考虑使用复方（糖）电解质注射液，例如葡萄糖氯化钠注射液、醋酸钠林格注射液、氯化钾等用于治疗纠正。

■ 术后给予呼吸物理治疗，静脉或胃肠营养支持，制酸及胃肠动力药物治疗。

■ 术后5~7天病情稳定，可试饮水，逐步过渡到半流质饮食。

（十）出院标准

1. 进半流食顺利。
2. 切口愈合良好，或门诊可处理的愈合不良切口。
3. 体温正常，胸片提示无明显感染征象。

释义

■ 患者出院前血常规、血生化项目正常，进食半流食顺利，无发热，X线胸片提示无感染征象。

（十一）变异及原因分析

1. 有影响手术的合并症，需要进行相关的诊断和治疗。
2. 术后出现肺部感染、呼吸衰竭、心力衰竭、吻合口瘘等并发症，需要延长治疗时间。

释义

■ 食管癌切除术可能出现的并发症有：吻合口或胸胃瘘、吻合口狭窄、肺部感染、呼吸衰竭、心力衰竭、胃瘫、切口感染或延迟愈合等，必须退出本路径进入其他路径。

■ 患者进食半流质饮食困难，需要静脉营养支持，必须退出本路径进入其他路径。

五、食管癌临床路径给药方案

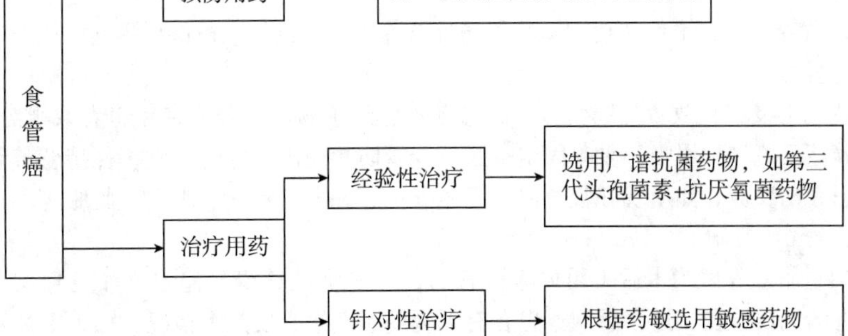

（一）用药选择

一般选用第二代头孢菌素作为预防用药，术前0.5~2小时，或麻醉开始时首次给药；手术时间超过3小时或失血量大于1500ml，术中可给予第2剂。总预防用药时间一般不超过24小时，个别情况可延长至48小时。若患者出现体温升高、血象升高等感染迹象，需要根据经验选用第三代头孢菌素+抗厌氧菌药物，并留取血培养、痰培养、引流物培养，待药敏回报后根据药敏调整用药。

（二）药学提示

1. 用药前应仔细询问有无对该药过敏史。
2. 用药前应注意药物对肝肾功能影响，及时调整剂量。如氨基糖苷类需注意其肾毒性及耳毒性。肾功能不全者应用喹诺酮类应根据肌酐清除率减量或延长给药时间。
3. 应注意药物之间的相互作用，如大环内酯类药物与甲泼尼龙、茶碱、卡马西平、华法林等药物有相互作用。
4. 应注意药物的使用剂量、时间及用药途径。
5. 应注意药物分别针对儿童、孕妇、老人的不同应用。

（三）注意事项

主要目标细菌耐药率超过30%的抗菌药物，提醒医务人员注意；主要目标细菌耐药率超过40%的抗菌药物，应当慎重经验用药；主要目标细菌耐药率超过50%的抗菌药物，应当参照药敏试验结果选用；主要目标细菌耐药率超过75%的抗菌药物，应当暂停针对此目标细菌的临床应用，根据追踪细菌耐药监测结果，再决定是否恢复临床应用。

六、食管癌患者护理规范

1. 术前根据患者的进食情况，给予高蛋白、高热量、少纤维流质饮食、半流质饮食，吞咽困难严重无法进食者可给予完全肠外营养治疗。
2. 食管有明显梗阻症状的患者，术前3日开始全肠外营养。置胃管后，每日用温热（37~42℃）的3%生理盐水或3%~5%碳酸氢钠溶液冲洗胃管，以减轻局部感染和水肿，利于术后吻合口的愈合。
3. 结肠/空肠代食道手术的患者，术前3日开始给予少渣饮食，同时口服肠道不吸收的抗生素。术前1日禁食、禁水，口服容积性泻药促进排便。严重吞咽困难或便秘者给予清洁灌肠。
4. 术前协助患者练习深呼吸、有效咳嗽、吹气球、使用呼吸训练仪或遵医嘱给予雾化吸入。
5. 休息与活动：术后取半坐卧位，床头抬高30°~50°，以利呼吸及引流液引出。术后第1日，采用坐位、半坐卧位或不完全健侧卧位，避免术侧卧位，术后第2日开始，每日增加下地活动量及时间。术后尽早下床活动，锻炼术侧肩关节。
6. 术后饮食管理：

（1）肠外营养支持：术后禁食期间给予肠外营养支持，维持水电解质平衡，必要时遵医嘱输注人血白蛋白。

（2）肠内营养支持：放置空肠营养管的患者术后给予肠内营养支持。患者取半卧位或坐位，避免营养液反流导致误吸。妥善固定空肠营养管防止脱出，定时冲洗，保持营养管通畅。密切观察患者的反应，如出现呼吸急促、面色苍白、恶心、呕吐、腹痛、腹胀等不适，及时通知医生。

（3）经口进食：一般为术后1周拔除胃管后，遵医嘱试饮少量温水，如无呛咳、发热等不适，可进清流质饮食；进食后观察患者有无胸闷、气短、发热等情况，如无上述不适可给予流质饮食、半流质饮食，逐渐过渡至正常饮食。

7. 管路护理：定时冲洗胃管，保持胃管通畅；观察胃液颜色、量和性质，并做好记录。妥善固定胃管，避免脱出。胸管护理参考支气管肺癌护理规范。
8. 疼痛护理：及时进行疼痛评估，必要时给予药物镇痛。
9. 用药护理：遵医嘱服用抑酸及胃肠动力药物。
10. 心理护理：应根椐患者的年龄、性格和文化程度来选择告知病情，建立良好的医患关系，增加患者接受治疗的依从性。

七、食管癌患者营养治疗规范

1. 所有患者入院后应常规进行营养筛查和营养状况评估和综合测定。
2. 治疗过程中每周至少为患者评估1次，以便尽早发现患者出现营养风险并采取早期干预。
3. 营养治疗方式的选择：①为了降低感染风险，首选经口摄入；②出现重度口腔/口咽黏膜炎影响吞咽功能者或产生较强的胃肠道反应的患者，肠内营养应经管饲给予。
4. 患者的每日供给量推荐为每日25~30kcal/kg，如患者合并严重消耗，每日供给量推荐为每日30~35kcal/kg。
5. 蛋白质供给量为每日1.0~1.5g/kg。
6. 根据胃肠功能状况尽早经口营养补充肠内营养制剂。如口服摄入不足目标量的60%时，推荐管饲肠内营养。肠内营养不能达到目标量60%时可选用肠外营养药物，胃肠耐受情况好转立即过度到肠内营养。根据病情变化及营养耐受性选择或调整肠外肠内营养方案。

八、食管癌患者健康宣教

1. 患者进食后出现反酸、胸骨后灼痛等症状，应考虑为食管反流，进食后适当运动；睡眠时取半卧位，以减轻反流现象。
2. 密切观察患者有无呼吸困难，如出现高热、寒战等现象应高度怀疑发生食管吻合口瘘，这时就要禁食、禁水，并及时就诊。遵医嘱给予肠内或胃肠外营养支持，必要时准确记录出入量。
3. 留置胃管期间胃液增多或拔除胃管进食后出现呼吸困难、反复呕吐胃内容物，应怀疑出现胃排空障碍，通知医生，遵医嘱禁食、禁水，持续胃肠减压。
4. 饮食要规律，进食以少食多餐为原则，进高蛋白、高热量、高维生素、少渣、易消化饮食。避免进食过快、过量、过热、过硬。避免油炸及辛辣刺激食物。餐后适当运动，避免食管反流。
5. 日常生活：适当活动，每日坚持进行低强度的有氧锻炼，如散步、打太极等，多做深呼吸运动，锻炼心肺功能。睡眠时可采取半卧位睡眠，以减轻反流现象。

九、推荐表单

（一）医师表单

食管癌临床路径医师表单

适用对象：第一诊断为食管癌（ICD-10：C15）

行食管癌根治术（食管癌切除+食管-胃吻合术）（ICD-9-CM-3：42.41/42.42/42.5-42.6）

患者姓名：	性别：　　年龄：　　门诊号：	住院号：
住院日期：　　年　月　日	出院日期：　　年　月　日	标准住院日：13~21 天

时间	住院第 1 天	住院第 2~3 天	住院第 4 天 （手术前 1 天）
主要诊疗工作	□ 询问病史及体格检查 □ 完成病历书写 □ 开化验单及检查申请单 □ 主管医师查房 □ 初步确定治疗方案 □ 进行营养筛查和评估	□ 上级医师查房 □ 临床分期与术前评估 □ 根据病情需要，完成相关科室会诊 □ 住院医师完成病程日志、上级医师查房记录等病历书写	□ 上级医师查房 □ 完成术前准备 □ 术前病例讨论，确定手术方案 □ 完成术前小结，签署手术知情同意书、输血同意书、授权同意书
重点医嘱	**长期医嘱：** □ 胸外科二级护理常规 □ 饮食：◎半流质饮食 ◎流质饮食 □ 营养治疗医嘱：营养类药物 **临时医嘱：** □ 血常规、尿常规、便常规 □ 凝血功能、血型、肝功能、肾功能、电解质 □ 感染性疾病筛查 □ 肺功能、动脉血气分析、心电图 □ 内镜检查+活检 □ 影像学检查：胸部正侧位 X 线片、胸部 CT（平扫+增强扫描）、上消化道造影、腹部超声或 CT □ 超声心动图、食管内镜超声（酌情）	**长期医嘱：** □ 雾化吸入 □ 营养治疗医嘱：营养类药物	**临时医嘱：** □ 拟明日全麻下行食管癌切除+食管-胃吻合术 □ 术前禁食、禁水 □ 术前肠道准备 □ 术前留置胃管 □ 备皮 □ 备血 □ 其他特殊医嘱 □ 术前营养治疗医嘱：营养类药物
病情变异记录	□ 无　□ 有，原因： 1. 2.	□ 无　□ 有，原因： 1. 2.	□ 无　□ 有，原因： 1. 2.
医师签名			

时间	住院第 5 天 （手术日）	住院第 6 天 （术后第 1 天）	住院第 7~14 天 （术后第 2~9 天）
主要诊疗工作	□ 留置胃管或加留置十二指肠营养管 □ 留置尿管 □ 手术 □ 术者完成手术记录 □ 住院医师完成术后病程 □ 主管医师查房 □ 观察生命体征 □ 向患者及家属交代病情、手术情况及术后注意事项	□ 上级医师查房 □ 住院医师完成病程书写 □ 观察胸腔引流及胃肠减压情况 □ 观测生命体征 □ 注意生命体征及肺部呼吸音 □ 鼓励并协助患者排痰 □ 必要时纤维支气管镜吸痰 □ 再次进行营养筛查和评估	□ 上级医师查房 □ 住院医师完成病程书写 □ 视病情复查血常规、血生化及 X 线胸片 □ 应用肠内营养 □ 视胸腔引流情况拔除胸腔引流管并切口换药 □ 必要时纤维支气管镜吸痰 □ 视情况停用或调整抗菌药物 □ 视情况拔除胃管及十二指肠营养管
重点医嘱	**长期医嘱：** □ 特级或一级护理 □ 禁食、禁水 □ 吸氧 □ 清醒后半卧位 □ 持续胃肠减压，记量 □ 心电监护 □ 体温、血压、呼吸、脉搏、血氧饱和度监测 □ 胸管引流，记量 □ 持续导尿，记 24 小时出入量 □ 雾化吸入 □ 预防性应用抗菌药物 □ 镇痛药物 **临时医嘱：** □ 其他特殊医嘱	**长期医嘱：** □ 胸外科一级护理 □ 营养治疗医嘱：营养类药物 **临时医嘱：** □ 复查血常规、肝功能、肾功能、电解质 □ X 线胸片 □ 其他特殊医嘱	**长期医嘱：** □ 胸外科二级护理 □ 停胸腔闭式引流记量 □ 停胃肠减压 □ 术后 5~6 天进流食 □ 停记尿量、停吸氧、停心电监护 □ 停雾化 □ 营养治疗医嘱：营养类药物 **临时医嘱：** □ 拔胸腔闭式引流管 □ 拔除尿管 □ 拔除胃管 □ 切口换药 □ 复查 X 线胸片、血常规、肝功能、肾功能、电解质 □ 必要时泛影葡胺上消化道造影
病情变异记录	□ 无　□ 有，原因： 1. 2.	□ 无　□ 有，原因： 1. 2.	□ 无　□ 有，原因： 1. 2.
医师签名			

时间	住院第15~20天 (术后第10~15天)	出院日
主要诊疗工作	□ 上级医师查房 □ 住院医师完成病程书写 □ 视情况拔除十二指肠营养管，逐步恢复饮食 □ 视伤口愈合情况拆线	□ 上级医师查房，明确是否出院 □ 住院医师完成出院小结、出院证明、病历首页等 □ 向患者及家属交代出院后的注意事项，如饮食、复诊时间、后续治疗等
重点医嘱	**长期医嘱：** □ 胸外科二级护理常规 □ 半流质饮食 □ 营养治疗医嘱：营养类药物 **临时医嘱：** □ 切口拆线换药	**出院医嘱：** □ 术后3周普通饮食 □ 睡眠时床头垫高 □ 出院带药，胃肠动力药、抗酸药 □ 营养治疗：营养类药物
病情变异记录	□ 无 □ 有，原因： 1. 2.	□ 无 □ 有，原因： 1. 2.
医师签名		

（二）护士表单

食管癌临床路径护士表单

适用对象：第一诊断为食管癌（ICD-10：C15）

行食管癌根治术（食管癌切除+食管-胃吻合术）（ICD-9-CM-3：42.41/42.42/42.5-42.6）

患者姓名：	性别：　年龄：　门诊号：	住院号：
住院日期：　年　月　日	出院日期：　年　月　日	标准住院日：13~21 天

时间	住院第 1 天	住院第 2~4 天 （术前）	住院第 5 天 （手术当天）
健康宣教	□ 入院宣教 介绍主管医师、护士 介绍环境、设施 介绍住院注意事项	□ 术前宣教 宣教疾病知识、术前准备及手术过程 告知准备用物、沐浴 告知术后饮食、活动及探视注意事项 告知术后可能出现的情况及应对方式 主管护士与患者沟通，了解并指导心理应对 告知家属等候区位置	□ 术后当日宣教 告知监护设备、管路功能及注意事项 告知饮食、体位要求 告知疼痛注意事项 告知术后可能出现情况的应对方式 给予患者及家属心理支持 再次明确探视陪护须知
护理处置	□ 核对患者，佩戴腕带 □ 建立入院护理病历 □ 卫生处置：剪指（趾）甲、沐浴，更换病号服	□ 协助医师完成术前检查化验 □ 术前准备 配血 抗菌药物皮试 备皮 肠道准备 □ 禁食、禁水	□ 送手术 术前置胃管 摘除患者各种活动物品 核对患者资料及带药 填写手术交接单，签字确认 □ 接手术 核对患者及资料，签字确认
基础护理	□ 三级护理 晨晚间护理 患者安全管理	□ 三级护理 晨晚间护理 患者安全管理	□ 特级护理 卧位护理：半坐卧位 排泄护理 患者安全管理
专科护理	□ 护理查体 □ 辅助戒烟 □ 需要时，填写跌倒及压疮防范表 □ 需要时，请家属陪护 □ 心理护理 □ 填写营养筛查评估表	□ 呼吸功能锻炼 □ 遵医嘱完成相关检查 □ 心理护理 □ 营养治疗护理	□ 病情观察，写特护记录 q2h 评估生命体征、意识、疼痛、肢体活动、皮肤情况、伤口敷料、胸管及胃管情况、出入量 □ 遵医嘱予抗感染、雾化吸入、镇痛、抑制胃酸、呼吸功能锻炼 □ 心理护理
重点医嘱	□ 详见医嘱执行单	□ 详见医嘱执行单	□ 详见医嘱执行单

续 表

时间	住院第1天	住院第2~4天 （术前）	住院第5天 （手术当天）
病情变异记录	□无 □有，原因： 1. 2.	□无 □有，原因： 1. 2.	□无 □有，原因： 1. 2.
护士签名			

时间	住院第 6~14 天 （术后第 1~9 天）	住院第 15~21 天 （术后第 10~16 天）
健康宣教	□ 术后宣教 药物作用及频率 饮食、活动指导 复查患者对术前宣教内容的掌握程度 呼吸功能锻炼的作用 疾病恢复期注意事项 拔尿管后注意事项 下床活动注意事项	□ 出院宣教 复查时间 服药方法 活动休息 指导饮食 指导办理出院手续
护理处置	□ 遵医嘱完成相关检查 □ 夹闭尿管，锻炼膀胱功能	□ 办理出院手续 □ 书写出院小结
基础护理	□ 一级或二级护理（根据患者病情和生活自理能力确定护理级别） 晨晚间护理 禁食、禁水 协助坐起、床上活动，预防压疮 排泄护理 床上温水擦浴 协助更衣 患者安全管理	□ 三级护理 晨晚间护理 协助或指导进食、进水 协助或指导床旁活动 患者安全管理
专科护理	□ 病情观察，写特护记录 q2h 评估生命体征、意识、胸管及胃管情况、肢体活动、皮肤情况、伤口敷料、出入量 □ 遵医嘱予抗感染、抑酸、镇痛、静脉补液、雾化吸入、呼吸功能锻炼治疗 □ 需要时，联系主管医师给予相关治疗及用药 □ 心理护理 □ 营养治疗护理	□ 病情观察 评估生命体征、意识、肢体活动、皮肤情况、伤口敷料 □ 心理护理 □ 进行出院后营养、防护等健康宣教
重点医嘱	□ 详见医嘱执行单	□ 详见医嘱执行单
病情变异记录	□ 无　□ 有，原因： 1. 2.	□ 无　□ 有，原因： 1. 2.
护士签名		

（三）患者表单

食管癌临床路径患者表单

适用对象：第一诊断为食管癌（ICD-10：C15）
行食管癌根治术（食管癌切除+食管-胃吻合术）（ICD-9-CM-3：42.41/42.42/42.5-42.6）

患者姓名：	**性别：　　年龄：　　门诊号：**	**住院号：**
住院日期：　　年　月　日	**出院日期：**　　年　月　日	**标准住院日：**13~21 天

时间	入院	手术前	手术当天
医患配合	□ 配合询问病史、采集资料，请务必详细告知既往史、用药史、过敏史 □ 如服用抗凝药，请明确告知 □ 配合进行体格检查 □ 有任何不适请告知护士	□ 配合完善术前相关检查、化验，如采血、心电图、X 线胸片、胸部 CT、胃镜 □ 医师给患者及家属介绍病情及手术谈话、术前签字 □ 麻醉师对患者进行术前访视	□ 配合评估手术效果 □ 配合检查意识、疼痛、胸管情况、肢体活动 □ 需要时，配合复查 X 线胸片 □ 有任何不适请告知医师
护患配合	□ 配合测量体温、脉搏、呼吸、血压、体重 1 次 □ 配合完成入院护理评估（简单询问病史、过敏史、用药史） □ 接受入院宣教（环境介绍、病室规定、订餐制度、贵重物品保管等） □ 有任何不适请告知护士	□ 配合测量体温、脉搏、呼吸、询问排便 1 次 □ 接受术前宣教 □ 接受配血，已备术中需要时用 □ 接受备皮 □ 接受肠道准备 □ 自行沐浴，加强腋窝清洁 □ 准备好必要用物，吸水管、纸巾等 □ 取下义齿、饰品等，贵重物品交家属保管	□ 清晨测量体温、脉搏、呼吸、血压 1 次 □ 接受置胃管 □ 送手术室前，协助完成核对，带齐影像资料，脱去衣物，上手术车 □ 返回病房后，协助完成核对，配合过病床 □ 配合检查意识、生命体征、疼痛、胃管及胸管情况、肢体活动，询问出入量 □ 配合术后吸氧、监护仪监测、输液、排尿用尿管、胸部有引流管、留置胃管 □ 遵医嘱采取正确体位 □ 配合缓解疼痛 □ 有任何不适请告知护士
饮食	□ 正常饮食	□ 术前 12 小时禁食、禁水	□ 禁食、禁水
排泄	□ 正常排尿便	□ 正常排尿便	□ 保留尿管
活动	□ 正常活动	□ 正常活动	□ 根据医嘱半坐卧位 □ 卧床休息，保护管路 □ 双下肢活动

时间	手术后	出院
医患配合	□ 配合检查意识、生命体征、肢体活动 □ 需要时配合伤口换药 □ 配合拔除引流管、尿管 □ 配合伤口拆线	□ 接受出院前指导 □ 知道复查程序 □ 获得出院诊断书
护患配合	□ 配合定时测量生命体征、每日询问排便 □ 配合检查意识、生命体征、疼痛、胸管及胃管情况、伤口、肢体活动，询问出入量 □ 接受输液、服药等治疗 □ 配合夹闭尿管，锻炼膀胱功能 □ 接受进食、进水、排便等生活护理 □ 配合活动，预防皮肤压疮 □ 注意活动安全，避免坠床或跌倒 □ 配合执行探视及陪护 □ 接受呼吸功能锻炼	□ 接受出院宣教 □ 办理出院手续 □ 获取出院带药 □ 知道服药方法、作用、注意事项 □ 知道护理伤口方法 □ 知道复印病历方法 □ 二级或三级护理 □ 普食
饮食	□ 术后 6~7 天禁食，胃管接袋引流 □ 胃肠功能恢复，拔除胃管，遵医嘱试饮水 □ 试饮水无异常，次日进清流质饮食 □ 无异常，术后 10 天进全流质饮食 □ 无异常，术后 15 天进半流质饮食	□ 根据医嘱，少渣软食 □ 少食多餐
排泄	□ 保留尿管，正常排尿便 □ 防治便秘	□ 正常排尿便 □ 防治便秘
活动	□ 根据医嘱，半坐位或下床活动 □ 保护管路，勿牵拉、脱出、打折等	□ 正常适度活动，避免疲劳

附：原表单（2009 年版）

食管癌临床路径表单

适用对象：第一诊断为食管癌（ICD-10：C15/D00.1）

行食管癌根治术（食管癌切除+食管-胃吻合术）（ICD-9-CM-3：42.41/42.42/42.5-42.6）

患者姓名：	性别：　年龄：　门诊号：	住院号：
住院日期：　年　月　日	出院日期：　年　月　日	标准住院日：13~21 天

时间	住院第 1 天	住院第 2~3 天	住院第 4 天 （手术前 1 天）
主要诊疗工作	□ 询问病史及体格检查 □ 完成病历书写 □ 开化验单及检查申请单 □ 主管医师查房 □ 初步确定治疗方案	□ 上级医师查房 □ 临床分期与术前评估 □ 根据病情需要，完成相关科室会诊 □ 住院医师完成病程日志、上级医师查房记录等病历书写	□ 上级医师查房 □ 完成术前准备 □ 术前病例讨论，确定手术方案 □ 完成术前小结，签署手术知情同意书、输血同意书、授权同意书
重点医嘱	**长期医嘱：** □ 胸外科二级护理常规 □ 饮食：◎半流质饮食 ◎流质饮食 **临时医嘱：** □ 血常规、尿常规、便常规 □ 凝血功能、血型、肝功能、肾功能、电解质 □ 感染性疾病筛查 □ 肺功能、动脉血气分析、心电图 □ 内镜检查+活检 □ 影像学检查：X 线正侧位胸片、胸部 CT（平扫+增强扫描）、上消化道造影、腹部超声或 CT □ 超声心动图、食管内镜超声（酌情）	**长期医嘱：** □ 雾化吸入	**临时医嘱：** □ 拟明日全麻下行食管癌切除+食管-胃吻合术 □ 术前禁食、禁水 □ 术前肠道准备 □ 术前留置胃管 □ 备皮 □ 备血 □ 其他特殊医嘱
主要护理工作	□ 介绍病房环境、设施和设备 □ 入院护理评估	□ 呼吸功能锻炼	□ 宣教、备皮等术前准备 □ 提醒患者禁食、禁水
病情变异记录	□ 无 □ 有，原因： 1. 2.	□ 无 □ 有，原因： 1. 2.	□ 无 □ 有，原因： 1. 2.
护士签名			
医师签名			

时间	住院第5天 （手术日）	住院第6天 （术后第1天）	住院第7~14天 （术后第2~9天）
主要诊疗工作	□ 留置胃管或加留置十二指肠营养管 □ 留置尿管 □ 手术 □ 术者完成手术记录 □ 住院医师完成术后病程 □ 主管医师查房 □ 观察生命体征 □ 向患者及家属交代病情、手术情况及术后注意事项	□ 上级医师查房 □ 住院医师完成病程书写 □ 观察胸腔引流及胃肠减压情况 □ 观测生命体征 □ 注意生命体征及肺部呼吸音 □ 鼓励并协助患者排痰 □ 必要时纤维支气管镜吸痰	□ 上级医师查房 □ 住院医师完成病程书写 □ 视病情复查血常规、血生化及X线胸片 □ 应用肠内营养 □ 视胸腔引流情况拔除胸腔引流管并切口换药 □ 必要时纤维支气管镜吸痰 □ 视情况停用或调整抗菌药物 □ 视情况拔除胃管及十二指肠营养管
重点医嘱	**长期医嘱：** □ 特级或一级护理 □ 禁食、禁水 □ 吸氧 □ 清醒后半卧位 □ 持续胃肠减压，记量 □ 心电监护 □ 体温、血压、呼吸、脉搏、血氧饱和度监测 □ 胸管引流，记量 □ 持续导尿，记24小时出入量 □ 雾化吸入 □ 预防性应用抗菌药物 □ 镇痛药物 **临时医嘱：** □ 其他特殊医嘱	**长期医嘱：** □ 胸外科一级护理 □ 静脉营养支持 **临时医嘱：** □ 复查血常规、肝功能、肾功能、电解质 □ X线胸片 □ 其他特殊医嘱	**长期医嘱：** □ 胸外科二级护理 □ 停胸腔闭式引流记量 □ 停胃肠减压 □ 术后5~6天进流质饮食 □ 停记尿量、停吸氧、停心电监护 □ 停雾化 **临时医嘱：** □ 拔胸腔闭式引流管 □ 拔除尿管 □ 拔除胃管 □ 切口换药 □ 复查X线胸片、血常规、肝功能、肾功能、电解质 □ 必要时泛影葡胺上消化道造影
主要护理工作	□ 术晨留置胃管、尿管 □ 密切观察患者病情变化 □ 心理和生活护理	□ 密切观察患者病情变化 □ 指导术后呼吸训练 □ 术后心理与生活护理	□ 观察患者病情变化 □ 呼吸功能训练 □ 心理与生活护理
病情变异记录	□ 无　□ 有，原因： 1. 2.	□ 无　□ 有，原因： 1. 2.	□ 无　□ 有，原因： 1. 2.
护士签名			
医师签名			

时间	住院第 15~20 天 （术后第 10~15 天）	出院日
主要诊疗工作	□ 上级医师查房 □ 住院医师完成病程书写 □ 视情况拔除十二指肠营养管，逐步恢复饮食 □ 视伤口愈合情况拆线	□ 上级医师查房，明确是否出院 □ 住院医师完成出院小结、出院证明、病历首页等 □ 向患者及家属交代出院后的注意事项，如饮食、复诊时间、后续治疗等
重点医嘱	**长期医嘱：** □ 胸外科二级护理常规 □ 半流质饮食 **临时医嘱：** □ 切口拆线换药	**出院医嘱：** □ 术后 3 周普通饮食 □ 睡眠时床头垫高 □ 出院带药：胃肠动力药、抗酸药等
主要护理工作	□ 观察患者病情变化 □ 指导术后呼吸训练 □ 心理与生活护理 □ 指导恢复饮食	□ 指导患者办理出院手续 □ 交代出院后的注意事项 □ 出院后饮食指导
病情变异记录	□ 无 □ 有，原因： 1. 2.	□ 无 □ 有，原因： 1. 2.
护士签名		
医师签名		

第十一章

食管平滑肌瘤临床路径释义

【医疗质量控制指标】

指标一、术前消化内镜、超声内镜检查率。

指标二、术前上消化道造影完成率。

指标三、胸部增强 CT 完成率。

指标四、术前 30 分钟预防性抗菌药物使用率。

指标五、微创手术完成率。

指标六、术中食管黏膜破损率。

指标七、围术期输血率。

指标八、术后肺部感染发生率。

指标九、术后禁食、禁水时间。

指标十、平均住院时间。

一、食管平滑肌瘤编码

疾病名称及编码：食管平滑肌瘤（ICD-10：D13.0，M8890/0）

手术操作名称及编码：食管平滑肌瘤摘除术（ICD-9-CM-3：42.32）

二、临床路径检索方法

（D13.0，M8890/0）伴 42.32

三、国家医疗保障疾病诊断相关分组（CHS-DRG）

MDCG 消化系统疾病及功能障碍

GZ1 其他消化系统诊断

GC1 食管、胃、十二指肠其他手术

四、食管平滑肌瘤临床路径标准住院流程

（一）适用对象

第一诊断为食管平滑肌瘤（ICD-10：D13.0，M8890/0）

行食管平滑肌瘤摘除术（ICD-9-CM-3：42.32）。

释义

■ 适用对象编码参见第一部分。

■ 食管平滑肌瘤（esophageal leiomyoma）：是最常见的食管良性肿瘤，其多为单发，主要来源于环形肌层，凸出于食管壁外，其大小不一，食管黏膜完整。

（二）诊断依据

根据《临床诊疗指南·胸外科分册》（中华医学会编著，人民卫生出版社，2009 年）和《胸

心外科疾病诊疗指南（第 2 版）》（同济医学院编著，科学出版社，2005 年）。
1. 临床表现：多无明显症状，部分病例可有吞咽梗阻感等。
2. 辅助检查：
（1）上消化道钡剂造影：食管腔内充盈缺损，黏膜光滑。
（2）胃镜可见表面光滑、黏膜完整的食管隆起性病变。
（3）胸部 CT 及增强可见食管壁局部增厚。
（4）食管超声内镜提示肿瘤来源食管肌层。

释义

■ 该疾病诊断主要依靠影像学检查，上消化道钡剂造影可见食管黏膜完整光滑，轮廓清晰，圆形或椭圆形充盈缺损，形成半月状压迹。正位时，可出现圆形征。该疾病一般不引起食管梗阻，所以近段食管不扩张。

■ 胃镜检查更加直观，镜下可见肿瘤突向食管腔内，表面黏膜完整光滑，管腔无狭窄。若黏膜光滑，不应行食管黏膜活检，其原因：①取不到肿瘤组织；②损伤食管黏膜，使黏膜与肿瘤粘连，以后手术切除时易发生黏膜撕破。若黏膜表面有改变，不能除外恶性病变可能，应取活检。

■ 食管超声内镜检查对该病的诊断非常必要，尤其在判断食管平滑肌瘤的大小、形状、界限以及对食管恶性肿瘤的鉴别上意义重大。

（三）选择治疗方案的依据

根据《胸心外科疾病诊疗指南》（第 2 版）（同济医学院编著，科学出版社，2005 年）。
手术治疗：经左胸入路或右胸入路（开放或腔镜手术）行食管肿瘤摘除术。

释义

■ 手术适应证：①诊断明确，有临床症状；②肿瘤较大，造成食管梗阻或有呼吸道症状；③肿瘤性质不确定、怀疑恶变者；④无开胸禁忌证及严重心、肺功能不全。

■ 手术适应证：①症状明显，瘤体较大；②肿瘤性质不确定、怀疑恶变者；③无开胸禁忌证及严重心、肺功能不全。

■ 根据肿瘤所在部位，选择左胸或右胸手术入路。

（四）标准住院日≤14 天

释义

■ 如果患者条件允许，住院时间可以低于上述住院天数。

（五）进入路径标准

1. 第一诊断必须符合 ICD-10：D13.0，M8890/0 食管平滑肌瘤疾病编码。

2. 当患者同时具有其他疾病诊断，但在门诊治疗期间不需要特殊处理也不影响第一诊断的临床路径流程实施时，可以进入路径。

释义

■ 患者同时具有其他影响第一诊断疾病、临床路径流程实施时不适合进入临床路径。

（六）术前准备≤4 天

1. 必需的检查项目：
（1）血常规、尿常规、粪便常规+隐血试验。
（2）血型、凝血功能、肝功能测定、肾功能测定、电解质、感染性疾病筛查（乙型肝炎、丙型肝炎、梅毒、艾滋病）。
（3）心电图、肺功能。
（4）胃镜、超声胃镜、腹部超声检查。
（5）上消化道钡餐、胸部 CT。
（6）营养筛查与评估：入院后 24 小时内完成。
2. 根据患者病情，可选择的检查项目：血气分析、相关肿瘤标志物检查、超声心动图、胸部 MRI 等。

释义

■ 根据病情决定所需要的检查。例如有胸部 CT，可不进行 X 线胸片检查。

■ 根据医院现有硬件条件，超声胃镜可不作为必要检查。

■ 在进行肿瘤患者的营养筛查和时，推荐进行常规风险筛查（NRS2002）和营养评估（《肿瘤患者主观整体营养评估》）。若合并下列情况之一：6 个月内体重丢失 10%~15%，或 BMI＜18.5kg/m^2，或 PG-SGA 达到 C 级，或无肝功能不全患者的血清白蛋白＜30g/L，营养治疗可以改善患者的临床结局（降低感染率，缩短住院时间）。

（七）选择用药

1. 按照《抗菌药物临床应用指导原则（2015 年版）》（国卫办医发〔2015〕43 号）执行，并根据患者的病情决定抗菌药物的选择与使用时间。如可疑感染，需做相应的微生物学检查，必要时做药敏试验。
2. 建议使用第一、第二代头孢菌素，头孢曲松。术前 30 分钟预防性用抗菌药物；手术超过 3 小时加用 1 次抗菌药物；术后预防用药时间一般不超过 24 小时，个别情况可延长至 48 小时。
3. 根据营养筛查与评估情况，有营养风险或存在营养不良的患者，进行营养治疗。

释义

■ 如果术中食管黏膜未破损，术后预防性应用抗菌药物不超过 24 小时。

■ 如果术中食管黏膜破损，术后预防性应用抗菌药物时间相应延长，必要时加用抗厌氧菌的药物。

■ 若术前已经有营养不良情况，则予以营养支持治疗；术后根据营养评估情况，予以适当的营养支持治疗。

■ 围术期营养状况良好者无须营养治疗，中度营养不良患者术前营养治疗能够获益，重度营养不良患者推荐术前营养治疗。术前已经实施营养治疗的患者，或严重营养不良术前未进行营养治疗者，术后应接受营养治疗。预计围术期不能经口进食7天，或者无法摄入能量和蛋白质目标需求量60%~75%超过10天患者，围术期需明显提升营养状态或存在严重代谢障碍风险的患者，推荐应用营养支持。围术期营养首选肠内营养，肠内营养无法实施或肠内营养无法提供充足能量和蛋白质时应补充或选择肠外营养。具有营养支持指征但不宜或不能耐受肠内营养患者，应及早给予肠外营养。如果肠内营养摄入的能量和蛋白质＜60%目标需求量，应联合应用肠外营养。

（八）手术日为入院第≤5天

1. 麻醉方式：气管插管全身麻醉。
2. 手术方式：经左胸入路、右胸入路食管肿瘤摘除术或内镜下食管平滑肌瘤剥除术。
3. 输血：视术中具体情况而定。输血前需行血型鉴定、抗体筛选和交叉合血。

释义

■ 手术切口选择要根据肿瘤生长的部位选择。建议中段食管平滑肌瘤取右前或后外侧切口，经第4或5肋间进胸；下胸段食管平滑肌瘤经左胸第6或7肋间进胸；颈段食管平滑肌瘤应取左侧胸锁乳突肌前缘切口。

■ 术前常规手术备血，但基本上不需要输血。

■ 不仅有除常规的开胸手术食管平滑肌瘤摘除手术外，还有目前有条件的医院更倾向于胸腔镜下行食管平滑肌瘤摘除术。

■ 有条件的医院可选取适合的患者行内镜下食管平滑肌瘤剥除术。

（九）术后住院恢复≤9天

1. 必须复查的检查项目：
（1）血常规、肝功能测定、肾功能测定、电解质。
（2）X线胸片、食管造影。
（3）病理检查。

释义

■ 术后住院期间，若对术中食管黏膜没造成损伤的把握较大，在术后试饮水、进食前，可不进行食管造影检查。但术后的胸片是必要的。

■ 术后根据病情可适当增加检查项目。

2. 术后用药：

（1）抗菌药物：按照《抗菌药物临床应用指导原则（2015 年版）》（国卫办医发〔2015〕43 号）执行。术后预防用药时间一般不超过 24 小时，个别情况可延长至 48 小时。如可疑感染，需要做相应的微生物学检查，必要时做药敏试验。

（2）营养治疗药物：有营养风险或营养不良的患者，24~48 小时尽早启动肠内营养。肠内营养不能达到目标量 60%时，可选全合一的方式实施肠外营养。

释义

■ 如术中黏膜未破者，术后禁食、禁水 24 小时后拔出胃管，试饮水 24 小时后无发热、胸痛、呛咳等症状后，可开始进流食，逐步过渡到半流食。如黏膜损伤，根据损伤情况，术后3~6 天拔出胃管，术后 7 或 8 天后开始试饮水。

■ 术后注意水、电解质平衡。

■ 术后主要应用第一、第二代头孢菌素预防性抗感染治疗。

■ 术后未进行肠内营养时可暂应用肠外营养，尽早恢复肠内营养。

（十）出院标准

1. 营养摄入状况改善或营养状态稳定。
2. 切口愈合良好，或门诊可处理的愈合不良切口。
3. 体温正常。
4. 胸片呈正常术后改变，无明显异常。
5. 没有需要住院处理的其他并发症或合并症。

释义

■ 饮食从清流质饮食逐步过渡到半流质饮食，直至普通饮食。

■ 恢复饮食后，患者体温基本正常，胸片无明显异常，血液检查基本正常。

■ 可以待拆线提前出院。

（十一）变异及原因分析

1. 存在影响手术的合并症，术前需要进行相关的诊断和治疗。
2. 术后出现肺部感染、呼吸衰竭、心力衰竭、食管胸膜瘘、胃肠功能障碍等并发症，需要延长治疗时间。

释义

■ 术前检查发现患者有其他高危疾病（如主动脉瘤、心绞痛、恶性肿瘤等），需要其他专科处理，退出临床路径。

■ 若术后出现并发症超出上述住院天数，则退出临床路径。

五、食管平滑肌瘤临床路径给药方案

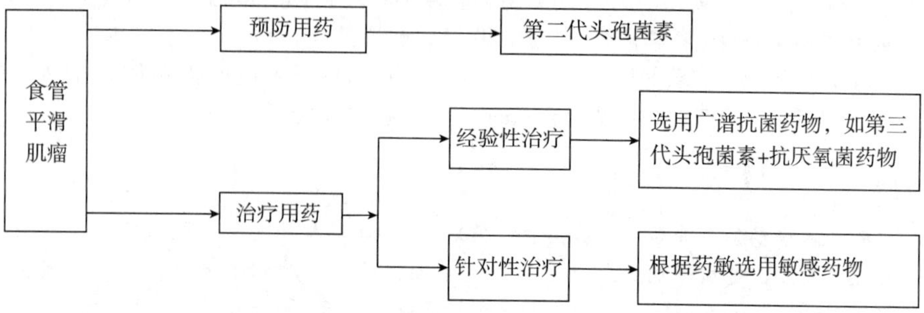

（一）用药选择

该手术属于Ⅱ类手术，一般选用第一代或第二代头孢菌素（第一代头孢菌素主要为头孢唑林钠，第二代头孢菌素主要为头孢呋辛）作为预防用药，术前 0.5 小时内，或麻醉开始时首次给药；手术时间超过 3 小时，术中可给予第 2 剂。总预防用药时间一般不超过 24 小时。若患者出现体温血象升高等感染迹象，需根据经验选用第三代头孢菌素+抗厌氧菌药物并留取血培养，痰培养，引流物培养，待药敏回报后根据药敏调整用药。

（二）药学提示

1. 用药前应仔细询问有无对该药过敏史。
2. 用药前应注意药物对肝肾功能影响，及时调整剂量。如氨基糖苷类需注意其肾毒性及耳毒性。喹诺酮类肾功能不全者应根据肌酐清除率减量或延长给药时间。
3. 应注意药物与其他药物相互作用，如大环内酯类药物与甲泼尼龙、茶碱、卡马西平、华法林等药物有相互作用。
4. 应注意药物的使用剂量，时间及用药途径。
5. 应注意药物分别针对儿童，孕妇，老人的不同应用。

（三）注意事项

主要目标细菌耐药率超过 30%的抗菌药物，提醒医务人员注意；主要目标细菌耐药率超过 40%的抗菌药物，应当慎重经验用药；主要目标细菌耐药率超过 50%的抗菌药物，应当参照药敏试验结果选用；主要目标细菌耐药率超过 75%的抗菌药物，应当暂停针对此目标细菌的临床应用，根据追踪细菌耐药监测结果，再决定是否恢复临床应用。

六、食管平滑肌瘤患者护理规范

1. 术前根据患者的进食情况，给予高蛋白、高热量、少纤维流质饮食、半流质饮食。
2. 休息与活动：术后取半坐卧位，床头抬高 30°～50°，以利呼吸及引流液引出。术后第 1 日，采用坐位、半坐卧位或不完全健侧卧位，避免术侧卧位，术后第 2 日开始，每日增加下地活动量及时间。术后尽早下床活动，锻炼术侧肩关节。
3. 术后饮食管理：

（1）肠外营养支持：术后禁食期间给予肠外营养支持，维持水电解质平衡，必要时遵医嘱输注人血白蛋白。

（2）经口进食：一般为术后 2-4 天拔除胃管后，遵医嘱试饮少量温水，如无呛咳、发热等不适，可进清流食；进食后观察患者有无胸闷、气短、发热等情况，如无上述不适可给予流质饮食、半流质饮食，逐渐过渡至正常饮食。

4. 管路护理：定时冲洗胃管，保持胃管通畅；观察胃液颜色、量和性质，并做好记录。妥善固定胃管，避免脱出。胸管护理（参考支气管肺癌护理）。

5. 用药护理：遵医嘱服用抑酸及胃肠动力药物。

6. 疼痛护理：及时进行疼痛评估，必要时给予药物镇痛。

七、食管平滑肌瘤患者营养治疗规范

1. 围术期营养治疗可遵循五阶梯模式。第一阶梯，饮食+营养教育；第二阶梯，饮食+口服营养补充（ONS）；第三阶梯，全肠内营养（TEN）；第四阶梯，肠内营养的基础上补充性增加肠外营养（PEN+PPN）；第五阶梯，全肠外营养（TPN）；当不能满足60%目标能量需求3~5天时，应该选择上一阶梯。

2. 围术期患者术前应通过NRS2002或PG-SGA进行筛查，并记录诊断结果。存在营养风险或不良的患者应制订围术期营养计划；中重度营养不良患者术前应给予营养治疗。

3. 术前口服肠内营养可完全和部分替代肠道导泻药，进行术前准备。肿瘤巨大或者黏膜损伤，术中需放置管饲的患者，应在术后给予早期肠内营养。营养管留置在吻合口远端可减少吻合口的影响，利于实施早期肠内营养。肠内营养不能满足60%以上的需求，建议5~7天后启动全合一肠外营养

4. 围术期患者的能量目标25~30kcal/(kg·d)，蛋白质1.2~1.5g/(kg·d)。

5. 术后早期拔除胃管的患者，可从流质饮食逐步过渡至半流质饮食，每日少量多餐，术后5~6天过渡至软食或普通饮食。每日不少于13种食物，包含谷薯类、蔬菜水果类、肉蛋奶及豆制品类以及适量的油脂类。保持优质蛋白质食物占总蛋白质50%以上。

6. 体液丢失过量时需要补充水分，每日至少> 1700ml水，必要时根据体液电解质情况补充盐分。

7. 对患者及家属进行营养教育及营养通路的护理知识。

八、食管平滑肌瘤患者健康宣教

1. 患者进食后出现反酸、胸骨后灼痛等症状，应考虑为食管反流，进食后适当运动；睡眠时取半卧位，以减轻反流现象。

2. 饮食要规律，进食以少食多餐为原则，建议高蛋白、高热量、高维生素、少渣、易消化饮食。避免进食过快、过量、过热、过硬。避免油炸及辛辣刺激食物。餐后适当运动，避免食管反流。

3. 日常生活：适当活动，每日坚持进行低强度的有氧锻炼，如散步、打太极等，多做深呼吸运动，锻炼心肺功能。睡眠时可采取半卧位睡眠，以减轻反流现象。

九、推荐表单

（一）医师表单

食管平滑肌瘤临床路径医师表单

适用对象：第一诊断为食管平滑肌瘤（ICD-10：D13.0，M8890/0）
行食管肿瘤摘除术（ICD-9-CM-3：42.32）

患者姓名：	**性别：　　年龄：　　门诊号：**	**住院号：**
住院日期：　　年　月　日	**出院日期：**　　年　月　日	**标准住院日：≤14天**

时间	住院第1天	住院第2~4天	住院第3~5天 （手术日）
主要诊疗工作	□ 询问病史及体格检查 □ 完成病历书写 □ 开化验单及检查申请单 □ 主管医师查房与术前评估 □ 初步确定手术方式和日期	□ 上级医师查房 □ 术前评估及讨论，确定手术方案 □ 术前准备 □ 完成病程记录、上级医师查房记录、术前小结等病历书写 □ 向患者及家属交代病情及围术期注意事项 □ 签署手术知情同意书、自费用品协议书、输血同意书、授权同意书	□ 手术 □ 术者完成手术记录 □ 住院医师完成术后病程 □ 上级医师查房 □ 向患者及家属交代病情、手术情况及术后注意事项
重点医嘱	**长期医嘱：** □ 胸外科二级护理 □ 饮食 □ 其他医嘱 **临时医嘱：** □ 血常规、尿常规、便常规+潜血 □ 血型、凝血功能、肝功能、肾功能、电解质 □ 感染性疾病筛查 □ 胃镜、腹部超声（肝胆脾胰肾、腹膜后） □ 胸部CT、上消化道钡剂造影 □ X线胸片、心电图、肺功能 □ 超声胃镜、血气分析（酌情） □ 其他医嘱	**长期医嘱：** □ 患者既往基础用药 □ 营养治疗药物（视评估情况） □ 其他医嘱 **临时医嘱：** □ 拟明日全身麻醉下行胸腔镜下食管平滑肌瘤摘除术或常规开胸食管平滑肌瘤摘除术 □ 术前禁食、禁水 □ 术前留置胃管、尿管 □ 备皮 □ 备血 □ 术中用药 □ 必要时术前肠道准备 □ 其他医嘱	**长期医嘱：** □ 胸外科特级或一级护理 □ 禁食、禁水 □ 吸氧 □ 心电监护 □ 持续胃肠减压，记量 □ 胸管引流，记量 □ 持续导尿，记24小时尿量 □ 静脉应用抗菌药物 □ 静脉营养 □ 其他医嘱 **临时医嘱：** □ 镇痛药物 □ 其他医嘱
病情变异记录	□ 无　□ 有，原因： 1. 2.	□ 无　□ 有，原因： 1. 2.	□ 无　□ 有，原因： 1. 2.
医师签名			

时间	住院第 4~8 天 （术后第 1~3 天）	住院第 5~13 天 （术后第 2~10 天）	住院第 8~14 天 （出院日）
主要诊疗工作	□ 上级医师查房 □ 住院医师完成上级医师查房记录等病历书写 □ 观察生命体征、引流量、肺部呼吸音 □ 帮助患者咳嗽、咳痰，必要时床边纤维支气管镜吸痰 □ 视情况拔尿管 □ 再次营养筛查与评估	□ 上级医师查房 □ 住院医师完成常规病历书写 □ 视病情复查 X 线胸片、血常规、肝肾功能、电解质及血糖 □ 视情况术后 3~5 天拔除胸腔引流管 □ 术后 3~5 天行食管造影 □ 视情况拔胃管，逐步恢复饮食 □ 视情况停抗菌药物和静脉营养	□ 上级医师查房，明确是否出院 □ 住院医师完成常规病历书写 □ 住院医师完成出院小结、病情证明单、病案首页等 □ 向患者及家属交代出院后的注意事项，如饮食、复诊时间、后续治疗等 □ 视切口愈合情况拆线
重点医嘱	**长期医嘱：** □ 胸外科一级护理 □ 停记尿量 □ 停吸氧 □ 停心电监护 □ 营养治疗药物 □ 其他医嘱 **临时医嘱：** □ 拔尿管 □ 其他医嘱	**长期医嘱：** □ 胸外科二级护理 □ 停胸腔引流并记量 □ 停胃肠减压、记量 □ 肠道排气后予肠内营养 □ 饮食：◎普通饮食 ◎半流质饮食 ◎流质饮食 ◎禁食 □ 其他医嘱 **临时医嘱：** □ 拔胸腔引流管 □ 换药 □ X 线胸片 □ 血常规、肝肾功能、电解质、血糖 □ 碘过敏试验 □ 食管造影 □ 拔胃管 □ 其他医嘱	**长期医嘱：** □ 胸外科二级护理 □ 饮食：◎普通饮食 ◎半流质饮食 ◎流质饮食 □ 其他医嘱 **临时医嘱：** □ 切口换药 □ 切口拆线 □ 通知出院 □ 出院带药 □ 其他医嘱
病情变异记录	□ 无 □ 有，原因： 1. 2.	□ 无 □ 有，原因： 1. 2.	□ 无 □ 有，原因： 1. 2.
医师签名			

（二）护士表单

食管平滑肌瘤临床路径护士表单

适用对象：第一诊断为食管平滑肌瘤（ICD-10：D13.0，M8890/0）
行食管肿瘤摘除术（ICD-9-CM-3：42.32）

患者姓名：	性别： 年龄： 门诊号：	住院号：
住院日期： 年 月 日	出院日期： 年 月 日	标准住院日：≤14 天

时间	住院第 1 天	住院第 2~4 天	住院第 3~5 天 （手术日）
健康宣教	□ 入院宣教 □ 介绍主管医师、护士 □ 介绍环境、设施 □ 介绍住院注意事项	□ 术前宣教 宣教疾病知识、备皮等术前准备 告知准备用物、沐浴 告知术后饮食、活动及探视注意事项 告知术后可能出现的情况及应对方式 □ 主管护士与患者沟通，了解并指导心理应对 □ 告知家属等候区位置	□ 术后当日宣教 告知监护设备、管路功能及注意事项 告知饮食、体位要求 告知疼痛注意事项 告知术后可能出现情况的应对方式 □ 给予患者及家属心理支持 □ 再次明确探视陪护须知
护理处置	□ 核对患者，佩戴腕带 □ 建立入院护理病历 □ 卫生处置：剪指（趾）甲、沐浴，更换病号服	□ 协助医师完成术前检查化验 □ 术前准备 配血 抗菌药物皮试 备皮 肠道准备 禁食、禁水	□ 将患者交由手术室巡回护士 术晨置胃管 摘除患者身上各种物品（病号服除外） 核对患者资料及带药 填写手术交接单，签字确认 □ 接手术 核对患者及资料，签字确认
基础护理	□ 三级护理 晨晚间护理 患者安全管理	□ 三级护理 晨晚间护理 患者安全管理	□ 特级护理 卧位护理：半坐卧位 会阴护理 患者安全管理
专科护理	□ 护理查体 □ 需要时，填写跌倒及压疮防范表 □ 需要时，请家属陪护 □ 心理护理，护理查体 □ 辅助戒烟 □ 呼吸训练	□ 胃肠道准备：清洁肠道 □ 遵医嘱完成相关检查 □ 心理护理 □ 呼吸功能锻炼 □ 瞳孔、意识监测 □ 遵医嘱完成相关检查	□ 病情观察，写特护记录 q1h 评估生命体征、意识、疼痛、肢体活动、皮肤情况、伤口敷料、胸管及胃管情况、24 小时出入量 □ 遵医嘱予以抗感染、雾化吸入、镇痛、抑制胃酸、呼吸功能锻炼 □ 心理护理

续　表

时间	住院第 1 天	住院第 2~4 天	住院第 3~5 天 （手术日）
重点医嘱	□ 详见医嘱执行单	□ 详见医嘱执行单	□ 详见医嘱执行单
病情变异记录	□ 无　□ 有，原因： 1. 2.	□ 无　□ 有，原因： 1. 2.	□ 无　□ 有，原因： 1. 2.
护士签名			

时间	住院第 4~8 天 （术后第 1~3 天）	住院第 5~13 天 （术后第 2~10 天）	住院第 8~14 天 （出院日）
健康宣教	□ 术后宣教 药物作用及频率 饮食、活动指导 复查患者对术前宣教内容的掌握程度 呼吸功能锻炼的作用 疾病恢复期注意事项 拔尿管后注意事项 下床活动注意事项	□ 术后宣教 指导恢复饮食 呼吸功能锻炼的作用 疾病恢复期注意事项 拔尿管后注意事项 下床活动注意事项	□ 出院宣教 复查时间 服药方法 活动休息 指导饮食 指导办理出院手续
护理处置	□ 遵医嘱完成相关检查 □ 夹闭尿管，锻炼膀胱功能遵医嘱完成相关检查夹闭尿管，锻炼膀胱功能	□ 遵医嘱完成相关检查 □ 夹闭尿管，锻炼膀胱功能遵医嘱完成相关检查夹闭尿管，锻炼膀胱功能	□ 办理出院手续 □ 书写出院小结办理出院手续 □ 书写出院小结
基础护理	□ 一级/二级护理（根据患者病情和生活自理能力确定护理级别） 晨晚间护理 禁食、禁水 协助坐起、床上或床旁活动，预防压疮 会阴护理 床上温水擦浴 协助更衣 患者安全管理特级护理～一级护理	□ 二级护理（根据患者病情和生活自理能力确定护理级别） 晨晚间护理 指导恢复饮食 协助坐起、床上或床旁活动，预防压疮 会阴护理（拔出尿管后停） 协助更衣 患者安全管理一级/二级护理	□ 三级护理 晨晚间护理 协助或指导进食、进水 协助或指导下床活动 患者安全管理
专科护理	□ 病情观察，写特护记录 q2h 评估生命体征、意识、胸管及胃管情况、肢体活动、皮肤情况、伤口敷料、出入量 □ 遵医嘱予抗感染、抑酸、镇痛、静脉补液、雾化吸入、呼吸功能锻炼治疗 □ 需要时，联系主管医师给予相关治疗及用药 □ 心理护理	□ 病情观察，评估生命体征、意识、胸管及胃管情况、肢体活动、皮肤情况、伤口敷料、出入量 □ 遵医嘱予抗感染、抑酸、镇痛、静脉补液、雾化吸入、呼吸功能锻炼治疗 □ 需要时，联系主管医师给予相关治疗及用药 □ 术后心理、生活护理	□ 病情观察，评估生命体征、意识、肢体活动、皮肤情况、伤口敷料 □ 心理护理
重点医嘱	□ 详见医嘱执行单	□ 详见医嘱执行单	□ 详见医嘱执行单
病情变异记录	□ 无 □ 有，原因： 1. 2.	□ 无 □ 有，原因： 1. 2.	□ 无 □ 有，原因： 1. 2.
护士签名			

（三）患者表单

食管平滑肌瘤临床路径患者表单

适用对象：第一诊断为食管平滑肌瘤（ICD-10：D13.0，M8890/0）

行食管肿瘤摘除术（ICD-9-CM-3：42.32）

患者姓名：	**性别：　年龄：　门诊号：**	**住院号：**
住院日期：　年　月　日	**出院日期：**　年　月　日	**标准住院日：**≤14天

时间	住院第1天	住院第2~4天	住院第3~5天 （手术日）
医患配合	□配合询问病史、采集资料，请务必详细告知既往史、用药史、过敏史 □如服用抗凝剂，请明确告知 □配合进行体格检查 □有任何不适请告知护士	□配合完善术前相关检查、化验，如采血、心电图、X线胸片、肺功能、上消化道造影、胃镜 □医师与患者及家属介绍病情及手术谈话，术前签字 □麻醉师与患者进行术前访视	□配合评估手术效果 □配合检查意识、疼痛、胸管情况、肢体活动 □需要时，配合复查X线胸片、上消化道造影 □有任何不适请告知医师
护患配合	□配合测量体温、脉搏、呼吸、血压、体重1次 □配合完成入院护理评估（简单询问病史、过敏史、用药史） □接受入院宣教（环境介绍、病室规定、订餐制度、贵重物品保管等） □有任何不适请告知护士 □测量体温、脉搏、呼吸、血压、体重1次 □重点诊疗 □三级护理 □既往基础用药	□配合测量体温、脉搏、呼吸、询问排便1次 □接受术前宣教 □接受配血，已备术中需要时用 □接受备皮 □接受胃肠道准备 □自行沐浴，加强腋窝清洁 □准备好必要用物，吸水管、纸巾等 □取下义齿、饰品等，贵重物品交家属保管 □每日测量生命体征、询问排便 □重点诊疗 □药物灌肠术前签字	□清晨测量体温、脉搏、呼吸、血压1次 □术前置胃管 □送手术室前，协助完成核对，带齐影像资料，脱去衣物，上手术车 □返回病房后，协助完成核对，配合过病床 □配合检查意识、生命体征、疼痛、胃管及胸管情况、肢体活动，询问出入量 □配合术后吸氧、监护仪监测、输液、留置导尿管、胸部有引流管、留置胃管 □遵医嘱采取正确体位 □配合缓解疼痛 □有任何不适请告知护士
饮食	□流质饮食	□术前3日进流质饮食 □术前1日禁食	□禁食、禁水
排泄	□正常排尿便	□正常排尿便	□保留尿管
活动	□正常活动	□正常活动	□根据医嘱半坐卧位 □卧床休息，保护管路 □双下肢活动

时间	住院第4~8天 （术后第1~3天）	住院第5~13天 （术后第2~10天）	住院第8~14天 （出院日）
医患配合	□ 配合检查意识、生命体征、胸管及胃管情况、伤口、肢体活动、胃肠功能恢复情况 □ 需要时配合伤口换药 □ 配合拔除引流管、尿管 □ 配合伤口拆线	□ 配合检查意识、生命体征、胸管及胃管情况、伤口、肢体活动、胃肠功能恢复情况 □ 需要时配合伤口换药 □ 配合拔除引流管、尿管 □ 配合伤口拆线	□ 接受出院前指导 □ 指导复查程序 □ 获得出院诊断书
护患配合	□ 配合定时测量生命体征、每日询问排便 □ 配合检查意识、生命体征、疼痛、胸管及胃管情况、伤口、肢体活动，询问出入量 □ 接受输液、服药等治疗 □ 配合夹闭尿管，锻炼膀胱功能 □ 接受进食、进水、排便等生活护理 □ 配合活动，预防皮肤压力伤 □ 注意活动安全，避免坠床或跌倒 □ 配合执行探视及陪护 □ 接受呼吸功能锻炼	□ 配合定时测量生命体征、每日询问排气或排便 □ 配合检查意识、生命体征、疼痛、胸管及胃管情况、伤口、肢体活动，询问出入量 □ 接受输液、服药等治疗 □ 配合夹闭尿管，锻炼膀胱功能 □ 接受饮食等生活护理 □ 配合活动，尽早下床活动，预防皮肤压疮及下肢静脉血栓形成 □ 注意活动安全，避免坠床或跌倒 □ 配合执行探视及陪护 □ 接受呼吸功能锻炼	□ 接受出院宣教 □ 办理出院手续 □ 获取出院带药 □ 指导服药方法、作用、注意事项 □ 指导护理伤口方法 □ 指导复印病历方法 □ 二级或三级护理 □ 普通饮食
饮食	□ 术后1日禁食、禁水 □ 根据情况饮食	□ 待排气后拔出胃管，胃管拔出后第1日可饮水 □ 胃管拔出后第2日可进流质饮食 □ 胃管拔出后第3日可进半流质饮食	□ 根据医嘱，普通饮食
排泄	□ 保留尿管，正常排尿便 □ 避免便秘	□ 拔除尿管，正常排尿便 □ 避免便秘	□ 正常排尿便 □ 避免便秘
活动	□ 根据医嘱，半坐位或下床活动 □ 保护管路，勿牵拉、脱出、打折等	□ 根据医嘱，半坐位或下床活动 □ 保护管路，勿牵拉、脱出、打折等	□ 正常适度活动，避免疲劳

附：原表单（2019 年版）

食管平滑肌瘤临床路径表单

适用对象：第一诊断为食管平滑肌瘤（ICD-10：D13.0，M8890/0）
行食管肿瘤摘除术（ICD-9-CM-3：42.32）

患者姓名：	**性别：　　年龄：　　门诊号：**	**住院号：**
住院日期：　　年　月　日	**出院日期：**　　年　月　日	**标准住院日：≤14 天**

时间	住院第 1 天	住院第 2~4 天	住院第 3~5 天 （手术日）
主要诊疗工作	□ 询问病史及体格检查 □ 完成病历书写 □ 开化验单及检查申请单 □ 主管医师查房与术前评估 □ 进行营养筛查与评估 □ 初步确定手术方式和日期	□ 上级医师查房 □ 术前评估及讨论，确定手术方案 □ 术前准备 □ 完成病程记录、上级医师查房记录、术前小结等病历书写 □ 向患者及家属交代病情及围术期注意事项 □ 签署手术知情同意书、自费用品协议书、输血同意书、授权同意书	□ 手术 □ 术者完成手术记录 □ 住院医师完成术后病程 □ 上级医师查房 □ 向患者及家属交代病情、手术情况及术后注意事项
重点医嘱	**长期医嘱：** □ 胸外科二级护理 □ 饮食 □ 营养治疗药物（视评估情况） □ 其他医嘱 **临时医嘱：** □ 血常规、尿常规、粪便常规+隐血试验 □ 血型、凝血功能、肝功能、肾功能、电解质 □ 感染性疾病筛查 □ 胃镜、腹部超声（肝胆脾胰肾、腹膜后） □ 胸部 CT、上消化道钡餐 □ 心电图、肺功能 □ 超声胃镜、血气分析（酌情） □ 其他医嘱	**长期医嘱：** □ 患者既往基础用药 □ 营养治疗药物（视评估情况） □ 其他医嘱 **临时医嘱：** □ 拟明日全身麻醉下行食管平滑肌瘤摘除术 □ 术前禁食、禁水 □ 术前留置胃管、尿管 □ 备皮 □ 备血 □ 术中用药 □ 必要时术前肠道准备 □ 其他医嘱	**长期医嘱：** □ 胸外科特级或一级护理 □ 禁食、禁水 □ 吸氧 □ 心电监护 □ 持续胃肠减压，记量 □ 胸管引流，计量 □ 持续导尿，记 24 小时尿量 □ 静脉应用抗菌药物 □ 营养治疗药物 □ 其他医嘱 **临时医嘱：** □ 镇痛药物 □ 其他医嘱
主要护理工作	□ 介绍病房环境、设施和设备 □ 入院护理评估，护理计划 □ 辅助戒烟 □ 呼吸训练 □ 填写营养筛查与评估表	□ 宣教、备皮等术前准备 □ 提醒患者禁饮食 □ 呼吸功能锻炼 □ 营养治疗护理	□ 术晨留置胃管、尿管 □ 术后密切观察患者病情变化 □ 记录 24 小时出入水量 □ 术后心理和生活护理 □ 营养治疗护理

续 表

时间	住院第 1 天	住院第 2~4 天	住院第 3~5 天 （手术日）
病情变异记录	□ 无 □ 有，原因： 1. 2.	□ 无 □ 有，原因： 1. 2.	□ 无 □ 有，原因： 1. 2.
护士签名			
医师签名			

时间	住院第 4~8 天 （术后第 1~3 天）	住院第 5~13 天 （术后第 2~10 天）	住院第 8~14 天 （出院日）
主要诊疗工作	□ 上级医师查房 □ 住院医师完成上级医师查房记录等病历书写 □ 观察生命征、引流量、呼吸音 □ 帮助患者咳嗽、咳痰，必要时床边纤维支气管镜吸痰 □ 视情况拔尿管 □ 再次营养筛查与评估	□ 上级医师查房 □ 住院医师完成常规病历书写 □ 视病情复查胸片、血常规、肝功能、肾功能、电解质及血糖 □ 视情况术后 3~5 天拔除胸腔引流管 □ 术后第 3~5 天行食管造影 □ 视情况拔胃管，逐步恢复饮食 □ 视情况停抗菌药物和静脉营养	□ 上级医师查房，明确是否出院 □ 住院医师完成常规病历书写 □ 住院医师完成出院小结、病情证明单、病案首页等 □ 向患者及家属交代出院后的注意事项，如饮食、复诊时间、后续治疗等 □ 视切口愈合情况拆线
重点医嘱	**长期医嘱：** □ 胸外科一级护理 □ 停记尿量 □ 停吸氧 □ 停心电监护 □ 营养治疗药物 □ 其他医嘱 **临时医嘱：** □ 拔尿管 □ 其他医嘱	**长期医嘱：** □ 胸外科二级护理 □ 停引胸腔流记量 □ 停胃肠减压、记量 □ 肠道排气后予肠内营养 □ 饮食： ◎普通饮食　◎半流质饮食 ◎流质饮食　◎禁食 □ 其他医嘱 **临时医嘱：** □ 拔胸腔引流管 □ 换药 □ 胸片 □ 血常规、肝功能、肾功能、电解质、血糖 □ 碘过敏试验 □ 食管造影 □ 拔胃管 □ 其他医嘱	**长期医嘱：** □ 胸外科二级护理 □ 饮食： ◎普通饮食　◎半流质饮食 ◎流质饮食 □ 其他医嘱 **临时医嘱：** □ 切口换药 □ 切口拆线 □ 通知出院 □ 出院带药 □ 其他医嘱
主要护理工作	□ 密切观察患者病情变化 □ 指导术后呼吸训练 □ 术后心理与生活护理 □ 填写营养评估表	□ 密切观察患者病情变化 □ 指导术后呼吸训练 □ 术后心理与生活护理 □ 营养治疗护理 □ 指导恢复饮食	□ 密切观察患者病情变化 □ 指导术后呼吸训练 □ 术后心理与生活护理 □ 营养、防护等健康宣教、指导恢复饮食 □ 帮助患者办理出院手续 □ 康复宣教
病情变异记录	□ 无　□ 有，原因： 1. 2.	□ 无　□ 有，原因： 1. 2.	□ 无　□ 有，原因： 1. 2.
护士签名			
医师签名			

第十二章

食管裂孔疝临床路径释义

【医疗质量控制指标】

指标一、术前内镜检查率。

指标二、术前上消化道造影完成率。

指标三、腹部超声检查完成率。

指标四、食管 24 小时 pH 监测率。

指标五、食管测压检查完成率。

指标六、术前 30 分钟预防性抗菌药物使用率。

指标七、微创手术完成率。

指标八、围术期输血率。

指标九、术后肺部感染发生率。

指标十、术后上消化道造影完成率。

指标十一、平均住院时间。

一、食管裂孔疝编码

1. 原编码：

疾病名称及编码：食管裂孔疝（ICD-10：Q40.1，K44.902）

手术操作名称及编码：食管裂孔疝修补术或加胃底折叠术（ICD-9-CM-3：53.72/53.84+44.6601）

2. 修改编码：

疾病名称及编码：食管裂孔疝（ICD-10：K44.901）

先天性食管裂孔疝（ICD-10：Q40.1）

手术操作名称及编码：食管裂孔疝修补术（ICD-9-CM-3：53.7101/53.7202/53.8001/53.8301）

胃底折叠术（ICD-9-CM-3：44.6601/44.6701）

二、临床路径检索方法

（K44.901/Q40.1）伴（53.7101/53.7202/53.8001/53.8301）+（44.6601/44.6701）

三、国家医疗保障疾病诊断相关分组（CHS-DRG）

MDCG 消化系统疾病及功能障碍

GZ1 其他消化系统诊断

EB1 胸部大手术

四、食管裂孔疝临床路径标准住院流程

（一）适用对象

第一诊断为食管裂孔疝（ICD-10：K44.901）、先天性食管裂孔疝（ICD-10：Q40.1）行食管裂孔疝修补术（ICD-9-CM-3：53.7101/53.7202/53.8001/53.8301）或加胃底折叠术（ICD-9-CM-3：44.6601/44.6701）。

释义

■ 适用对象编码参见第一部分。

■ 食管裂孔疝是指腹腔内脏器通过膈肌的食管裂孔进入胸腔。最常进入胸腔的脏器是部分胃，其他还有小肠、结肠和网膜。按疝入的形式可以将食管裂孔疝可分为四型：Ⅰ型，滑动型食管裂孔疝；Ⅱ型，食管旁疝；Ⅲ型，混合型食管裂孔疝；Ⅳ型，多器官食管裂孔疝。

■ 绝大多数滑动型食管裂孔疝患者存在胃食管反流，相关研究表明，有94%~98%的滑动型食管裂孔疝患者伴发有反流性食管炎，即胃及十二指肠内容物逆流到食管，导致食管黏膜损伤。故行食管裂孔疝修补术的同时需要加做胃底折叠术等抗反流手术。

（二）诊断依据

根据《临床诊疗指南·胸外科分册》（中华医学会编著，人民卫生出版社，2009年），《2013年美国胃肠内镜外科医师协会食管裂孔疝诊疗指南》。

1. 临床表现：

（1）胃食管反流症状，如胸骨下后方及上腹部灼热性疼痛，可有程度不等的吞咽困难。

（2）胃内容物误吸，可伴有呼吸道症状，如呛咳、喘憋等。

（3）上消化道出血、黑便。

（4）贫血。

2. 辅助检查：

（1）胸部X线：可以观察到腹腔内脏器进入胸腔。

（2）上消化道造影。

（3）CT：与X线相比增加了对食管裂孔疝诊断的可视化和敏感性。

（4）胃镜：可见食管及胃腔有异常表现，如胃食管交界上移，胃黏膜返入食管内，并对食管、胃的黏膜情况进行评估，如糜烂性食管炎和巴雷特食管（Barrett esophagus）。

（5）食管测压：可显示膈肌水平，呼吸反转点和食管下括约肌的位置。特别是新的高分辨率食管测压技术的应用可计算食管裂孔疝滑动的尺寸。

（6）食管pH监测：对食管裂孔疝的诊断相关性有限，但关键是能够帮助增加滑动型食管裂孔疝患者食管酸暴露存在并可能从抗反流手术中获益。

释义

■ 食管裂孔最常见及最主要的临床症状是由于胃食管反流引起的。典型症状为胃灼热，即剑突或胸骨后的烧灼或发热的感觉，有时呈烧灼样疼痛，饮水、服制酸药物症状可缓解。根据患者典型的临床表现即可确定胃食管反流的存在。但有时临床表现不典型，如胸痛、吞咽困难、胃肠胀气及间歇性血便等非典型食管症状，则需要进一步检查以明确诊断。除此之外，胃食管反流往往还可以引起食管外症状，可因胃酸反流误吸出现呼吸系统表现，如胸闷气短、不能平卧、刺激性咳嗽及喘息等。因此临床工作中，食管裂孔疝患者初诊于呼吸科及心内科并被误诊为哮喘或冠心病的病例并不少见。

■ 对于临床症状不典型或者怀疑有与反流相关食管外症状的患者，采用诊断性治疗试验是恰当的。常用的是质子泵抑制药（PPI），简称PPI试验。如用药后临床症状缓解，即可推断患者存在胃食管反流，目前已成共识。

■ X线上消化道钡餐造影检查为诊断食管裂孔疝的主要方法。此检查直接显示钡剂胃食管反流，并可见食管裂孔疝的大小，有无滑动或短食管等情况，并且可以动态观察判断食管功能的改变，如有无蠕动减弱、节段性痉挛等情况。检查时可采取头低脚高位，并给予腹部加压，典型的发现是膈上出现疝囊，粗大的胃黏膜经增宽的食管裂孔进入疝囊，并且可以观察到胃内钡剂向食管反流。此外，食管裂孔旁疝则表现为胃的一部分进入膈上，位于食管的左前方，贲门仍保留在膈下。

■ 行内镜检查可发现齿状线上移，胃黏膜翻入食管内。除此之外，还可发现由于胃食管反流引起的食管病变，并有助于鉴别胃食管反流的三种类型，即反流性食管炎、非糜烂性反流病及Barrett食管。相关研究表明，大约50%的胃食管反流胃镜检查为阴性结果，但并不代表其症状不重或者好治。因此内镜检查更多用于并发症的诊断或鉴别诊断。

■ 食管24小时pH监测主要是对由食管裂孔疝引起胃食管反流情况的检查，在诊断治疗中起着十分重要的作用，但由于技术条件限制目前并没有得以推广。它是检查胃食管反流最敏感和有效的方法，它可测出食管腔内pH的动态变化，确定临床症状与酸反流之间的关系，因此是诊断胃食管反流病的金指标。

■ 食管测压可以了解食管运动的功能情况，有助于对同时伴有食管动力性疾病患者的鉴别诊断，同时也为指导手术提供帮助。对于食管蠕动功能正常的食管裂孔疝患者应加做抗反流手术；对于食管运动功能障碍的患者应避免抗反流手术，以防术后吞咽困难加重。因此，推荐有条件的单位，应在术前积极完善此项检查，进一步明确诊断，提高医疗质量与安全。

（三）选择治疗方案的依据

根据《临床诊疗指南·胸外科分册》（中华医学会编著，人民卫生出版社，2009年），《2013年美国胃肠内镜外科医师协会食管裂孔疝诊疗指南》。

手术治疗：除无反流症状的Ⅰ型滑动型食管裂孔疝和无任何症状的Ⅱ型食管旁疝外，都应手术治疗，食管裂孔疝修补术或加胃底折叠术。

释义

■ 食管裂孔疝的治疗应根据不同情况采取不同措施。对于无胃食管反流症状的滑动型食管裂孔疝（Ⅰ型）可无须特殊治疗，不必手术。对于伴有胃食管反流的食管裂孔疝应选择食管裂孔疝修补+抗反流手术。食管旁疝（Ⅱ型）、混合型食管裂孔疝（Ⅲ型）及多器官食管裂孔疝（Ⅳ型）可能并发胃壁或其他疝出的腹腔内脏钳闭或绞窄，由于巨大疝内容物挤压纵隔或肺，无论有无症状，均应尽早手术。

■ 治疗食管裂孔疝及胃食管反流手术方法不仅要修补扩大的食管裂孔，而且要加做抗反流手术，其目的是延长并固定腹段食管，重建抗反流活瓣机制，从而有效地阻止胃食管反流。根据不同类型的食管裂孔疝，手术可选择经胸或经腹入路，微创腹腔镜手术是未来的发展方向。具体的术式包括Nissen术式、Toupet术式、Dor术式等多种手术方式，无论采用哪种抗反流术式均有较好的疗效。

（四）标准住院日≤10 天

释义

■ 术前准备 1~3 天，第 2~4 日实施手术，术后恢复 2~7 天，总住院时间不超过 10 天。对于无基础疾病的、通过腔镜方式完成手术的、术中过程确切止血彻底并无消化道黏膜损伤的患者，术后可尽早恢复正常饮食，缩短术后住院时间。

（五）进入路径标准

1. 第一诊断必须符合 ICD-10：Q40.1，K44.901 食管裂孔疝疾病编码。
2. 当患者同时具有其他疾病诊断，但在门诊治疗期间不需要特殊处理也不影响第一诊断的临床路径流程实施时，可以进入路径。

释义

■ 患者同时具有其他疾病影响第一诊断的临床路径流程实施时均不适合进入临床路径，如控制不佳的高血压、糖尿病及心肺功能不全等。需经治疗后，合并的内科基础疾病稳定后可进入路径。

■ 因病变时间较长，由于长期反流导致食管下段发生癌变的不进入临床路径。

■ 以突发的梗阻或绞窄症状为主要临床表现，需急诊手术的食管裂孔疝不进入临床路径。

（六）术前准备≤4 天

1. 必需的检查项目：
（1）血常规、尿常规、便常规+潜血。
（2）凝血功能、肝功能测定、肾功能测定、电解质、血型、感染性疾病筛查（乙型肝炎、丙型肝炎、梅毒、艾滋病）。
（3）心电图、肺功能。
（4）胃镜。
（5）胸部 CT。
（6）上消化道造影。
（7）腹部超声检查。
（8）营养筛查与评估：入院后 24 小时内完成。
2. 根据患者病情，可选择的检查项目：葡萄糖测定、食管测压、食管 pH 监测、血气分析、超声心动图等。根据患者营养状况，必要时行人体成分、基础代谢率检查确定营养不良的程度。

释义

■ 行食管 pH 监测时应嘱患者停用抑酸药物 2 周，以免干扰检查结果的准确性。

■ 为缩短患者术前等待时间，部分检查项目可以在患者入院前于门诊完成。同时应合理安排检查顺序，提高效率，若同一天检查上消化道造影则应安排在胸部 CT

及胃镜检查之后，以免钡剂干扰影响检查。

■ 部分检查项目根据患者的具体情况选择进行。

■ 采用人体成分分析主要通过对实际体重，标准体重、脂肪百分比、体脂量、非脂肪量、肌肉量、体质指数、相位角、健康评分、基础代谢率的测量评估患者营养状态，常用的方法为生物电阻抗法（BIA），可指导患者围术期能量和瘦体重营养治疗。

（七）选择用药

1. 抗菌药物：按照《抗菌药物临床应用指导原则（2015年版）》（国卫办医发〔2015〕43号）执行，并根据患者的病情决定抗菌药物的选择与使用时间。如可疑感染，需做相应的微生物学检查，必要时做药敏试验。建议使用第一、第二代头孢菌素（第一代主要为头孢唑林，第二代主要为头孢呋辛）。术前30分钟预防性用抗菌药物；手术超过3小时加用1次抗菌药物；术后预防用药时间一般不超过24小时。
2. 营养治疗药物：根据营养筛查与评估情况，有营养风险或存在营养不良的患者，应进行营养治疗。

释义

■ 食管裂孔疝手术为无菌手术，Ⅰ类切口，可以不预防性应用抗菌药物，如果应用则选择第一、第二代头孢菌素。若术中出现消化道黏膜损伤，则可延长抗菌药物应用时间，必要时可加用抗厌氧菌药物。

■ 在进行营养筛查和评估时，推荐进行常规风险筛查（NRS2002）和营养评估（《肿瘤患者主观整体营养评估》）。若合并下列情况之一：6个月内体重丢失10%~15%，或BMI＜18.5kg/m²，或PG-SGA达到C级，或无肝功能不全患者的血清白蛋白＜30g/L，营养治疗可以改善患者的临床结局（降低感染率，缩短住院时间）。

（八）手术日为入院≤4天

1. 麻醉方式：气管插管全身麻醉。
2. 手术方式：食管裂孔疝修补术或加胃底折叠术。
3. 输血：视术中具体情况而定。

释义

■ 本路径规定的食管裂孔疝手术均在全身麻醉下实施。

■ 具体手术方式需要根据实际情况而定，可经胸或经腹，通过开放手术或腔镜手术的方式完成。较为常用的方式为腹腔镜下食管裂孔疝修补及胃底折叠术。对于较大的食管裂孔疝，根据术中情况可能会应用补片修补。

（九）术后住院恢复≤5天

1. 必须复查的检查项目：
（1）血常规、肝功能、肾功能、电解质。
（2）X线胸片。
（3）食管造影。
2. 术后用药：
（1）抗菌药物：按照《抗菌药物临床应用指导原则（2015年版）》（国卫办医发〔2015〕43号）执行。术后预防用药时间一般不超过24小时。如可疑感染，需做相应的微生物学检查，必要时做药敏试验。
（2）营养治疗：存在营养风险的患者，术后尽早启动肠内营养治疗；对于无基础疾病，术中止血彻底并无消化道黏膜损伤，无严重吞咽困难的患者，应尽早恢复经口进食。

释义

■ 术后复查X线胸片，警惕由于术中纵隔胸膜损伤导致的气胸或胸腔积液。

■ 术后复查X线上消化道造影时重点关注食管裂孔疝修复情况、有无胃食管反流，并注意有无狭窄梗阻及胃食管蠕动情况，以评价手术效果。建议术后首次复查上消化道造影显影剂应用泛影葡胺。

■ 必要时留置胃管及十二指肠营养管。

（十）出院标准

1. 营养摄入状况改善或营养状态稳定。
2. 切口愈合良好，或门诊可处理的愈合不良切口。
3. 体温正常。
4. X线胸片呈正常术后改变，无明显异常。
5. 无需要住院处理的其他并发症或合并症。

释义

■ 患者术后胸片示肺复张良好、体温基本正常、血液检查指标基本正常。

■ 术后营养治疗通过经口、经管饲或经静脉的方式，达到营养改善的目标或使患者营养状态稳定，即可出院。

■ 患者可待拆线出院。

（十一）变异及原因分析

1. 存在影响手术的合并症，术前需要进行相关的诊断和治疗。
2. 术后出现肺部感染、呼吸衰竭、心力衰竭、胃肠功能障碍等并发症，需要延长治疗时间。

释义

■ 术前检查发现存在影响麻醉及手术的基础疾病，应及时退出路径，积极治疗，控制病情平稳后再行手术治疗，保证医疗安全。

■ 术后无法恢复经口进食，出现严重的吞咽困难，经口进食量无法满足日常生理需求的应退出路径。吞咽困难是抗反流手术最常见的并发症，其发生原因与手术缝合的松紧度、食管功能、患者的精神因素和敏感性等多方面因素有关。一项术中及术后食管测压研究结果发现，术后3周食管下括约肌压力（LESP）有所下降（20%~25%），所以绝大部分患者的术后吞咽困难会在术后1个月内逐步减轻或消失。需要注意术中缝合食管裂孔及行胃底折叠时，不宜缝合过紧。否则会导致胃内气体不能经口排出，出现腹胀，甚至出现难以恢复的吞咽困难。

■ 对于不影响最终结果的轻微变异，可不退出路径。如拔除引流管的时间，或者出现皮下气肿等不影响预后的并发症。

五、食管裂孔疝临床路径给药方案

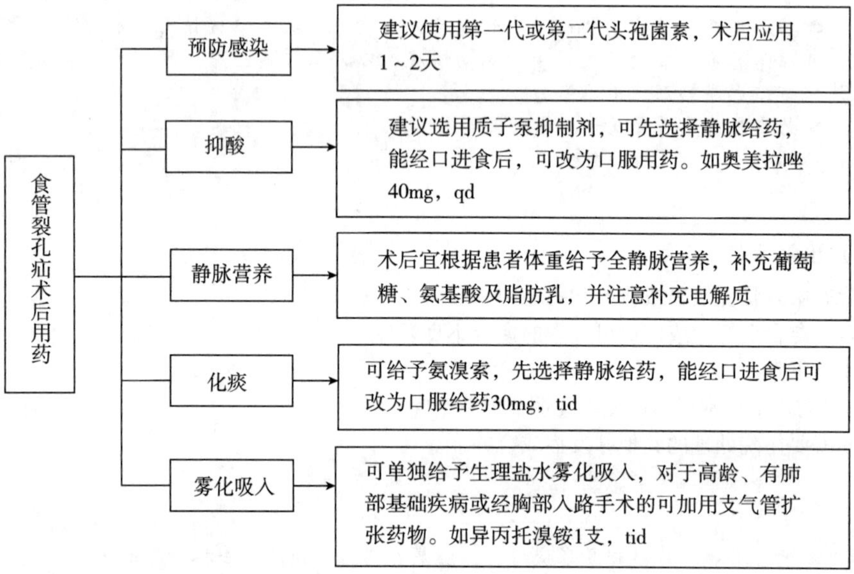

（一）用药选择

1. 食管裂孔疝手术为无菌手术，Ⅰ类切口，可不用预防性抗菌药物，若应用建议使用第一代或第二代头孢菌素，用药时限一般不超24小时。对于术中出现消化道黏膜损伤的患者可适当延长用药时间，必要时也可加用抗厌氧菌药物。
2. 围术期建议持续给予抑酸药物，可以选择质子泵抑制药，视患者胃食管反流症状缓解情况逐渐减量直至停药。

（二）药学提示

1. 应用头孢菌素类药物前应做皮试，对于有青霉素或头孢类过敏史的患者应慎用，警惕过敏。
2. 质子泵抑制药不良反应较少，但不应与阿扎那韦合用。

（三）注意事项

术后应用质子泵抑制药目的是以最小药物剂量控制患者症状，治疗应个体化，可采用按需给予或间歇给药的方式，直至停药。此外因 H_2 受体阻断药长期应用可产生耐药性，故不建议长期应用。

注：质子泵抑制剂可大幅度降低阿扎那韦的血药浓度，如需同时服用，建议至少间隔 12 小时服用。

六、食管裂孔疝患者护理规范

1. 术前根据患者的进食情况，给予高蛋白、高热量、少纤维流食、半流质饮食。

2. 休息与活动：术后取半坐卧位，床头抬高 30°～50°，以利呼吸及引流液引出。术后第 1 日，采用坐位、半坐卧位或不完全健侧卧位，避免术侧卧位，术后第 2 日开始，每日增加下地活动量及时间。术后尽早下床活动，锻炼术侧肩关节。

3. 术后饮食管理：

（1）肠外营养支持：术后禁食期间给予肠外营养支持，维持水电解质平衡，必要时遵医嘱输注人血白蛋白。

（2）经口进食：一般为术后 2–4 天拔除胃管后，遵医嘱试饮少量温水，如无呛咳、发热等不适，可进清流质饮食；进食后观察患者有无胸闷、气短、发热等情况，如无上述不适可给予流质饮食、半流质饮食，逐渐过渡至正常饮食。

4. 管路护理：定时冲洗胃管，保持胃管通畅；观察胃液颜色、量和性质，并做好记录。妥善固定胃管，避免脱出。胸管护理（参考支气管肺癌护理）。

5. 用药护理：遵医嘱服用抑酸及胃肠动力药物。

6. 疼痛护理：及时进行疼痛评估，必要时给予药物镇痛。

七、食管裂孔疝患者营养治疗规范

1. 围术期营养治疗可遵循五阶梯模式。第一阶梯：饮食+ 营养教育；第二阶梯：饮食+口服营养补充（ONS）；第三阶梯：全肠内营养（TEN）；第四阶梯：肠内营养的基础上补充性增加肠外营养（PEN+PPN）；第五阶梯：全肠外营养（TPN）；当不能满足 60% 目标能量需求 3～5 天时，应该选择上一阶梯。

2. 围术期患者术前应通过 NRS2002 进行筛查，并记录筛查结果。存在营养风险或不良的患者应制订围术期营养计划；中重度营养不良患者术前应给予营养治疗。

3. 术前口服肠内营养可完全和部分替代肠道导泻药，进行术前准备。疝囊巨大或者食道黏膜损伤，术中需放置管饲的患者，应在术后给予早期肠内营养。肠内营养不能满足 60%以上的需求，建议 5～7 天后启动全合一肠外营养。

4. 围术期患者的能量目标 25～30kcal/（kg・d），蛋白质 1. 2～1. 5g/（kg・d）。

5. 术后早期拔除胃管的患者，可从流质饮食逐步过渡至半流质饮食，每日少量多餐，术后 5～6天过渡至软食或普通饮食。每日不少于 13 种食物，包含谷薯类、蔬菜水果类、肉蛋奶及豆制品类以及适量的油脂类。保持优质蛋白质食物占总蛋白质 50%以上。

6. 体液丢失过量时需要补充水分，每日至少> 1700ml 水，必要时根据体液电解质情况补充盐分。

7. 对患者及家属进行营养教育及营养通路的护理知识。

八、食管裂孔疝患者健康宣教

1. 患者进食后出现反酸、胸骨后灼痛等症状，应考虑为食管反流，进食后适当运动；睡眠时取半卧位，以减轻反流现象。

2. 饮食要规律，进食以少食多餐为原则，进高蛋白、高热量、高维生素、少渣、易消化饮食。避免进食过快、过量、过热、过硬。避免油炸及辛辣刺激食物。餐后适当运动，避免食管反流。

3. 日常生活：适当活动，每日坚持进行低强度的有氧锻炼，如散步、打太极等，多做深呼吸运动，锻炼心肺功能。睡眠时可采取半卧位睡眠，以减轻反流现象。

九、推荐表单

（一）医师表单

食管裂孔疝临床路径医师表单

适用对象：第一诊断为食管裂孔疝（ICD-10：Q40.1，K44.901）

行食管裂孔疝修补术（ICD-9-CM-3：53.7101/53.7202/53.8001/53.8301）或加胃底折叠术（ICD-9-CM-3：44.6601/44.6701）

患者姓名：	性别：　　年龄：　　门诊号：	住院号：
住院日期：　　年　月　日	出院日期：　　年　月　日	标准住院日：≤10天

时间	住院第1天	住院第2天	住院第2~4天 （术前日）
主要诊疗工作	□询问病史及体格检查 □ 完成病历书写 □ 开化验单及检查申请单 □ 主管医师查房 □ 初步确定治疗方案 □ 如疝内容物嵌顿，则需急诊手术 □ 进行营养筛查与评估	□ 上级医师查房 □ 汇总辅助检查结果，明确诊断 □ 初步确定手术方式和时间	□ 上级医师查房 □ 术前评估及讨论，确定手术方案 □ 术前营养评估 □ 术前准备 □ 完成病程记录、上级医师查房记录、术前小结等病历书写 □ 向患者及家属交代病情及围术期注意事项 □ 签署手术知情同意书、自费用品协议书、输血同意书、授权委托同意书
重点医嘱	**长期医嘱：** □ 胸外科二级护理 □ 饮食： ◎普通饮食 ◎半流质饮食 ◎流质饮食 □ 营养治疗药物（视评估情况） □ 抑酸药物 □ 其他医嘱 **临时医嘱：** □ 血常规、尿常规、便常规+隐血试验 □ 凝血功能、电解质、肝功能、肾功能、血型、感染性疾病筛查 □ 心电图、肺功能、胸部CT、上消化道造影和胃镜 □ 食管测压，食管pH监测，超声心动图（酌情）	**长期医嘱：** □ 胸外科二级护理 □ 饮食：普通饮食/半流质饮食/流质饮食 □ 营养治疗药物 □ 抑酸药物 □ 其他医嘱 **临时医嘱：**	**长期医嘱：** □ 胸外科二级护理 □ 饮食：普通饮食/半流质饮食/流质饮食 □ 术前营养治疗药物 □ 其他医嘱 **临时医嘱：** □ 明日在全身麻醉下行食管裂孔疝修补术或加胃底折叠术 □ 禁饮食，备皮，备血 □ 肠道准备 □ 术前置胃管 □ 术前镇静药物及胆碱酯酶抑制剂（酌情） □ 抗菌药带入手术室 □ 其他医嘱
病情变异记录	□ 无　□ 有，原因： 1. 2.	□无　□ 有，原因： 1. 2.	□ 无　□ 有，原因： 1. 2.
医师签名			

时间	住院第 2~4 天 （手术日）	住院 4~9 天 （术后第 1~5 天）	住院 9~10 天 （出院日）
主要诊疗工作	□ 留置尿管 □ 手术 □ 术者完成手术记录 □ 住院医师完成术后病程 □ 主管医师观察术后病情 □ 向家属交代病情及术后注意事项	□ 上级医师查房，观察病情变化 □ 住院医师完成病程书写 □ 注意生命体征及肺部呼吸音 □ 观察腹腔/胸腔/胃管引流及切口情况 □ 鼓励并协助患者排痰 □ 拔尿管 □ 必要时纤维支气管镜吸痰 □ 再次营养筛查与评估	□ 上级医师查房，明确是否出院 □ 住院医师完成常规病历书写 □ 住院医师完成出院小结、病情证明单、病历首页等 □ 向患者及家属交代出院后的注意事项，如饮食、复诊时间、后续治疗等 □ 视切口愈合情况拆线
重点医嘱	**长期医嘱：** □ 胸外科特级或一级护理 □ 体温、心电、呼吸、血压、血氧饱和度监测 □ 吸氧 □ 禁食、禁水 □ 胸管引流记量 □ 或腹腔引流记录 □ 尿管引流记量 □ 胃管引流记量 □ 抗菌药物 □ 营养治疗药物 □ 抑酸药物 □ 其他医嘱 **临时医嘱：** □ 镇痛药物 □ 其他医嘱	**长期医嘱：** □ 胸外科一级护理 □ 禁食、禁水 □ 抗菌药物 □ 营养治疗药物（视评估情况） □ 抑制胃酸药物 □ 其他医嘱 **临时医嘱：** □ 止吐、镇痛等对症处理 □ 拔除尿管 □ 其他医嘱 □ 复查 X 线胸片	**长期医嘱：** □ 胸外科二级护理 □ 饮食： ◎普通饮食 ◎半流质饮食 □ 其他医嘱 **临时医嘱：** □ 切口换药 □ 切口拆线 □ 通知出院 □ 出院带药 □ 其他医嘱
病情变异记录	□ 无 □ 有，原因： 1. 2.	□ 无 □ 有，原因： 1. 2.	□ 无 □ 有，原因： 1. 2.
医师签名			

（二）护士表单

食管裂孔疝临床路径护士表单

适用对象：第一诊断为食管裂孔疝（ICD-10：Q40.1，K44.901）
行食管裂孔疝修补术（ICD-9-CM-3：53.7101/53.7202/53.8001/53.8301）或加胃底折叠术（ICD-9-CM-3：44.6601/44.6701）

患者姓名：	性别：　年龄：　门诊号：	住院号：
住院日期：　年　月　日	出院日期：　年　月　日	标准住院日：≤10 天

时间	住院第 1 天	住院第 2~4 天 （术前）	住院第 2~4 天 （手术日）
健康宣教	□ 入院宣教 介绍主管医师、护士 介绍环境、设施 介绍住院注意事项	□ 术前宣教 宣教疾病知识、术前准备及手术过程 告知准备用物、沐浴 告知术后饮食、活动及探视注意事项 告知术后可能出现的情况及应对方式 □ 主管护士与患者沟通、了解并指导心理应对 □ 告知家属等候区位置	□ 术后当日宣教 告知监护设备、管路功能及注意事项 告知饮食、体位要求 告知疼痛注意事项 告知术后可能出现情况的应对方式 □ 给予患者及家属心理支持 □ 再次明确探视陪护须知
护理处置	□ 核对患者，佩戴腕带 □ 建立入院护理病历 □ 卫生处置：剪指甲、沐浴，患者更换病号服、佩戴腕带	□ 协助医师完成术前检查化验 □ 术前准备 配血 抗菌药物皮试 备皮 肠道准备 禁食、禁水	□ 送手术 术前置胃管 摘除患者各种活动物品 核对患者资料及带药填写手术交接单，签字确认 □ 接手术 □ 核对患者及资料，签字确认
基础护理	□ 三级护理 晨晚间护理 患者安全管理	□ 三级护理 晨晚间护理 患者安全管理	□ 特级护理 卧位护理：半坐卧位 排泄护理 患者安全管理
专科护理	□ 护理查体 □ 胃肠道准备：遵医嘱予口服抗菌药物 □ 需要时，填写跌倒及压疮防范表 □ 需要时，请家属陪护 □ 心理护理	□ 胃肠道准备：遵医嘱予口服抗菌药物 □ 遵医嘱完成相关检查 □ 心理护理 □ 呼吸功能锻炼，瞳孔、意识监测 □ 遵医嘱完成相关检查	□ 病情观察，写特护记录 q2h 评估生命体征、意识、疼痛、肢体活动、皮肤情况、伤口敷料、胸管及胃管情况、出入量 □ 遵医嘱予抗感染、雾化吸入、镇痛、抑制胃酸、呼吸功能锻炼 □ 心理护理

续　表

时间	住院第 1 天	住院第 2~4 天 （术前）	住院第 2~4 天 （手术日）
重点医嘱	□ 详见医嘱执行单	□ 详见医嘱执行单	□ 详见医嘱执行单
病情变异记录	□ 无　□ 有，原因： 1. 2.	□ 无　□ 有，原因： 1. 2.	□ 无　□ 有，原因： 1. 2.
护士签名			

时间	住院第4~9天 （术后第1~5天）	住院第9~10天 （出院日）
健康宣教	□ 术后宣教 药物作用及频率 饮食、活动指导 复查患者对术前宣教内容的掌握程度 呼吸功能锻炼的作用 疾病恢复期注意事项 拔尿管后注意事项 下床活动注意事项	□ 出院宣教 复查时间 服药方法 活动休息 指导饮食 指导办理出院手续
护理处置	□ 遵医嘱完成相关检查 □ 夹闭尿管，锻炼膀胱功能 □ 遵医嘱完成相关检查	□ 办理出院手续 □ 书写出院小结
基础护理	□一级或二级护理 （根据患者病情和生活自理能力确定护理级别） 晨晚间护理 禁食、禁水 协助坐起、床上或床旁活动，预防压疮 排泄护理 床上温水擦浴 协助更衣 患者安全管理	□ 三级护理 晨晚间护理 协助或指导进食、进水 协助或指导下床活动 患者安全管理
专科护理	□ 病情观察，写特护记录 q2h 评估生命体征、意识、疼痛、肢体活动、皮肤情况、伤口敷料、胸管及胃管情况、出入量 □ 遵医嘱予抗感染、雾化吸入、镇痛、抑制胃酸、呼吸功能锻炼 □ 需要时，联系主管医师给予相关治疗及用药 □ 心理护理	□ 病情观察 评估生命体征、意识、肢体活动、皮肤情况、伤口敷料 □ 心理护理
重点医嘱	□ 详见医嘱执行单	□ 详见医嘱执行单
病情变异记录	□ 无 □ 有，原因： 1. 2.	□ 无 □ 有，原因： 1. 2.
护士签名		

（三）患者表单

食管裂孔疝临床路径患者表单

适用对象：第一诊断为食管裂孔疝（ICD-10：Q40.1，K44.901）
行食管裂孔疝修补术（ICD-9-CM-3：53.7101/53.7202/53.8001/53.8301）或加胃底折叠术（ICD-9-CM-3：44.6601/44.6701）

患者姓名：	性别：　年龄：　门诊号：	住院号：
住院日期：　年　月　日	出院日期：　年　月　日	标准住院日：≤10天

时间	入院	手术前	手术当天
医患配合	□ 配合询问病史、收集资料，请务必详细告知既往史、用药史、过敏史 □ 配合进行体格检查 □ 有任何不适告知医师 □ 如服用抗凝药，请明确告知	□ 配合家属完善术前相关检查、化验，如采血、心电图、X线胸片、肺功能、上消化道造影、胃镜 □ 医师给患者及家属介绍病情及手术谈话、术前签字 □ 麻醉师对患者进行手术访视	□ 配合评估手术效果 □ 配合检查意识、疼痛、胸管情况、肢体活动 □ 需要时，配合复查上消化道造影 □ 有任何不适请告知医师
护患配合	□ 配合测量体温、脉搏、呼吸、体重 □ 配合完成入院护理评估单（简单询问病史、过敏史、用药史） □ 接受入院宣教（环境介绍、病室规定、订餐制度、贵重物品保管等） □ 有任何不适告知护士	□ 配合测量体温、脉搏、呼吸，询问每日排便情况 □ 接受术前宣教 □ 接受配血，以备术中需要 □ 接受备皮 □ 接受肠道准备 □ 自行沐浴 □ 准备纸巾等必要物品 □ 取下义齿、饰品等，贵重物品交家属保管 □ 术侧皮肤标记（建议） □ 术前签字	□ 配合测量体温、脉搏、呼吸，血压 □ 接受置胃管 □ 送手术室前，协助完成核对，带齐影像资料，脱去衣物，上手术车 □ 返回病房后，协助完成核对，配合过病床 □ 配合检查意识、生命体征、疼痛、胃管及胸管情况、肢体活动，询问出入量 □ 配合术后吸氧、监护仪监测、输液、留置尿管，胸部有引流管、留置有胃管 □ 遵医嘱采用正确体位 □ 有任何不适请告知护士
饮食	□ 普通饮食	□ 术前1日禁食	□ 禁食、禁水
排泄	□ 正常排尿便	□ 正常排尿便	□ 保留尿管
活动	□ 正常活动	□ 正常活动	□ 根据医嘱半坐卧位 □ 卧床休息，保护管路 □ 双下肢活动

时间	手术后	出院
医患配合	□ 配合检查意识、生命体征、胸管及胃管情况、伤口、肢体活动、胃肠功能恢复情况 □ 需要时配合伤口换药 □ 配合拔除引流管、尿管 □ 配合伤口拆线	□ 接受出院前指导 □ 知道复查程序 □ 获得出院诊断书
护患配合	□ 配合定时测量生命体征，每日询问排便情况 □ 配合检查意识、生命体征、疼痛、胸管及胃管情况 □ 接受输液、服药等治疗 □ 配合夹闭尿管，锻炼膀胱功能 □ 接受进食、进水、排便等生活护理 □ 配合活动，预防皮肤压伤 □ 注意活动安全，避免坠床或跌倒 □ 配合执行探视及陪护 □ 接受呼吸功能锻炼	□ 接受出院宣教 □ 办理出院手续 □ 获取出院带药 □ 接受服药方法、作用、注意事项指导 □ 指导护理伤口方法 □ 指导复印病历方法
饮食	□ 术后日禁食、禁水 □ 术后第 2 日可进流质饮食 □ 术后第 3 日可进半流质饮食	□ 根据医嘱，半流质饮食或普通饮食
排泄	□ 配合拔除导尿管 □ 避免便秘	□ 正常排尿便 □ 避免便秘
活动	□ 根据医嘱，半坐卧或下床活动 □ 保护管路，勿牵拉、脱出、打折	□ 正常适度活动，避免疲劳

附：原表单（2019 年版）

食管裂孔疝临床路径表单

适用对象：第一诊断为食管裂孔疝（ICD-10：Q40.1，K44.901）

行食管裂孔疝修补术（ICD-9-CM-3：53.7101/53.7202/53.8001/53.8301）或加胃底折叠术（ICD-9-CM-3：44.6601/44.6701）

患者姓名：	**性别：　　年龄：　　门诊号：**	**住院号：**
住院日期：　　年　月　日	**出院日期：**　　年　月　日	**标准住院日：**≤10 天

时间	**住院第 1 天**	**住院第 2 天**	**住院第 2~4 天 （术前日）**
主要诊疗工作	□ 询问病史及体格检查 □ 完成病历书写 □ 开化验单及检查申请单 □ 主管医师查房 □ 初步确定治疗方案 □ 如疝内容物嵌顿，则需急诊手术 □ 进行营养筛查与评估	□ 上级医师查房 □ 汇总辅助检查结果，明确诊断 □ 初步确定手术方式和时间	□ 上级医师查房 □ 术前评估及讨论，确定手术方案 □ 术前营养评估 □ 术前准备 □ 完成病程记录、上级医师查房记录、术前小结等病历书写 □ 向患者及家属交代病情及围术期注意事项 □ 签署手术知情同意书、自费用品协议书、输血同意书、授权委托同意书
重点医嘱	**长期医嘱：** □ 胸外科二级护理 □ 饮食： ◎普通饮食 ◎半流质饮食 ◎流质饮食 □ 营养治疗药物（视评估情况） □ 抑酸药物 □ 其他医嘱 **临时医嘱：** □ 血常规、尿常规、便常规+隐血试验 □ 凝血功能、血电解质、肝功能、肾功能、血型、感染性疾病筛查 □ 心电图、肺功能、胸部 CT、上消化道造影和胃镜 □ 食管测压，食管 pH 监测，超声心动图（酌情）	**长期医嘱：** □ 胸外科二级护理 □ 饮食：普通饮食/半流质饮食/流质饮食 □ 营养治疗药物 □ 抑酸药物 □ 其他医嘱 **临时医嘱：**	**长期医嘱：** □ 胸外科二级护理 □ 饮食：普通饮食/半流质饮食/流质饮食 □ 术前营养治疗药物 □ 其他医嘱 **临时医嘱：** □ 明日在全身麻醉下行食管裂孔疝修补术或加胃底折叠术 □ 禁饮食，备皮，备血 □ 肠道准备 □ 术前置胃管 □ 术前镇静药物及胆碱酯酶抑制剂（酌情） □ 抗菌药带入手术室 □ 其他医嘱

续 表

时间	住院第 1 天	住院第 2 天	住院第 2~4 天 （术前日）
主要护理工作	□ 介绍病房环境和设备 □ 入院护理评估 □ 辅助戒烟 □ 营养筛查与评估 □ 营养治疗护理（遵医嘱）	□ 观察患者病情变化 □ 营养治疗护理	□ 宣教、备皮等术前准备 □ 提醒患者术前禁食、禁水 □ 呼吸功能锻炼 □ 营养治疗护理
病情变异记录	□ 无　□ 有，原因： 1. 2.	□ 无　□ 有，原因： 1. 2.	□ 无　□ 有，原因： 1. 2.
护士签名			
医师签名			

时间	住院第 2~4 天 （手术日）	住院 4~9 天 （术后第 1~5 天）	住院 9~10 天 （出院日）
主要诊疗工作	□ 留置尿管 □ 手术 □ 术者完成手术记录 □ 住院医师完成术后病程 □ 主管医师观察术后病情 □ 向家属交代病情及术后注意事项	□ 上级医师查房，观察病情变化 □ 住院医师完成病程书写 □ 注意生命体征及肺部呼吸音 □ 观察腹腔/胸腔/胃管引流及切口情况 □ 鼓励并协助患者排痰 □ 拔尿管 □ 必要时纤维支气管镜吸痰 □ 再次营养筛查与评估	□ 上级医师查房，明确是否出院 □ 住院医师完成常规病历书写 □ 住院医师完成出院小结、病情证明单、病历首页等 □ 向患者及家属交代出院后的注意事项，如饮食、复诊时间、后续治疗等 □ 视切口愈合情况拆线
重点医嘱	**长期医嘱：** □ 胸外科特级或一级护理 □ 体温、心电、呼吸、血压、血氧饱和度监测 □ 吸氧 □ 禁食、禁水 □ 胸管引流记量 □ 或腹腔引流记录 □ 尿管引流记量 □ 胃管引流记量 □ 抗菌药物 □ 营养治疗药物 □ 抑酸药物 □ 其他医嘱 **临时医嘱：** □ 镇痛药物 □ 其他医嘱	**长期医嘱：** □ 胸外科一级护理 □ 禁食、禁水 □ 抗菌药物 □ 营养治疗药物（视评估情况） □ 抑制胃酸药物 □ 其他医嘱 **临时医嘱：** □ 镇吐、镇痛等对症处理 □ 拔除尿管 □ 其他医嘱 □ 复查 X 线胸片	**长期医嘱：** □ 胸外科二级护理 □ 饮食： ◎普通饮食 ◎半流质饮食 □ 其他医嘱 **临时医嘱：** □ 切口换药 □ 切口拆线 □ 通知出院 □ 出院带药 □ 其他医嘱
主要护理工作	□ 手术当日置胃管行食管冲洗，至冲洗液清亮 □ 观察病情变化 □ 心理和生活护理 □ 保持呼吸道通畅 □ 营养治疗护理	□ 观察病情变化 □ 心理与生活护理 □ 协助患者咳痰 □ 填写营养评估表 □ 营养治疗护理（遵医嘱）	□ 密切观察患者病情变化 □ 指导术后呼吸训练 □ 术后心理与生活护理 □ 指导恢复饮食 □ 健康宣教 □ 帮助患者办理出院手续 □ 康复宣教
病情变异记录	□ 无 □ 有，原因： 1. 2.	□ 无 □ 有，原因： 1. 2.	□ 无 □ 有，原因： 1. 2.
护士签名			
医师签名			

第十三章

贲门癌（食管-胃交界部癌）临床路径释义

【医疗质量控制指标】

指标一、术前内镜病理学检查率。

指标二、术前钡剂造影检查率。

指标三、术前临床 TNM 分期评估率。

指标四、术前 30 分钟预防性抗菌药物使用率。

指标五、围术期输血率。

指标六、术后肺部感染发生率。

指标七、平均住院日。

一、贲门癌（食管-胃交界部癌）编码

1. 原编码：

疾病名称及编码：贲门癌（食管-胃交界部癌）（ICD-10：C16.001/C16.002/C16.051）

手术操作名称及编码：贲门癌根治术（ICD-9-CM-3：42.41/42.5/43.5）

2. 修改编码：

疾病名称及编码：贲门癌（食管-胃交界部癌）（ICD-10：C16.0）

手术操作名称及编码：贲门癌根治术（ICD-9-CM-3：42.41/42.5/43.5）

二、临床路径检索方法

C16.0 伴（42.41+43.5+42.5）

三、国家医疗保障疾病诊断相关分组（CHS-DRG）

MDCG 消化系统疾病及功能障碍

GR1 消化系统恶性肿瘤

GB1 食管、胃、十二指肠大手术

四、贲门癌临床路径标准住院流程

（一）适用对象

第一诊断为贲门癌（ICD-10：C16.001/C16.002/C16.051）

行贲门癌根治术（ICD-9-CM-3：42.41/42.5/43.5）。

释义

■ 适用对象编码参见第一部分。

■ 本路径适用对象为原发的胃贲门部癌，也就是食管胃交界线下约 2cm 范围内的腺癌。治疗手段在本路径内是指经胸切口或经腹部切口的开放和腔镜手术，手术方式为食管次全切除+胃部分切除+胸腔、腹腔淋巴结清扫+食管胃吻合术。

（二）诊断依据

根据《临床诊疗指南·胸外科分册》（中华医学会编著，人民卫生出版社，2009 年）。

1. 临床症状：早期可无症状，随病情进展可出现上腹部不适或进行性吞咽困难、呕血或黑便。

2. 辅助检查：上消化道钡餐造影、胃镜检查、胸腹部 CT。

释义

■ 进行性吞咽困难：贲门癌肿累及贲门全周 1/2 以上时才出现进食哽噎的症状；累及贲门全周，肿瘤完全堵塞贲门口，则出现严重吞咽困难。贲门癌呈菜花样突出到管腔内生长，特别是向上侵及食管下端，梗阻症状更为明显。呈溃疡型生长的贲门癌，溃疡面积可很大，梗阻症状较轻，但是消瘦和体重减轻更为突出。

■ 腰背部疼痛：提示贲门癌已经外侵，累及腹膜后脏器或胸腰椎体。有时贲门癌局部生长穿破胃后壁，侵犯胰腺、脾和结肠，呈巨大团块。如触到腹部包块则表明肿瘤侵犯胃体。

■ 钡剂造影检查：早期贲门癌的造影表现有贲门黏膜皱襞中断、破坏及不规则充盈缺损，有时可见到小龛影。中晚期贲门癌则显示贲门管腔狭窄，并有软组织突向管腔。溃疡型则显示大小、深浅不一、形态不规则的龛影，周围黏膜有破坏和充盈缺损。

（三）治疗方案的选择

根据《临床诊疗指南·胸外科分册》（中华医学会 编著，人民卫生出版社，2009 年）。

1. 经左胸或胸腹联合切口贲门癌切除，消化道重建，胸腔内吻合术（含腔镜）。

2. 经右胸-上腹两切口贲门癌切除，消化道重建，胸腔内吻合术（含腔镜）。

3. 经腹贲门癌切除，经食管裂孔消化道重建术（含腔镜）。

释义

■ 贲门癌手术应距肿瘤边缘 5cm 以远切断胃及食管，如贲门癌浸润胃小弯超过 1/3 者，可考虑行全胃切除，并要有足够的切缘，以防切缘癌残留，必要时行术中冷冻切片检查。

（四）标准住院日≤18 天

释义

■ 术前准备 1~5 天，在第 4~6 天实施手术，术后恢复 11~13 天。总住院时间不超过 18 天均符合路径要求。

（五）进入路径标准

1. 第一诊断必须符合 ICD-10：C16.001/C16.002/C16.051 贲门癌疾病编码。

2. 当患者同时具有其他疾病诊断，但住院期间不需特殊处理也不影响第一诊断的临床路径流程实施时，可以进入此路径。

释义

■ 对于所有能耐受手术且能手术切除的贲门癌患者为手术适应证。不能完全切除的贲门癌，为解除梗阻可行姑息性切除，该种情况也应进入此路径。

■ 贲门癌手术禁忌包括：①有远处脏器转移或锁骨上淋巴结转移；②肿瘤已经严重侵犯周围脏器，腹腔内淋巴结广泛转移；③严重恶病质，心肺功能不全，不能耐受手术。除非有确定的证据表明远处转移，所有贲门癌患者均应行探查，探查时如发现贲门肿瘤侵犯胰腺、肝、脾等脏器时，根据术中情况及医师经验，应尽可能争取行手术切除肿瘤，重建消化道的连续性，恢复经口进食，改善和提高患者的生活质量，延长患者生命。

■ 胃受侵严重，需行全胃切除，或合并胰腺、肝脏等脏器受侵，如术中人工材料增加，或临床医师判断术后治疗时间及费用将显著增加的，可不进入临床路径。

（六）术前准备（术前评估）≤7 天

1. 常规检查项目：
（1）血常规、尿常规、便常规+潜血。
（2）凝血功能、血型、肝功能、肾功能、电解质、感染性疾病筛查（乙型肝炎、丙型肝炎、艾滋病、梅毒等）。
（3）肺功能、心电图。
（4）内镜检查+活检。
（5）影像学检查：胸片正侧位、上消化道造影、胸腹部 CT（平扫+增强扫描）。
2. 根据患者病情可选择：超声心动图、冠脉 CTA、动脉血气分析、颈部超声、腹部超声、食管内镜超声等。

释义

■ 必查项目是确保手术治疗安全、有效开展的基础，在术前必须完成。相关人员应认真分析检查结果，以便及时发现异常情况并采取对应处置。

■ 对于年龄大于 65 岁，或患者自述既往有明确的心绞痛，或入院检查心电图发现异常的，应行超声心动图检查。

■ 为缩短患者术前等待时间，检查项目可以在患者入院前于门诊完成。

（七）预防性抗菌药物选择与使用时机

抗菌药物按照《抗菌药物临床应用指导原则（2015 年版）》（国卫办医发〔2015〕43 号）执行。

释义

■ 术前 30 分钟预防性使用抗菌药物；手术超时 3 小时加用 1 次抗菌药物。

■ 贲门癌根治术进入消化道腔内，属于Ⅱ类切口手术，需要预防性应用抗菌药物，通常选用第二代头孢菌素。

（八）手术日为入院第≤8天

1. 麻醉方式：全身麻醉。
2. 手术耗材：根据患者病情使用（圆形吻合器、闭合器、切割缝合器、止血材料、血管夹、超声刀等能量器械等）。
3. 术中用药：预防性应用抗菌药物。
4. 输血：视术中情况而定。

释义

■ 本路径规定的贲门癌根治术均是在全身麻醉下实施。

■ 术中输血指征：①Hb＞100g/L，一般不必输血；②Hb＜70g/L，才需输血；③Hb在70~100g/L，结合患者心肺功能情况、年龄以及术后是否有继续出血可能而决定是否输血。

（九）术后住院恢复≤16天

1. 必须复查的项目：胸片、血常规、肝功能、肾功能、电解质等。
2. 根据病情可选择的项目：胸腹部CT、上消化道造影、纤维支气管镜、胃镜、超声等。
3. 术后用药：

（1）抗菌药物使用，应按照《抗菌药物临床应用指导原则（2015年版）》（国卫办医发〔2015〕43号）执行。

（2）静脉和/或肠内营养。

释义

■ 结合患者病情术后行心电监护、胃肠减压。

■ 贲门癌手术对患者创伤较大，术后早期应对患者进行持续的监护，以便及时掌握病情变化，主管医师评估患者病情平稳后，方可中止持续监测。

■ 术后胃肠减压管应保持通畅，每日定期通管，术后1周左右饮水后未出现不适可拔除胃管。如术中留置十二指肠营养管，术后应尽早开始肠内营养支持治疗，早期肠内营养支持对于术后快速康复具有很大作用。

■ 根据患者病情需要，开展相应的检查及治疗。检查内容不只限于路径中规定的必需的复查项目，可根据需要增加可选择项目，如怀疑吻合口瘘可行消化道造影等。必要时可增加同一项目的检查频次。

■ 贲门癌切除后患者抗反流结构消失，往往合并反流性食管炎，术后建议加用抑酸药物。如为开胸或开腹手术，术后往往出现疼痛、畏惧咳痰等表现，可酌情加用镇痛药物、化痰药物、雾化吸入药物。

■ 围术期营养状况良好者无须营养治疗，中度营养不良患者术前营养治疗能够获益，重度营养不良患者推荐术前营养治疗。术前已经实施营养治疗的患者，或严重营养不良术前未进行营养治疗者，术后应接受营养治疗。预计围术期不能经口进食7天，或者无法摄入能量和蛋白质目标需求量60%~75%超过10天患者，围术期需明显提升营养状态或存在严重代谢障碍风险的患者，推荐应用营养支持。围术期营养首选经口营养补充或肠内营养，肠内营养无法实施或肠内营养无法提供充足能量和蛋白质时应补充或选择肠外营养。具有营养支持指征但不宜或不能耐受肠内营养患者，应及早给予肠外营养。如果肠内营养摄入的能量和蛋白质<60%目标需求量，应联合应用肠外营养。

（十）出院标准

1. 进流食顺利。
2. 切口愈合良好，或门诊可处理的愈合不良切口。
3. 体温正常，胸片提示术后改变。

释义

■ 患者出院前完成必需的复查项目，且血常规、肝肾功能、电解质无明显异常。若检查结果明显异常，主管医师应进行仔细分析并做出对应处置。

（十一）变异及原因分析

1. 有影响手术的合并症，需要进行相关的诊断和治疗。
2. 术后出现肺部感染、呼吸衰竭、心力衰竭、吻合口瘘等并发症，需要延长治疗时间。

释义

■ 变异是指入选临床路径的患者未能按路径流程完成医疗行为或未达到预期的医疗质量控制目标。这包括两方面的情况：①按路径流程完成治疗，但超出了路径规定的时限或限定的费用，如实际住院日超出标准住院日要求，或未能在规定的手术日时间限定内实施手术等。②不能按路径流程完成治疗，患者需要中途退出路径，如治疗过程中出现严重并发症，如吻合口瘘、乳糜胸等，导致必须终止路径或需要转入其他路径进行治疗等。对这些患者，主管医师均应进行变异原因的分析，并在临床路径的表单中予以说明。

■ 经入院常规检查发现以往所没有发现的疾病，而该疾病可能对患者生命威胁更为严重，或者该疾病可能影响手术实施、提高手术和麻醉风险、影响预后，则应优先考虑治疗该种疾病，暂不宜进入路径。如高血压、糖尿病、心功能不全、肝肾功能不全、凝血功能障碍等。若既往患有上述疾病，经合理治疗后达到稳定，抑或目前尚需要持续用药，经评估无手术及麻醉禁忌，则可进入路径。但可能会增加医疗费用，延长住院时间。

■ 因患者方面的主观原因导致执行路径出现变异，也需要医师在表单中予以说明。

五、贲门癌临床路径给药方案

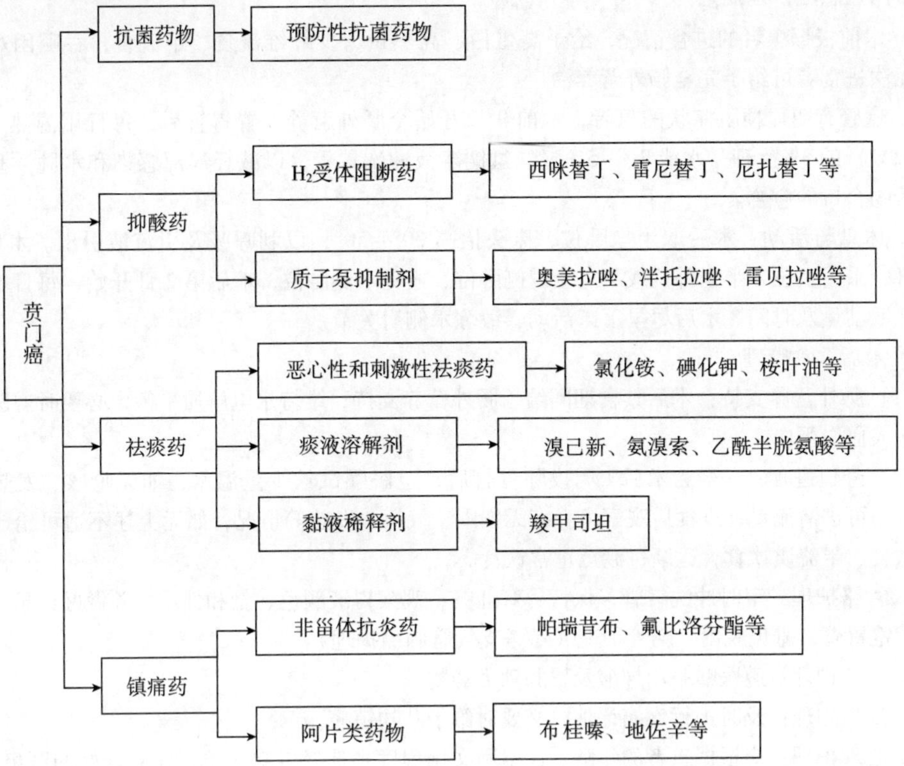

（一）用药选择

1. 预防使用抗菌药物：一般选用第二代头孢菌素作为预防用药。

2. 抑酸药：常用的抑酸药包括 H_2受体阻断药和质子泵抑制剂，术后早期可用静脉输注，待胃肠功能恢复后可改用口服制剂鼻饲。

3. 祛痰药：呼吸道分泌物多、痰液黏稠、长期吸烟者可使用祛痰药。可以选用一种或多种药物，如氨溴索、乙酰半胱氨酸、羧甲司坦等。

4. 镇痛药：可给予一种或多种镇痛方法，根据术后疼痛强度评分评价镇痛效果调整用药时间和剂量。

（二）药学提示

1. 预防性抗菌药物：给药方法要按照《抗菌药物临床应用指导原则》，术前 0.5~2 小时，或麻醉开始时首次给药；手术时间超过 3 小时或失血量大于 1500ml，术中可给予第 2 剂。总预防用药时间一般不超过 24 小时，个别情况可延长至 48 小时。

2. 祛痰药：乙酰半胱氨酸。支气管哮喘患者禁用，偶可引起咯血，部分患者引起恶心、呕吐、流涕、胃炎等。

3. 镇痛药：阿片受体类激动剂镇痛药具有抑制呼吸中枢、镇咳的作用，应谨慎使用。

（三）注意事项

1. 使用抗菌药物期间若患者出现发热、白细胞计数升高等感染迹象应根据药敏及时调整用药。

2. 奥美拉唑在 0.9%氯化钠溶液中比 5%葡萄糖溶液更稳定，最好选用 0.9%氯化钠来配制静脉输注的奥美拉唑溶液，且 0.9%氯化钠输液体积以 100ml 为宜；奥美拉唑溶液应单独使用，不应添加其他药物。

六、贲门癌患者护理规范

1. 术前根据患者的进食情况，给予高蛋白、高热量、少纤维流食、半流食，吞咽困难严重无法进食者可给予完全肠外营养治疗。

2. 食管有明显梗阻症状的患者，术前 3 日开始全肠外营养。置胃管后，每日用温热（37~42℃）的 3%生理盐水或 3%~5%碳酸氢钠溶液冲洗胃管，以减轻局部感染和水肿，利于术后吻合口的愈合。

3. 休息与活动：术后取半坐卧位，床头抬高 30°~50°，以利呼吸及引流液引出。术后第 1 日，采用坐位、半坐卧位或不完全健侧卧位，避免术侧卧位，术后第 2 日开始，每日增加下地活动量及时间。术后尽早下床活动，锻炼术侧肩关节。

4. 术后饮食管理：

（1）肠外营养支持：术后禁食期间给予肠外营养支持，维持水电解质平衡，必要时遵医嘱输注人血白蛋白。

（2）经口进食：一般为术后 1 周拔除胃管后，遵医嘱试饮少量温水，如无呛咳、发热等不适，可进清流食；进食后观察患者有无胸闷、气短、发热等情况，如无上述不适可给予流质饮食、半流质饮食，逐渐过渡至正常饮食。

5. 管路护理：定时冲洗胃管，保持胃管通畅；观察胃液颜色、量和性质，并做好记录。妥善固定胃管，避免脱出。胸管护理（参考支气管肺癌护理）。

6. 用药护理：遵医嘱服用抑酸及胃肠动力药物。

7. 疼痛护理：及时进行疼痛评估，必要时给予药物镇痛。

8. 心理护理：应根据患者的年龄、性格和文化程度来选择告知病情，建立良好的医患关系，增加患者接受治疗的依从性。

七、贲门癌患者营养治疗规范

1. 所有患者入院后应常规进行营养筛查和营养状况评估和综合测定。

2. 治疗过程中每周至少为患者评估 1 次，以便尽早发现患者出现营养风险并采取早期干预。

3. 营养治疗方式的选择：①为了降低感染风险，首选经口摄入；②出现重度口腔/口咽黏膜炎影响吞咽功能者或产生较强的胃肠道反应的患者，肠内营养应经管饲给予。

4. 患者的每日供给量推荐为每日 25~30kcal/kg，如患者合并严重消耗，每日供给量推荐为每日 30~35kcal/kg。

5. 蛋白质供给量为每日 1.0~1.5g/kg。

6. 根据胃肠功能状况尽早经口营养补充肠内营养制剂。如口服摄入不足目标量的 60%时，推荐管饲肠内营养。肠内营养不能达到目标量 60%时可选用肠外营养药物，胃肠耐受情况好转立即过度到肠内营养。根据病情变化及营养耐受性选择或调整肠外肠内营养方案。

八、贲门癌患者健康宣教

1. 患者进食后出现反酸、胸骨后灼痛等症状，应考虑为食管反流，进食后适当运动；睡眠时取半卧位，以减轻反流现象。

2. 密切观察患者有无呼吸困难，如出现高热、寒战等现象应高度怀疑发生食管吻合口瘘，禁食、禁水，及时就诊，遵医嘱给予肠内或胃肠外营养支持，必要时准确记录出入量。

3. 留置胃管期间胃液增多或拔除胃管进食后出现呼吸困难、反复呕吐胃内容物，应怀疑出现胃排空障碍，通知医生，遵医嘱禁食、禁水，持续胃肠减压。

4. 饮食要规律，进食以少食多餐为原则，进高蛋白、高热量、高维生素、少渣、易消化饮食。避免进食过快、过量、过热、过硬。避免油炸及辛辣刺激食物。餐后适当运动，避免食管反流。

5. 日常生活：适当活动，每日坚持进行低强度的有氧锻炼，如散步、打太极等，多做深呼吸运动，锻炼心肺功能。睡眠时可采取半卧位睡眠，以减轻反流现象。

九、推荐表单

（一）医师表单

贲门癌临床路径医师表单

适用对象：第一诊断为贲门癌（ICD-10：C16.000/C16.001/C16.002）
行贲门癌根治术（ICD-9-CM-3：42.41/42.5/43.5）

患者姓名：	性别：　　年龄：　　门诊号：	住院号：
住院日期：　　年　月　日	出院日期：　　年　月　日	标准住院日：≤18天

时间	住院第1天	住院第2~4天	住院第3~5天 （手术前1天）
主要诊疗工作	□ 询问病史及体格检查 □ 完成病历书写 □ 开化验单及检查申请单 □ 主管医师查房 □ 初步确定治疗方案	□ 上级医师查房 □ 临床分期与术前评估 □ 根据病情需要，完成相关科室会诊 □ 住院医师完成病程日志、上级医师查房记录等病历书写 □ 术前心肺功能准备，血糖血压调整等	□ 上级医师查房 □ 完成术前准备 □ 术前病例讨论，确定手术方案 □ 完成术前小结、签署手术知情同意书、输血同意书、授权同意书
重点医嘱	**长期医嘱：** □ 胸外科二级护理常规 □ 饮食：◎半流质饮食 ◎流质饮食 **临时医嘱：** □ 血常规、尿常规、便常规+潜血 □ 凝血功能、血型、肝功能、肾功能、电解质 □ 感染性疾病筛查 □ 肺功能、动脉血气分析、心电图 □ 内镜检查+活检 □ 影像学检查：胸片正侧位、胸腹部CT（平扫+增强扫描） □ 上消化道造影超声心动图、食管内镜超声、颈部超声（可选）	**长期医嘱：** □ 呼吸道准备 □ 相关科室会诊	**临时医嘱：** □ 拟明日全身麻醉下行贲门癌切除术 □ 术前禁食、禁水 □ 术前肠道准备 □ 术前留置胃管 □ 备血 □ 抗菌药物皮试 □ 其他特殊医嘱
病情变异记录	□ 无　□ 有，原因： 1. 2.	□ 无　□ 有，原因： 1. 2.	□ 无　□ 有，原因： 1. 2
医师签名			

时间	住院第 4~6 天 （手术日）	住院 5~7 天 （术后第 1 天）
主要诊疗工作	□ 留置胃管或加留置十二指肠营养管 □ 留置尿管 □ 手术 □ 术者完成手术记录 □ 住院医师完成术后病程 □ 主管医师查房 □ 观察生命体征 □ 向患者及家属交代病情、手术情况及术后注意事项 □ 呼吸道管理	□ 上级医师查房 □ 住院医师完成病程书写 □ 观察胸腔引流及胃肠减压情况 □ 观测生命体征 □ 注意生命体征及肺部呼吸音 □ 鼓励并协助患者排痰 □ 必要时纤维支气管镜吸痰 □ 静脉和/或肠内营养 □ 呼吸道管理
重点医嘱	**长期医嘱：** □ 特级或一级护理 □ 禁食、禁水 □ 吸氧 □ 清醒后半卧位 □ 持续胃肠减压，心电监护 □ 体温、血压、呼吸、脉搏、血氧饱和度监测 □ 胸管引流记量 □ 持续导尿，记 24 小时出入量 □ 气道管理相应用药 □ 预防性应用抗菌药物 □ 镇痛药物 □ 抑酸药物 **临时医嘱：** □ 其他特殊医嘱	**长期医嘱：** □ 胸外科一级护理 □ 静脉或肠内营养支持 □ 抗凝药物（依据血栓风险可选） **临时医嘱：** □ 复查血常规、肝功能、肾功能、电解质 □ 胸片 □ 其他特殊医嘱
病情变异记录	□ 无 □ 有，原因： 1. 2.	□ 无 □ 有，原因： 1. 2.
医师签名		

时间	住院 6~17 天 （术后第 2~15 天）	住院第≤18 天 （出院日）
主要诊疗工作	□ 上级医师查房 □ 住院医师完成病程书写 □ 视病情复查血常规、血生化及胸片 □ 应用静脉和/或肠内营养 □ 视胸腔引流情况拔除胸腔引流管并切口换药 □ 必要时纤维支气管镜吸痰 □ 视情况停用或调整抗菌药物 □ 视情况拔除胃管及十二指肠营养管 □ 呼吸道管理	□ 上级医师查房，明确是否出院 □ 住院医师完成出院小结、出院证明、病历首页等 □ 向患者及家属交代出院后的注意事项，如饮食、复诊时间、后续治疗等
重点医嘱	**长期医嘱：** □ 胸外科二级护理 □ 停胸腔闭式引流计量 □ 停胃肠减压 □ 进流食 □ 停记尿量、停吸氧、停心电监护 **临时医嘱：** □ 拔胸腔闭式引流管 □ 拔除尿管 □ 拔除胃管 □ 切口换药 □ 胸片、血常规、肝功能、肾功能、电解质 □ 必要时上消化道造影	**出院医嘱：** □ 注意饮食 □ 睡眠时头高位 □ 出院带药胃肠动力药、抗酸药、镇痛药等
病情变异记录	□ 无　□ 有，原因： 1. 2.	□ 无　□ 有，原因： 1. 2.
医师签名		

（二）护士表单

贲门癌临床路径护士表单

适用对象：第一诊断为贲门癌（ICD-10：C16.000/C16.001/C16.002）

行贲门癌根治术（ICD-9-CM-3：42.41/42.5/43.5）

患者姓名：	性别： 年龄： 门诊号：	住院号：
住院日期： 年 月 日	出院日期： 年 月 日	标准住院日：≤18 天

时间	住院第 1 天	住院第 2~5 天 （术前）	住院第 4~6 天 （手术当天）
健康宣教	□ 入院宣教 介绍主管医师、护士 介绍环境、设施 介绍住院注意事项	□ 术前宣教 宣教疾病知识、术前准备及手术过程 告知准备用物、沐浴 告知术后饮食、活动及探视注意事项 告知术后可能出现的情况及应对方式 □ 主管护士与患者沟通，了解并指导心理应对 □ 告知家属等候区位置	□ 术后当日宣教 告知监护设备、管路功能及注意事项 告知饮食、体位要求 告知疼痛注意事项 告知术后可能出现情况的应对方式 □ 给予患者及家属心理支持 □ 再次明确探视陪护须知
护理处置	□ 核对患者，佩戴腕带 □ 建立入院护理病历 □ 卫生处置：剪指（趾）甲、沐浴，患者更换病号服	□ 协助医师完成术前检查 □ 术前准备 配血 抗菌药物皮试 备皮 肠道准备 禁食、禁水	□ 送手术 术前置胃管 摘除患者各种活动物品 核对患者资料及带药 填写手术交接单，签字确认 □ 接手术 核对患者及资料，签字确认
基础护理	□ 三级护理 晨晚间护理 患者安全管理	□ 三级护理 晨晚间护理 患者安全管理	□ 特级护理 卧位护理：半坐卧位 排泄护理 患者安全管理
专科护理	□ 护理查体 □ 需要时，填写跌倒及压疮防范表 □ 需要时，请家属陪护 □ 心理护理 □ 辅助戒烟	□ 遵医嘱完成相关检查 □ 心理护理 □ 呼吸功能锻炼 □ 遵医嘱完成相关检查	□ 病情观察，写特护记录 q2h 评估生命体征、意识、疼痛、肢体活动、皮肤情况、伤口敷料、胸管及胃管情况、出入量 □ 遵医嘱予抗感染、雾化吸入、镇痛、抑制胃酸、呼吸功能锻炼 □ 心理护理 □ 保持呼吸道通畅
重点医嘱	□ 详见医嘱执行单	□ 详见医嘱执行单	□ 详见医嘱执行单
病情变异记录	□ 无 □ 有，原因： 1. 2.	□ 无 □ 有，原因： 1. 2.	□ 无 □ 有，原因： 1. 2.
护士签名			

时间	住院第 5~13 天 （术后第 1~7 天）	第 12~18 天 （术后第 8~13 天）
健康宣教	□ 术后宣教 药物作用及频率 饮食、活动指导 复查患者对术前宣教内容的掌握程度 呼吸功能锻炼的作用 疾病恢复期注意事项 拔尿管后注意事项 下床活动注意事项	□ 出院宣教 复查时间 服药方法 活动休息 指导饮食 指导办理出院手续
护理处置	□ 遵医嘱完成相关检查 □ 夹闭尿管，锻炼膀胱功能	□ 办理出院手续 □ 书写出院小结
健康宣教	□ 一级护理、二级护理（根据患者病情和生活自理能力确定护理级别） 晨晚间护理 禁食、禁水 协助坐起、床上或床旁活动，预防压疮 排泄护理 床上温水擦浴 协助更衣 患者安全管理	□ 三级护理 晨晚间护理 协助或指导进食、进水 协助或指导下床活动 患者安全管理
专科护理	□ 病情观察，写特护记录 q2h 评估生命体征、意识、胸管及胃管情况、肢体活动、皮肤情况、伤口敷料、出入量 □ 遵医嘱予抗感染、抑酸、镇痛、静脉补液、雾化吸入、呼吸功能锻炼治疗 □ 需要时，联系主管医师给予相关治疗及用药 □ 心理护理	□ 病情观察 评估生命体征、意识、肢体活动、皮肤情况、伤口敷料 □ 心理护理
重点医嘱	□ 详见医嘱执行单	□ 详见医嘱执行单
病情变异记录	□ 无　□ 有，原因： 1. 2.	□ 无　□ 有，原因： 1. 2.
护士签名		

（三）患者表单

贲门癌临床路径患者表单

适用对象：第一诊断为贲门癌（ICD-10：C16.000/C16.001/C16.002）

行贲门癌根治术（ICD-9-CM-3：42.41/42.5/43.5）

患者姓名：	**性别：**　　**年龄：**　　**门诊号：**	**住院号：**
住院日期：　　年　月　日	**出院日期：**　　年　月　日	**标准住院日：**≤18 天

时间	入院	手术前	手术当天
医患配合	□ 配合病史询问、资料采集，请务必详细告知既往史、用药史、过敏史 □ 如服用抗凝药，请明确告知 □ 配合进行体格检查 □ 有任何不适请告知护士	□ 配合完善术前相关检查、化验，如采血、心电图、胸腹部 CT、肺功能、上消化道造影、胃镜 □ 医师给患者及家属介绍病情及手术谈话、术前签字 □ 麻醉师对患者进行术前访视	□ 配合评估手术效果 □ 配合检查意识、疼痛、胸管情况、肢体活动 □ 需要时，配合复查 X 线胸片、上消化道造影 □ 有任何不适请告知医师
护患配合	□ 配合测量体温、脉搏、呼吸、血压、体重 1 次 □ 配合完成入院护理评估（简单询问病史、过敏史、用药史） □ 接受入院宣教（环境介绍、病室规定、订餐制度、贵重物品保管等） □ 有任何不适请告知护士 □ 既往重点诊疗病史 □ 三级护理 □ 既往基础用药	□ 配合测量体温、脉搏、呼吸、询问排便 1 次 □ 接受术前宣教 □ 接受配血，以备术中需要时用 □ 接受备皮 □ 接受胃肠道准备 □ 自行沐浴，加强腋窝清洁 □ 准备好必要用物，吸水管、纸巾等 □ 取下义齿、饰品等，贵重物品交家属保管 □ 既往重点诊疗病史 □ 剃头 □ 药物灌肠术前签字	□ 清晨测量体温、脉搏、呼吸、血压 1 次 □ 接受置胃管 □ 送手术室前，协助完成核对，带齐影像资料，脱去衣物，上手术车 □ 返回病房后，协助完成核对，配合过病床 □ 配合检查意识、生命体征、疼痛、胃管及胸管情况、肢体活动，询问出入量 □ 配合术后吸氧、监护仪监测、输液、排尿用尿管、胸部留置引流管、留置胃管 □ 遵医嘱采取正确体位 □ 配合缓解疼痛 □ 有任何不适请告知护士
饮食	□ 半流质饮食或流质饮食	□ 半流质饮食或流质饮食	□ 禁食、禁水
排泄	□ 正常排尿便	□ 正常排尿便	□ 保留尿管
活动	□ 正常活动	□ 正常活动	□ 根据医嘱半坐卧位 □ 卧床休息，保护管路 □ 双下肢活动

时间	手术后	出院
医患配合	□ 配合检查意识、生命体征、胸管及胃管情况、伤口、肢体活动、胃肠功能恢复情况 □ 需要时配合伤口换药 □ 配合拔除引流管、尿管 □ 配合伤口拆线	□ 接受出院前指导 □ 知晓复查程序 □ 获取出院诊断书
护患配合	□ 配合定时测量生命体征、每日询问排便 □ 配合检查意识、生命体征、疼痛、胸管及胃管情况、伤口、肢体活动，询问出入量 □ 接受输液、服药等治疗 □ 配合夹闭尿管，锻炼膀胱功能 □ 接受进食、进水、排便等生活护理 □ 配合活动，预防皮肤压疮 □ 注意活动安全，避免坠床或跌倒 □ 配合执行探视及陪护 □ 接受呼吸功能锻炼	□ 接受出院宣教 □ 办理出院手续 □ 获取出院带药 □ 知道服药方法、作用、注意事项 □ 知道护理伤口方法 □ 知道复印病历方法 □ 二级或三级护理 □ 流质饮食或半流质饮食
饮食	□ 术后第 1~6 天，禁食、禁水 □ 术后第 7~10 天，逐渐从喝水过渡到流质饮食 □ 术后 10 天以后，从流质饮食过渡到半流质饮食	□ 根据医嘱，流质饮食或半流质饮食
排泄	□ 保留尿管，正常排尿便 □ 避免便秘	□ 正常排尿便 □ 避免便秘
活动	□ 根据医嘱，半坐位或下床活动 □ 保护管路，勿牵拉、脱出、打折等	□ 正常适度活动，避免疲劳

附：原表单（2016年版）

贲门癌临床路径表单

适用对象：第一诊断为贲门癌（ICD-10：C16.001/C16.002/C16.051）

行贲门癌根治术（ICD-9-CM-3：42.41/42.5/43.5）

患者姓名：	**性别：　　年龄：　　门诊号：**		**住院号：**
住院日期：　　年　月　日	**出院日期：**　　年　月　日		**标准住院日：**≤18天

时间	住院第1天	住院第2~7天	住院第3~8天 （手术前1天）
主要诊疗工作	□ 询问病史及体格检查 □ 完成病历书写 □ 开化验单及检查申请单 □ 主管医师查房 □ 初步确定治疗方案	□ 上级医师查房 □ 临床分期与术前评估 □ 根据病情需要，完成相关科室会诊 □ 住院医师完成病程日志、上级医师查房记录等病历书写 □ 术前心肺功能准备，血糖血压调整等	□ 上级医师查房 □ 完成术前准备 □ 术前病例讨论，确定手术方案 □ 完成术前小结、签署手术知情同意书、输血同意书、授权同意书
重点医嘱	**长期医嘱：** □ 胸外科二级护理常规 □ 饮食：◎半流质饮食 ◎流质饮食 **临时医嘱：** □ 血常规、尿常规、便常规+潜血 □ 凝血功能、血型、肝功能、肾功能、电解质 □ 感染性疾病筛查 □ 肺功能、动脉血气分析、心电图 □ 内镜检查+活检 □ 影像学检查：胸片正侧位、胸腹部CT（平扫+增强扫描） □ 上消化道造影超声心动图、食管内镜超声、颈部超声（可选）	**长期医嘱：** □ 呼吸道准备 □ 相关科室会诊	**临时医嘱：** □ 拟明日全身麻醉下行贲门癌切除术 □ 术前禁食、禁水 □ 术前肠道准备 □ 术前留置胃管 □ 备血 □ 抗菌药物皮试 □ 其他特殊医嘱
主要护理工作	□ 介绍病房环境、设施和设备 □ 入院护理评估 □ 宣教及辅助戒烟	□ 观察患者病情变化 □ 呼吸功能锻炼	□ 宣教等术前准备 □ 提醒患者禁食、禁水
病情变异记录	□ 无　□ 有，原因： 1. 2.	□ 无　□ 有，原因： 1. 2.	□ 无　□ 有，原因： 1. 2.
护士签名			
医师签名			

时间	住院第2~8天 （手术日）	住院第3~9天 （术后第1天）
主要诊疗工作	□ 留置胃管或加留置十二指肠营养管 □ 留置尿管 □ 手术 □ 术者完成手术记录 □ 住院医师完成术后病程 □ 主管医师查房 □ 观察生命体征 □ 向患者及家属交代病情、手术情况及术后注意事项 □ 呼吸道管理	□ 上级医师查房 □ 住院医师完成病程书写 □ 观察胸腔引流及胃肠减压情况 □ 观测生命体征 □ 注意生命体征及肺部呼吸音 □ 鼓励并协助患者排痰 □ 必要时纤维支气管镜吸痰 □ 静脉或/和肠内营养 □ 呼吸道管理
重点医嘱	**长期医嘱：** □ 特级或一级护理 □ 禁食、禁水 □ 吸氧 □ 清醒后半卧位 □ 持续胃肠减压，心电监护 □ 体温、血压、呼吸、脉搏、血氧饱和度监测 □ 胸管引流记量 □ 持续导尿，记24小时出入量 □ 气道管理相应用药 □ 预防性应用抗菌药物 □ 镇痛药物 □ 抑酸药物 **临时医嘱：** □ 其他特殊医嘱	**长期医嘱：** □ 胸外科一级护理 □ 静脉或肠内营养支持 □ 抗凝药物（依据血栓风险可选） **临时医嘱：** □ 复查血常规、肝功能、肾功能、电解质 □ 胸片 □ 其他特殊医嘱
主要护理工作	□ 术晨留置胃管、尿管 □ 密切观察患者病情变化 □ 心理和生活护理 □ 保持呼吸道通畅	□ 密切观察患者病情变化 □ 指导术后呼吸训练 □ 术后心理与生活护理 □ 鼓励患者咳嗽、下床活动
病情变异记录	□ 无　□ 有，原因： 1. 2.	□ 无　□ 有，原因： 1. 2.
护士签名		
医师签名		

时间	住院第 4~17 天 （术后第 2~15 天）	住院第≤18 天 （出院日）
主要诊疗工作	□ 上级医师查房 □ 住院医师完成病程书写 □ 视病情复查血常规、血生化及胸片 □ 应用静脉和/或肠内营养 □ 视胸腔引流情况拔除胸腔引流管并切口换药 □ 必要时纤维支气管镜吸痰 □ 视情况停用或调整抗菌药物 □ 视情况拔除胃管及十二指肠营养管 □ 呼吸道管理	□ 上级医师查房，明确是否出院 □ 住院医师完成出院小结、出院证明、病历首页等 □ 向患者及家属交代出院后的注意事项，如饮食、复诊时间、后续治疗等
重点医嘱	**长期医嘱：** □ 胸外科二级护理 □ 停胸腔闭式引流计量 □ 停胃肠减压 □ 进流食 □ 停记尿量、停吸氧、停心电监护 **临时医嘱：** □ 拔胸腔闭式引流管 □ 拔除尿管 □ 拔除胃管 □ 切口换药 □ 胸片、血常规、肝功能、肾功能、电解质 □ 必要时上消化道造影	**出院医嘱：** □ 注意饮食 □ 睡眠时头高位 □ 出院带药胃肠动力药、抗酸药、镇痛药等
主要护理工作	□ 观察患者病情变化 □ 呼吸功能训练 □ 心理与生活护理	□ 指导患者办理出院手续 □ 交代出院后的注意事项 □ 出院后饮食指导
病情变异记录	□ 无　□ 有，原因： 1. 2.	□ 无　□ 有，原因： 1. 2.
护士签名		
医师签名		

第十四章

贲门失弛缓症临床路径释义

【医疗质量控制指标】

指标一、上消化道造影完成率。

指标二、消化内镜完成率。

指标三、食管测压完成率。

指标四、术前留置胃管、肠道准备完成率。

指标五、术前 30 分钟预防性抗菌药物使用率。

指标六、术后症状缓解率。

指标七、消化道瘘发生率。

指标八、平均住院时间。

一、贲门失弛缓症编码

1. 原编码：

疾病名称及编码：贲门失弛缓症（ICD-10：K22.001）

手术操作名称及编码：食管下段贲门肌层切开或+胃底折叠术（经胸或经腹）（ICD-9-CM-3：42.7+44.6601）

2. 修改编码：

疾病名称及编码：贲门失弛缓症（ICD-10：K22.0）

手术操作名称及编码：食管下段贲门肌层切开或+胃底折叠术（经胸或经腹）［ICD-9-CM-3：42.7+（44.6601/44.6701）］

二、临床路径检索方法

K22.0 伴 42.7+（44.6601/44.6701）

三、国家医疗保障疾病诊断相关分组（CHS-DRG）

MDCG 消化系统疾病及功能障碍

GZ1 其他消化系统诊断

GB1 食管、胃、十二指肠大手术

四、贲门失弛缓症临床路径标准住院流程

（一）适用对象

第一诊断为贲门失弛缓症（ICD-10：K22.0）

行食管下段贲门肌层切开或+胃底折叠术（经胸或经腹）（ICD-9-CM-3：42.7+44.6601）。

释义

■ 适用对象编码参见第一部分。

■ 本路径适用对象为原发的贲门失弛缓症，不包括贲门肿瘤等疾病。治疗手段在本路径内是指经胸切口或经腹部切口的开放和腔镜手术。

（二）诊断依据

根据《临床诊疗指南·胸外科分册》（中华医学会编著，人民卫生出版社，2009 年）。

1. 病史：有吞咽哽噎感，可伴有反胃或呕吐；病程长，症状时轻时重。

2. 辅助检查：上消化道造影可见贲门部鸟嘴样狭窄，贲门上段食管扩张；胃镜可见贲门上段食管食物潴留，黏膜充血水肿，贲门关闭，但镜体仍可顺利通过；食管测压显示食管下括约肌吞咽时不能松弛、食管蠕动消失，代之以同步收缩。

3. 鉴别诊断：贲门癌、弥漫性食管痉挛以及结缔组织病导致的食管硬化症等。

释义

■ 咽下困难：无痛性咽下困难是本病最常见、最早出现的症状，占 80%~95%或以上。起病多较缓慢，但亦可较急，初起可轻微，仅在餐后有饱胀感觉而已。咽下困难多呈间歇性发作，常因情绪波动、激惹、忧虑、惊骇和进食过冷或辛辣等刺激性食物而诱发。病初咽下困难时有时无，时轻时重，后期则转为持续性。少数患者咽下液体较固体食物更困难，有人以此征象与其他食管器质性狭窄所产生的咽下困难相鉴别。但大多数患者咽下固体比液体更困难，或咽下固体和液体食物同样困难。

■ 钡剂造影检查：钡剂常难以通过贲门部而潴留于食管下端，并显示为 1~3cm 长、对称、黏膜纹正常的漏斗形狭窄（或呈鸟嘴样），其上段食管呈现不同程度的扩张、延长与弯曲，无蠕动波。如给予热饮、舌下含服硝酸甘油片或吸入亚硝酸异戊酯，可见食管贲门弛缓；如予冷饮，则使贲门更难以松弛。潴留的食物残渣可在钡剂造影时呈现充盈缺损，故检查前应做食管引流与灌洗。内镜和细胞学检查对本病的诊断帮助不大，但可用于本病与食管贲门癌等的鉴别诊断。

■ 鉴别诊断

（1）纵隔肿瘤、心绞痛、食管神经官能症及食管癌、贲门癌等：与纵隔肿瘤的鉴别诊断并无困难。心绞痛多由劳累诱发，而本病则为吞咽所诱发，并有咽下困难，此点可资鉴别。食管神经官能症（如癔球症）大多表现为咽至食管部位有异物阻塞感，但进食并无哽噎症状。食管良性狭窄和由胃、胆囊病变所致的反射性食管痉挛，食管仅有轻度扩张。本病与食管癌、贲门癌的鉴别诊断最为重要。癌性食管狭窄的 X 线特征为局部黏膜破坏和紊乱；狭窄处以上部位呈中度扩张，而本病则常致极度扩张。食管贲门癌造成的狭窄是由于癌组织浸润管壁所致，黏膜有破坏，可形成溃疡、肿块等改变，病变多以管壁的一侧为主，狭窄处被动扩张性差，内镜通过阻力较大，狭窄严重者，常无法通过，强力插镜易造成穿孔。

（2）原发性与继发性的贲门失弛缓症：贲门失弛缓症有原发和继发之分，后者也被称为假性贲门失弛缓症（pseudo cardiac achalasia），指胃癌、食管癌、肺癌、肝癌、胰腺癌、淋巴瘤等恶性肿瘤、美洲锥虫病、淀粉样变、结节病、神经纤维瘤病、嗜酸细胞性胃肠炎、慢性特发性假性肠梗阻等所引起的类似原发性贲门失弛缓症的食管运动异常。假性贲门失弛缓症患者有吞咽困难症状，X 线检查食管体部有扩张，远端括约肌不能松弛，测压和 X 线检查均无蠕动波。这种情况发生在食管接合部的黏膜下层及肠肌丛有浸润性病变存在。最常见的原因是胃癌浸润，其他少见疾病如淋巴瘤及淀粉样变，肝癌亦可发现相似的征象。内镜检查中未经预先扩张，不能将器械从该段通过，因为浸润病变部位僵硬。大多数情况下活检可确诊，超声食管胃镜也是一种鉴别的手段，有时须探查才能确定诊断。

(3) 无蠕动性异常：硬皮病可造成食管远端一段无蠕动，因食管受累常先于皮肤表现，经常诊断困难。食管测压发现食管近端常无受累，而食管体部蠕动波极少，远端括约肌常呈无力，但松弛度正常。无蠕动性功能异常亦可在伴有周围神经病变的疾病中见到，如糖尿病及多发性硬化的患者。

(4) 迷走神经切断后的吞咽困难：经胸或腹途径切断迷走神经后能发生吞咽困难。高选择性迷走神经切断术后约75%的患者可发生暂时性吞咽困难。大多数情况下术后6周症状可以逐渐消失。X线及测压检查中，可见到食管远端括约肌不能松弛及无蠕动，但很少需要扩张及外科治疗。根据病史可以鉴别。

(5) 老年食管：老年人中食管运动功能紊乱是器官退行性变在食管上的表现。大多数老年人在测压检查中发现食管运动功能不良，原发性及继发性蠕动均有障碍，吞咽后或经常自发无蠕动性收缩。食管下端括约肌松弛次数减少或消失，但食管内静止压不增加。

(6) Chagas病：可以有巨食管，为南美局部流行的锥虫寄生引起的，并同时累及全身器官。其临床表现与失弛缓症不易区别。继发于寄生虫感染的病理有肠肌丛退化，在生理学、药物学及治疗反应上与原发性失弛缓症相似。Chagas病除食管病变外，尚有其他内脏的改变。诊断前必须确定患者曾在南美居住过，用荧光免疫及补体结合试验可确定锥虫病的感染史。

(三) 治疗方案的选择

根据《临床诊疗指南·胸外科分册》(中华医学会编著，人民卫生出版社，2009年)。

1. 非手术治疗：

(1) 口服药物：钙通道阻滞剂、硝酸盐制剂等。适用于不能耐受扩张及手术治疗的患者，也可作为进一步治疗的准备治疗。

(2) 局部注射肉毒碱：适用于高龄或不适于做扩张及手术治疗的患者，也可作为扩张后的辅助治疗。

(3) 球囊扩张：适用于药物治疗不满意、病情较重的患者，但不适于小儿及高龄患者。

2. 手术治疗：食管下段贲门肌层切开术或加胃底折叠术。适用于诊断明确，症状明显的患者。目前这一手术通常经腹腔镜或胸腔镜微创进行，也可以经口内镜下食管下段贲门部肌层切开（POEM）。

释义

■ 药物治疗：对早期贲门失弛缓患者应解释病情、安定情绪，要求少食多餐、细嚼慢咽，并服用镇静解痉药物，如口服1%普鲁卡因溶液、舌下含服硝酸甘油片及使用近年试用的钙通道阻滞剂硝苯地平等可缓解症状。为防止睡眠时食物溢入呼吸道，可用高枕或床头抬高，必要时可在睡前盥洗食管。

■ 食管下段扩张术：于贲门置入顶端带囊导管后，于囊内注入水、钡剂或水银使囊扩张，然后强力拉出，使肌纤维断裂以扩大食管下端狭窄的管腔。约2/3的患者治疗效果良好，但需要重复进行扩张术，少数患者存在并发食管穿孔的危险。目前食管下段扩张术仅适用于禁忌手术或拒绝手术及食管尚未高度扩大的较早期病例。

■ 随着外科技术的进步，食管下段肌层切开可以通过开胸、经胸腔镜或腹腔镜几种方法完成，可以选择游离膈肌瓣修补肌层切开处，也可以只做肌层切开。

（四）标准住院日 7~10 天

释义

■ 术前准备 1~5 天，在第 4~6 天实施手术，术后恢复 1~3 天。总住院时间不超过 10 天均符合路径要求。

（五）进入路径标准

1. 第一诊断必须符合 ICD-10：K22.001 贲门失弛缓症疾病编码。
2. 有适应证，无手术禁忌证。
3. 当患者同时具有其他疾病诊断，但住院期间不需特殊处理也不影响第一诊断的临床路径流程实施时，可以进入路径。

释义

■ 本病为一种少见病，其发生率国外报道每 10 万人中仅 0.5~1 人，占食管疾病的 2%~20%。可发生于任何年龄，但最常见于 20~40 岁的年龄组；儿童很少发病，5%的患者在成年之前发病。男女发病率相似，约为 1∶1.15。较多见于欧洲和北美。诊断主要依靠临床症状和影像学检查。

■ 单纯的贲门失弛缓是手术的适应证，但临床上患者经常合并严重的上方食管扩张，或合并膈上食管憩室，这些合并症都不是手术的禁忌，但是如果患者合并贲门癌，治疗策略将有很大的不同，医疗费用也大大超出本路径，所以本路径将合并贲门癌的贲门失弛缓症排除在入选标准以外。

■ 经入院常规检查发现以往所没有发现的疾病，而该疾病可能对患者健康影响更为严重，或者该疾病可能影响手术实施、提高手术和麻醉风险、影响预后，则应优先考虑治疗该种疾病，暂不宜进入路径。如高血压、糖尿病、心功能不全、肝肾功能不全、凝血功能障碍等。若既往患有上述疾病，经合理治疗后达到稳定，抑或目前尚需持续用药，经评估无手术及麻醉禁忌，则可进入路径。但可能会增加医疗费用，延长住院时间。

（六）术前准备（术前评估）3~5 天

1. 必需的检查项目：
（1）血常规、尿常规、血型。
（2）凝血功能、血电解质、肝功能、肾功能、感染性疾病筛查（乙型肝炎、丙型肝炎、艾滋病、梅毒等）。
（3）X 线胸片、心电图、肺功能。

（4）上消化道造影和/或胃镜。

2. 根据患者病情选择：食管测压、超声心动图（高龄或既往有相关病史者）。

3. 术前准备：

（1）术前3日开始进流质饮食，并在餐后口服庆大霉素生理盐水和甲硝唑冲洗食管，术前1日禁食。

（2）手术日置胃管，以高渗盐水冲洗食管，保留胃管；如食管内残留物多，可将禁食及食管冲洗时间延长1天。

释义

■ 必查项目是确保手术治疗安全、有效开展的基础，在术前必须完成。相关人员应认真分析检查结果，以便及时发现异常情况并采取对应处置。

■ 患者近期有过吸入性肺炎，有咳嗽、咳痰、发热等症状，可以查血常规，必要时查胸部CT，若明确吸入性肺炎的存在则不宜进入路径治疗。

■ 对于年龄大于65岁，或患者自述既往有明确的心绞痛，或入院检查心电图发现异常的，应行超声心动图检查。

■ 为缩短患者术前等待时间，检查项目可以在患者入院前于门诊完成。

■ 术前留置胃管冲洗食管非常重要，是避免麻醉插管、术中误吸防止出现并发症的重要步骤。

（七）预防性抗菌药物选择与使用时机

应按照《抗菌药物临床应用指导原则（2015年版）》（国卫办医发〔2015〕43号）执行。术前30分钟预防性使用抗菌药物；手术超时3小时加用1次抗菌药物。

释义

■ 贲门失弛缓症行食管下段贲门肌层切开术属于Ⅰ类切口手术，可以不预防性应用抗菌药物，但如果合并肌层切开时黏膜破损，则可以适当预防性应用抗菌药物，通常选用第二代头孢菌素，必要时加用抗厌氧菌的药物。

（八）手术日为入院第4~6天

1. 麻醉方式：气管插管全身麻醉。

2. 手术方式：食管下段贲门肌层切开术或加胃底折叠术。此手术可经腹腔镜进行。若经胸腔镜或POEM手术则只能行肌层切开，不能附加胃底折叠手术。

3. 输血：视术中具体情况而定。

释义

■ 本路径规定的食管下段贲门肌层切开术均是在全身麻醉下实施。

■ 对于单纯行食管下段肌层切开手术的，可以不用修补切开处，如果需要修补，可以用自体的膈肌瓣。

（九）术后住院恢复6~9天

1. 术后心电监护。
2. 补液抗感染治疗（抗菌药物+抑制胃酸药物）。
3. 术后1天复查X线胸片、血常规。
4. 术后1天可下床活动，肠功能恢复后即可拔除胃管。
5. 如术中无黏膜破损，术后2天可饮水（经胸者可在饮水前口服亚甲蓝证实无消化道瘘），术后3天可进流质饮食；如术中黏膜破损，则在术后5天行上消化道泛影葡胺造影确认无消化道瘘后开始进流质饮食。
6. 经胸手术者术后48~72小时视情况拔除胸腔引流管。

释义

■ 食管下段贲门肌层切开术后早期应对患者进行持续的监护，以便及时掌握病情变化，主管医师评估患者病情平稳后，方可中止持续监测。

■ 根据患者病情需要，开展相应的检查及治疗。检查内容不只限于路径中规定的必需的复查项目，可根据需要增加，如血气分析、凝血功能分析等。必要时可增加同一项目的检查频次。

（十）出院标准

1. 一般情况良好，体温正常。
2. 血常规、肝功能、肾功能、电解质、实验室检查无明显异常。
3. 切口无感染征象或可门诊处理的伤口情况。

释义

■ 患者出院前不仅应完成必需的复查项目，且复查项目应无明显异常。若检查结果明显异常，主管医师应进行仔细分析并做出对应处置。

（十一）变异及原因分析

1. 既往有胸腔或腹腔手术史，可影响手术方式的选择。
2. 因手术后发生消化道瘘或其他并发症，导致术后住院时间延长。
3. 因患者伴发其他疾病，导致术前、术后住院时间延长。

释义

■ 变异是指入选临床路径的患者未能按路径流程完成医疗行为或未达到预期的医疗质量控制目标。这包括三方面的情况：①按路径流程完成治疗，但出现非预期的结果，可能需要后续进一步处理。如本路径治疗后贲门失弛缓复发，或出现反流性食管炎等。②按路径流程完成治疗，但超出了路径规定的时限或限定的费用，如实际住院日超出标准住院日要求，或未能在规定的手术日时间限定内实施手术等。

③不能按路径流程完成治疗，患者需要中途退出路径，如治疗过程中出现严重并发症，导致必须终止路径或需要转入其他路径进行治疗等。对这些患者，主管医师均应进行变异原因的分析，并在临床路径的表单中予以说明。

■ 食管下段贲门肌层切开术可能出现的并发症有：黏膜穿孔、胃食管反流、食管裂孔疝、症状不解除、切口感染或延迟愈合等。

■ 医师认可的变异原因主要指患者入选路径后，医师在检查及治疗过程中发现患者合并存在一些事前未预知的对本路径治疗可能产生影响的情况，需要中止执行路径或者延长治疗时间、增加治疗费用。医师需要在表单中明确说明。

■ 因患者方面的主观原因导致执行路径出现变异，也需要医师在表单中予以说明。

五、贲门失弛缓症临床路径给药方案

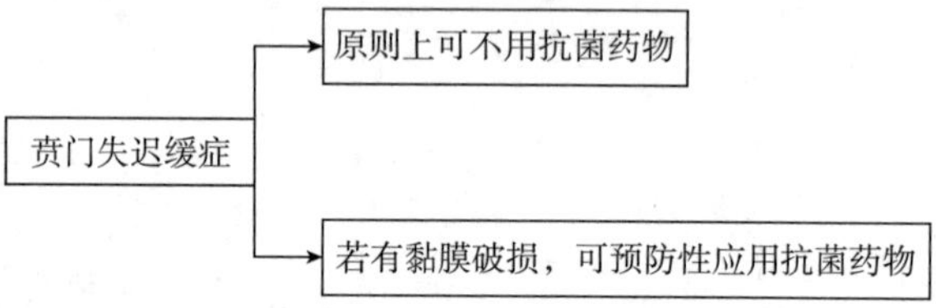

（一）用药选择

Ⅰ类切口手术一般不预防使用抗菌药物，确需使用时，要严格掌握适应证、药物选择、用药起始与持续时间。给药方法要按照《抗菌药物临床应用指导原则》，术前 0.5~2 小时，或麻醉开始时首次给药；手术时间超过 3 小时或失血量大于 1500ml，术中可给予第 2 剂。总预防用药时间一般不超过 24 小时，个别情况可延长至 48 小时。一般选用第二代头孢菌素作为预防用药。

（二）药学提示

1. 禁用于对任何一种头孢菌素类抗菌药物有过敏史及有青霉素过敏性休克史的患者。
2. 用药前必须详细询问患者先前有否对头孢菌素类、青霉素类或其他药物的过敏史。有青霉素类、其他 β 内酰胺类及其他药物过敏史的患者，有明确应用指征时应谨慎使用本类药物。在用药过程中一旦发生过敏反应，须立即停药。如发生过敏性休克，须立即就地抢救并予以肾上腺素等相关治疗。
3. 本类药物多数主要经肾脏排泄，中度以上肾功能不全患者应根据肾功能适当调整剂量。

（三）注意事项

若患者出现发热、白细胞计数升高等感染迹象应根据药敏及时调整用药。

六、贲门失弛缓症患者护理规范

1. 术前根据患者的进食情况，给予高蛋白、高热量、少纤维流质饮食、半流质饮食。
2. 术前 3 日开始进食清流质饮食。术前 1~2 日留置胃管，每日用生理盐水冲洗胃管，术前 1 日禁食。

3. 休息与活动：术后取半坐卧位，床头抬高 30°~50°，以利呼吸及引流液引出。术后第 1 日，采用坐位、半坐卧位或不完全健侧卧位，避免术侧卧位，术后第 2 日开始，每日增加下地活动量及时间。术后尽早下床活动，锻炼术侧肩关节。

4. 饮食管理：经口进食一般为拔除胃管后，遵医嘱试饮少量温水，如无呛咳、发热等不适，可进清流质饮食；进食后观察患者有无胸闷、气短、发热等情况，如无上述不适可给予流质饮食、半流质饮食，逐渐过渡至正常饮食。

5. 管路护理：定时冲洗胃管，保持胃管通畅；观察胃液颜色、量和性质，并做好记录。妥善固定胃管，避免脱出。胃黏膜和食管黏膜未损伤者，术后 48 小时拔除胃管；术中食管黏膜穿破进行缝合修补者，术后禁食延长至第 7 天。胸管护理（参考支气管肺癌护理）。

6. 用药护理：遵医嘱服用抑酸及胃肠动力药物。

7. 疼痛护理：及时进行疼痛评估，必要时给予药物镇痛。

8. 心理护理：应根椐患者的年龄、性格和文化程度来选择告知病情，建立良好的医患关系，增加患者接受治疗的依从性。

七、贲门失弛缓症患者营养治疗规范

1. 围术期营养治疗可遵循五阶梯模式。第一阶梯：饮食+营养教育；第二阶梯：饮食+口服营养补充（ONS）；第三阶梯：全肠内营养（TEN）；第四阶梯：肠内营养的基础上补充性增加肠外营养（PEN+PPN）；第五阶梯：全肠外营养（TPN）；当不能满足 60%目标能量需求 3~5 天时，应该选择上一阶梯。

2. 围术期患者术前应通过 NRS2002 进行筛查，并记录结果。存在营养风险或不良的患者应制订围术期营养计划；中重度营养不良患者术前应给予营养治疗。

3. 术前口服肠内营养可完全和部分替代肠道导泻药，进行术前准备。术中需放置管饲的患者，应在术后给予早期肠内营养。肠内营养不能满足 60%以上的需求，建议 5~7 天后启动全合一肠外营养。

4. 围术期患者的能量目标 25~30kcal/（kg·d），蛋白质 1.2~1.5g/（kg·d）。

5. 术后早期拔除胃管的患者，可从流质饮食逐步过渡至半流质饮食，每日少量多餐，术后 5~6天过渡至软食或普通饮食。每日不少于 13 种食物，包含谷薯类、蔬菜水果类、肉蛋奶及豆制品类以及适量的油脂类。保持优质蛋白质食物占总蛋白质 50%以上。

6. 体液丢失过量时需要补充水分，每日至少> 1700ml 水，必要时根据体液电解质情况补充盐分。

7. 对患者及家属进行营养教育及营养通路的护理知识。

八、贲门失弛缓症患者健康宣教

1. 关注进食后的感受，如进食后仍有胸闷、胃灼热感或存在一定程度的吞咽困难，及时就诊。

2. 饮食要规律，进食以少食多餐为原则，进高蛋白、高热量、高维生素、少渣、易消化饮食。避免进食过快、过量、过热、过硬。避免油炸及辛辣刺激食物。餐后适当运动，避免食管反流。

3. 日常生活：适当活动，每日坚持进行低强度的有氧锻炼，如散步、打太极等，多做深呼吸运动，锻炼心肺功能。睡眠时可采取半卧位睡眠，以减轻反流现象。

九、推荐表单

（一）医师表单

贲门失弛缓症临床路径医师表单

适用对象：第一诊断为贲门失弛缓症（ICD-10：K22.0）
行食管下段贲门肌层切开或+胃底折叠术（经胸或经腹）［ICD-9-CM-3：42.7+（44.6601/44.6701）］

患者姓名：	性别： 年龄： 门诊号：	住院号：
住院日期： 年 月 日	出院日期： 年 月 日	标准住院日：7~10天

时间	住院第1天	住院第2天	住院第3~5天 （术前日）
主要诊疗工作	□ 一般病史询问，体格检查，完成病历 □ 开检查单 □ 主管医师查房与术前评估 □ 初步确定治疗方式（经胸或经腹）	□ 上级医师查房 □ 汇总辅助检查结果，明确诊断 □ 初步确定手术方式和时间	□ 完成病程记录书写 □ 术前讨论，确定手术方案 □ 签署手术知情同意书、输血同意书、授权委托书、自费用品协议书 □ 向患者及家属交代围术期注意事项
重点医嘱	**长期医嘱：** □ 胸外科二级护理常规 □ 流质饮食 □ 生理盐水500ml+庆大霉素24万U（30ml餐后口服）；甲硝唑注射液（30ml餐后口服） **临时医嘱：** □ 血常规、尿常规 □ 肝功能、肾功能、电解质、凝血功能、血型 □ 感染性疾病筛查 □ X线胸片、心电图、肺功能 □ 上消化道造影、胃镜 □ 食管测压、超声心动图（酌情）	**长期医嘱：** □ 胸外科二级护理常规 □ 流质饮食 □ 生理盐水500ml+庆大霉素24万U（30ml餐后口服）；甲硝唑注射液（30ml餐后口服）	**长期医嘱：** □ 胸外科二级护理常规 □ 流质饮食 **临时医嘱：** □ 术前医嘱：明日在全身麻醉下行食管下段贲门肌层切开术或加胃底折叠术 □ 禁食、禁水 □ 备皮（可选） □ 备血 □ 术前晚灌肠 □ 术前置胃管 □ 术前30分钟肌注镇静及抗胆碱能药物（阿托品或东莨菪碱） □ 抗菌药物带入手术室
病情变异记录	□ 无 □ 有，原因： 1. 2.	□ 无 □ 有，原因： 1. 2.	□ 无 □ 有，原因： 1. 2.
医师签名			

时间	住院第 4~5 天 （手术日）	住院第 5~6 天 （术后第 1 天）	住院第 6~7 天 （术后第 2 天）
主要诊疗工作	□ 麻醉后留置尿管 □ 手术 □ 术者完成手术记录 □ 住院医师完成术后病程 □ 主管医师观察术后病情 □ 向家属交代病情及术后注意事项	□ 上级医师查房，观察病情变化 □ 观察胃管引流情况 □ 观察胸管引流情况	□ 观察切口情况，有无感染 □ 检查及分析化验结果 □ 观察胃肠功能恢复情况 □ 观察胸管引流情况
重点医嘱	**长期医嘱：** □ 胸外科特级护理/一级护理常规 □ 体温、心电、呼吸、血压、血氧饱和度监测 □ 吸氧 □ 胸管引流记量 □ 尿管引流记量 □ 胃管引流记量 □ 抗菌药物 □ 镇痛药物 □ 静脉营养 □ 抑制胃酸药物 **临时医嘱：** □ 根据患者全身状况决定检查项目	**长期医嘱：** □ 胸外科一级护理 □ 禁食 □ 抗菌药物 □ 静脉营养 □ 抑制胃酸药物 □ 拔除尿管 **临时医嘱：** □ 止吐、镇痛等对症处理	**长期医嘱：** □ 胸外科二级护理 □ 流质饮食（视胃肠功能恢复情况而定） □ 抗菌药物及静脉营养 **临时医嘱：** □ 复查血常规、肝功能、肾功能、电解质 □ 换药
病情变异记录	□ 无　□ 有，原因： 1. 2.	□ 无　□ 有，原因： 1. 2.	□ 无　□ 有，原因： 1. 2.
医师签名			

时间	住院第7~8天 （术后第3~4天）	住院第8~9天 （术后第4~5天，出院前日）	住院第9~10天 （术后第5~6天，出院日）
主要诊疗工作	□ 观察切口情况，有无感染 □ 检查及分析化验结果 □ 观察胃肠功能恢复情况 □ 观察胸管引流情况，根据引流情况决定拔除胸腔引流管	□ 观察切口情况，有无感染 □ 检查及分析化验结果 □ 观察胃肠功能恢复情况	□ 检查切口愈合情况与换药 □ 确定患者可以出院 □ 向患者交代出院注意事项，复查日期和拆线日期 □ 通知出院处 □ 开出院诊断书 □ 完成出院记录
重点医嘱	**长期医嘱：** □ 外科二级护理 □ 流质饮食（视胃肠功能恢复情况而定） □ 抗菌药物 □ 静脉营养 **临时医嘱：** □ 复查X线胸片及上消化道造影 □ 换药	**长期医嘱：** □ 外科二级护理 □ 流质饮食（视胃肠功能恢复情况而定） **临时医嘱：** □ 换药	**临时医嘱：** □ 通知出院 □ 出院带药 □ 定期复诊
病情变异记录	□ 无 □ 有，原因： 1. 2.	□ 无 □ 有，原因： 1. 2.	□ 无 □ 有，原因： 1. 2.
医师签名			

（二）护士表单

贲门失弛缓症临床路径护士表单

适用对象：第一诊断为贲门失弛缓症（ICD-10：K22.0）

行食管下段贲门肌层切开或+胃底折叠术（经胸或经腹）［ICD-9-CM-3：42.7+（44.6601/44.6701）］

患者姓名：	性别： 年龄： 门诊号：	住院号：
住院日期： 年 月 日	出院日期： 年 月 日	标准住院日：10~13 天

时间	住院第 1 天	住院第 2~5 天 （术前）	住院第 4~6 天 （手术当天）
健康宣教	□ 入院宣教 介绍主管医师、护士 介绍环境、设施 介绍住院注意事项	□ 术前宣教 宣教疾病知识、术前准备及手术过程 告知准备用物、沐浴 告知术后饮食、活动及探视注意事项 告知术后可能出现的情况及应对方式 主管护士与患者沟通，了解并指导心理应对 告知家属等候区位置	□ 术后当日宣教 告知监护设备、管路功能及注意事项 告知饮食、体位要求 告知疼痛注意事项 告知术后可能出现情况的应对方式 给予患者及家属心理支持 再次明确探视陪护须知
护理处置	□ 核对患者，佩戴腕带 □ 建立入院护理病历 □ 卫生处置：剪指（趾）甲、沐浴，患者更换病号服	□ 协助医师完成术前检查 □ 术前准备 配血 抗菌药物皮试 备皮 肠道准备 禁食、禁水	□ 送手术 术前置胃管 摘除患者各种活动物品 核对患者资料及带药 填写手术交接单，签字确认 □ 接手术 核对患者及资料，签字确认
基础护理	□ 三级护理 晨晚间护理 患者安全管理	□ 三级护理 晨晚间护理 患者安全管理	□ 特级护理 卧位护理：半坐卧位 排泄护理 患者安全管理
专科护理	□ 护理查体 □ 胃肠道准备：遵医嘱予口服抗菌药物 □ 需要时，填写跌倒及压疮防范表 □ 需要时，请家属陪护 □ 心理护理	□ 胃肠道准备：遵医嘱予口服抗菌药物 □ 遵医嘱完成相关检查 □ 心理护理 □ 呼吸功能锻炼 □ 遵医嘱完成相关检查	□ 病情观察，写特护记录 q2h 评估生命体征、意识、疼痛、肢体活动、皮肤情况、伤口敷料、胸管及胃管情况、出入量 □ 遵医嘱予抗感染、雾化吸入、镇痛、抑制胃酸、呼吸功能锻炼 □ 心理护理
重点医嘱	□ 详见医嘱执行单	□ 详见医嘱执行单	□ 详见医嘱执行单
病情变异记录	□ 无 □ 有，原因： 1. 2.	□ 无 □ 有，原因： 1. 2.	□ 无 □ 有，原因： 1. 2.
护士签名			

时间	住院第4~7天 （术后第1~4天）	第8~13天 （术后第5~10天）
健康宣教	□ 术后宣教 药物作用及频率 饮食、活动指导 复查患者对术前宣教内容的掌握程度 呼吸功能锻炼的作用 疾病恢复期注意事项 拔尿管后注意事项 下床活动注意事项	□ 出院宣教 复查时间 服药方法 活动休息 指导饮食 指导办理出院手续
护理处置	□ 遵医嘱完成相关检查 □ 夹闭尿管，锻炼膀胱功能	□ 办理出院手续 □ 书写出院小结
基础护理	□ 一级或二级护理（根据患者病情和生活自理能力确定护理级别） 晨晚间护理 禁食、禁水 协助坐起、床上或床旁活动，预防压疮 排泄护理 床上温水擦浴 协助更衣 患者安全管理	□ 三级护理 晨晚间护理 协助或指导进食、进水 协助或指导下床活动 患者安全管理
专科护理	□ 病情观察，写特护记录 q2h 评估生命体征、意识、胸管及胃管情况、肢体活动、皮肤情况、伤口敷料、出入量 □ 遵医嘱予抗感染、抑酸、镇痛、静脉补液、雾化吸入、呼吸功能锻炼治疗 □ 需要时，联系主管医师给予相关治疗及用药 □ 心理护理	□ 病情观察 评估生命体征、意识、肢体活动、皮肤情况、伤口敷料 □ 心理护理
重点医嘱	□ 详见医嘱执行单	□ 详见医嘱执行单
病情变异记录	□ 无 □ 有，原因： 1. 2.	□ 无 □ 有，原因： 1. 2.
护士签名		

（三）患者表单

贲门失弛缓症临床路径患者表单

适用对象：第一诊断为贲门失弛缓症（ICD-10：K22.0）
行食管下段贲门肌层切开或+胃底折叠术（经胸或经腹）［ICD-9-CM-3：42.7+（44.6601/44.6701）］

患者姓名：	性别：　　年龄：　　门诊号：	住院号：
住院日期：　　年　月　日	出院日期：　　年　月　日	标准住院日：10~13天

时间	入院	手术前	手术当天
医患配合	□配合病史询问、资料采集，请务必详细告知既往史、用药史、过敏史 □如服用抗凝药，请明确告知 □配合进行体格检查 □有任何不适请告知医师	□配合完善术前相关检查、化验，如采血、心电图、X线胸片、肺功能、上消化道造影、胃镜 □医师给患者及家属介绍病情及手术谈话、术前签字 □麻醉师对患者进行术前访视	□配合评估手术效果 □配合检查意识、疼痛、胸管情况、肢体活动 □需要时，配合复查X线胸片、上消化道造影 □有任何不适请告知医师
护患配合	□配合测量体温、脉搏、呼吸、血压、体重1次 □配合完成入院护理评估（简单询问病史、过敏史、用药史） □接受入院宣教（环境介绍、病室规定、订餐制度、贵重物品保管等） □有任何不适请告知护士 □既往重点诊疗病史 □三级护理 □既往基础用药	□配合测量体温、脉搏、呼吸、询问排便1次 □接受术前宣教 □接受配血，以备术中需要时用 □接受备皮 □接受胃肠道准备 □自行沐浴，加强腋窝清洁 □准备好必要用物，吸水管、纸巾等 □取下义齿、饰品等，贵重物品交家属保管 □既往重点诊疗病史 □剃头 □药物灌肠术前签字	□清晨测量体温、脉搏、呼吸、血压1次 □接受置胃管 □送手术室前，协助完成核对，带齐影像资料，脱去衣物，上手术车 □返回病房后，协助完成核对，配合过病床 □配合检查意识、生命体征、疼痛、胃管及胸管情况、肢体活动，询问出入量 □配合术后吸氧、监护仪监测、输液、排尿用尿管、胸部留置引流管、留置胃管 □遵医嘱采取正确体位 □配合缓解疼痛 □有任何不适请告知护士
饮食	□流质饮食	□术前3日进流质饮食 □术前1日禁食	□禁食、禁水
排泄	□正常排尿便	□正常排尿便	□保留尿管
活动	□正常活动	□正常活动	□根据医嘱半坐卧位 □卧床休息，保护管路 □双下肢活动

时间	手术后	出院
医患配合	□ 配合检查意识、生命体征、胸管及胃管情况、伤口、肢体活动、胃肠功能恢复情况 □ 需要时配合伤口换药 □ 配合拔除引流管、尿管 □ 配合伤口拆线	□ 接受出院前指导 □ 知晓复查程序 □ 获取出院诊断书
护患配合	□ 配合定时测量生命体征、每日询问排便 □ 配合检查意识、生命体征、疼痛、胸管及胃管情况、伤口、肢体活动，询问出入量 □ 接受输液、服药等治疗 □ 配合夹闭尿管，锻炼膀胱功能 □ 接受进食、进水、排便等生活护理 □ 配合活动，预防皮肤压疮 □ 注意活动安全，避免坠床或跌倒 □ 配合执行探视及陪护 □ 接受呼吸功能锻炼	□ 接受出院宣教 □ 办理出院手续 □ 获取出院带药 □ 知道服药方法、作用、注意事项 □ 知道护理伤口方法 □ 知道复印病历方法 □ 二级或三级护理 □ 普通饮食
饮食	□ 术后日禁食、禁水 □ 术后 2 日可饮水 □ 术后 3 日可进流质饮食，可饮水	□ 根据医嘱，普通饮食
排泄	□ 保留尿管，正常排尿便 □ 避免便秘	□ 正常排尿便 □ 避免便秘
活动	□ 根据医嘱，半坐位或下床活动 □ 保护管路，勿牵拉、脱出、打折等	□ 正常适度活动，避免疲劳

附：原表单（2019 年版）

贲门失弛缓症临床路径表单

适用对象：第一诊断为贲门失弛缓症（ICD-10：K22.0）

行食管下段贲门肌层切开或+胃底折叠术（经胸或经腹）［ICD-9-CM-3：42.7+（44.6601/44.6701）］

患者姓名：	性别：　　年龄：　　门诊号：	住院号：
住院日期：　　年　月　日	出院日期：　　年　月　日	标准住院日：7~10 天

时间	住院第 1 天	住院第 2 天	住院第 3~5 天（术前日）
主要诊疗工作	□ 一般病史询问，体格检查，完成病历 □ 开检查单 □ 主管医师查房与术前评估 □ 初步确定治疗方式（经胸或经腹）	□ 上级医师查房 □ 汇总辅助检查结果，明确诊断 □ 初步确定手术方式和时间	□ 完成病程记录书写 □ 术前讨论，确定手术方案 □ 签署手术知情同意书、输血同意书、授权委托书、自费用品协议书 □ 向患者及家属交代围术期注意事项
重点医嘱	**长期医嘱：** □ 胸外科二级护理常规 □ 流质饮食 □ 生理盐水 500ml+庆大霉素 24 万 U（30ml 餐后口服）；甲硝唑注射液（30ml 餐后口服） **临时医嘱：** □ 血常规、尿常规 □ 肝功能、肾功能、电解质、凝血功能、血型 □ 感染性疾病筛查 □ X 线胸片、心电图、肺功能 □ 上消化道造影、胃镜 □ 食管测压、超声心动图（酌情）	**长期医嘱：** □ 胸外科二级护理常规 □ 流质饮食 □ 生理盐水 500ml+庆大霉素 24 万 U（30ml 餐后口服）；甲硝唑注射液（30ml 餐后口服）	**长期医嘱：** □ 胸外科二级护理常规 □ 流质饮食 **临时医嘱：** □ 术前医嘱：明日在全身麻醉下行食管下段贲门肌层切开术或加胃底折叠术 □ 禁食、禁水 □ 备皮（可选） □ 备血 □ 术前晚灌肠 □ 术前置胃管 □ 术前 30 分钟肌注镇静及抗胆碱能药物（阿托品或东莨菪碱） □ 抗菌药物带入手术室
主要护理工作	□ 介绍病房环境和设备 □ 入院护理评估	□ 观察患者病情变化	□ 备皮等术前准备 □ 嘱患者禁饮食 □ 术前宣教
病情变异记录	□ 无　□ 有，原因： 1. 2.	□ 无　□ 有，原因： 1. 2.	□ 无　□ 有，原因： 1. 2.
护士签名			
医师签名			

时间	住院第4~5天 （手术日）	住院第5~6天 （术后第1天）	住院第6~7天 （术后第2天）
主要诊疗工作	□ 麻醉后留置尿管 □ 手术 □ 术者完成手术记录 □ 住院医师完成术后病程 □ 主管医师观察术后病情 □ 向家属交代病情及术后注意事项	□ 上级医师查房，观察病情变化 □ 观察胃管引流情况 □ 观察胸管引流情况	□ 观察切口情况，有无感染 □ 检查及分析化验结果 □ 观察胃肠功能恢复情况 □ 观察胸管引流情况
重点医嘱	**长期医嘱：** □ 胸外科特级护理/一级护理常规 □ 体温、心电、呼吸、血压、血氧饱和度监测 □ 吸氧 □ 胸管引流记量 □ 尿管引流记量 □ 胃管引流记量 □ 抗菌药物 □ 镇痛药物 □ 静脉营养 □ 抑制胃酸药物 **临时医嘱：** □ 根据患者全身状况决定检查项目	**长期医嘱：** □ 胸外科一级护理 □ 禁食 □ 抗菌药物 □ 静脉营养 □ 抑制胃酸药物 □ 拔除尿管 **临时医嘱：** □ 止吐、镇痛等对症处理	**长期医嘱：** □ 胸外科二级护理 □ 流质饮食（视胃肠功能恢复情况而定） □ 抗菌药物及静脉营养 **临时医嘱：** □ 复查血常规、肝功能、肾功能、电解质 □ 换药
主要护理工作	□ 手术当日置胃管行食管冲洗，至冲洗液清亮 □ 术后患者生命体征变化	□ 观察患者一般状况，切口情况及手术部位情况 □ 鼓励患者下床活动，利于肠功能恢复 □ 术后心理及生活护理	□ 观察患者一般状况及切口情况 □ 鼓励患者下床活动，利于肠功能恢复
病情变异记录	□ 无 □ 有，原因： 1. 2.	□ 无 □ 有，原因： 1. 2.	□ 无 □ 有，原因： 1. 2.
护士签名			
医师签名			

时间	住院第 7~8 天 （术后第 3~4 天）	住院第 8~9 天 （术后第 4~5 天，出院前日）	住院第 9~10 天 （术后第 5~6 天，出院日）
主要诊疗工作	□ 观察切口情况，有无感染 □ 检查及分析化验结果 □ 观察胃肠功能恢复情况 □ 观察胸管引流情况，根据引流情况决定拔除胸腔引流管	□ 观察切口情况，有无感染 □ 检查及分析化验结果 □ 观察胃肠功能恢复情况	□ 检查切口愈合情况与换药 □ 确定患者可以出院 □ 向患者交代出院注意事项，复查日期和拆线日期 □ 通知出院处 □ 开出院诊断书 □ 完成出院记录
重点医嘱	**长期医嘱：** □ 外科二级护理 □ 流质饮食（视胃肠功能恢复情况而定） □ 抗菌药物 □ 静脉营养 **临时医嘱：** □ 复查 X 线胸片及上消化道造影 □ 换药	**长期医嘱：** □ 外科二级护理 □ 流质饮食（视胃肠功能恢复情况而定） **临时医嘱：** □ 换药	**临时医嘱：** □ 通知出院 □ 出院带药 □ 定期复诊
主要护理工作	□ 患者一般状况，切口情况及手术部位情况 □ 鼓励患者下床活动有利于肠功能恢复 □ 术后心理及生活护理	□ 患者一般状况及切口情况 □ 患者下床活动有利于肠功能恢复	□ 指导患者办理出院手续
病情变异记录	□ 无 □ 有，原因： 1. 2.	□ 无 □ 有，原因： 1. 2.	□ 无 □ 有，原因： 1. 2.
护士签名			
医师签名			

第十五章
纵隔良性肿瘤临床路径释义

【医疗质量控制指标】

指标一、胸部增强 CT、MRI 完成率。

指标二、微创手术完成率。

指标三、术前 30 分钟预防性抗菌药物使用率。

指标四、术前术后诊断一致率。

指标五、术后肺部感染发生率。

指标六、平均住院时间。

一、纵隔良性肿瘤编码

疾病名称及编码：纵隔良性肿瘤（ICD-10：D15.2）

纵隔囊肿（ICD-10：Q34.1）

手术操作名称及编码：纵隔良性肿瘤切除术（ICD-9-CM-3：34.3）

二、临床路径检索方法

（D15.2/Q34.1）伴 34.3

三、国家医疗保障疾病诊断相关分组（CHS-DRG）

MDCE 呼吸系统疾病及功能障碍

EZ1 其他呼吸系统疾患

EC1 纵隔手术

四、纵隔良性肿瘤临床路径标准住院流程

（一）适用对象

第一诊断为纵隔良性肿瘤（包括纵隔囊肿）（ICD-10：D15.2，Q34.1）

行纵隔良性肿瘤切除术（ICD-9-CM-3：34.3）。

释义

■ 纵隔良性肿瘤是指发生于纵隔内的边界清楚、包膜完整的肿瘤。纵隔肿瘤可有多种来源，如良性畸胎瘤、肠源性囊肿、神经源性肿瘤等。

（二）诊断依据

根据《临床诊疗指南·胸外科分册》（中华医学会编著，人民卫生出版社，2009 年）。

1. 病史。
2. 胸部 X 线、胸部增强 CT、MRI。
3. 鉴别诊断：生殖细胞肿瘤、淋巴瘤、胸骨后甲状腺肿、侵袭性胸腺瘤等。

释义

■ 纵隔肿瘤由于解剖部位不同，可有多种不同的临床表现。大部分纵隔良性肿瘤无任何症状，在常规体检时发现。体积较大的纵隔肿瘤可以压迫周围组织器官引起相应症状，如胸闷、呼吸困难、吞咽困难、刺激性干咳、胸背痛、Horner 综合征等。

■ 颈胸部增强 CT 可以为纵隔良性肿瘤的诊治提供充分的影像学证据。通过胸部增强 CT 检查可以判断肿瘤与心脏、大血管之间的关系，将其与具有侵袭性的纵隔恶性肿瘤相鉴别；后纵隔肿瘤如考虑为神经源性肿瘤且可能累及椎间孔或者臂丛神经，需要常规行胸部 MRI 检查，怀疑累及臂丛神经时需行颈胸部 MRI。

■ 纵隔良性肿瘤需要与纵隔恶性肿瘤相鉴别。良性肿瘤所产生的症状一般为压迫周围组织器官所致，恶性肿瘤所产生的症状一般为侵犯周围组织、器官所致。良性肿瘤影像学表现为边界清晰、形态规则的软组织密度影，而恶性肿瘤表现为形态不规则，与周围组织边界不清晰的团块影。一些恶性肿瘤影像学表现与良性肿瘤相类似，需病理进行鉴别诊断。

（三）选择治疗方案的依据

根据《临床诊疗指南·胸外科分册》（中华医学会编著，人民卫生出版社，2009 年）。
行纵隔良性肿瘤切除术。

释义

■ 纵隔良性肿瘤具有形态规则，边界清晰，一般有完整包膜的特点，切除术后不容易复发及转移，适合于纵隔良性肿瘤切除术。术中沿肿瘤包膜外进行游离，完整切除肿瘤。必要时切除周围脂肪组织、结缔组织或者纵隔胸膜。通过术中及术后的病理情况除外纵隔恶性肿瘤诊断。

（四）标准住院日 7~10 天

释义

■ 纵隔良性肿瘤术前检查相对较少，术前检查应在 2~3 天完成，术后患者恢复情况一般 4~7 天，标准住院日应该 7~10 天。若无其他明显应退出本路径的变异，仅在住院日数上有小的出入，并不影响纳入路径。

（五）进入路径标准

1. 第一诊断必须符合 ICD-10：D15. 2，Q34. 1 纵隔良性肿瘤疾病编码。
2. 有适应证，无手术禁忌证。
3. 当患者同时具有其他疾病诊断，但在门诊治疗期间不需要特殊处理也不影响第一诊断的临床路径流程实施时，可以进入路径。

释义

■ 如果患者同时具有其他合并症，但该合并症并不影响纵隔良性疾病的诊断及治疗过程，可以纳入本路径。如果同时具有其他疾病，影响第一诊断的临床路径流程实施时，均不适合进入本路径。

■ 术前检查发现患者存在手术禁忌证，需要退出临床路径。

■ 术中因为非肿瘤原因所致的手术方式的改变需退出本路径。

■ 术中或术后病理不能除外纵隔恶性肿瘤诊断，需要改变手术切除方式或二次手术时，需退出本路径。

（六）术前准备≤3天（指工作日）

1. 必需的检查项目：
（1）血常规、尿常规、便常规+隐血试验。
（2）肝功能测定、肾功能测定、葡萄糖测定、电解质、凝血功能、输血前检查、血型。
（3）胸部增强CT、心电图、肺功能、腹部超声。
2. 根据患者病情选择：超声心动图、CTPA、心肌核素扫描、动态心电图、24小时动态血压监测等。

释义

■ 部分检查可以在门诊完成。

■ 如为后纵隔肿瘤或胸膜顶肿瘤，需要行MRI检查判断肿瘤是否累及椎管内或臂丛神经。

■ 根据病情部分检查可以不进行。

（七）预防性抗菌药物选择与使用时机

1. 按照《抗菌药物临床应用指导原则（2015年版）》（国卫办医发〔2015〕43号）执行，并根据患者的病情决定抗菌药物的选择与使用时间。
2. 建议使用第一、第二代头孢菌素。预防性用药时间为术前30分钟。

释义

■ 纵隔良性肿瘤切除术属于Ⅰ类手术切口，原则上围术期不需要应用抗菌药物。

■ 如肿瘤体积大，预计手术时间超过3小时，且手术创面较大，可以考虑应用抗菌药物。应用抗菌药物首选第二代头孢菌素，术前用药应在术前30分钟内应用，术后用药一般不超过3天。

（八）手术日为入院≤4天

1. 麻醉方式：气管插管全身麻醉。
2. 手术方式：行纵隔良性肿瘤术。
3. 手术置入物：止血材料等。
4. 术中用药：抗菌药物等。

5. 输血：视手术出血情况决定。

释义

■ 正中开胸选择单腔气管插管；如选择胸腔镜手术可选择双腔气管插管，术中单肺通气。也可以选择自主呼吸下胸腔镜手术。

■ 传统术式为正中开胸或侧开胸纵隔肿瘤切除术。有条件的医院可以考虑行胸腔镜纵隔肿瘤切除术。微创手术可选入路有常规胸腔镜、经剑突下胸腔镜入路。胸腔镜手术切除原则按照开胸手术切除原则进行，如果胸腔镜下不能完整切除肿瘤，需要中转为开胸手术。

■ 术中不常规放置止血材料，如手术创面较大，可以考虑应用止血材料；必要时可选用止血药，如注射用尖吻蝮蛇血凝酶。

■ 对于手术时间较长（超过 3 小时），手术创面较大的患者，需要围术期应用抗菌药物，首选第二代头孢菌素。

■ 纵隔肿瘤原则上不需要输血，术中或术后如出现大出血致循环不稳定，需要进行输血的同时进行手术止血。

（九）术后住院恢复≤8 天

1. 必须复查的检查项目：血常规、肝功能测定、肾功能测定、电解质、胸部 X 线等。

2. 术后用药：抗菌药物使用按照《抗菌药物临床应用指导原则（2015 年版）》（国卫办医发〔2015〕43 号）执行，并根据患者的病情决定抗菌药物的选择与使用时间。建议使用第一、第二代头孢菌素。

释义

■ 术后第 1 天常规复查血常规、肝肾功能及床旁胸片以确定患者化验结果是否满意，除外贫血、低蛋白血症、电解质紊乱等异常；明确术后第 1 天手术侧肺组织膨胀情况，胸腔内及纵隔内有无积液，胸腔或者纵隔引流管位置是否满意。给予输血、补充白蛋白及电解质等方法纠正贫血、低蛋白血症、电解质紊乱等异常。如 X 线胸片提示肺膨胀不满意且患者咳痰不力，需要给予气管镜下吸痰改善症状；如 X 线胸片提示胸腔内有积液或者积气，胸腔引流管位置欠佳，需要首先调整引流管位置后复查 X 线胸片判断肺复张情况，如仍不满意，必要时予以胸腔穿刺或胸腔闭式引流改善症状。治疗结束后需要再次复查 X 线胸片判断治疗效果。

■ 如患者病情需要，首选预防性应用第二代头孢菌素；术后如发生肺部感染、胸腔感染，需要根据痰、血培养或胸水培养结果选择敏感抗菌药物。

（十）出院标准

1. 患者病情稳定，拔除引流，体温正常，血常规、X 线胸片基本正常，手术切口愈合良好，生命体征平稳。

2. 无需要住院处理的并发症和/或合并症。

释义

■ 患者无呼吸困难，已正常下床活动，恢复普通饮食，不需要静脉输注镇痛药物缓解疼痛；不需要抗生素控制感染；体温基本正常、胸片示肺复张良好、切口无红肿、渗出，不需要每日换药。

■ 可以待拆线出院。

（十一）变异及原因分析

1. 有影响手术的合并症，术前需要进行相关的诊断和治疗。
2. 术后出现肺部感染、呼吸衰竭、心力衰竭、肝肾衰竭等并发症，需要延长治疗时间。

释义

■ 对于术前诊断明确有高血压、糖尿病、心肺功能不全、心肌梗死、冠状动脉粥样性心脏病、自身免疫系统疾病、甲状腺功能异常、脑梗死等合并症，术前需要对其进行积极专科治疗。如果术前合并症可以短期内得以控制并对本次纵隔良性肿瘤入组临床路径治疗方案及住院时间影响较小，不需要退出本路径。如果短期内上述合并症不能得到满意控制，对纵隔良性肿瘤入组本路径治疗方案有较大影响，会显著延长住院时间，明显增加住院费用，需要退出本路径，首先治疗合并症，待合并症治疗满意后，再次对纵隔良性肿瘤进行治疗并入组本路径。

■ 术后出现肺部感染，如果短期内治疗有效且对术后治疗方案及住院时间影响较小，不需要退出本路径，如果短期内治疗效果不佳，或合并呼吸衰竭，需要呼吸内科、ICU 等科室协同进行治疗，由于对术后治疗方案影响较大，会显著延长术后住院时间，需要退出本路径。

■ 术后出现心力衰竭，如口服利尿药即可控制症状，或者短期内应用利尿药即可达到满意治疗效果，对临床路径影响较小，不需要退出本路径。如出现较严重的心力衰竭，需要心内科、CCU 等科室协同进行诊治，对术后治疗方案影响较大，且会显著延长术后住院时间，需要退出本路径。

■ 术后出现心律失常，如口服抗心律失常药物即可控制症状，或者短期内静脉输注抗心律失常药物即可达到满意治疗效果，对临床路径影响较小，不需要退出本路径。如出现较严重的心律失常，需要心内科、CCU 等科室协同进行诊治，对术后治疗方案影响较大，且会显著延长术后住院时间，需要退出本路径。

■ 术后出现肝肾功能损害，如考虑为药物性因素引起，必须立即停止用药，并应用保护肝功能及肾脏药物，如短期内肝肾功能恢复满意，不需要退出本路径。如治疗效果欠佳，且出现肝肾衰竭等表现，需要肾内科、ICU 等科室协同进行诊治，对术后治疗方案影响较大，且会显著延长术后住院时间，需要退出本路径。

五、纵隔良性肿瘤术后临床路径给药方案

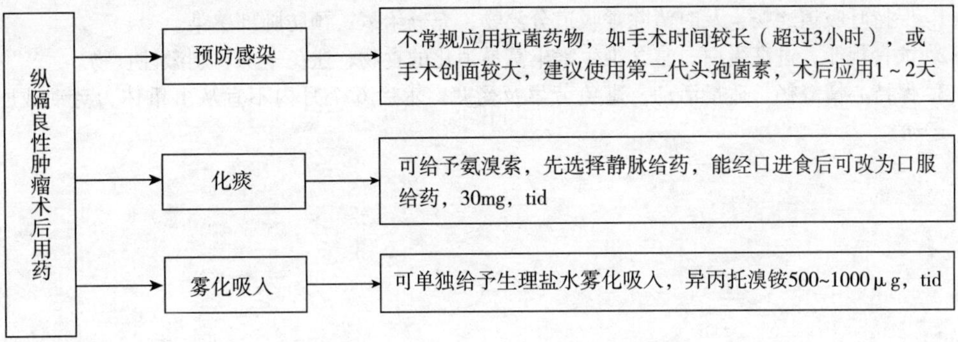

（一）用药选择

纵隔良性肿瘤手术为无菌手术，Ⅰ类切口，不需要常规预防性应用抗菌药物，若手术时间较长（超过 3 小时），或手术创面较大，建议使用第二代头孢菌素，用药时限 1～2 日，一般不超过 3 日。如术后发生感染，病原学检查发现明确感染证据，依据病原学检查结果选择敏感抗生素。

（二）药学提示

对于有青霉素或头孢菌素类过敏史的患者应慎用头孢菌素，警惕过敏。

（三）注意事项

对于有青霉素或头孢菌素类过敏史的患者应用之前应进行皮试，皮试阴性患者可以使用头孢菌素。

六、纵隔良性肿瘤患者护理规范

1. 术前协助患者练习深呼吸、有效咳嗽、吹气球、使用呼吸训练仪或遵医嘱给予雾化吸入。
2. 休息与活动：术后取半坐卧位，床头抬高 30°～50°，以利呼吸及引流液引出。术后第 1 日，采用坐位、半坐卧位或不完全健侧卧位，避免术侧卧位。术后尽早下床活动，锻炼术侧肩关节。
3. 饮食护理：手术当天返病房 6 小时后患者可饮水。术后第 1 日进半流食，第 2 日进食高蛋白、高热量、高维生素、低脂肪、易消化的饮食。
4. 呼吸道管理：术后给予鼻导管吸氧 3～5L/min，观察患者呼吸改善的情况。加强患者呼吸道的湿化护理，观察痰液的性质、颜色和量，痰液不易咳出时，给予雾化吸入。
5. 用药护理：应严格按照医嘱服用抗生素、化痰及镇咳药物。
6. 疼痛护理：及时进行疼痛评估，必要时给予药物镇痛。

七、纵隔良性肿瘤患者营养治疗规范

1. 治疗期间，饮食宜清淡，忌食刺激性食物，如辣椒、咖喱、芥末、蒜等。减少高糖、高油、高盐分的食物。
2. 坚持营养平衡普食，每日不少于 13 种食物，包含谷薯类、蔬菜水果类、肉蛋奶及豆制品类以及适量的油脂类。保持优质蛋白质食物占总蛋白质 50%以上。
3. 戒烟。

4. 体液丢失过量是需要补充水分，每日至少> 1700ml 水，必要时根据体液电解质情况补充盐分。

八、纵隔良性肿瘤患者健康宣教

1. 保持呼吸道通畅，及时清除呼吸道分泌物，充分给氧，预防肺部感染。
2. 饮食规律，进高蛋白、富含维生素丰富易消化的食物，避免辛辣、刺激性食物。
3. 保持心情舒畅，适量活动，避免劳累及受寒。术后 6 个月内不宜从事重体力劳动或剧烈运动。

九、推荐表单

（一）医师表单

纵隔良性肿瘤临床路径医师表单

适用对象：第一诊断为纵隔良性肿瘤（ICD-10：D15.2，Q34.1）
行纵隔良性肿瘤切除术（ICD-9-CM-3：34.3）

患者姓名：	**性别：　年龄：　门诊号：**	**住院号：**
住院日期：　年　月　日	**出院日期：**　年　月　日	**标准住院日：** 7~10 天

时间	**住院第 1 天**	**住院第 2~3 天（术前日）**	**住院第 2~4 天（手术日）**
主要诊疗工作	□ 询问病史及体格检查 □ 完成病历书写 □ 开化验单及检查单 □ 上级医师查房，初步确定诊断 □ 对症支持治疗	□ 上级医师查房 □ 完成入院检查 □ 影像学检查 □ 继续对症支持治疗 □ 完成必要的相关科室会诊 □ 完成上级医师查房记录等病历书写 □ 向患者及家属交代病情及注意事项，进行术前谈话	□ 术前留置尿管（必要时） □ 手术 □ 术者完成手术记录 □ 住院医师完成术后病程 □ 上级医师查房 □ 观察生命体征 □ 向患者及家属交代病情及术后注意事项
重点医嘱	**长期医嘱：** □ 胸外科疾病护理常规 □ 二级护理 □ 饮食 □ 其他医嘱 **临时医嘱：** □ 血常规、尿常规 □ 肝功能、肾功能、电解质、血糖、凝血功能、血型、输血前检查 □（颈）胸部（增强）CT、心电图、腹部超声、肺功能、（颈）胸部 MRI（必要时） □ 术前准备治疗 □ 其他医嘱 □ 相关对症支持治疗等	**长期医嘱：** □ 患者既往基础用药 □ 其他医嘱 **临时医嘱：** □ 其他医嘱 □ 相关特殊检查 □ 对症支持治疗 □ 请相关科室会诊治疗 □ 术前相关准备	**长期医嘱：** □ 胸外科术后护理常规 □ 特级或一级护理 □ 清醒后 6 小时进流食 □ 吸氧 □ 体温、心电、血压、呼吸、脉搏、血氧饱和度监测 □ 胸管（纵隔）引流，记量 □ 持续导尿，记 24 小时出入量 □ 雾化吸入 □ 镇痛药物 □ 抗生素（必要时） **临时医嘱：** □ 止血药物使用（必要时） □ 静脉输注葡萄糖/糖盐（必要时）
病情变异记录	□ 无　□ 有，原因： 1. 2.	□ 无　□ 有，原因： 1. 2.	□ 无　□ 有，原因： 1. 2.
医师签名			

时间	住院第 3~5 天 （术后第 1 日）	住院第 4-7 天 （术后第 2~4 日）	住院第 7-10 天 （出院日）
主要诊疗工作	□ 上级医师查房 □ 复查相关检查 □ 保护重要脏器功能 □ 注意对症处理 □ 完成病程记录 □ 围术期管理 □ 术后合并症预防与治疗	□ 上级医师查房 □ 住院医师完成病程书写 □ 视病情复查血常规、血生化及 X 线胸片 □ 视胸腔引流及肺复张情况拔除胸腔引流管并切口换药 □ 必要时纤维支气管镜吸痰 □ 视情况停用或调整抗菌药物	□ 切口拆线 □ 上级医师查房，明确是否出院 □ 住院医师完成出院小结、病历首页等 □ 向患者及家属交代出院后注意事项 □ 根据术后病理确定术后治疗方案
重点医嘱	**长期医嘱：** □ 抗炎、化痰、止血等治疗 □ 保护重要脏器：护肝、保护心肌、补充电解质等 □ 其他医嘱 □ 胸瓶或纵隔引流瓶护理 □ 停心电监护 **临时医嘱：** □ 复查血常规、血生化 □ 输血（有指征时） □ 对症支持 □ 其他医嘱 □ 伤口换药拆线等 □ 复查影像学资料 □ 相关合并症治疗 □ 拔除尿管	**长期医嘱：** □ 胸外科二级护理 □ 停胸腔闭式引流记量 □ 停记尿量、停吸氧 □ 停雾化 □ 停抗菌药物 **临时医嘱：** □ 拔胸腔闭式引流管 □ 切口换药 □ 复查 X 线胸片、血常规、血生化 □ 其他特殊医嘱	**临时医嘱：** □ 切口拆线 □ 切口换药 □ 通知出院 □ 出院带药 □ 定期复诊
病情变异记录	□ 无　□ 有，原因： 1. 2.	□ 无　□ 有，原因： 1. 2.	□ 无　□ 有，原因： 1. 2.
医师签名			

（二）护士表单

纵隔良性肿瘤临床路径护士表单

适用对象：第一诊断为纵隔良性肿瘤（ICD-10：D15.2，Q34.1）
行纵隔良性肿瘤切除术（ICD-9-CM-3：34.3）

患者姓名：	性别：　　年龄：　　门诊号：	住院号：
住院日期：　　年　月　日	出院日期：　　年　月　日	标准住院日：7~10天

时间	住院第1天	住院第2~3天 （术前日）	住院第2~4天 （手术日）
健康宣教	□ 介绍主管医师、护士 □ 介绍环境、设施 □ 介绍住院注意事项 □ 向患者宣教戒烟、戒酒的重要性，以及减少二手烟的吸入 □ 指导患者注意预防感冒，合理睡眠 □ 嘱患者晚九点后禁食、禁水，翌日晨抽空腹血化验	□ 主管护士与患者沟通，了解并指导心理应对 □ 宣教疾病知识、用药知识及特殊检查操作过程 □ 告知检查及操作前后饮食、活动及探视注意事项及应对方式 □ 告知患者手术名称和麻醉方式	□ 告知术后饮食方法 □ 告知术后活动注意事项 □ 告知术后可能发生的不适 □ 告知术后如何进行有效咳痰 □ 指导患者使用镇痛泵
护理处置	□ 核对患者，佩戴腕带、床头卡、门牌 □ 建立入院护理病历 □ 卫生处置：沐浴、更换病号服 □ 巡视病房患者睡眠情况翌日晨起为患者抽取静脉血标本	□ 协助医师完成各项检查化验 □ 术前准备 □ 禁食、禁水 □ 配血 □ 术前日晚酌情应用镇静药物	□ 测量术晨体温、脉搏、呼吸、血压，必要时告知医师 □ 术前留置尿管 □ 观察术后生命体征、病情变化，并详细记录。观察术后引流液变化并详细记录，如有异常，通知医师 □ 术后心理及生活护理 □ 保持呼吸道通畅，防止误吸发生
基础护理	□ 胸外科护理常规 □ 二级护理 □ 患者安全管理	□ 胸外科护理常规 □ 二级护理 □ 患者安全管理	□ 胸外科术后护理常规 □ 特级护理或一级护理 □ 患者安全管理
专科护理	□ 护理查体 □ 呼吸频率、血氧饱和度监测 □ 必要时填写跌倒及压疮防范表 □ 必要时填写疼痛评估表 □ 心理护理：消除恐惧、稳定情绪 □ 需要时请家属陪护	□ 心理护理 □ 指导患者进行腹式呼吸锻炼 □ 指导患者有效咳痰	□ 病情观察：评估患者生命体征，特别是呼吸频率及血氧饱和度 □ 心理护理
重点医嘱	□ 详见医嘱执行单	□ 详见医嘱执行单	□ 详见医嘱执行单

续 表

时间	住院第 1 天	住院第 2~3 天 （术前日）	住院第 2~4 天 （手术日）
病情变异记录	□ 无　□ 有，原因： 1. 2.	□ 无　□ 有，原因： 1. 2.	□ 无　□ 有，原因： 1. 2.
护士签名			

时间	住院第 3~5 天 （术后第 1 日）	住院第 4~7 天 （术后第 2~4 日）	住院第 7~10 天 （出院日）
健康宣教	□ 告知患者下床活动注意事项 □ 告知患者有效咳痰方式 □ 指导患者正确进行雾化吸入 □ 指导患者饮食的种类及方法	□ 告知患者下床活动注意事项 □ 指导患者进行有效咳痰方式 □ 指导患者正确进行雾化吸入 □ 指导患者饮食的种类及方法	□ 指导患者出院后注意事项：饮食、运动、休息 □ 坚持体能锻炼、劳逸结合、循序渐进 □ 指导患者术侧肢体的功能锻炼 □ 交代患者拆线前注意事项 □ 指导患者出院带药用法 □ 告知门诊定期复查：术后 1 个月、3 个月、6 个月
护理处置	□ 生命体征监测 □ 协助患者叩背、排痰 □ 皮肤护理 □ 尿管护理或拔除尿管 □ 下肢静脉循环驱动	□ 观察患者病情，根据病情测体温、脉搏、呼吸 □ 协助医师拔除引流管后注意患者有无呼吸困难及皮下气肿发生 □ 协助患者叩背、排痰	□ 通知出院 □ 出院带药 □ 消毒出院床铺
基础护理	□ 观察患者病情，监测生命体征 □ 心理与生活护理 □ 协助患者咳痰	□ 观察患者病情 □ 心理与生活护理 □ 协助患者咳痰 □ 观察敷料清洁度	□ 观察病情变化 □ 心理和生活护理
专科护理	□ 胸腔闭式引流护理 □ 跌倒、坠床评估，及时向患者及家属宣教 □ 疼痛评估	□ 胸腔闭式引流护理 □ 跌倒、坠床评估，及时向患者及家属宣教 □ 疼痛评估	
重点医嘱	□ 详见医嘱执行单	□ 详见医嘱执行单	□ 详见医嘱执行单
病情变异记录	□ 无　□ 有，原因： 1. 2.	□ 无　□ 有，原因： 1. 2.	□ 无　□ 有，原因： 1. 2.
护士签名			

（三）患者表单

纵隔良性肿瘤临床路径患者表单

适用对象：第一诊断为纵隔良性肿瘤（ICD-10：D15.2，Q34.1）
　　　　　行纵隔良性肿瘤切除术（ICD-9-CM-3：34.3）

患者姓名：	**性别：　　年龄：　　门诊号：**	**住院号：**
住院日期：　　年　月　日	**出院日期：**　　年　月　日	**标准住院日：**7~10天

时间	住院第1天	住院第2~3天 （术前日）	住院第2~4天 （手术日）
医患配合	□ 配合询问病史、收集资料，请务必详细告知既往史、用药史、过敏史 □ 配合进行体格检查 □ 有任何不适告知医师	□ 配合完善相关检查、化验，如采血、留尿、心电图、X线胸片、胸部CT等 □ 医师向患者及家属介绍病情，如有异常检查结果需进一步检查 □ 配合术前准备 □ 配合术前签署知情同意书 □ 有任何不适告知医师	□ 术后配合医师进行生命体征监测 □ 术后配合医师进行必要相关检查
护患配合	□ 配合测量体温、脉搏、呼吸、血压、血氧饱和度、体重、身高 □ 配合完成入院护理评估单（简单询问病史、过敏史、用药史） □ 接受入院宣教（环境介绍、病室规定、探视制度、订餐制度、贵重物品保管等） □ 有任何不适告知护士 □ 配合戒烟	□ 配合测量体温、脉搏、呼吸，询问每日排便情况 □ 接受相关化验检查宣教，正确留取标本，配合检查 □ 有任何不适告知护士 □ 注意活动安全，避免坠床或跌倒 □ 配合执行探视及陪护 □ 接受疾病及用药等相关知识指导 □ 配合配血 □ 进行呼吸训练（腹式呼吸、咳嗽、排痰） □ 配合戒烟	□ 术前配合留置尿管 □ 术后配合测量体温、脉搏、呼吸、血压 □ 配合术后6小时后流质饮食 □ 术后配合进行血气分析监测 □ 配合半卧位卧床 □ 配合护士进行生命体征监测 □ 有任何不适告知护士
饮食	□ 普通饮食	□ 日间普通饮食 □ 夜间24时后禁食、禁水	□ 清醒6小时后流质饮食
排泄	□ 正常排尿便	□ 正常排尿便	□ 留置尿管导尿
活动	□ 适量活动	□ 适量活动	□ 卧床休息

时间	住院第3~5天 （术后第1日）	住院第4~7天 （术后第2~4日）	住院第7~10天 （出院日）
医患配合	□ 配合医师查房 □ 配合医师观察生命体征及进行相关检查 □ 医师指导下进行下床活动 □ 配合医师进行换药等操作 □ 配合进行床旁X线胸片检查 □ 有任何不适告知医师	□ 配合医师查房 □ 配合医师观察生命体征及进行相关检查 □ 配合医师进行换药等操作 □ 配合进行X线胸片检查 □ 配合医师拔除胸腔引流管 □ 有任何不适告知医师	□ 接受出院前指导（换药、拆线等） □ 知道复查程序及门诊预约程序 □ 获取出院诊断书
护患配合	□ 配合术后静脉输液 □ 配合测量生命体征 □ 护士指导下下床活动 □ 护士指导下进行雾化吸入，进行主动咳嗽排痰 □ 配合进行抽血化验 □ 有任何不适告知护士	□ 配合测量体温、脉搏、呼吸，询问每日排便情况 □ 配合术后静脉输液 □ 护士指导下进行雾化吸入，进行主动咳嗽排痰 □ 注意活动安全，避免坠床或跌倒 □ 有任何不适告知护士	□ 接受出院宣教 □ 办理出院手续 □ 知道复印病历方法
饮食	□ 普通饮食	□ 普通饮食	□ 普通饮食
排泄	□ 正常排尿便	□ 正常排尿便	□ 正常排尿便
活动	□ 适量活动	□ 适量活动	□ 适量活动

附：原表单（2019年版）

纵隔良性肿瘤临床路径表单

适用对象：第一诊断为纵隔良性肿瘤（ICD-10：D15.2，Q34.1）
行纵隔良性肿瘤切除术（ICD-9-CM-3：34.3）

患者姓名：	性别： 年龄： 门诊号：	住院号：
住院日期： 年 月 日	出院日期： 年 月 日	标准住院日：7~10天

时间	住院第1天	住院第2~3天 （术前日）	住院第2~4天 （手术日）
主要诊疗工作	□ 询问病史及体格检查 □ 完成病历书写 □ 开化验单 □ 上级医师查房，初步确定诊断 □ 对症支持治疗 □ 向患者家属告病重或病危通知，并签署病重或病危通知书（必要时）	□ 上级医师查房 □ 完成入院检查 □ 影像学检查 □ 继续对症支持治疗 □ 完成必要的相关科室会诊 □ 完成上级医师查房记录等病历书写 □ 向患者及家属交代病情及其注意事项	□ 术前留置尿管（可选） □ 手术 □ 术者完成手术记录 □ 住院医师完成术后病程 □ 上级医师查房 □ 观察生命体征 □ 向患者及家属交代病情及术后注意事项
重点医嘱	**长期医嘱：** □ 胸外科疾病护理常规 □ 一级护理 □ 饮食 □ 视病情通知病重或病危 □ 其他医嘱 **临时医嘱：** □ 血常规、尿常规、便常规+隐血试验 □ 肝功能、肾功能、电解质、血糖、凝血功能、血型、输血前检查 □ 胸部CT、X线胸片、心电图、腹部超声、肺功能 □ 术前准备治疗 □ 其他医嘱 □ 相关对症支持治疗等	**长期医嘱：** □ 患者既往基础用药 □ 其他医嘱 **临时医嘱：** □ 其他医嘱 □ 相关特殊检查 □ 对症支持治疗 □ 请相关科室会诊治疗 □ 术前相关准备	**长期医嘱：** □ 胸外科术后护理常规 □ 特级或一级护理 □ 清醒后6小时进流食 □ 吸氧 □ 体温、心电、血压、呼吸、脉搏、血氧饱和度监测 □ 胸管引流记量 □ 持续导尿（可选） □ 记24小时出入量 □ 雾化吸入 □ 镇痛药物 **临时医嘱：** □ 止血药物使用（必要时）
主要护理工作	□ 介绍病房环境、设施和设备 □ 入院护理评估 □ 辅助戒烟	□ 宣教、备皮等术前准备 □ 提醒患者术前禁食、禁水 □ 呼吸功能锻炼	□ 观察病情变化 □ 术后心理和生活护理 □ 保持呼吸道通畅（半卧体位）
病情变异记录	□ 无 □ 有，原因： 1. 2.	□ 无 □ 有，原因： 1. 2.	□ 无 □ 有，原因： 1. 2.
护士签名			
医师签名			

时间	住院第 3~5 天 （术后第 1 日）	住院第 4~9 天 （术后第 2~7 日）	住院第 8~10 天 （出院日）
主要诊疗工作	□ 上级医师查房 □ 复查相关检查 □ 保护重要脏器功能 □ 注意对症处理 □ 视胸腔引流及肺复张情况拔除胸腔引流管并切口换药 □ 完成病程记录 □ 围术期管理 □ 术后合并症预防与治疗	□ 上级医师查房 □ 住院医师完成病程书写 □ 视病情复查血常规、血生化及 X 线胸片 □ 必要时纤维支气管镜吸痰 □ 视情况停用或调整抗菌药物	□ 切口拆线 □ 上级医师查房，明确是否出院 □ 住院医师完成出院小结、病历首页等 □ 向患者及家属交代出院后注意事项 □ 根据术后病理确定术后治疗方案
重点医嘱	**长期医嘱：** □ 抗炎、化痰、止血、抑酸、改善肺功能等治疗 □ 营养对症，保护重要脏器：饮食、护肝、保护心肌、补充电解质等 □ 其他医嘱 □ 胸瓶或纵隔引流瓶护理 **临时医嘱：** □ 复查血常规 □ 复查血生化、电解质 □ 复查 X 线胸片 □ 输血（有指征时） □ 对症支持 □ 其他医嘱 □ 伤口换药拆线等 □ 复查影像学资料 □ 相关合并症治疗	**长期医嘱：** □ 胸外科二级护理 □ 停胸腔闭式引流计量 □ 停记尿量、停吸氧、停心电监护 □ 停雾化 □ 停抗菌药物 **临时医嘱：** □ 拔胸腔闭式引流管 □ 拔除尿管（可选） □ 切口换药 □ 定期复查血常规、肝功能、肾功能、电解质 □ 其他特殊医嘱	**临时医嘱：** □ 切口拆线 □ 切口换药 □ 通知出院 □ 出院带药 □ 定期复诊
主要护理工作	□ 观察患者病情 □ 心理与生活护理 □ 协助患者咳痰	□ 观察患者病情 □ 心理与生活护理 □ 协助患者咳痰	□ 观察病情变化 □ 心理和生活护理 □ 术后康复指导
病情变异记录	□ 无　□ 有，原因： 1. 2.	□ 无　□ 有，原因： 1. 2.	□ 无　□ 有，原因： 1. 2.
护士签名			
医师签名			

第十六章
纵隔恶性畸胎瘤临床路径释义

【医疗质量控制指标】

指标一、胸部增强 CT、MRI 完成率。

指标二、术前纵隔组织穿刺活检完成率。

指标三、术前超声心动图完成率。

指标四、术前全身远处转移评估率。

指标五、微创手术完成率。

指标六、术中人工血管置入率。

指标七、术前 30 分钟预防性抗菌药物使用率。

指标八、术前术后诊断一致率。

指标九、围术期输血量。

指标十、术后伤口延迟愈合率。

指标十一、平均住院时间。

一、纵隔恶性畸胎瘤编码

疾病名称及编码：纵隔恶性畸胎瘤（ICD-10：C38.1-C38.3，M9080/3）

手术操作名称及编码：纵隔肿瘤切除术（ICD-9-CM-3：34.3）

二、临床路径检索方法

(C38.1/C38.2/C38.3)+M9080/3 伴 34.3

三、国家医疗保障疾病诊断相关分组（CHS-DRG）

MDCE 呼吸系统疾病及功能障碍

ER1 呼吸系统肿瘤

EC1 纵隔手术

四、纵隔恶性畸胎瘤临床路径标准住院流程

（一）适用对象

第一诊断为纵隔恶性畸胎瘤（ICD-10：C38.1-C38.3，M9080/3）

行纵隔肿瘤切除术(ICD-9-CM-3：34.3)。

释义

- 适用对象编码参见第一部分。
- 手术名称为纵隔肿瘤及其周围组织的切除术。

（二）诊断依据

根据《临床诊疗指南·胸外科分册》（中华医学会编著，人民卫生出版社，2009 年）。

1. 临床症状：胸痛、胸闷、咳嗽、发热、上腔静脉综合征等症状。
2. 辅助检查：胸部 X 线、CT/MRI、穿刺活检、DSA。
3. 鉴别诊断：生殖细胞肿瘤、淋巴瘤、胸骨后甲状腺肿、侵袭性胸腺瘤、纵隔型肺癌、淋巴结核等。

释义

■ 纵隔畸胎瘤多见于20~40岁，多见于前纵隔，只有3%位于后纵隔。国内报告纵隔畸胎瘤的发生率约占纵隔肿瘤和囊肿的25.2%~39.2%。纵隔恶性畸胎瘤在组织学上表现有恶性上皮成分或肉瘤样成分，含有恶性上皮常为鳞状上皮癌或腺癌，肉瘤成分常为横纹肌肉瘤、血管肉瘤、脂肪肉瘤等。恶性畸胎瘤为实性，呈膨胀性生长，增长迅速，有分叶状表现。恶性畸胎瘤发病率较低，约占纵隔畸胎类肿瘤的2%~6.48%。

■ 临床表现常为胸痛、胸闷、咳嗽，瘤体较小时多无症状，当肿瘤生长侵犯上腔静脉造成上腔静脉回流梗阻时，可出现上腔静脉梗阻综合征的表现。

■ 胸部CT或MRI对确诊的帮助有限，纵隔恶性畸胎瘤诊断主要依靠病理诊断，有时术前穿刺病理因组织取材量少或取材位置等原因，可能难以明确诊断，需要待术后病理。

（三）选择治疗方案的依据

根据《临床诊疗指南·胸外科分册》（中华医学会编著，人民卫生出版社，2009年），行纵隔肿瘤切除术。

释义

■ 纵隔恶性畸胎瘤的手术切除，既是诊断性的，也是治疗性的。若一旦明确为纵隔恶性畸胎瘤，应尽早选择手术切除。手术切除是治疗纵隔恶性畸胎瘤的主要手段，放疗和化疗疗效有限。

（四）标准住院日≤18天

释义

■ 如果患者条件允许，住院时间可低于上述住院天数。

（五）进入路径标准

1. 第一诊断必须符合ICD-10：C38.1-C38.3，M9080/3纵隔恶性畸胎瘤疾病编码。
2. 当患者同时具有其他疾病诊断，但在门诊治疗期间不需要特殊处理也不影响第一诊断的临床路径流程实施时，可以进入路径。

释义

■ 患者同时具有其他疾病影响第一诊断的临床路径实施时均不适合进入临床路径。

（六）术前准备≤5天

1. 必需的检查项目：

（1）血常规、尿常规、便常规+隐血试验。

（2）肝功能测定、肾功能测定、电解质、凝血功能、血型、感染性疾病筛查（乙型肝炎、丙型肝炎、艾滋病、梅毒等）。

（3）心电图、肺功能。

（4）影像学检查：胸部X线片、胸部CT/MRI、心脏彩超、腹部超声。

2. 根据患者病情，可选择的项目：动脉血气分析、纤维支气管镜、食管镜；脑CT或MRI；DSA；骨扫描；纵隔肿瘤穿刺活检，血清甲胎蛋白（AFP）、绒毛膜促性腺激素（HCG）、乳酸脱氢酶（LDH）；生殖系统检查。

释义

■ 部分检查可以在门诊完成。

■ 因纵隔恶性畸胎瘤可出现远处转移，有条件的患者尽量术前行脑CT或MRI、骨扫描、纵隔肿瘤穿刺活检；血清甲胎蛋白（AFP）、绒毛膜促性腺激素（HCG）、乳酸脱氢酶（LDH）以及生殖系统检查，来辅助诊断是否为生殖细胞肿瘤。

■ 对疑有肿瘤侵犯大血管或出现上腔静脉梗阻综合征的患者，可考虑做血管造影（DSA）以明确术前是否需要做血管栓塞以减少瘤体的血供，或术中是否需要人工血管置换术。

（七）预防性抗菌药物选择与使用时机

1. 按照《抗菌药物临床应用指导原则（2015年版）》（国卫办医发〔2015〕43号）执行，并根据患者的病情决定抗菌药物的选择与使用时间。如可疑感染，需做相应的微生物学检查，必要时做药敏试验。

2. 建议使用第一、第二代头孢菌素。术前30分钟预防性用抗菌药物；手术超过3小时加用1次抗菌药物；术后预防用药时间一般不超过24小时，个别情况可延长至48小时。

释义

■ 建议使用第一、第二代头孢菌素。术前30分钟预防性用抗菌药物；手术超过3小时加用1次抗菌药物；术后预防用药时间一般不超过24小时，个别情况可延长至48小时。如可疑感染，需要做相应的微生物学检查，必要时做药敏试验。

（八）手术日入院≤6天

1. 麻醉方式：气管插管全身麻醉。

2. 手术方式：行纵隔恶性畸胎瘤切除术（视病变侵袭范围行联合脏器扩大切除术）。

3. 手术置入物：人工血管、胸壁修复等人工修复材料，止血材料。
4. 术中用药：抗菌药物。
5. 输血：视手术出血情况决定。输血前需行血型鉴定、抗体筛选和交叉合血。

释义

■ 纵隔恶性畸胎瘤的手术难度差异大，手术方式及手术置入物需视手术情况而定。

■ 对于手术时间较长的患者，术中需使用抗菌药物；必要时可选用止血药，如注射用尖吻蝮蛇血凝酶。

（九）术后住院恢复≤12 天

1. 必须复查的检查项目：血常规、肝功能、肾功能、电解质、胸部 X 线等。
2. 根据病情可选择检查项目：胸部 CT、DSA 等检查。
3. 术后用药：抗菌药物使用按照《抗菌药物临床应用指导原则（2015 年版）》（国卫办医发〔2015〕43 号）执行。术后预防用药时间一般不超过 24 小时，个别情况可延长至 48 小时。如可疑感染，需做相应的微生物学检查，必要时做药敏试验。

释义

■ 此手术属于I类切口手术，若术中无破溃等污染情况，术后不常规应用抗菌药物。

■ 根据患者术后恢复情况可酌情决定术后检查项目。

（十）出院标准

1. 患者病情稳定，体温正常，手术切口愈合良好。
2. 无需要住院处理的并发症和/或合并症。

释义

■ 正中劈开胸骨入路的手术患者，出院前一定注意有无骨髓炎的发生。

■ 患者术后体温基本正常、胸片显示肺复张良好、血液检查结果基本正常、正中开胸的患者胸骨切口无红肿浮动。

■ 如果出现并发症，是否需要继续住院处理，由主管医师具体决定。

（十一）变异及原因分析

1. 有影响手术的合并症，术前需要进行相关的诊断和治疗。
2. 术后出现肺部感染、呼吸衰竭、心力衰竭、肝肾衰竭等并发症，需要延长治疗时间。

释义

■ 微小变异：因为医院检验项目的及时性未保证，不能按照要求完成检查；因为节假日不能按照要求完成检查；患者不愿配合完成相应检查，短期不愿按照要求出院随诊。

■ 重大变异：因术后并发症需要延长治疗；因基础疾病需要进一步诊断和治疗；因各种原因需要其他治疗措施；患者要求离院或转院；不愿按照要求出院随诊而导致入院时间明显延长。

五、纵隔恶性畸胎瘤临床路径给药方案

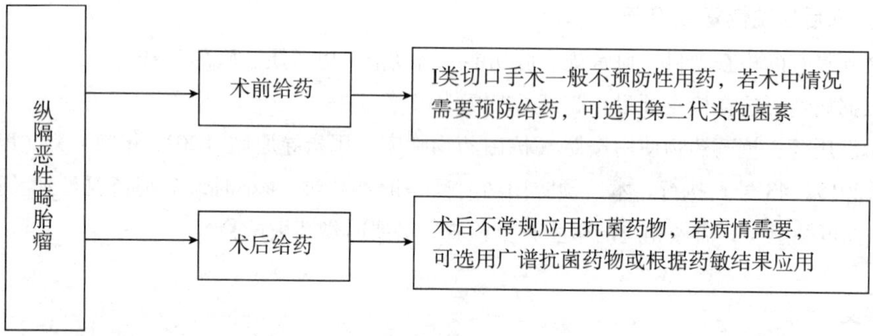

六、纵隔恶性畸胎瘤患者护理规范

1. 术前协助患者练习深呼吸、有效咳嗽、吹气球、使用呼吸训练仪或遵医嘱给予雾化吸入。

2. 休息与活动：术后取半坐卧位，床头抬高 30°~50°，以利呼吸及引流液引出。术后第 1 日，采用坐位、半坐卧位或不完全健侧卧位，避免术侧卧位。术后尽早下床活动，锻炼术侧肩关节。

3. 饮食护理：手术当天返病房 6 小时后患者可饮水。术后第 1 日进半流质饮食，第 2 日进食高蛋白、高热量、高维生素、低脂肪、易消化的饮食。

4. 呼吸道管理：术后给予鼻导管吸氧 3~5L/min，观察患者呼吸改善的情况。加强患者呼吸道的湿化护理，观察痰液的性质、颜色和量，痰液不易咳出时，给予雾化吸入。

5. 用药护理：应严格按照医嘱服用抗生素、化痰及镇咳药物。

6. 疼痛护理：及时进行疼痛评估，必要时给予药物镇痛。

7. 心理护理：应根椐患者的年龄、性格和文化程度来选择告知病情，建立良好的医患关系，增加患者接受治疗的依从性。

七、纵隔恶性畸胎瘤患者营养治疗规范

1. 所有患者入院后应常规进行营养筛查和营养状况评估和综合测定。

2. 治疗过程中每周至少为患者评估 1 次，以便尽早发现患者出现营养风险并采取早期干预。

3. 营养治疗方式的选择：①为了降低感染风险，首选经口摄入；②出现重度口腔/口咽黏膜炎影响吞咽功能者或产生较强的胃肠道反应的患者，肠内营养应经管饲给予。

4. 患者的每日供给量推荐为每日 25~30kcal/kg，如患者合并严重消耗，每日供给量推荐为每日 30~35kcal/kg。

5. 患者可适当提高优质脂肪的供能比例；蛋白质供给量为每日 1.0~1.5g/kg。

6. 根据胃肠功能状况尽早经口营养补充肠内营养制剂。如口服摄入不足目标量的60%时，推荐管饲肠内营养。肠内营养不能达到目标量60%时可选用肠外营养药物，以全合一的方式实施（应包含氨基酸、脂肪乳、葡萄糖、维生素、微量元素、电解质注射制剂等）。根据病情变化及营养耐受性选择或调整肠外肠内营养方案。

7. 对患者及家属进行营养教育及营养通路的护理知识。

八、纵隔恶性畸胎瘤患者健康宣教

1. 保持呼吸道通畅，及时清除呼吸道分泌物，充分给氧，预防肺部感染。

2. 饮食规律，进高蛋白、富含维生素丰富易消化的食物，避免辛辣、刺激性食物。

3. 保持心情舒畅，适量活动，避免劳累及受寒。术后6个月内不宜从事重体力劳动或剧烈运动。

4. 对于人工血管置入的患者，需遵医嘱服用抗凝药，不得自行停药，定期门诊复查，监测凝血功能。

九、推荐表单

（一）医师表单

纵隔恶性畸胎瘤临床路径医师表单

适用对象：第一诊断为纵隔恶性畸胎瘤（ICD-10：C38.1-C38.3，M9080/3）
行纵隔肿瘤切除术（ICD-9-CM-3：34.3）

患者姓名：	性别：　　年龄：　　门诊号：	住院号：
住院日期：　　年　月　日	出院日期：　　年　月　日	标准住院日：≤18 天

时间	住院第 1 天	住院第 2~5 天	住院第 3~6 天 （手术日）
主要诊疗工作	□ 询问病史及体格检查 □ 完成病历书写 □ 开化验单及检查申请单 □ 主管医师查房 □ 初步确定治疗方案	□ 上级医师查房 □ 术前评估及讨论，确定手术方案 □ 术前准备 □ 完成病程记录、上级医师查房记录、术前小结等病历书写 □ 向患者及家属交代病情及围术期注意事项 □ 签署手术知情同意书、自费用品协议书、输血同意书、授权委托同意书	□ 手术 □ 术者完成手术记录 □ 住院医师完成术后病程 □ 上级医师查房 □ 向患者家属交代病情及手术情况术后注意事项
重点医嘱	**长期医嘱：** □ 胸外科二级护理 □ 其他医嘱 **临时医嘱：** □ 血常规、尿常规、便常规+隐血试验 □ 肝功能、肾功能、电解质、凝血功能、血型、感染性疾病筛查 □ 心电图、X 线胸片、肺功能 □ 胸部 CT/MRI、心脏彩超、腹部超声 □ 根据病情可选作：动脉血气分析、脑 CT/MRI；全身骨扫描；纵隔肿瘤穿刺活检；血清甲胎蛋白（AFP）、绒毛膜促性腺激素（HCG）、乳酸脱氢酶（LDH）；生殖系统检查 □ 其他医嘱	**长期医嘱：** □ 胸外科二级护理 □ 其他医嘱 **临时医嘱：** □ 拟明日全身麻醉下行纵隔肿瘤切除术 □ 术前 6 小时禁食、禁水 □ 术前备皮 □ 备血 □ 术前镇静药物及胆碱酯酶抑制剂（视病情） □ 备术中抗菌药物 □ 其他医嘱	**长期医嘱：** □ 胸外科特级或一级护理 □ 禁饮食，清醒后 6 小时进流食 □ 体温、心电、呼吸、血压、血氧饱和度监测 □ 吸氧 □ 胸管/纵隔引流，记量 □ 持续导尿，记 24 小时出入量 □ 雾化吸入 □ 应用抗菌药物 **临时医嘱：** □ 镇痛药物 □ 其他医嘱
病情变异记录	□ 无　□ 有，原因： 1. 2.	□ 无　□ 有，原因： 1. 2.	□ 无　□ 有，原因： 1. 2.
医师签名			

时间	住院第 4~7 天 （术后第 1 天）	住院第 5~17 天 （术后第 2~11 天）	住院第 12~18 天 （出院日）
主要诊疗工作	□ 上级医师查房 □ 住院医师完成病程书写 □ 注意生命体征及肺部呼吸音 □ 观察胸腔/纵隔引流及切口情况 □ 鼓励并协助患者排痰 □ 拔尿管 □ 必要时纤维支气管镜吸痰	□ 上级医师查房 □ 住院医师完成常规病历书写 □ 注意生命体征及肺部呼吸音 □ 必要时纤维支气管镜吸痰 □ 视病情复查血常规、肝功能、肾功能、电解质、血糖及 X 线胸片 □ 切口换药，视情况拔胸腔/纵隔引流管 □ 视情况停用或调整抗菌药物	□ 切口拆线（视切口愈合情况） □ 上级医师查房，明确可以出院 □ 向患者及家属交代出院后注意事项 □ 完成出院小结、出院诊断书等
重点医嘱	**长期医嘱：** □ 胸外科一级护理 □ 普通饮食 □ 雾化吸入 □ 应用抗菌药物 □ 胸管引流记量 □ 停记尿量 □ 停吸氧 □ 停心电监护 □ 其他医嘱 **临时医嘱：** □ 镇痛 □ 拔尿管 □ 切口换药 □ 复查 X 线胸片、血常规、肝功能、肾功能、电解质 □ 其他医嘱	**长期医嘱：** □ 胸外科二级护理 □ 停胸腔/纵隔引流计量 □ 停雾化 □ 停用或调整抗菌药物 □ 其他医嘱 **临时医嘱：** □ 拔胸腔/纵隔引流管 □ 切口换药 □ 复查 X 线胸片、血常规、肝功能、肾功能、电解质 □ 其他医嘱	**临时医嘱：** □ 切口拆线 □ 切口换药 □ 通知出院 □ 出院带药
主要护理工作	□ 观察病情变化 □ 心理与生活护理 □ 协助患者咳痰	□ 观察病情变化 □ 心理与生活护理 □ 协助患者咳痰和肢体功能锻炼	□ 指导办理出院手续 □ 术后康复指导
病情变异记录	□ 无　□ 有，原因： 1. 2.	□ 无　□ 有，原因： 1. 2.	□ 无　□ 有，原因： 1. 2.
护士签名			
医师签名			

（二）护士表单

纵隔恶性畸胎瘤临床路径护士表单

适用对象：第一诊断为纵隔恶性畸胎瘤（ICD-10：C38.1-C38.3，M9080/3）
行纵隔肿瘤切除术（ICD-9-CM-3：34.3）

患者姓名：	性别：　　年龄：　　门诊号：	住院号：
住院日期：　　年　月　日	出院日期：　　年　月　日	标准住院日：≤18天

时间	住院第1天	住院第2~5天	住院第3~6天（手术日）
健康宣教	□ 介绍主管医师、护士 □ 介绍环境、设施 □ 介绍住院注意事项	□ 主管护士与患者沟通，了解并指导心理应对 □ 宣教特殊检查操作过程 □ 术前宣教 □ 告知检查及手术前后饮食、活动及探视注意事项	□ 术后宣教 □ 讲解增强体质及减少术后并发症的方法
护理处置	□ 核对患者，佩戴腕带 □ 建立入院护理病历 □ 卫生处置：剪指甲、沐浴、更换病号服	□ 随时观察患者病情变化 □ 协助医师完成各项检查化验 □ 术前准备	□ 随时观察患者病情变化 □ 术后护理
基础护理	□ 二级护理 □ 晨晚间护理 □ 患者安全管理	□ 二级护理 □ 晨晚间护理 □ 患者安全管理	□ 特级护理 □ 晨晚间护理 □ 患者安全管理
专科护理	□ 护理查体 □ 呼吸频率、血氧饱和度监测 □ 需要时填写跌倒及压疮防范表 □ 需要时请家属陪护 □ 心理护理	□ 呼吸频率、血氧饱和度监测 □ 遵医嘱完成相关检查 □ 心理护理	□ 病情观察：评估患者生命体征及各引流情况
重点医嘱	□ 详见医嘱执行单	□ 详见医嘱执行单	□ 详见医嘱执行单
病情变异记录	□ 无　□ 有，原因： 1. 2.	□ 无　□ 有，原因： 1. 2.	□ 无　□ 有，原因： 1. 2.
护士签名			

时间	住院第4~7天 （术后第1天）	住院第5~17天 （术后第2~11天）	住院第12~18天 （出院日）
健康宣教	□ 术后宣教 □ 术后注意事项 □ 饮食注意事项	□ 加强咳嗽排痰，减少肺部感染 □ 康复和锻炼	□ 康复和锻炼 □ 定期复查 □ 饮食休息等注意事项指导
护理处置	□ 密切注意观察患者病情变化 □ 注意各引流情况	□ 随时观察患者病情变化 □ 协助医师完成各项检查化验 □ 术前准备	□ 办理出院手续
基础护理	□ 一级护理 □ 晨晚间护理 □ 患者安全管理	□ 二级护理 □ 晨晚间护理 □ 患者安全管理	
专科护理	□ 呼吸频率、血氧饱和度监测 □ 各引流监测 □ 需要时请家属陪护 □ 心理护理	□ 呼吸频率、血氧饱和度监测 □ 各引流监测 □ 需要时请家属陪护 □ 心理护理	
重点医嘱	□ 详见医嘱执行单	□ 详见医嘱执行单	□ 详见医嘱执行单
病情变异记录	□ 无　□ 有，原因： 1. 2.	□ 无　□ 有，原因： 1. 2.	□ 无　□ 有，原因： 1. 2.
护士签名			

（三）患者表单

纵隔恶性畸胎瘤临床路径患者表单

适用对象：第一诊断为纵隔恶性畸胎瘤（ICD-10：C38.1-C38.3，M9080/3）
行纵隔肿瘤切除术（ICD-9-CM-3：34.3）

患者姓名：	性别：　　年龄：　　门诊号：	住院号：
住院日期：　　年　月　日	出院日期：　　年　月　日	标准住院日：≤18天

时间	入院当日	住院期间 （第2~5天）	住院第3~6天 （手术日）
医患配合	□ 配合询问病史、收集资料，请务必详细告知既往史、用药史、过敏史 □ 配合进行体格检查 □ 有任何不适告知医师	□ 配合完善相关检查、化验，如采血、留尿、心电图、X线胸片等 □ 医师向患者及家属介绍病情，如有异常检查结果需进一步检查 □ 有任何不适告知医师	□ 接受手术治疗 □ 有任何不适告知医师 □ 配合术后监测 □ 配合术后治疗
护患配合	□ 配合测量体温、脉搏、呼吸、血压、血氧饱和度、体重 □ 配合完成入院护理评估单（简单询问病史、过敏史、用药史） □ 接受入院宣教（环境介绍、病室规定、订餐制度、贵重物品保管等） □ 有任何不适告知护士	□ 配合测量体温、脉搏、呼吸，询问每日排便情况 □ 接受相关化验检查宣教，正确留取标本，配合检查 □ 有任何不适告知护士 □ 注意活动安全，避免坠床或跌倒 □ 配合执行探视及陪护 □ 接受疾病及用药等相关知识指导	□ 接受手术治疗 □ 有任何不适告知护士 □ 配合术后监测 □ 配合术后治疗
饮食	□ 普通饮食	□ 普通饮食	□ 禁食、禁水
排泄	□ 正常排尿便	□ 正常排尿便	□ 术后导尿管
活动	□ 适量活动	□ 适量活动	□ 卧床

时间	住院第 4~7 天 （术后第 1 天）	住院第 5~17 天 （术后第 2~11 天）	住院第 12~18 天 （出院日）
医患配合	□ 配合术后治疗 □ 配合术后监测 □ 有任何不适告知医师	□ 配合术后检查 □ 配合术后治疗 □ 配合术后监测 □ 有任何不适告知医师	□ 接受出院前指导 □ 知道复查程序 □ 获取出院诊断书
护患配合	□ 配合术后治疗 □ 配合术后监测 □ 有任何不适告知护士	□ 配合术后检查 □ 配合术后治疗 □ 配合术后监测 □ 有任何不适告知护士	□ 接受出院宣教 □ 办理出院手续 □ 指导复查注意事项 □ 知道复印病历方法
饮食	□ 进半流质饮食	□ 普通饮食	□ 普通饮食
排泄	□ 拔除尿管后正常排尿便	□ 正常排尿便	□ 正常排尿便
活动	□ 少量适应性活动	□ 适量活动	□ 适量活动

附：原表单（2019 年版）

纵隔恶性畸胎瘤临床路径表单

适用对象：第一诊断为纵隔恶性畸胎瘤（ICD-10：C38.1-C38.3，M9080/3）
行纵隔肿瘤切除术（ICD-9-CM-3：34.3）

患者姓名：	性别：　年龄：　门诊号：	住院号：
住院日期：　年　月　日	出院日期：　年　月　日	标准住院日：≤18 天

时间	住院第 1 天	住院第 2~5 天	住院第 3~6 天 （手术日）
主要诊疗工作	□ 询问病史及体格检查 □ 完成病历书写 □ 开化验单及检查申请单 □ 主管医师查房 □ 初步确定治疗方案	□ 上级医师查房 □ 术前评估及讨论，确定手术方案 □ 术前准备 □ 完成病程记录、上级医师查房记录、术前小结等病历书写 □ 向患者及家属交代病情及围术期注意事项 □ 签署手术知情同意书、自费用品协议书、输血同意书、授权委托同意书	□ 手术 □ 术者完成手术记录 □ 住院医师完成术后病程 □ 上级医师查房 □ 向患者家属交代病情及手术情况、术后注意事项
重点医嘱	**长期医嘱：** □ 胸外科二级护理 □ 其他医嘱 **临时医嘱：** □ 血常规、尿常规、便常规+隐血试验 □ 肝功能、肾功能、电解质、凝血功能、血型、感染性疾病筛查 □ 心电图、X 线胸片、肺功能 □ 胸部 CT/MRI、心脏彩超、腹部超声 □ 根据病情可选作：动脉血气分析、脑 CT/MRI；全身骨扫描；纵隔肿瘤穿刺活检；血清甲胎蛋白（AFP）、绒毛膜促性腺激素（HCG）、乳酸脱氢酶（LDH）；生殖系统检查 □ 其他医嘱	**长期医嘱：** □ 胸外科二级护理 □ 其他医嘱 **临时医嘱：** □ 拟明日全身麻醉下行纵隔肿瘤切除术 □ 术前 6 小时禁食、禁水 □ 术前备皮 □ 备血 □ 术前镇静药物及胆碱酯酶抑制剂（视病情） □ 备术中抗菌药物 □ 其他医嘱	**长期医嘱：** □ 胸外科特级或一级护理 □ 禁饮食，清醒后 6 小时进流食 □ 体温、心电、呼吸、血压、血氧饱和度监测 □ 吸氧 □ 胸管/纵隔引流，记量 □ 持续导尿，记 24 小时出入量 □ 雾化吸入 □ 应用抗菌药物 **临时医嘱：** □ 镇痛药物 □ 其他医嘱

续　表

时间	住院第1天	住院第2~5天	住院第3~6天 （手术日）
主要护理工作	□ 介绍病房环境和设备 □ 入院护理评估 □ 辅助戒烟	□ 宣教、备皮等术前准备 □ 提醒患者术前禁食、禁水 □ 呼吸功能锻炼	□ 观察病情变化 □ 心理和生活护理 □ 保持呼吸道通畅
病情变异记录	□ 无　□ 有，原因： 1. 2.	□ 无　□ 有，原因： 1. 2.	□ 无　□ 有，原因： 1. 2.
护士签名			
医师签名			

时间	住院第 4~7 天 （术后第 1 天）	住院第 5~17 天 （术后第 2~11 天）	住院第 12~18 天 （出院日）
主要诊疗工作	□ 上级医师查房 □ 住院医师完成病程书写 □ 注意生命体征及肺部呼吸音 □ 观察胸腔/纵隔引流及切口情况 □ 鼓励并协助患者排痰 □ 拔尿管 □ 必要时纤维支气管镜吸痰	□ 上级医师查房 □ 住院医师完成常规病历书写 □ 注意生命体征及肺部呼吸音 □ 必要时纤维支气管镜吸痰 □ 视病情复查血常规、肝功能、肾功能、电解质、血糖及 X 线胸片 □ 切口换药，视情况拔胸腔/纵隔引流管 □ 视情况停用或调整抗菌药物	□ 切口拆线（视切口愈合情况） □ 上级医师查房，明确可以出院 □ 向患者及家属交代出院后注意事项 □ 完成出院小结、出院诊断书等
重点医嘱	**长期医嘱：** □ 胸外科一级护理 □ 普通饮食 □ 雾化吸入 □ 应用抗菌药物 □ 胸管引流记量 □ 停记尿量 □ 停吸氧 □ 停心电监护 □ 其他医嘱 **临时医嘱：** □ 镇痛 □ 拔尿管 □ 切口换药 □ 复查 X 线胸片、血常规、肝功能、肾功能、电解质 □ 其他医嘱	**长期医嘱：** □ 胸外科二级护理 □ 停胸腔/纵隔引流计量 □ 停雾化 □ 停用或调整抗菌药物 □ 其他医嘱 **临时医嘱：** □ 拔胸腔/纵隔引流管 □ 切口换药 □ 复查 X 线胸片、血常规、肝功能、肾功能、电解质 □ 其他医嘱	**临时医嘱：** □ 切口拆线 □ 切口换药 □ 通知出院 □ 出院带药
主要护理工作	□ 观察病情变化 □ 心理与生活护理 □ 协助患者咳痰	□ 观察病情变化 □ 心理与生活护理 □ 协助患者咳痰和肢体功能锻炼	□ 指导办理出院手续 □ 术后康复指导
病情变异记录	□ 无 □ 有，原因： 1. 2.	□ 无 □ 有，原因： 1. 2.	□ 无 □ 有，原因： 1. 2.
护士签名			
医师签名			

第十七章

非侵袭性胸腺瘤临床路径释义

【医疗质量控制指标】

指标一、胸部增强 CT 完成率。

指标二、术前肿瘤临床分期率。

指标三、术前术后诊断一致率。

指标四、微创手术完成率。

指标五、术前 30 分钟预防性抗菌药物使用率。

指标六、肿瘤整块切除率。

指标七、术后肺部感染发生率。

指标八、平均住院时间。

一、非侵袭性胸腺瘤编码

疾病名称及编码：非侵袭性胸腺瘤（ICD-10：D15.0，M85800/0）

手术操作名称及编码：胸腔镜胸腺瘤切除术（ICD-9-CM-3：07.83）

二、临床路径检索方法

（D15.0，M8580/0）伴 07.83

三、国家医疗保障疾病诊断相关分组（CHS-DRG）

MDCQ 血液、造血器官及免疫疾病和功能障碍

QR1 网状内皮及免疫性疾患

EC1 纵隔手术

四、非侵袭性胸腺瘤临床路径标准住院流程

（一）适用对象

第一诊断为非侵袭性胸腺瘤（ICD-10：D15.0，M85800/0）

行胸腔镜胸腺瘤切除术（ICD-9-CM-3：07.83）。

释义

■ 适用对象编码参见第一部分。

■ 非侵袭性胸腺瘤（non-invasive thymoma）：是指在生物学行为上表现为膨胀性生长，CT 上表现为：肿块形态规则、边缘光滑、清晰，与周围脏器脂肪间隙清晰，密度大都均匀。在临床上均属于Ⅰ期，组织学上多为 A 型、AB 型；肿瘤完整切除后不易复发。

■ 侵袭性胸腺瘤（invasive thymoma）：侵袭性胸腺瘤在生物学行为上表现为侵袭性生长，根据肿瘤的侵袭性程度不同，可表现为：局部侵及包膜、纵隔胸膜时表现为肿块形态欠规则，边缘欠清晰，与周围脏器脂肪间隙模糊；侵及肺组织和心包时

表现为与邻近组织分界不清；肺内及胸膜远处转移时表现为肺内及胸膜多发大小不等结节影。其侵袭性程度不同，CT 表现不同，仅侵及包膜或纵隔胸膜时部分并不能与非侵袭性胸腺瘤鉴别，如为Ⅲ期以上均可做出准确诊断。在组织学上以 B3 型发生率最高，在临床上均为Ⅱ期以上。

■ 所有的患者应不伴随重症肌无力。

（二）诊断依据

根据《临床诊疗指南·胸外科分册》（中华医学会编著，人民卫生出版社，2009 年）。

1. 病史。
2. 经胸部 CT 或者 X 线检查发现有前上纵隔占位性病变。
3. 鉴别诊断：生殖细胞肿瘤、淋巴瘤、胸骨后甲状腺肿、侵袭性胸腺瘤等。

释义

■ 非侵袭性胸腺瘤的术前诊断主要依赖于影像学，结合术中所见和术后组织病理学证实。CT 上表现为：肿块形态规则、边缘光滑、清晰，与周围脏器脂肪间隙清晰，密度大都均匀。在临床上均属于Ⅰ期，组织学上多为 A 型、AB 型。

■ 胸腺瘤是来源于胸腺上皮细胞的肿瘤，与其他肿瘤不同，无法完全根据组织学来确定胸腺瘤的良恶性质，其良恶性需依据有无包膜浸润、周围器官侵犯或远处转移来判定。所以目前认为所有的胸腺瘤均是潜在恶性的，主张将胸腺瘤分为非侵袭性和侵袭性两种。临床上常用 Masaoka 分期和 WHO TNM 分期来判断病变的程度和预后。

■ 胸腺瘤 Masaoka 分期

Ⅰ期肿瘤局限在胸腺内，肉眼及镜下均无包膜浸润

Ⅱa 期肿瘤镜下浸润包膜

Ⅱb 期肿瘤肉眼可见侵犯邻近脂肪组织，但未侵犯至纵隔胸膜

Ⅲ期肿瘤侵犯邻近组织或器官，包括心包、肺或大血管（Ⅲa 期不侵犯大血管，Ⅲb 期侵犯大血管）

Ⅳa 期肿瘤广泛侵犯胸膜和/或心包

Ⅳb 期肿瘤扩散到远处器官

■ 胸腺瘤 WHO TNM 分期

T_1 包膜完整

T_2 肿瘤浸润包膜外结缔组织

T_3 肿瘤浸润邻近组织器官，如心包、纵隔胸膜、胸壁、大血管及肺

T_4 肿瘤广泛侵犯胸膜和/或心包

N_0 无淋巴结转移

N_1 前纵隔淋巴结转移

N_2 N_1+胸内淋巴结转移

N_3 前斜角肌或锁骨上淋巴结转移

M_0 无远处转移

M_1 有远处转移

■ WHO 组织学分型：

A 型胸腺瘤：即髓质型或梭形细胞胸腺瘤。

AB 型胸腺瘤：即混合型胸腺瘤。

B 型胸腺瘤：被分为三个亚型。

B1 型胸腺瘤：即富含淋巴细胞的胸腺瘤、淋巴细胞型胸腺瘤、皮质为主型胸腺瘤或类器官胸腺瘤。

B2 型胸腺瘤：即皮质型胸腺瘤。

B3 型胸腺瘤：即上皮型、非典型、类鳞状上皮胸腺瘤或分化好的胸腺癌。

C 型胸腺瘤：即胸腺癌，组织学上此型较其他类型的胸腺瘤更具有恶性特征。C 型又根据各自的组织分化类型进一步命名，如拟表皮样癌、鳞状上皮细胞癌、淋巴上皮癌、肉瘤样癌、透明细胞癌、类基底细胞癌、黏液表皮样癌、乳头状癌和未分化癌等。

A 型和 AB 型为良性肿瘤，B1 型为低度恶性，B2 型为中度恶性，B3 型与胸腺癌均为高度恶性，侵袭性强。

（三）选择治疗方案的依据

根据《临床诊疗指南·胸外科分册》（中华医学会编著，人民卫生出版社，2009 年）。

手术治疗：胸腔镜胸腺瘤切除术。适用于诊断明确的非侵袭性胸腺瘤。

释义

■ 手术切除是治疗胸腺瘤最有效的方法。根据肿瘤的大小和外侵程度可以选择胸腔镜、全部或部分经胸骨正中切口、胸前外侧切口、胸骨扩大切口、联合胸前外侧切口或做 T 形切口。

■ 非侵袭性胸腺瘤呈膨胀性生长，包膜完整无外侵，与周围脏器脂肪间隙清晰，肿瘤完整切除后不易复发。因此适合于胸腔镜胸腺瘤切除术。比较而言胸腔镜手术损伤小、恢复快，是首选方法。如果在手术中发现肿瘤有明显外侵，胸腔镜无法根治性切除时，则需要果断开胸。

（四）标准住院日≤12 天

释义

■ 如果患者条件允许，住院时间可以低于上述住院时间。

■ 可以通过门诊检查术前项目（见术前准备）缩短住院时间，但应结合具体情况。

（五）进入路径标准

1. 第一诊断必须符合 ICD-10：D15.0，M85800/0 非侵袭性胸腺瘤疾病编码。
2. 有适应证，无手术禁忌证。

3. 当患者同时具有其他疾病诊断，但在门诊治疗期间不需要特殊处理也不影响第一诊断的临床路径流程实施时，可以进入路径。

释义

■ 如果患者影像学支持非侵袭性胸腺瘤诊断，无其他影响治疗和预后的疾病时直接进入临床路径。

（六）术前准备≤3天（指工作日）

1. 必需的检查项目：
（1）血常规、尿常规、便常规+隐血试验。
（2）肝功能测定、肾功能测定、电解质、凝血功能、输血前检查、血型、D-二聚体、相关肿瘤标志物、感染性疾病筛查（乙型肝炎、丙型肝炎、艾滋病、梅毒等）。
（3）X线胸片、胸部增强CT、心电图、肺功能、下肢静脉超声。
2. 根据患者病情选择：葡萄糖测定、超声心动图、CTPA、心肌核素扫描、动态心电图（Holter）、24小时动态血压监测、淋巴细胞亚群分析等细胞免疫功能检查、相关肿瘤标志物等。

释义

■ 术前准备天数指工作日。

■ 部分检查（血常规、尿常规、便常规+潜血、肝肾功能等以及心电图、X线片等）可以在门诊完成。

■ 如果进行了胸部增强CT检查可以不进行X线胸片检查。

（七）预防性抗菌药物选择与使用时机

1. 按照《抗菌药物临床应用指导原则（2015年版）》（国卫办医发〔2015〕43号）执行，并根据患者的病情决定抗菌药物的选择与使用时间。
2. 建议使用第一、第二代头孢菌素。预防性用药时间为术前30分钟。

释义

■ 非侵袭性胸腺瘤手术为无菌手术，I类切口，不建议术前预防性使用抗菌药物。

■ 除非术中有肺损伤或术后并发肺部感染，否则不建议常规应用抗菌药物。

■ 如需确实需要抗菌药物，预防性用药时间为术前30分钟。

（八）手术日为入院≤4天

1. 麻醉方式：气管插管全身麻醉。
2. 手术方式：胸腔镜胸腺瘤和/或胸腺切除术。
3. 手术置入物：止血材料。
4. 术中用药：抗菌药物。

5. 输血：视手术出血情况决定。

释义

■ 建议采用双腔气管插管。

■ 手术方式可选择经胸腔镜或开胸手术；根据肿瘤位置可从左、右胸腔或剑突下入路。

■ 对于手术时间较长的患者，术中需要使用抗菌药物；必要时可选用止血药，如注射用尖吻蝮蛇血凝酶。

（九）术后住院恢复≤8 天

1. 必须复查的检查项目：血常规、肝功能、肾功能、电解质、胸部 X 线片等。
2. 术后用药　抗菌药物使用按照《抗菌药物临床应用指导原则（2015 年版）》（国卫办医发〔2015〕43 号）执行，并根据患者的病情决定抗菌药物的选择与使用时间。建议使用第一、第二代头孢菌素。

释义

■ 手术后第 1 天应该常规检查血常规、肝功能、肾功能、电解质、胸部 X 线片等。

■ 若患者出现水电解质紊乱，须考虑及时给予复方（糖）电解质注射液，例如葡萄糖氯化钠注射液、醋酸钠林格注射液等用于液体补充治疗。

■ 出院前可酌情检查血常规、胸部 X 线片。

■ 除非术中有肺损伤或术后并发肺部感染，否则术后不建议常规应用抗菌药物。

（十）出院标准

1. 患者生命体征平稳，体温正常，手术切口愈合良好；生命体征平稳。
2. 无需要住院处理的并发症和/或合并症。

释义

■ 不必等伤口拆线再出院。

■ 拔出引流管后胸片证实肺复张良好、无发热等特殊情况可以出院。

■ 如有肺部感染、伤口感染、心脑血管疾病等并发症是否需要继续住院治疗或专科治疗，由主管医师决定。

（十一）变异及原因分析

1. 有影响手术的合并症，术前需要进行相关的诊断和治疗。
2. 术后出现肺部感染、呼吸衰竭、心力衰竭、肝肾衰竭等并发症，需要延长治疗时间。

释义

■ 微小变异：因为医院检验项目的及时性未保证，不能按照要求完成检查；因为节假日不能按照要求完成检查；患者不愿配合完成相应检查，短期不愿按照要求出院随诊。

■ 重大变异：因基础疾病需要进一步诊断和治疗；因术中异常发现而改变手术方式或治疗策略；因术后出现并发症需要进一步治疗；因各种原因需要其他治疗措施；患者要求离院或转院；不愿按照要求出院随诊而导致入院时间明显延长。

■ 微小变异可不退出本路径。

五、非侵袭性胸腺瘤临床路径给药方案

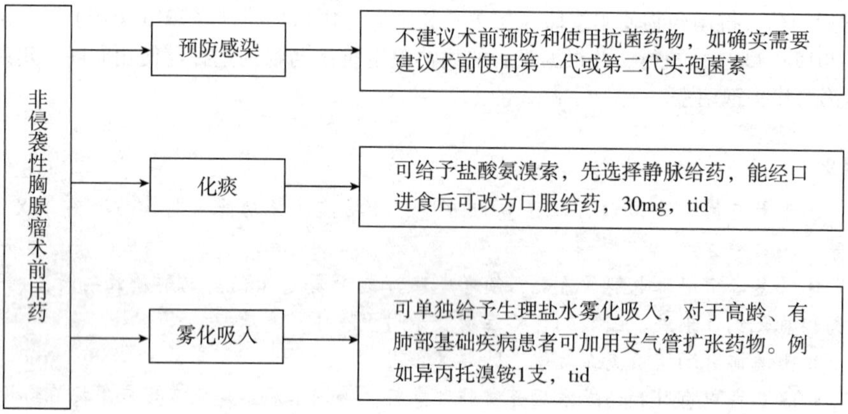

（一）用药选择

1. 非侵袭性胸腺瘤手术为无菌手术，Ⅰ类切口，可预防性术前应用抗菌药物。不建议术前预防和使用抗菌药物，如确实需要，建议使用第一代或第二代头孢菌素。一般不建议术后应用抗菌药物。

2. 围术期建议给予化痰药物，可以选择盐酸氨溴索等。

（二）药学提示

应用头孢菌素类药物前应做皮试，对于有青霉素或头孢类过敏史的患者应慎用，警惕过敏。

六、非侵袭性胸腺瘤患者护理规范

1. 术前对于吞咽困难的患者，给予高蛋白、高热量、高维生素、低脂肪、易消化和少渣的半流质及流质饮食，少食多餐或遵医嘱给以肠内营养制剂补充营养。对于不能进食的患者，给予鼻饲或胃肠外营养，同时注意补充微量元素及电解质，以改善患者的营养状况，提高手术的耐受性。

2. 术前协助患者练习深呼吸、有效咳嗽、吹气球、使用呼吸训练仪或遵医嘱给予雾化吸入。对于咳痰无力者的患者，加强呼吸功能锻炼。

3. 胸腺瘤伴重症肌无力患者术前口服胆碱酯酶抑制剂，患者不得自行停药或更改剂量。护士要观察用药后反应。必要时，术前可遵医嘱静脉输注人免疫球蛋白。

4. 术后休息与活动：术后取半坐卧位，床头抬高 30°~50°，以利呼吸及引流液引出。术后第1日，采用坐位、半坐卧位或不完全健侧卧位，避免术侧卧位。术后尽早下床活动，锻炼术

侧肩关节。合并重症肌无力患者根据自身情况在护士陪伴下适当活动。

5. 饮食护理：手术当天返病房 6 小时后患者可饮水。术后第 1 日进半流食，第 2 日进食高蛋白、高热量、高维生素、低脂肪、易消化的饮食。不能进食或进食困难的患者，给予静脉补液或留置胃管、空肠营养管给予肠内营养。

6. 呼吸道管理：术后给予鼻导管吸氧 3~5L/min，观察患者呼吸改善的情况。加强患者呼吸道的湿化护理，观察痰液的性质、颜色和量，痰液不易咳出时，给予雾化吸入。

7. 并发症护理：肌无力危象：呼吸困难、烦躁不安、发绀气管内分泌物增多而无力排出致严重缺氧。立即给予氧气吸入，清理呼吸道分泌物，必要时给予气管插管接呼吸机辅助通气治疗。胆碱能危象：瞳孔缩小、心率减慢、唾液增多、腹泻和肠鸣音亢进等。为了早期鉴别危象的性质，可立即注射抗胆碱酯酶药，20 分钟后观察患者呼吸困难的程度，如继续加重可判断为胆碱能危象，应立即给予抗 M-胆碱能药物肌内注射或入液静脉滴注。

8. 用药护理：对于使用胆碱酯酶抑制剂的患者，教会患者规律服药，应遵医嘱调整药物剂量或停药，服药后如出现不适，及时就诊，避免发生危险。重症肌无力患者行胸腺切除术后，禁用乙酰胆碱类药物，以免诱发肌无力危象。

9. 疼痛护理：及时进行疼痛评估，必要时给予药物镇痛。

10. 心理护理：由于疾病原因，患者易产生失望、焦虑情绪，说明乐观是恢复疾病的前提，使之振作精神，增强信心，主动配合治疗，取得最佳治疗效果。

七、非侵袭性胸腺瘤患者营养治疗规范

1. 治疗期间，饮食宜清淡，忌食刺激性食物，如辣椒、咖喱、芥末、蒜等。减少高糖、高油、高盐的食物。

2. 坚持营养平衡饮食，每日不少于 13 种食物，包含谷薯类、蔬菜水果类、肉蛋奶及豆制品类以及适量的油脂类。保持优质蛋白质食物占总蛋白质 50%以上。

3. 体液丢失过量时需要补充水分，每日至少> 1700ml 水，必要时根据体液电解质情况补充盐分。

4. 患者行营养支持治疗前，应通过 NRS2002 进行筛查，并记录筛查结果。

5. 营养风险或营养不良的患者应制订营养计划。

八、非侵袭性胸腺瘤患者健康宣教

1. 保持呼吸道通畅，及时清除呼吸道分泌物，充分给氧，预防肺部感染。重症肌无力患者行胸腺切除术后，应给予呼吸及辅助呼吸。

2. 饮食规律，对于进食困难的患者，教会患者要少食多餐，进高蛋白、富含维生素丰富易消化的食物，避免辛辣、刺激性食物。合并重症肌无力保留空肠营养管的患者，教会其肠内营养操作流程及营养液的配置方法，保证家庭肠内营养的顺利开展。

3. 保持心情舒畅，适量活动，避免劳累及受寒。术后 6 个月内不宜从事重体力劳动或剧烈运动。

九、推荐表单

（一）医师表单

非侵袭性胸腺瘤临床路径医师表单

适用对象：第一诊断为胸腺瘤（ICD-10：D15.0/D38.4）

行胸腔镜胸腺瘤和全胸腺切除术（ICD-9-CM-3：07.8301）

患者姓名：	**性别：　　年龄：　　门诊号：**		**住院号：**
住院日期：　　年　月　日	**出院日期：**　　年　月　日		**标准住院日：**≤12 天

时间	住院第 1 天	住院第 2~3 天 （术前日）	住院第 2~4 天 （手术日）
主要诊疗工作	□ 询问病史及体格检查 □ 完成病历书写 □ 开化验单 □ 上级医师查房，初步确定诊断 □ 对症支持治疗 □ 向患者家属告病重或病危通知，并签署病重或病危通知书（必要时）	□ 上级医师查房 □ 完成入院检查 □ 影像学检查 □ 继续对症支持治疗 □ 完成必要的相关科室会诊 □ 完成上级医师查房记录等病历书写 □ 向患者及家属交代病情及注意事项	□ 术前留置尿管 □ 手术 □ 术者完成手术记录 □ 住院医师完成术后病程 □ 上级医师查房 □ 观察生命体征 □ 向患者及家属交代病情及术后注意事项
重点医嘱	**长期医嘱：** □ 胸外科疾病护理常规 □ 二级护理 □ 饮食 □ 视病情通知病重或病危 □ 其他医嘱 **临时医嘱：** □ 血常规、尿常规、便常规+潜血 □ 肝功能、肾功能、电解质、血糖、凝血功能、血型、输血前检查、心电图、肺功能 □ 乙酰胆碱受体抗体 □ 肌电图（酌情） □ 新斯的明试验（酌情） □ 胸部增强 CT □ 肝胆胰脾 B 超（酌情） □ 术前准备治疗 □ 其他医嘱 □ 相关对症支持治疗等	**长期医嘱：** □ 患者既往基础用药 □ 其他医嘱 **临时医嘱：** □ 备血 □ 其他医嘱 □ 相关特殊检查 □ 对症支持治疗 □ 请相关科室会诊治疗 □ 术前相关准备	**长期医嘱：** □ 胸外科术后护理常规 □ 特级或一级护理 □ 清醒后 4 小时进流质饮食 □ 吸氧 □ 体温、心电、血压、呼吸、脉搏、血氧饱和度监测 □ 胸管引流，记量 □ 持续导尿 □ 记 24 小时出入量 □ 雾化吸入 □ 镇痛药物 **临时医嘱：** □ 止血药物使用（必要时） □ 其他特殊医嘱
病情变异记录	□ 无　□ 有，原因： 1. 2.	□ 无　□ 有，原因： 1. 2.	□ 无　□ 有，原因： 1. 2.
护士签名			
医师签名			

时间	住院第 3~5 天 （术后第 1 日）	住院第 4~11 天 （术后第 2~7 日）	住院第 12 天 （出院日）
主要诊疗工作	□ 上级医师查房 □ 复查相关检查 □ 保护重要脏器功能 □ 注意对症处理 □ 完成病程记录 □ 围术期管理 □ 术后合并症预防与治疗	□ 上级医师查房 □ 住院医师完成病程记录 □ 视病情复查血常规、血生化及胸片 □ 视胸腔引流及肺复张情况拔除胸腔引流管并切口换药 □ 必要时纤维支气管镜吸痰 □ 视情况停用或调整抗菌药物	□ 切口拆线 □ 上级医师查房，明确是否出院 □ 住院医师完成出院小结、病案首页等 □ 向患者及家属交代出院后注意事项 □ 根据术后病理确定术后治疗方案
重点医嘱	**长期医嘱：** □ 抗炎、化痰、止血、抑酸、改善肺功能等治疗（酌情） □ 营养对症，保护重要脏器：护肝、补充电解质等（酌情） □ 其他医嘱 □ 胸腔引流瓶或纵隔引流瓶护理 **临时医嘱：** □ 复查血常规 □ 复查血生化、电解质 □ 输血（有指征时） □ 对症支持 □ 其他医嘱 □ 伤口换药等 □ 复查影像学检查 □ 相关合并症治疗	**长期医嘱：** □ 胸外科二级护理 □ 停胸腔闭式引流记量 □ 停吸氧、停心电监护 □ 停雾化 **临时医嘱：** □ 拔胸腔闭式引流管 □ 切口换药 □ 复查 X 线胸片、血常规、肝肾功能、电解质 □ 其他特殊医嘱	**临时医嘱：** □ 切口换药 □ 通知出院 □ 出院带药 □ 定期复诊
病情变异记录	□ 无　□ 有，原因： 1. 2.	□ 无　□ 有，原因： 1. 2.	□ 无　□ 有，原因： 1. 2.
护士签名			
医师签名			

（二）护士表单

非侵袭性胸腺瘤临床路径护士表单

适用对象：第一诊断为胸腺瘤（ICD-10：D15.0/D38.4）
行胸腔镜胸腺瘤和全胸腺切除术（ICD-9-CM-3：07.8301）

患者姓名：	性别：　年龄：　门诊号：	住院号：
住院日期：　年　月　日	出院日期：　年　月　日	标准住院日：≤12 天

时间	住院第 1 日	住院第 2 日	住院第 3 日 （手术日）
观察要点	□ 患者意识状态，生命体征 □ 胸闷、憋气情况 □ 眼部、呼吸肌及四肢活动情况 □ 是否吸烟，饮酒 □ 既往史、手术史 □ 心理状态	□ 患者意识状态，生命体征 □ 胸闷，憋气情况 □ 眼部、呼吸肌及四肢活动情况 □ 患者有无过敏史 □ 手术部位皮肤情况 □ 女患者是否处于月经期 □ 夜间睡眠情况 □ 心理状态	□ 患者术前生命体征 □ 患者禁食、禁水情况 □ 患者手术方式及术中情况 □ 术后生命体征及意识状态 □ 胸腔闭式引流情况及伤口敷料 □ 尿管情况 □ 镇痛效果 □ 心理状态
护理要点	□ 安置患者至床旁 □ 测量生命体征、体重 □ 书写入院评估 □ 二级护理 □ 术前常规抽血 □ 术前相关检查 □ 协助生活护理 □ 心理护理	□ 二级护理 □ 备皮 □ 药物过敏试验 □ 配血 □ 术前禁食、禁水 □ 指导患者练习有效咳嗽 □ 协助生活护理 □ 必要时遵医嘱给予镇静药物 □ 遵医嘱按时完成静脉输液治疗 □ 心理护理	□ 完成术前准备（引流瓶、病历、床单位、心电监护、氧气装置） □ 术前置尿管 □ 术后一级护理 □ 术后吸氧 □ 监测生命体征和血氧饱和度 □ 术后安置患者于适当的体位，及时给予雾化吸入 □ 术毕禁食、禁水 4 小时，清醒后半流食 □ 胸腔闭式引流护理 □ 给予生活护理 □ 安全措施到位 □ 遵医嘱按时完成静脉输液治疗
健康宣教	□ 入院宣教（环境、设施、制度、主管医师、护士） □ 氧气吸入注意事项 □ 指导患者戒烟、戒酒 □ 告知患者进食高营养、高蛋白饮食 □ 指导患者有效咳嗽	□ 告知患者术前 6 小时禁食、禁水 □ 告知患者禁食的目的及术前会留置尿管 □ 介绍手术方式 □ 告知患者术后呼吸功能锻炼及有效咳嗽的重要性 □ 告知患者手术当日禁化妆，禁戴饰品 □ 告知患者手术结束返回病房后，会带有胸腔闭式引流管、尿管，应用心电监护仪	□ 告知患者术后禁食、禁水 4 小时，清醒后半流食 □ 告知患者术后平卧位 4 小时及半卧位重要性。 □ 雾化吸入重要性及方法 □ 胸腔闭式引流的放置 □ 氧气吸入注意事项 □ 告知患者有效咳嗽及呼吸功能锻炼的重要性
病情变异记录	□ 无　□ 有，原因： 1. 2.	□ 无　□ 有，原因： 1. 2.	□ 无　□ 有，原因： 1. 2.
护士签名			

时间	住院第 4 日 （术后 1 日）	住院第 5 日 （术后 2 日）	住院第 6 日至出院日 （术后第 3~7 日）
观察要点	□ 生命体征 □ 眼部、呼吸肌及四肢活动情况 □ 胸腔闭式引流情况 □ 咳痰情况 □ 肺复张情况 □ 伤口敷料情况 □ 各种检查指标情况 □ 心理状态	□ 生命体征 □ 眼部、呼吸肌及四肢活动情况 □ 根据胸腔闭式引流情况，结合 X 线胸片判断是否拔除引流管 □ 咳痰情况 □ 肺复张情况 □ 伤口敷料情况 □ 心理状态	□ 生命体征 □ 根据胸腔闭式引流情况，结合 X 线胸片判断是否拔除引流管 □ 伤口敷料 □ 患者是否已经掌握宣教内容
护理要点	□ 一级护理 □ 给予雾化吸入 □ 协助拍背咳痰及有效咳嗽 □ 协助患者呼吸功能锻炼 □ 胸腔闭式引流护理 □ 协助下床活动 □ 患者半卧位 □ 遵医嘱按时完成静脉输液治疗 □ 帮助生活护理 □ 拔除尿管 □ 心理护理 □ 安全措施到位	□ 二级护理 □ 协助雾化吸入 □ 指导有效咳嗽 □ 指导患者呼吸功能锻炼 □ 胸腔闭式引流护理 □ 鼓励自行下床活动 □ 患者半卧位 □ 遵医嘱按时完成静脉输液治疗 □ 协助生活护理 □ 心理护理 □ 安全措施到位	□ 指导患者肢体功能锻炼 □ 指导生活护理 □ 完成出院指导 □ 伤口敷料保持干燥 □ 协助办理出院手续 □ 出院后的注意事项
健康宣教	□ 告知患者术后戒烟、戒酒 □ 告知患者进食高营养、高蛋白饮食 □ 告知患者有效咳嗽及呼吸功能锻炼 □ 患者主动咳痰的重要性及方法 □ 深呼吸对引流的作用 □ 携胸腔闭式引流活动的注意事项 □ 告知早期下床活动重要性 □ 告知患者多饮水	□ 告知患者术后加强营养 □ 指导有效咳嗽及呼吸功能锻炼 □ 携胸腔闭式引流活动的注意事项 □ 早期下床活动的重要性	□ 告知患者复诊时间 □ 出院用药指导 □ 指导术后康复 □ 指导正确饮食
病情变异记录	□ 无　□ 有，原因： 1. 2.	□ 无　□ 有，原因： 1. 2.	□ 无　□ 有，原因： 1. 2.
护士签名			

（三）患者表单

非侵袭性胸腺瘤临床路径患者表单

适用对象：第一诊断为胸腺瘤（ICD-10：D15.0/D38.4）
行胸腔镜胸腺瘤和全胸腺切除术（ICD-9-CM-3：07.8301）

患者姓名：	性别： 年龄： 门诊号：	住院号：
住院日期： 年 月 日	出院日期： 年 月 日	标准住院日：≤12 天

时间	住院第 1 日	住院第 2 日	住院第 3 日 （手术日）
医患配合	□ 主管医师查房 □ 询问病史和体格检查 □ 初步确定治疗方式（保守或手术治疗）；是否需要急诊处理及确定手术方式和日期 □ 术前常规检查（X 线胸片、心电图、胸部 CT、超声心电图、肺功能）	□ 吸氧 □ 决定手术方式并签署相关知情同意书 □ 患者了解术后呼吸功能锻炼及有效咳嗽的必要性	□ 术前留置尿管 □ 吸氧 □ 心电监测生命体征 □ 静脉输液治疗 □ 镇痛药物使用 □ 保留胸腔闭式引流
护患配合	□ 护士接诊 □ 入院宣教、环境介绍 □ 入院护理评估 □ 护士介绍化验检查的目的及留取标本的方法 □ 胸外科常规护理 □ 生命体征测量 □ 吸氧（酌情） □ 术前抽血 □ 氧气吸入的注意事项：禁止非告知医师、护士人员自行调节流量，禁止明火 □ 有效咳嗽的必要性 □ 戒烟戒酒 □ 离开病房做检查需有外送人员陪同	□ 备皮 □ 配血 □ 药物过敏试验 □ 术前宣教 术前 12 小时禁食、禁水 了解禁食的目的，手术日早晨，留置尿管 手术当日禁化妆，禁戴饰品 了解手术结束返回病房后，会带有胸腔闭式引流管、尿管，应用心电监护仪	□ 术毕平卧 4 小时后，改为半卧位，并行雾化吸入 □ 术后禁食、禁水 6 小时，清醒后半流食 □ 了解雾化吸入方法：雾化时请您用双唇紧裹雾化吸嘴，吸气时用口深吸气，呼气时用鼻子呼气；有痰随时咳出 □ 了解胸腔闭式引流的正确放置：注意不要拿起引流瓶，不要碰倒引流瓶，如有意外立即扶正引流瓶并通知护士 □ 了解氧气吸入注意事项：禁止非告知医师、护士人员自行调节流量，禁止明火 □ 了解有效咳嗽及呼吸功能锻炼的重要性 □ 患者所有管路均为治疗管路，不得随意拔出
饮食	□ 普通饮食	□术前 12 小时禁食、禁水	□ 术后禁食、禁水 6 小时，清醒后半流质饮食
排泄	□ 正常排尿便	□ 正常排尿便	□ 正常排尿便
活动	□ 适量活动	□ 适量活动	□ 适量活动

时间	住院第 4 日 （术后第 1 日）	住院第 5 日 （术后第 2 日）	住院第 6 日至出院 （术后第 3 日至出院）
医患配合	□ 停心电监测 □ 拔除尿管 □ 患者了解携胸腔闭式引流活动时的注意事项 □ 静脉输液治疗 □ 术后需戒烟、戒酒 □ 配合完成有效咳嗽及呼吸功能锻炼	□ 结合 X 线胸片拔除引流管 □ 伤口换药 □ 静脉输液治疗 □ 半卧位 □ 鼓励下床活动	□ 结合 X 线胸片拔除引流管 □ 伤口换药 □ 复查 X 线胸片 □ 确定出院日期 □ 了解办理出院手续 □ 术后 1 个月门诊复查 □ 出院后的注意事项
护患配合	□ 一级护理 □ 协助雾化吸入治疗 □ 协助拍背咳痰及有效咳嗽 □ 协助患者呼吸功能锻炼 □ 协助下床活动 □ 半卧位	□ 二级护理 □ 指导有效咳嗽 □ 指导呼吸功能锻炼 □ 了解术后康复训练	□ 二级护理 □ 术后 3 个月内禁止重体力活动，避免剧烈咳嗽，逐步增加活动量，开窗通风，注意室内空气调节，冬季注意保暖，预防上呼吸道感染 □ 了解术后康复训练 □ 保持精神愉快，情绪稳定 □ 保持湿化，避免呼吸道干燥引起排痰不畅 □ 手术后伤口疼痛多由胸膜反应及肋间神经挫伤造成，适当锻炼可以好转
饮食	□ 术后进食高营养、高蛋白饮食	□ 术后加强营养	□ 加强营养，多进食高蛋白、高热量、高维生素、易消化饮食，禁烟酒
排泄	□ 正常排尿便	□ 正常排尿便	□ 正常排尿便
活动	□ 早期下床活动	□ 下床活动	□ 术后 3 个月内禁止重体力活动

附：原表单（2019年版）

非侵袭性胸腺瘤临床路径表单

适用对象：第一诊断为非侵袭性胸腺瘤（ICD-10：D15.0，M85800/0）

行胸腔镜胸腺瘤切除术（ICD-9-CM-3：07.83）

患者姓名：	性别： 年龄： 门诊号：	住院号：
住院日期： 年 月 日	出院日期： 年 月 日	标准住院日：≤12天

时间	住院第1天	住院第2~3天 （术前日）	住院第2~4天 （手术日）
主要诊疗工作	□ 询问病史及体格检查 □ 完成病历书写 □ 开实验室检查单 □ 上级医师查房，初步确定诊断 □ 对症支持治疗 □ 向患者家属告病重或病危通知，并签署病重或病危通知书（必要时）	□ 上级医师查房 □ 完成入院检查 □ 影像学检查 □ 继续对症支持治疗 □ 完成必要的相关科室会诊 □ 完成上级医师查房记录等病历书写 □ 向患者及家属交代病情及其注意事项	□ 术前留置尿管 □ 手术 □ 术者完成手术记录 □ 住院医师完成术后病程 □ 上级医师查房 □ 观察生命体征 □ 向患者及家属交代病情及术后注意事项
重点医嘱	**长期医嘱：** □ 胸外科疾病护理常规 □ 二级护理 □ 普通饮食 □ 视病情通知病重或病危 □ 其他医嘱 **临时医嘱：** □ 血常规、尿常规、便常规+隐血试验 □ 肝功能、肾功能、电解质、血糖、凝血功能、血型、输血前检查、X线胸片、心电图、肺功能 □ 胸部增强CT □ 双下肢静脉超声 □ 肝胆胰脾超声（酌情） □ 术前准备治疗 □ 其他医嘱 □ 相关对症支持治疗等	**长期医嘱：** □ 患者既往基础用药 □ 其他医嘱 **临时医嘱：** □ 其他医嘱： □ 相关特殊检查 □ 对症支持治疗 □ 请相关科室会诊治疗 □ 术前相关准备	**长期医嘱：** □ 胸外科术后护理常规 □ 特级护理/一级护理 □ 清醒后4小时进流质饮食 □ 吸氧 □ 体温、心电、血压、呼吸、脉搏、血氧饱和度监测 □ 胸管引流记量 □ 持续导尿 □ 记24小时出入量 □ 雾化吸入 □ 镇痛药物 **临时医嘱：** □ 止血药物使用（必要时） □ 其他特殊医嘱
主要护理工作	□ 介绍病房环境、设施和设备 □ 入院护理评估 □ 辅助戒烟	□ 宣教、备皮等术前准备 □ 提醒患者术前禁食、禁水 □ 呼吸功能锻炼	□ 观察病情变化 □ 术后心理和生活护理 □ 保持呼吸道通畅
病情变异记录	□ 无 □ 有，原因： 1. 2.	□ 无 □ 有，原因： 1. 2.	□ 无 □ 有，原因： 1. 2.
护士签名			
医师签名			

时间	住院第3~5天 （术后第1日）	住院第4~11天 （术后第2~7日）	住院第12天 （出院日）
主要诊疗工作	□ 上级医师查房 □ 复查相关检查 □ 保护重要脏器功能 □ 注意对症处理 □ 完成病程记录 □ 围术期管理 □ 术后合并症预防与治疗	□ 上级医师查房 □ 住院医师完成病程记录 □ 视病情复查血常规、血生化及X线胸片 □ 视胸腔引流及肺复胀情况拔除胸腔引流管并切口换药 □ 必要时纤维支气管镜吸痰 □ 视情况停用或调整抗菌药物	□ 切口拆线 □ 上级医师查房，明确是否出院 □ 住院医师完成出院小结、病案首页等 □ 向患者及家属交代出院后注意事项 □ 根据术后病理确定术后治疗方案
重点医嘱	**长期医嘱：** □ 抗炎、化痰、止血、抑酸、改善肺功能等治疗（酌情） □ 营养对症，保护重要脏器：护肝、保护心肌、补充电解质等（酌情） □ 其他医嘱 □ 胸瓶或纵隔引流瓶护理 **临时医嘱：** □ 复查血常规 □ 复查血生化、电解质 □ 输血（有指征时） □ 对症支持 □ 其他医嘱 □ 伤口换药等 □ 复查影像学检查 □ 相关合并症治疗	**长期医嘱：** □ 胸外科二级护理 □ 停胸腔闭式引流计量 □ 停记尿量、停吸氧、停心电监护 □ 停雾化 □ 停抗菌药物 **临时医嘱：** □ 拔胸腔闭式引流管 □ 拔除尿管 □ 切口换药 □ 复查X线胸片、血常规、肝功能、肾功能、电解质 □ 其他特殊医嘱	**临时医嘱：** □ 切口拆线 □ 切口换药 □ 通知出院 □ 出院带药 □ 定期复诊
主要护理工作	□ 观察患者病情 □ 心理与生活护理 □ 协助患者咳痰	□ 观察患者病情 □ 心理与生活护理 □ 协助患者咳痰	□ 观察病情变化 □ 心理和生活护理 □ 术后康复指导
病情变异记录	□ 无　□ 有，原因： 1. 2.	□ 无　□ 有，原因： 1. 2.	□ 无　□ 有，原因： 1. 2.
护士签名			
医师签名			

第十八章

胸壁良性肿瘤外科治疗临床路径释义

【医疗质量控制指标】

指标一、术前胸壁超声完成率。

指标二、术前胸部 CT（平扫/增强）+胸壁三维重建完成率。

指标三、胸壁肿物经皮穿刺活检完成率。

指标四、整块切除率。

指标五、术后肺部感染发生率。

指标六、平均住院时间。

指标七、术前术后诊断符合率。

一、胸壁良性肿瘤编码

1. 原编码：

疾病名称及编码：胸壁良性肿瘤（ICD-10：D15.751）

手术操作名称及编码：胸壁肿瘤切除术（ICD-9-CM-3：34.4）

2. 修改编码：

疾病名称及编码：胸壁良性肿瘤（ICD-10：D36.717）

手术操作名称及编码：胸壁肿瘤切除术（ICD-9-CM-3：34.4）

二、临床路径检索方法

D36.717 伴 34.4

三、国家医疗保障疾病诊断相关分组（CHS-DRG）

MDCR 骨髓增生疾病和功能障碍，低分化肿瘤

RT2 非特指良性肿瘤

ED1 胸部其他手术

四、胸壁良性肿瘤外科治疗临床路径标准住院流程

（一）适用对象

第一诊断为胸壁良性肿瘤（ICD-10：D15.751）

行胸壁肿瘤切除术（ICD-9-CM-3：34.4）。

释义

■ 骨病损或骨组织的局部切除术/胸壁重建术/骨的其他修补术或整形术/带蒂皮瓣或皮瓣移植术（ICD-9-CM-7：77.61/ICD-9-CM-3：34.7/ICD-9-CM-7：78.41/ICD-9-CM-8：86.7）。

■ 胸壁良性肿瘤的病理类型繁杂，常见的有神经纤维瘤、神经鞘瘤、纤维瘤、脂肪瘤、骨纤维瘤、软骨瘤、骨软骨瘤、骨纤维结构不良等。确诊有赖于手术切除或经皮穿刺活检。

■ 外科手术切除是诊断、治疗的最重要手段，根据不同的病变部位、类型可有不同的手术方式。

（二）诊断依据

根据《临床诊疗指南·胸外科分册》（中华医学会编著，人民卫生出版社，2009 年）。

1. 临床症状：可无症状，也可有不同程度局部压迫症状。
2. 体征：位于浅表的可触及肿块，局部可有压痛。
3. 辅助检查：胸部影像学检查，经皮穿刺活检等。

释义

■ 来源于胸壁软组织的良性肿瘤通常无明显疼痛、红肿等症状，多数患者是无意中自己触及软组织内肿块或结节，病程可从数周至数年不等，病灶通常缓慢增大或无明显增大。前胸壁或侧胸壁的病变多可触及而较早发现，而后胸壁的病变（尤其当病变位于肩胛骨深面时）不易早期发现。

■ 来源于软组织的胸壁良性肿瘤在触诊时通常呈椭圆形，有较为明显的界线，可推动，质地稍软或韧，局部皮肤无明显改变（红肿热痛、橘皮样改变、色素沉着等），局部触痛和压痛常不明显，来源于肌层的肿瘤可随着肌肉的运动而改变位置。

■ 来源于胸壁骨性结构的良性肿瘤可以无症状或有较轻的局部胸痛症状，也常以触及胸壁肿物或胸廓不对称为主诉，一些来源于高位后肋的肿瘤也可能在常规胸片检查时无意中发现。

■ 胸壁骨性结构的良性肿瘤最常见于肋骨，其次是胸骨，偶见于胸椎，较少见于肩胛骨或锁骨。前部及侧部肋骨、胸骨、锁骨的良性肿瘤常可触及，位于后肋、胸椎、肩胛骨者不易触及。胸廓外观可有局部肿块或胸廓欠对称，触诊可及深部硬质肿块，与病变所在骨组织相连续，位置固定，界线清晰，局部可有轻度压痛。

■ 影像学检查是定性诊断、定位诊断及鉴别诊断的重要依据之一，也是手术方案决策的必要依据。常用影像学检查包括：胸壁超声、胸部 CT（平扫/增强）+胸壁三维重建、胸部 MRI。

■ 经皮穿刺活检是术前确诊手段之一，对于治疗决策有重要的帮助，对于可切除病灶可酌情采用；尤其适用于预期手术创伤较大或难以手术切除/无法耐受手术的患者。

（三）选择治疗方案的依据

根据《临床诊疗指南·胸外科分册》（中华医学会编著，人民卫生出版社，2009 年）。

胸壁肿瘤切除术或者胸壁肿瘤切除+重建术。

释义

■ 术前应当根据影像学检查结果，大致确定手术方案，包括可切除性评估、切除范围、胸壁是否需要重建、重建的方式和材料等，并尽可能对术中可能的变异情况做好预案。

■ 术中根据实际探查情况、冷冻病理结果等情况，确定或调整实际手术方案。建议送术中冷冻病理诊断，但骨来源肿瘤除外。

■ 尽可能做到整块切除（en-block）。对于术中无法明确良恶性或无法除外恶性可能的病灶，可按照恶性肿瘤处理。

■ 当病变涉及胸壁骨性结构（包括肋骨、胸骨、锁骨、肩胛骨），需行相应的骨病损切除术。

■ 当胸壁骨性结构切除范围较大，影响到胸廓结构完整性、稳定性，可能造成正常生理功能的严重损害或缺失，则需要行胸壁重建术或骨的其他修补术或整形术，可以是自体材料修补或是人工材料修补。

■ 当胸壁软组织切除范围较大，造成胸壁软组织缺失过多无法修复缝合创面，则需要行带蒂皮瓣或皮瓣移植术，修补胸壁创面。

■ 术中有壁层胸膜破损或切除者，需酌情修补或留置胸腔闭式引流管。

（四）标准住院日≤10天

释义

■ 如果术后出现并发症，则住院日可相应延长。

（五）进入路径标准

1. 第一诊断符合ICD-10：D15.751胸壁良性肿瘤疾病编码，无手术禁忌。
2. 当患者同时具有其他疾病诊断，但在门诊治疗期间不需要特殊处理也不影响第一诊断的临床路径流程实施时，可以进入路径。

释义

■ 虽未经病理证实，但临床第一诊断为胸壁良性肿瘤、拟手术治疗的病例可以进入本路径。

■ 病理证实为胸壁恶性肿瘤/胸壁非肿瘤病变的已进入本路径者，应当退出本路径，并根据具体情况确定是否需要进入其他路径。

■ 患者同时具有其他疾病影响第一诊断的临床路径流程实施均不适合进入本路径。

■ 若无其他明显应退出本路径的变异，仅在住院日数上有小的出入，并不影响纳入本路径。

（六）术前准备≤5 天

1. 常规检查项目：

（1）血常规、尿常规、便常规。

（2）凝血功能、血型、肝功能、肾功能、电解质、感染性疾病筛查（乙型肝炎、丙型肝炎、艾滋病、梅毒等）。

（3）心电图。

（4）影像学检查：胸片正侧位、胸部 CT（平扫+增强扫描）。

2. 根据患者病情，可选择以下项目：肺功能、血气分析骨扫描、穿刺活检、24 小时动态心电图、超声心动图、胸部 MRI。

释义

■ 其他可能必要的检查。

（七）预防性抗菌药物选择与使用时机

按照《抗菌药物临床应用指导原则（2015 年版）》（国卫办医发〔2015〕43 号）执行。

（八）手术日为入院第≤6 天

1. 麻醉方式：全身麻醉或局部麻醉。

2. 手术耗材：根据患者病情使用。

3. 术中用药：根据患者病情使用。

4. 病理：术中冷冻切片，术后石蜡切片+免疫组化。

释义

■ 输血视术中情况而定，输血前需要行血型鉴定、抗体筛选和交叉验血等。

（九）术后住院恢复≤8 天

1. 复查项目：血常规、肝功能、肾功能、电解质、胸片等。

2. 根据患者病情，可选择以下项目：血气分析、胸部 CT、纤维支气管镜等。

3. 术后用药：抗菌药物使用按照《抗菌药物临床应用指导原则（2015 年版）》（国卫办医发〔2015〕43 号）执行。

释义

■ 常规监测项目包括：血常规、血生化、胸片。

■ 出现呼吸困难、低氧血症时应行动脉血气分析。

■ 出现肺不张、咳痰不利时需考虑支气管镜检查及治疗。

■ 必要时由临床医师决定是否需要胸部 CT 检查。

（十）出院标准

1. 患者病情稳定，体温正常。

2. 没有需要住院处理的并发症。

释义

■ 如果出现并发症，是否需要继续住院处理，由主管医师酌情决定。

（十一）变异及原因分析

1. 有影响手术的合并症，需要进行相关的诊断和治疗。
2. 术后出现肺部感染、呼吸衰竭、心力衰竭等需要延长治疗时间。

释义

■ 微小变异：因为医院检验项目的及时性未保证，不能按照要求完成检查；因为节假日不能按照要求完成检查或手术；患者不愿配合完成相应检查，短期不愿按照要求出院随诊。

■ 重大变异：因基础疾病需要进一步诊断和治疗；因各种原因需要其他治疗措施；医院与患者或家属发生医疗纠纷，患者要求离院或转院；不愿按照要求出院随诊而导致住院时间明显延长。

五、胸壁良性肿瘤外科治疗临床路径给药方案

（一）用药选择

Ⅰ类切口手术一般不预防使用抗菌药物，确需使用时，要严格掌握适应证、药物选择、用药起始与持续时间。给药方法要按照《抗菌药物临床应用指导原则》，术前0.5~2小时，或麻醉开始时首次给药；手术时间超过3小时或失血量大于1500ml，术中可给予第2剂。总预防用药时间一般不超过24小时，个别情况可延长至48小时。一般选用第二代头孢菌素作为预防用药。

（二）药学提示

1. 禁用于对任何一种头孢菌素类抗菌药物有过敏史及有青霉素过敏性休克史的患者。
2. 用药前必须详细询问患者先前有否对头孢菌素类、青霉素类或其他药物的过敏史。有青霉素类、其他β-内酰胺类及其他药物过敏史的患者，有明确应用指征时应谨慎使用本类药物。在用药过程中一旦发生过敏反应，须立即停药。如发生过敏性休克，须立即就地抢救并予以肾上腺素等相关治疗。
3. 本类药物多数主要经肾脏排泄，中度以上肾功能不全患者应根据肾功能适当调整剂量。

（三）注意事项

若患者出现发热、白细胞计数升高、切口红肿/渗出等感染迹象应根据药敏结果及时调整用药。

六、胸壁良性肿瘤外科治疗患者护理规范

1. 病情观察：严密监测患者心率、血压、呼吸及神志变化；注意观察患者的呼吸频率、幅度，发现异常及时通知医师。
2. 维持有效呼吸，根据病情给予吸氧；鼓励患者进行腹式呼吸，促使肺膨胀，增加通气量。

术后尽早下床活动（注意观察有无反常呼吸）。

3. 饮食护理：加强营养，鼓励患者多进食高蛋白、高热量和富含维生素的食物。

4. 皮肤护理：观察包扎胸带处皮肤情况，避免压力性损伤。

5. 用药护理：应严格按照医嘱服用抗生素、化痰及镇咳药物。

6. 疼痛护理：及时进行疼痛评估，必要时给予药物镇痛；指导患者做腹式深呼吸，减少胸廓运动，以减轻疼痛。

7. 心理护理：关心体贴患者，鼓励其树立战胜疾病的信心，使之积极配合治疗。

七、胸壁良性肿瘤外科治疗患者营养治疗规范

1. 治疗期间，饮食宜清淡，忌食刺激性食物，如辣椒、咖喱、芥末、蒜等。减少高糖、高油、高盐分的食物。

2. 坚持营养平衡饮食，每日不少于13种食物，包含谷薯类、蔬菜水果类、肉蛋奶及豆制品类以及适量的油脂类。保持优质蛋白质食物占总蛋白质50%以上。

3. 体液丢失过量时需要补充水分，每日至少> 1700ml水，必要时根据体液电解质情况补充盐分。

4. 患者行营养支持治疗前，应通过NRS 2002进行筛查，并记录筛查结果。

5. 营养风险或营养不良的患者应制订营养计划。

八、胸壁良性肿瘤外科患者健康宣教

1. 指导患者进食易消化、高蛋白质、高营养、富含维生素及纤维素的食物，禁食辛辣刺激性食物。

2. 指导患者适当活动，术后1个月内，不宜参加剧烈运动。

3. 遵医嘱按时复查，如果突发胸闷、憋气等症状，及时就诊。

九、推荐表单

（一）医师表单

胸壁良性肿瘤外科治疗临床路径医师表单

适用对象：第一诊断为胸壁良性肿瘤（ICD-10：D D15.751）

行胸壁肿瘤切除术（ICD-9-CM-3：34.4）

患者姓名：	性别：　　年龄：　　门诊号：	住院号：
住院日期：　　年　月　日	出院日期：　　年　月　日	标准住院日：≤10 天

时间	住院第 1 天	住院第 2~5 天 （术前日）	住院第 2~6 天 （手术日）
主要诊疗工作	□ 询问病史及体格检查 □ 完成病历书写 □ 开化验单及检查申请单 □ 主管医师查房 □ 初步确定治疗方案	□ 上级医师查房 □ 术前准备与术前评估 □ 术前讨论，确定手术方案 □ 根据病情需要，完成相关科室会诊 □ 住院医师完成病程日志及术前小结、上级医师查房记录等病历书写 □ 签署手术知情同意书、自费用品协议书、输血同意书、授权委托同意书 □ 向患者及家属交代围术期注意事项	□ 手术 □ 术者完成手术记录 □ 住院医师完成术后病程 □ 上级医师查房 □ 观察生命体征 □ 向患者及家属交代病情及术后注意事项
重点医嘱	**长期医嘱：** □ 胸外科二级护理 □ 普通饮食 □ 患者既往基础用药 **临时医嘱：** □ 血常规、尿常规、便常规 □ 凝血功能、血型、肝功能、肾功能、电解质、感染性疾病筛查、动脉血气分析、心电图 □ 影像学检查：胸片正侧位、胸部 CT □ 必要时：24 小时动态心电图、全身骨扫描、超声心动图、穿刺活检等	**长期医嘱：** □ 胸外科二级护理 □ 饮食 □ 患者既往基础用药 **临时医嘱：** □ 明日全身麻醉下拟行 ◎肿瘤切除术 □ 术前禁食、禁水 □ 术前备皮 □ 备血（酌情） □ 术前镇静药物（酌情） □ 补液（酌情） □ 其他特殊医嘱	**长期医嘱：** □ 胸外科特级或一级护理 □ 清醒后 6 小时进流质饮食 □ 吸氧（酌情） □ 体温、心电、血压、呼吸、脉搏、血氧饱和度监测 □ 记引流量 □ 雾化吸入 □ 镇痛药物 **临时医嘱：** □ 止血药物使用（必要时） □ 其他特殊医嘱
病情变异记录	□ 无　□ 有，原因： 1. 2.	□ 无　□ 有，原因： 1. 2.	□ 无　□ 有，原因： 1. 2.
医师签名			

时间	住院第 3~7 天 （术后第 1 日）	住院第 4~9 天 （术后第 2~7 日）	住院第≤10 天 （出院日）
主要诊疗工作	□ 上级医师查房 □ 住院医师完成病程书写 □ 观察胸腔引流情况 □注意生命体征、血氧饱和度及肺部呼吸音 □ 鼓励并协助患者排痰 □ 必要时纤维支气管镜吸痰	□ 上级医师查房 □ 住院医师完成病程书写 □ 视病情复查血常规、血生化及胸片 □ 视情况拔除引流管并切口换药 □ 必要时纤维支气管镜吸痰	□ 上级医师查房，明确是否出院 □ 住院医师完成出院小结、病历首页等 □ 向患者及家属交代出院后注意事项 □ 根据术后病理确定术后治疗方案
重点医嘱	**长期医嘱：** □ 胸外科一级护理 □ 普通饮食 □ 吸氧 □ 心电监护 □ 雾化吸入 □ 记引流量 **临时医嘱：** □ 根据情况酌情补液 □ 血气分析（必要时） □ 其他特殊医嘱	**长期医嘱：** □ 胸外科二级护理 □ 拔除引流管 □ 停吸氧、停心电监护 □ 停雾化 **临时医嘱：** □ 拔除引流管 □ 切口换药、拆线 □ 复查胸片、血常规、肝功能、肾功能、电解质 □ 其他特殊医嘱	**临时医嘱：** □ 切口换药 □ 通知出院 □ 出院带药 □ 定期复诊
病情变异记录	□ 无　□ 有，原因： 1. 2.	□ 无　□ 有，原因： 1. 2.	□ 无　□ 有，原因： 1. 2.
医师签名			

（二）护士表单

胸壁良性肿瘤外科治疗临床路径护士表单

适用对象：第一诊断为胸壁良性肿瘤（ICD-10：D D15.751）

行胸壁肿瘤切除术(ICD-9-CM-3：34.4）

患者姓名：	性别： 年龄： 门诊号：	住院号：
住院日期： 年 月 日	出院日期： 年 月 日	标准住院日：≤10 天

时间	住院第 1 天	住院第 2~4 天 （手术日）	住院第 3~10 天 （手术后第 1~8 天）
健康宣教	□ 介绍主管医师、护士 □ 介绍环境、设施 □ 介绍住院注意事项	**术前宣教：** □ 宣教疾病知识、术前准备及手术过程 □ 告知准备用物、沐浴 □ 告知术后饮食、活动及探视注意事项 □ 告知术后可能出现的情况及应对方式 □ 主管护士与患者沟通、了解并指导心理应对 **手术当日宣教：** □ 告知监护设备、管路功能及注意事项 □ 告知饮食、体位要求 □ 告知疼痛注意事项 □ 告知术后可能出现情况的应对方式，给予患者及家属心理支持 □ 再次明确探视陪护须知	**术后宣教：** □ 饮食、活动指导 □ 复查患者对术前宣教内容的掌握程度 □ 呼吸功能锻炼的作用 □ 拔尿管（如果有）后注意事项 □ 下床活动注意事项 **出院宣教：** □ 复查时间 □ 活动休息 □ 饮食指导 □ 指导办理出院手续
护理处置	□ 核对患者，佩戴腕带 □ 建立入院护理病历 □ 卫生处置：剪指（趾）甲、沐浴、更换病号服	**术前处置：** □ 协助医师完成术前检查化验 □ 术前准备包括皮试、备皮、备血（酌情）、禁食、禁水 **手术当日处置：** □ 送手术： 取下患者各种活动物品 核对患者资料及带药 填写手术交接单、签字确认 □ 接手术： 核对患者及资料、签字确认	□ 遵医嘱完成相关事项 □ 办理出院手续 □ 书写出院小结
基础护理	□ 二级护理 晨晚间护理 患者安全管理	**术前：** □ 二级护理 晨晚间护理 患者安全管理 **手术当日：** □ 胸外科特级或一级护理 平卧或半做卧位 排泄护理 患者安全管理	□ 二级护理 晨晚间护理 协助坐起、床旁活动 排泄护理 协助或指导进食、进水 患者安全管理

续 表

时间	住院第 1 天	住院第 2~4 天 （手术日）	住院第 3~10 天 （手术后第 1~8 天）
专科护理	□ 护理查体 □ 辅助戒烟 □ 心理护理	术前： □ 呼吸功能锻炼 □ 遵医嘱完成相关检查 □ 心理护理 手术当日： □ 病情观察、写护理记录 评估生命体征、意识、肢体活动、皮肤情况、伤口敷料、引流管情况 □ 手掌皮温、出汗情况 □ 遵医嘱雾化吸入，呼吸功能锻炼 □ 心理护理	□ 病情观察、写护理记录 评估生命体征、意识、肢体活动、皮肤情况、伤口敷料、引流管情况 □ 手掌皮温、出汗情况 □ 遵医嘱雾化吸入，呼吸功能锻炼 □ 心理护理
重点医嘱	□ 详见医嘱执行单	□ 详见医嘱执行单	□ 详见医嘱执行单
病情变异记录	□ 无 □ 有，原因： 1. 2.	□ 无 □ 有，原因： 1. 2.	□ 无 □ 有，原因： 1. 2.
护士签名			

（三）患者表单

胸壁良性肿瘤外科治疗临床路径患者表单

适用对象：第一诊断为胸壁良性肿瘤（ICD-10：D D15.751）
行胸壁肿瘤切除术（ICD-9-CM-3：34.4）

患者姓名：	性别： 年龄： 门诊号：	住院号：
住院日期： 年 月 日	出院日期： 年 月 日	标准住院日：≤10 天

时间	住院第 1 天	住院第 2~4 天 （手术日）	住院第 3~10 天 （手术后第 1~8 天）
医患配合	□ 配合询问病史、采集资料，请务必详细告知既往史、用药史、过敏史 □ 如服用抗凝剂，请明确告知 □ 配合进行体格检查 □ 有任何不适请告知医师、护士	**术前：** □ 配合完善术前相关检查、化验，如采血、心电图、胸片等 □ 医师与患者及家属介绍病情及手术谈话，术前签字 □ 麻醉师术前访视 **手术当天：** □ 配合评估手术效果 □ 配合检查意识、疼痛、引流管情况、肢体活动 □ 需要时、配合复查胸片 □ 有任何不适请告知医师、护士	**术后：** □ 配合检查意识、疼痛、引流管、伤口情况、肢体活动 □ 配合伤口换药 □ 配合进行呼吸功能康复锻炼 □ 配合拔除引流管 **出院：** □ 接受出院前指导 □ 了解复查程序 □ 获得出院诊断书
护患配合	□ 配合测量体温、脉搏、呼吸、血压、体重 1 次 □ 配合完成入院护理评估（简单询问病史、过敏史、用药史） □ 接受入院宣教（环境介绍、病房规定、订餐制度、贵重物品保管等） □ 有任何不适请告知护士	**术前：** □ 配合测量体温、脉搏、呼吸、血压 □ 接受术前宣教 □ 接受备皮、配血（酌情） □ 自行沐浴、加强腋窝清洁 □ 取下义齿、饰品等，贵重物品交家属保管 **手术当天：** □ 清晨测量体温、脉搏、呼吸、血压 1 次 □ 入手术室前协助完成核对，带齐影像资料，脱去衣物 □ 返回病房后，协助完成核对，配合过病床 □ 配合检查意识、疼痛、引流管情况、肢体活动 □ 配合术后吸氧、监护仪监测、输液，排尿用尿管（如果留置），胸部有引流管（如果留置） □ 遵医嘱采取正确体位 □ 有任何不适请告知医师、护士	□ 接受出院宣教 □ 办理出院手续 □ 知道复印病历方法
饮食	□ 正常饮食	□ 术前 12 小时禁食、禁水 □ 术后 6 小时禁食、禁水，6 小时后酌情饮水，进流食	□ 根据医嘱或病情过渡到普通饮食

续　表

时间	住院第 1 天	住院第 2~4 天 （手术日）	住院第 3~10 天 （手术后第 1~8 天）
排泄	□ 正常排尿便	□ 术前正常排尿便 □ 术中若留置尿管，当天保留尿管（酌情）	□ 正常排尿便
活动	□ 正常活动	□ 术前正常活动 □ 术后当天平卧或半卧位，注意保护管路	□ 术后根据医嘱逐渐下床活动 □ 保护管路

附：原表单（2016年版）

胸壁良性肿瘤外科治疗临床路径表单

适用对象：第一诊断为胸壁良性肿瘤（ICD-10：D D15.751）
行胸壁肿瘤切除术（ICD-9-CM-3：34.4）

患者姓名：	性别：　年龄：　门诊号：	住院号：
住院日期：　年　月　日	出院日期：　年　月　日	标准住院日：≤10天

时间	住院第1天	住院第2~5天 （术前日）	住院第2~6天 （手术日）
主要诊疗工作	□ 询问病史及体格检查 □ 完成病历书写 □ 开化验单及检查申请单 □ 主管医师查房 □ 初步确定治疗方案	□ 上级医师查房 □ 术前准备与术前评估 □ 术前讨论，确定手术方案 □ 根据病情需要，完成相关科室会诊 □ 住院医师完成病程日志及术前小结、上级医师查房记录等病历书写 □ 签署手术知情同意书、自费用品协议书、输血同意书、授权委托同意书 □ 向患者及家属交代围术期注意事项	□ 手术 □ 术者完成手术记录 □ 住院医师完成术后病程 □ 上级医师查房 □ 观察生命体征 □ 向患者及家属交代病情及术后注意事项
重点医嘱	**长期医嘱：** □ 胸外科二级护理 □ 普食 □ 患者既往基础用药 **临时医嘱：** □ 血常规、尿常规、便常规 □ 凝血功能、血型、肝功能、肾功能、电解质、感染性疾病筛查、动脉血气分析、心电图 □ 影像学检查：胸片正侧位、胸部CT □ 必要时：24小时动态心电图、全身骨扫描、超声心动图、穿刺活检等	**长期医嘱：** □ 胸外科二级护理 □ 饮食 □ 患者既往基础用药 **临时医嘱：** □ 明日全身麻醉下拟行◎肿瘤切除术 □ 术前禁食、禁水 □ 术前备皮 □ 备血（酌情） □ 术前镇静药物（酌情） □ 其他特殊医嘱	**长期医嘱：** □ 胸外科特级或一级护理 □ 清醒后6小时进流质饮食 □ 吸氧（酌情） □ 体温、心电、血压、呼吸、脉搏、血氧饱和度监测 □ 记引流量 □ 雾化吸入 □ 镇痛药物 **临时医嘱：** □ 止血药物使用（必要时） □ 其他特殊医嘱
主要护理工作	□ 介绍病房环境、设施和设备 □ 入院护理评估 □ 宣教及辅助戒烟	□ 宣教、备皮等术前准备 □ 提醒患者术前禁食、禁水 □ 呼吸功能锻炼	□ 观察病情变化 □ 术后心理和生活护理 □ 保持呼吸道通畅
病情变异记录	□ 无　□ 有，原因： 1. 2.	□ 无　□ 有，原因： 1. 2.	□ 无　□ 有，原因： 1. 2.
护士签名			
医师签名			

时间	住院第3~7天 （术后第1日）	住院第4~9天 （术后第2~7日）	住院第≤10天 （出院日）
主要诊疗工作	□ 上级医师查房 □ 住院医师完成病程书写 □ 观察胸腔引流情况 □ 注意生命体征、血氧饱和度及肺部呼吸音 □ 鼓励并协助患者排痰 □ 必要时纤维支气管镜吸痰	□ 上级医师查房 □ 住院医师完成病程书写 □ 视病情复查血常规、血生化及胸片 □ 视情况拔除引流管并切口换药 □ 必要时纤维支气管镜吸痰	□ 上级医师查房，明确是否出院 □ 住院医师完成出院小结、病历首页等 □ 向患者及家属交代出院后注意事项 □ 根据术后病理确定术后治疗方案
重点医嘱	**长期医嘱：** □ 胸外科一级护理 □ 普通饮食 □ 吸氧 □ 心电监护 □ 雾化吸入 □ 记引流量 **临时医嘱：** □ 根据情况酌情补液 □ 血气分析（必要时） □ 其他特殊医嘱	**长期医嘱：** □ 胸外科二级护理 □ 拔除引流管 □ 停吸氧、停心电监护 □ 停雾化 **临时医嘱：** □ 拔除引流管 □ 切口换药、拆线 □ 复查胸片、血常规、肝功能、肾功能、电解质 □ 其他特殊医嘱	**临时医嘱：** □ 切口换药 □ 通知出院 □ 出院带药 □ 定期复诊
主要护理工作	□ 观察患者病情 □ 心理与生活护理 □ 协助患者咳痰	□ 观察患者病情 □ 心理与生活护理 □ 协助患者咳痰	□ 观察病情变化 □ 心理和生活护理 □ 术后康复指导
病情变异记录	□ 无　□ 有，原因： 1. 2.	□ 无　□ 有，原因： 1. 2.	□ 无　□ 有，原因： 1. 2.
护士签名			
医师签名			

第十九章

漏斗胸临床路径释义

【医疗质量控制指标】

指标一、术前胸部 CT+三维重建、CT 指数完成率。

指标二、超声心动图完成率。

指标三、术前 30 分钟预防性抗菌药物使用率。

指标四、切口不愈合、延迟愈合率。

指标五、术后肺部感染、呼吸衰竭发生率。

指标六、围术期输血量。

指标七、平均住院时间。

一、漏斗胸编码

疾病名称及编码：漏斗胸（ICD-10：Q67.6）

手术操作名称及编码：微创漏斗胸矫形术（ICD-9-CM-3：34.74）

二、临床路径检索方法

Q67.6 伴 34.74

三、国家医疗保障疾病诊断相关分组（CHS-DRG）

MDCI 肌肉、骨骼疾病及功能障碍

IV1 除脊柱外先天性骨骼肌肉系统疾患

EB1 胸部大手术

四、漏斗胸临床路径标准住院流程

（一）适用对象

第一诊断为漏斗胸（ICD-10：Q67.6）

行微创漏斗胸矫形术（以下简称 NUSS 手术）（ICD-9-CM-3：34.74）。

释义

■ 适用对象编码参见第一部分。

■ 漏斗胸（pectus excavatum，PE）是胸骨、肋软骨及一部分肋骨向脊柱呈漏斗状凹陷的一种畸形，多累及第 3 肋软骨至第 7 肋软骨，向内凹陷变形，一般在胸骨剑突的上方凹陷最深，常伴有肋缘外翻、胸骨旋转、脊柱侧弯等。

■ Nuss 手术是自 1998 年，美国 Donald Nuss 医师报道的一种不截骨的胸腔镜监视下进行的微创手术，该手术通过放置钢板抬高胸骨，改善胸廓容积，从而解除对心脏、肺脏压迫。

（二）诊断依据

根据《临床诊疗指南·小儿外科学分册》（中华医学会编著，人民卫生出版社，2005年）和《临床技术操作规范·小儿外科学分册》（中华医学会编著，人民军医出版社，2005年）。

1. 病史：发现前胸壁凹陷。
2. 临床表现：胸闷，胸痛，心律不齐，运动耐力下降，易发生呼吸道感染，食欲低下。
3. 体征：胸骨体向背侧下陷，下部肋软骨向背侧弯曲，双侧肋外翻，特殊体形：头颅前伸、两肩前倾、前胸下陷、后背弓状、腹部膨隆。
4. 辅助检查：胸部X线片、胸部CT重建、心电图、超声心动图、肺功能等。胸部CT：胸骨体向后凹陷，胸骨后与脊柱前间隙距离明显缩短，心脏受压移位。
5. 病情分级：胸部CT测量Haller指数（HI）。

轻度：HI＜3.2。

中度：3.2≤HI≤3.5。

重度：HI＞3.5。

释义

■ 本路径的制订主要参考国内权威参考书籍和诊疗指南。

■ 病史和体征是诊断漏斗胸的主要依据，患者有前胸壁凹陷病史，表现为胸骨体向背侧下陷，下部肋软骨向背侧弯曲，双侧肋外翻，可伴有胸闷、胸痛、心律不齐、运动耐力下降、易发生呼吸道感染、食欲低下等症状。本病可通过胸部CT重建检查测量Haller指数（胸廓凹陷最低点处最大内横径与同一层面前胸壁凹陷最深点后缘至脊柱前缘距离的比值）为患者病情分度。胸部X线片、心电图、超声心动图等可判断患者有无合并症及手术禁忌证。

■ CT检查测量CT指数从而评价漏斗胸严重程度，CT指数是指胸骨凹陷最低点的胸廓横径/凹陷最低点到椎体前的距离。在正常人平均指数为2.52，＜3.2轻度，3.2~3.5中度，重度＞3.5，如测量值＞6，表示为极重度。

■ 其他的辅助检查还有心电图、心脏彩超、肺功能。

（三）选择治疗方案的依据

根据《临床诊疗指南·小儿外科学分册》（中华医学会编著，人民卫生出版社，2005年）和《临床技术操作规范·小儿外科学分册》（中华医学会编著，人民军医出版社，2005年）。

释义

■ 本病确诊后，通过胸部CT检查判断Haller指数为中度及以上，或胸壁畸形进行性加重，或心电图、肺功能等提示心肺功能损害，或患者不能忍受畸形的外观改变时，即应通过手术治疗。

■ NUSS手术指征包括以下两个或两个以上标准：①CT指数大于3.25；②肺功能提示限制性或阻塞性气道病变；③心电图、超声心动检查发现不完全右束支传导阻滞、二尖瓣脱垂等异常；④畸形进展且合并明显症状；⑤外观的畸形使病儿不能忍受。

（四）标准住院日≤10天

释义

■ 如果患者术后恢复条件允许，住院时间可以低于上述住院天数。

（五）进入路径标准

1. 第一诊断必须符合ICD-10：Q67.6漏斗胸疾病编码。
2. 胸部有明显畸形。
3. 年龄大于3岁。
4. 当患者同时具有其他疾病诊断，但在门诊治疗期间不需要特殊处理也不影响第一诊断的临床路径流程实施时，可以进入路径。

释义

■ 患者同时具有其他疾病影响第一诊断或不影响第一诊断但需同期进行其他手术，临床路径流程实施时均不适合进入本路径。

（六）术前准备≤2天

1. 必需的检查项目：
（1）血常规、尿常规、血型。
（2）凝血功能、肝功能测定、肾功能测定、电解质、感染性疾病筛查（乙型肝炎、丙型肝炎、梅毒、艾滋病）。
（3）X线胸片、心电图、肺功能。
（4）胸部CT。
（5）超声心动图。
2. 根据患者病情可选择的检查项目：24小时动态心电图、心肌酶、脊柱X线片、血气分析、维生素和微量元素等相关检查等。

释义

■ 血常规、尿常规、肝功能、肾功能、电解质、血型、凝血功能、感染性疾病筛查、心电图、胸部X线片、超声心动图、肺功能、胸部CT是先天性漏斗胸手术前最基本的常规检查，进入路径的患者均需完成。如患者心电图检查发现严重心律失常，或超声心动图检查发现心脏相关疾病，需要行24小时动态心电图、心肌酶检查；伴有脊柱侧弯等脊柱相关并发疾病的患者，需要行脊柱X线片检查。

■ 部分检查可以在门诊完成。

（七）预防性抗菌药物选择与使用时机

抗菌药物使用：按照《抗菌药物临床应用指导原则（2015年版）》（国卫办医发〔2015〕43号）执行，并根据患者的病情决定抗菌药物的选择与使用时间。可使用第二代头孢菌素。

释义

■ 漏斗胸 NUSS 术后，常规预防应用抗菌药物，术后根据患者体温情况及感染相关检查结果，酌情更换或停用抗菌药物。一般情况下，若患者无头孢菌素类药物过敏史，常规预防应用第二代头孢菌素类药物。

（八）手术日为入院≤3 天

1. 麻醉方式：气管插管全身麻醉。
2. 手术方式：NUSS 术。
3. 手术置入物：NUSS 钢板及固定装置。
4. 输血：视术中具体情况而定。
5. 胸腔闭式引流：先天性心脏病术后、合并肺部疾病或复杂漏斗胸患者，视术中具体情况而定。
6. 术中保温：术中监测体温，可采用预加温、提高手术室室温、使用液体加温装置、加温毯、暖风机等措施维持患者术中中心体温＞36℃。

释义

■ 完善手术前相关检查，并确定患者有手术适应证、无手术禁忌证后，可行手术治疗先天性漏斗胸。手术方式为 NUSS 术，手术于气管插管全身麻醉下进行，手术需应用到内植入物 NUSS 板。术中一些特殊情况可能需要放置胸腔闭式引流管用于术后监测有无气胸及积液情况，具体视术中情况而定。术中应注意保温，监测体温，适当采用加温措施维持患者术中体温。

（九）术后住院恢复≤7 天

1. 必须复查的检查项目：
（1）血常规。
（2）X 线胸片。
2. 基本治疗方案：嘱患者术后矫正站姿、坐姿。
3. 抗菌药物使用：按照《抗菌药物临床应用指导原则（2015 年版）》（国卫办医发〔2015〕43 号）执行，并根据患者的病情决定抗菌药物的选择与使用时间。可使用第二代头孢菌素。如出现术后感染或排斥，可适当延长抗菌药应用时间，并结合药敏结果选择抗菌药物。
4. 术后镇痛：依据患者年龄及身高体重等一般状况，选择适当镇痛药物，充分镇痛。预防性镇痛和多模式镇痛方法：①神经阻滞；②椎管内镇痛；③静脉镇痛；④口服给药。

释义

■ 漏斗胸 NUSS 术后应尽早对患者进行健康教育及康复指导，嘱其早下地活动，规范其站姿、坐姿。术后按时停用预防用抗菌药物，如术后出现发热等情况，可行血常规检查，酌情延长或更换抗菌药物。如果患者术后出现感染或排斥，需结合血常规或细菌学等检查选择相应抗菌药物，同时注意伤口换药等处理。定期胸部 X 线片检查，了解有无术后气胸、胸腔积液等并发症，以及内植入支架位置情况。术后建议根据患者一般状况，采取镇痛以减轻疼痛，更早下地活动。

（十）出院标准

1. 切口愈合良好，或门诊可处理的愈合不良切口。
2. 体温正常。
3. 血常规基本正常，X线胸片呈正常术后改变，无明显异常。
4. 无需要住院处理的其他并发症或合并症。

释义

■ 如果出现并发症，是否需要继续住院处理，由主管医师具体决定。

（十一）变异及原因分析

1. 存在影响手术的合并症，术前需要进行相关的诊断和治疗。
2. 术后出现肺部感染、置入物移位、切口愈合不良等并发症，需要延长治疗时间。

释义

■ 微小变异：因为医院检验项目的及时性未保证，不能按照要求完成检查；因为节假日不能按照要求完成检查；患者不愿配合完成相应检查，短期不愿按照要求出院随诊。

■ 重大变异：因基础疾病需要进一步诊断和治疗；因各种原因需要其他治疗措施；患者要求离院或转院；不愿按照要求出院随诊而导致入院时间明显延长。

五、漏斗胸临床路径给药方案

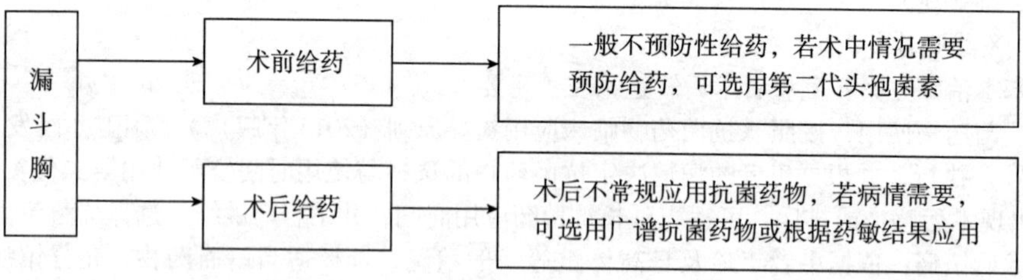

（一）用药选择

术前一般选用二代头孢菌素作为预防用药，术前0.5~2小时，或麻醉开始时首次给药；手术时间超过3小时或失血量大于1500ml，术中可给予第2剂。总预防用药时间一般不超过24小时，个别情况可延长至48小时。一般选用第二代头孢菌素作为预防用药。I类切口手术一般不预防使用抗菌药物，确需使用时，要严格掌握适应证、药物选择、用药起始与持续时间。给药方法要按照《抗菌药物临床应用指导原则》。

（二）药学提示

1. 禁用于对任何一种头孢菌素类抗菌药物有过敏史及有青霉素过敏史的患者。

2. 用药前必须详细询问患者先前有否对头孢菌素类、青霉素类或其他药物的过敏史。有青霉素类、其他 β-内酰胺类及其他药物过敏史的患者，有明确应用指征时应谨慎使用本类药物。在用药过程中一旦发生过敏反应，必须立即停药。如发生过敏性休克，必须立即就地抢救并予以肾上腺素等相关治疗。
3. 本类药物多数主要经肾脏排泄，中度以上肾功能不全患者应根据肾功能适当调整剂量。
4. 应注意药物与其他药物相互作用，如大环内酯类药物与甲泼尼龙、茶碱、卡马西平、华法林等药物有相互作用。
5. 应注意药物的使用剂量、时间及用药途径。

（三）注意事项

1. 若患者出现发热、白细胞计数升高等感染迹象应根据药敏及时调整用药。
2. 应用头孢菌素类药物前应做皮试，对于有青霉素或头孢类过敏史的患者应慎用，警惕过敏。

六、漏斗胸患者护理规范

1. 密切观察病情，监测心率、血压、氧饱和度、呼吸频率和节律等变化，及早发现和处理气胸、胸腔积液等并发症的发生。
2. 活动与休息：术后保持平卧位，睡硬板床，不宜侧卧及左右翻身，扶患者坐起时注意不可牵拉患儿的上肢，双手扶住患者的双肩和背部，保持背部挺直．防止胸骨后钢板发生移位。术后第 1 日鼓励患儿尽早下床活动，第 2 日可站立、行走，但要注意保持上身平直，以防发生脊柱侧弯。
3. 饮食护理：进食高蛋白高热量高纤维素易消化的饮食。
4. 疼痛护理：及时进行疼痛评估，必要时给予药物镇痛。
5. 用药护理：应严格按照医嘱服用抗生素、化痰及镇咳药物。
6. 心理护理：患者一般年龄偏小，与患者及家属建立良好的关系，多鼓励及非言语性的安慰，增加患儿接受治疗的依从性。

七、漏斗胸患者营养治疗规范

1. 治疗期间，饮食宜清淡，忌食刺激性食物，如辣椒、咖喱、芥末、蒜等。减少高糖、高油、高盐分的食物。
2. 坚持营养平衡普食，每日不少于 13 种食物，包含谷薯类、蔬菜水果类、肉蛋奶及豆制品类以及适量的油脂类。保持优质蛋白质食物占总蛋白质 50%以上。
3. 戒烟。
4. 体液丢失过量是需要补充水分，每日至少＞1700ml 水，必要时根据体液电解质情况补充盐分。

八、漏斗胸患者健康宣教

1. 术后恢复时间较长，出院后 1 个月内保持良好的直立姿势．挺胸并限制活动，不做弯腰、扭腰或翻滚等动作，嘱家长加强看护患儿，防止发生外伤；术后 2 个月内不要搬重物；1 年内不进行剧烈的体育活动，如篮球、足球运动。
2. 定期复查：术后 1 个月、3 个月、9 个月来院复查胸片，了解矫形板的位置，如有移位及时处理。
3. 术后 2~4 年行矫形板取出术。

九、推荐表单

（一）医师表单

漏斗胸临床路径医师表单

适用对象：第一诊断为漏斗胸（ICD-10：Q67.6）
　　　　　行 NUSS 手术（ICD-9-CM-3：34.74）

患者姓名：	性别：　　年龄：　　门诊号：	住院号：
住院日期：　　年　月　日	出院日期：　　年　月　日	标准住院日：≤10 天

时间	住院第 1 天	住院第 2 天	住院第 2~3 天 （手术日）
主要诊疗工作	□ 询问病史及体格检查 □ 完成病历书写 □ 开化验单及检查申请单 □ 准确测量两侧腋中线距离，选择合适长度的 NUSS 钢板 □ 上级医师查房，初步确定诊断 □ 向患者及家属交代病情及其注意事项	□ 上级医师查房 □ 完成入院检查 □ 完成上级医师查房记录等病历书写 □ 患者家属签署手术同意书、输血知情同意书	□ 全麻下行 NUSS 手术 □ 术者完成手术记录 □ 主管医师完成术后病程记录
重点医嘱	**长期医嘱：** □ 胸外科护理常规 □ 二级护理 □ 普通饮食 □ 其他医嘱 **临时医嘱：** □ 血常规、尿常规、血型 □ 肝功能、肾功能、电解质、凝血功能、感染性疾病筛查 □ 胸部 CT、心电图、超声心动图 □ 其他医嘱	**长期医嘱：** □ 胸外科护理常规 □ 二级护理 □ 普通饮食 □ 其他医嘱 **临时医嘱：** □ 术前禁食、禁水 □ 术前针注射 □ 其他医嘱	**长期医嘱：** □ 胸外科特级或一级护理 □ 禁食、禁水 □ 吸氧 □ 心电监护 □ 静脉应用抗菌药物 □ 其他医嘱 **临时医嘱：** □ 抗菌药物 □ 止血、镇痛等治疗（酌情） □ 其他对症支持治疗
病情变异记录	□ 无　□ 有，原因： 1. 2.	□ 无　□ 有，原因： 1. 2.	□ 无　□ 有，原因： 1. 2.
医师签名			

时间	住院第 3~9 天 （术后第 1~7 天）	住院第 6~10 天 （出院日）
主要诊疗工作	□ 上级医师查房 □ 指导合理饮食及适当活动 □ 完成病程记录	□ 上级医师查房，进行评估，确定有无并发症情况，明确是否出院 □ 完成出院记录、病案首页、出院证明书等 □ 向患者交代出院后的注意事项 □ 术后 2 个月恢复正常活动，术后 2~3 年去除置入物
重点医嘱	**长期医嘱：** □ 胸外科一级护理 □ 停吸氧 □ 停心电监护 □ 其他医嘱 **临时医嘱：** □ 对症支持治疗	**出院医嘱：** □ 注意营养及适当锻炼 □ 门诊随访
病情变异记录	□ 无　□ 有，原因： 1. 2.	□ 无　□ 有，原因： 1. 2.
医师签名		

（二）护士表单

漏斗胸临床路径护士表单

适用对象：第一诊断为漏斗胸（ICD-10：Q67.6）

行 NUSS 手术（ICD-9-CM-3：34.74）

患者姓名：	性别：　　年龄：　　门诊号：	住院号：
住院日期：　　年　月　日	出院日期：　　年　月　日	标准住院日：≤10 天

时间	住院第 1 天	住院第 2 天	住院第 2~3 天（手术日）
健康宣教	□ 介绍主管医师、护士 □ 介绍环境、设施 □ 介绍住院注意事项 □ 向患者宣教戒烟、戒酒的重要性，及减少二手烟的吸入	□ 主管护士与患者沟通，了解并指导心理应对 □ 宣教疾病知识、用药知识及特殊检查操作过程 □ 告知检查及操作前后饮食、活动及探视注意事项及应对方式	□ 主管护士与患者沟通，了解并指导心理应对 □ 宣教疾病知识、用药知识及特殊检查操作过程 □ 告知检查及操作前后饮食、活动及探视注意事项及应对方式
护理处置	□ 核对患者，佩戴腕带 □ 建立入院护理病历 □ 卫生处置：剪指甲、沐浴、更换病号服	□ 随时观察患者病情变化 □ 遵医嘱正确使用抗菌药物 □ 协助医师完成各项检查化验 □ 术前准备	□ 随时观察患者病情变化
健康宣教	□ 二级护理 □ 晨晚间护理 □ 患者安全管理	□ 二级护理 □ 晨晚间护理 □ 患者安全管理	□ 术后一般护理常规及麻醉后护理常规 □ 晨晚间护理 □ 患者安全管理
专科护理	□ 护理查体 □ 呼吸频率、血氧饱和度监测 □ 需要时填写跌倒及压疮防范表 □ 需要时请家属陪护 □ 心理护理	□ 呼吸频率、血氧饱和度监测 □ 遵医嘱完成相关检查 □ 心理护理 □ 遵医嘱正确给药 □ 提供并发症征象的依据	□ 观察生命体征，做好监护记录 □ 引流管护理
重点医嘱	□ 详见医嘱执行单	□ 详见医嘱执行单	□ 详见医嘱执行单
病情变异记录	□ 无　□ 有，原因： 1. 2.	□ 无　□ 有，原因： 1. 2.	□ 无　□ 有，原因： 1. 2.
护士签名			

时间	住院第 3~9 天 （术后第 1~7 天）	住院第 6~10 天 （出院日）
健康宣教	□ 介绍主管医师、护士 □ 介绍环境、设施 □ 介绍住院注意事项	□ 康复和锻炼 □ 定时复查 □ 出院带药服用方法 □ 饮食休息等注意事项指导 □ 讲解增强体质的方法，减少感染的机会
护理处置	□ 随时观察患者病情变化 □ 遵医嘱正确使用抗菌药物 □ 协助医师完成各项检查化验	□ 办理出院手续 □ 书写出院小结
健康宣教	□ 二级护理 □ 晨晚间护理 □ 患者安全管理	□ 二级护理 □ 晨晚间护理 □ 患者安全管理
专科护理	□ 护理查体 □ 呼吸频率、血氧饱和度监测 □ 需要时填写跌倒及压疮防范表 □ 需要时请家属陪护 □ 心理护理	□ 病情观察 □ 心理护理
重点医嘱	□ 详见医嘱执行单	□ 详见医嘱执行单
病情变异记录	□ 无 □ 有，原因： 1. 2.	□ 无 □ 有，原因： 1. 2.
护士签名		

（三）患者表单

漏斗胸临床路径患者表单

适用对象：第一诊断为漏斗胸（ICD-10：Q67.6）

行 NUSS 手术（ICD-9-CM-3：34.74）

患者姓名：	性别： 年龄： 门诊号：	住院号：
住院日期： 年 月 日	出院日期： 年 月 日	标准住院日：≤10 天

时间	住院第 1 天	住院期间第 3~7 天	住院第 7~10 天 （手术日）
医患配合	□ 配合询问病史、收集资料，请务必详细告知既往史、手术史、过敏史 □ 配合进行体格检查 □ 配合完善相关检查、化验，如采血、留尿、心电图、X 线胸片等 □ 医师向患者及家属介绍手术，如有异常检查结果需进一步检查 □ 有任何不适告知医师	□ 配合用药及治疗 □ 配合医师调整用药 □ 有任何不适告知医师	□ 接受出院前指导 □ 指导复查程序 □ 获取出院诊断书
护患配合	□ 配合测量体温、脉搏、呼吸、血压、血氧饱和度、体重 □ 配合完成入院护理评估单（简单询问病史、过敏史、用药史） □ 接受入院宣教（环境介绍、病室规定、订餐制度、贵重物品保管等） □ 有任何不适告知护士	□ 配合测量体温、脉搏、呼吸，询问每日排便情况 □ 接受相关化验检查宣教，正确留取标本，配合检查 □ 有任何不适告知护士 □ 接受输液、服药治疗 □ 注意活动安全，避免坠床或跌倒 □ 配合执行探视及陪护 □ 接受疾病及用药等相关知识指导	□ 接受出院宣教 □ 办理出院手续 □ 获取出院带药 □ 指导服药方法、作用、注意事项 □ 知道复印病历方法
饮食	□ 普通饮食	□ 普通饮食	□ 普通饮食
排泄	□ 正常排尿便	□ 正常排尿便	□ 正常排尿便
活动	□ 适量活动	□ 适量活动	□ 适量活动

附：原表单（2019 年版）

漏斗胸临床路径表单

适用对象：第一诊断为漏斗胸（ICD-10：Q67.6）

行 NUSS 手术（ICD-9-CM-3：34.74）

患者姓名：	性别： 年龄： 门诊号：	住院号：
住院日期： 年 月 日	出院日期： 年 月 日	标准住院日：≤10 天

时间	住院第 1 天	住院第 2 天	住院第 2~3 天 （手术日）
主要诊疗工作	□ 询问病史及体格检查 □ 完成病历书写 □ 开化验单及医技申请单 □ 准确测量两侧腋中线距离，选择合适长度的 NUSS 钢板 □ 上级医师查房，初步确定诊断 □ 向患者及家属交代病情及注意事项	□ 上级医师查房 □ 完成入院检查 □ 完成上级医师查房记录等病历书写 □ 患者家属签署手术同意书、输血知情同意书	□ 全身麻醉下行 NUSS 手术 □ 完成术后病程记录 □ 向患者家属交代手术情况及术后注意事项
重点医嘱	**长期医嘱：** □ 胸外科护理常规 □ 二级护理 □ 普通饮食 □ 其他医嘱 **临时医嘱：** □ 血常规、尿常规、血型 □ 肝功能、肾功能、电解质、凝血功能、感染性疾病筛查 □ 胸部 CT、心电图、超声心动图 □ 其他医嘱	**长期医嘱：** □ 胸外科护理常规 □ 二级护理 □ 普通饮食 □ 其他医嘱 **临时医嘱：** □ 术区备皮 □ 术前禁食、禁水（术前 4 小时禁食，2 小时禁水） □ 术前针注射 □ 留置导尿管（可选） □ 其他医嘱	**长期医嘱：** □ 胸外科特级或一级护理 □ 禁食、禁水 □ 吸氧 □ 心电监护 □ 胸管引流，计量（酌情） □ 持续导尿（可选） □ 静脉应用抗菌药物 □ 术后镇痛 □ 其他医嘱 **临时医嘱：** □ 抗菌药物 □ 止血、镇痛等治疗（酌情） □ 其他对症支持治疗
主要护理工作	□ 介绍病房环境、设施和设备 □ 入院护理评估 □ 宣教	□ 观察患者病情变化 □ 心理护理	□ 术后一般护理常规及麻醉后护理常规 □ 观察生命体征，做好监护记录 □ 引流管护理（酌情）
病情变异记录	□ 无 □ 有，原因： 1. 2.	□ 无 □ 有，原因： 1. 2.	□ 无 □ 有，原因： 1. 2.
护士签名			
医师签名			

时间	住院第 3~9 天 （术后第 1~7 天）	住院第 6~10 天 （出院日）
主要诊疗工作	□ 上级医师查房 □ 指导合理饮食及适当活动 □ 完成病程记录	□ 上级医师查房，进行评估，确定有无并发症情况，明确是否出院 □ 完成出院记录、病案首页、出院证明书等 □ 向患者交代出院后的注意事项 □ 术后 2 个月恢复正常活动，术后 2~3 年去除置入物
重点医嘱	**长期医嘱：** □ 胸外科一级护理 □ 停记尿量 □ 停吸氧 □ 停心电监护 □ 普通饮食 □ 静脉应用抗菌药物 □ 其他医嘱 **临时医嘱：** □ 其他医嘱对症支持治疗 □ 拔除胸管（酌情） □ 尿管（可选）	**出院医嘱：** □ 血常规 □ X 线胸片 □ 换药 □ 注意营养及适当锻炼 □ 门诊随访
护理工作	□ 观察患者病情变化 □ 术后康复指导	□ 指导患者办理出院手续 □ 康复宣教
病情变异记录	□ 无　□ 有，原因： 1. 2.	□ 无　□ 有，原因： 1. 2.
护士签名		
医师签名		

第二十章

创伤性膈疝（无穿孔或绞窄）临床路径释义

【医疗质量控制指标】

指标一、术前消化道造影检查率。

指标二、微创手术完成率。

指标三、术前30分钟预防性抗菌药物使用率。

指标四、术后抑酸药物使用率。

指标五、胃肠道绞窄坏死率。

指标六、术后肺部感染发生率。

指标七、平均住院日。

一、创伤性膈疝编码

1. 原编码：

疾病名称及编码：创伤性膈疝（无穿孔或绞窄）（ICD-10：K44.901+S27.801）

手术操作名称及编码：膈疝修补术（ICD-9-CM-3：34.82+53.7-53.82）

2. 修改编码：

疾病名称及编码：创伤性膈疝（无穿孔或绞窄）（ICD-10：S27.805）

手术操作名称及编码：膈疝修补术（ICD-9-CM-3：53.7/53.8）

二、临床路径检索方法

S27.805伴（53.7/53.8）

三、国家医疗保障疾病诊断相关分组（CHS-DRG）

MDCE 呼吸系统疾病及功能障碍

EU1 重大胸部创伤

GE2 疝其他手术

四、创伤性膈疝（无穿孔或绞窄）临床路径标准住院流程

（一）适用对象

第一诊断为创伤性膈疝（无穿孔或绞窄）（ICD-10：K44.901+S27.801）

行膈疝修补术（包括经胸入路和经腹入路，手术方式包括开放和腔镜）（ICD-9-CM-3：34.82+53.7-53.82）。

释义

■ 适用对象编码参见第一部分。本路径适用对象为无穿孔或绞窄的创伤性膈疝，不包含食管裂孔疝。合并穿孔或绞窄、合并腹腔脏器损伤、严重胸外伤的患者术中需行更为复杂的处置，治疗费用或恢复时间会增加，不进入本路径。

（二）诊断依据

根据《临床诊疗指南·胸外科分册》（中华医学会编著，人民卫生出版社，2009年）。

1. 临床表现：

（1）外伤病史。

（2）胸腹部疼痛不适，胸闷、气促。

（3）下胸部闻及肠鸣。

（4）消化道梗阻症状。

2. 辅助检查：

（1）上消化道造影：膈上方见胃肠影，推荐使用碘油造影。

（2）胸腹部CT：可见异常的胸内胃肠异位表现。

（3）胃镜。

释义

■ 急性期患者主要表现为剧烈疼痛、呼吸困难、发绀和创伤性休克。如果外伤后膈肌破裂不重，或为网膜、肝脏封闭，或疝入胸腔的脏器不多，诊断可能被遗漏，患者进入潜伏期。在此期间，患者可以毫无症状。85%的潜伏期患者在外伤后3年内进入梗阻、绞窄期。患者症状明显，除肠梗阻外，可出现肠绞窄、穿孔。患者严重呼吸困难、胸腔大量积液和积气，甚至发生中毒性休克，如诊断、治疗不及时，可很快死亡。少数患者，特别是子弹或刀刺伤患者，潜伏期可长达数年至数十年。

■ 急性期患者X线片上看到受伤侧膈肌升高，模糊和不规则。肋膈角钝，纵隔移位。若看到胸腔内有含气、液体的胃肠影像或实体脏器影像，则诊断可以确定。另外，下胃管时若遇到困难或下胃管后摄X线片发现胃管全部在胸腔内时，可进一步证实诊断。

■ 上消化道造影，不推荐使用钡餐造影。

■ 如辅助检查发现存在消化道穿孔需退出临床路径。怀疑穿孔时禁行胃镜检查。

■ 不必等待所有辅助检查全部完善，一旦确立诊断即可安排手术。

（三）选择治疗方案的依据

根据《临床诊疗指南·胸外科分册》（中华医学会编著，人民卫生出版社，2009年）。

手术治疗：膈疝修补术。

释义

■ 膈肌破裂，不论是穿透性或非穿透性，一旦诊断确立，应及时行手术治疗。

■ 急性期患者往往合并腹腔脏器损伤，因此应经腹同时行膈肌修补和损伤脏器的处理。在怀疑胸腔内脏器也有损伤时，应另做胸部切口，经胸处理。

■ 潜伏期的患者，应经胸行膈肌修补术。

■ 手术可经胸或经腹，可开放或腔镜。如因其他伤情需同时进行手术，如肠切除吻合、肋骨骨折手术等，或术中应用人工材料明显增加治疗费用可退出路径。

（四）标准住院日≤12天

释义

■ 术前准备≤4天，在第≤5天实施手术，术后恢复≤7天。总住院时间不超过12天均符合路径要求。

（五）进入路径标准

1. 第一诊断必须符合ICD-10：K44.901，S27.801膈疝（无穿孔或绞窄）疾病编码。
2. 当患者同时具有其他疾病诊断，但在门诊治疗期间不需要特殊处理也不影响第一诊断的临床路径流程实施时，可以进入路径。

释义

■ 本路径适用对象为无穿孔或绞窄的创伤性膈疝。

■ 患者同时具有其他疾病或损伤，影响第一诊断的临床路径流程实施时均不适合进入临床路径。

■ 合并穿孔或绞窄或合并腹腔脏器损伤的患者术中需行更为复杂的处置，治疗费用或恢复时间会增加，不进入本路径。

■ 合并连枷胸、大量血胸、怀疑大气道损伤、食管损伤、需手术治疗的肋骨骨折及胸骨骨折、严重肺挫/裂伤、呼吸衰竭、休克、心脏损伤、主动脉损伤，合并其他部位损伤需针对性专科治疗者，临床医师判断治疗时间及费用将显著增加的，可不进入临床路径。

（六）术前准备≤4天

1. 必需的检查项目：
（1）血常规、尿常规、便常规。
（2）凝血功能、肝功能测定、肾功能测定、电解质、血型、感染性疾病筛查（乙型肝炎，丙型肝炎，梅毒，艾滋病等）。
（3）X线胸片、心电图。
（4）胸腹部CT。
（5）上消化道造影。
（6）腹部超声检查。
2. 根据患者病情，可选择的检查项目：动脉血气分析、超声心动图、冠脉CTA、肺功能等。

释义

■ 急性期患者往往合并活动性出血、呼吸衰竭等需急诊手术，因此不必等待全部辅助检查完成，诊断明确后排除手术禁忌即可安排手术。

■ 生命体征平稳、病情稳定患者可住院后常规安排详尽的术前检查。

■ 根据伤情行特殊相关检查：怀疑大血管损伤者可行数字减影血管造影、CT血管造影（CTA，CT angiography）；怀疑大气道损伤者可行支气管镜检查；怀疑食管损伤者可行消化道造影检查或口服美蓝溶液观察胸腔引流液颜色变化；怀疑心脏损伤者可行心电图、心肌酶谱、超声检查进一步明确；怀疑腹部脏器损伤者可行腹部B超、腹部CT检查。怀疑合并其他系统相关疾病者及时请相关科室会诊指导进一步诊疗。

■ 对于年龄大于65岁，或患者自述既往有明确的心绞痛，或入院检查心电图发现异常的，应行超声心动图或冠脉CTA检查。

（七）预防性抗菌药物选择与使用时机

按照《抗菌药物临床应用指导原则（2015年版）》（国卫办医发〔2015〕43号）执行。

释义

■ 膈肌修补术属于Ⅰ类切口手术，可不用抗菌药物或按预防性应用抗菌药物原则使用药物，通常选用第二代头孢菌素。但膈肌损伤患者损伤暴力巨大，往往合并肺挫伤、肺不张、血气胸等，此时抗菌药物为治疗用药。

（八）手术日为入院第≤5天

1. 手术时间：对于有穿孔、绞窄潜在风险的情况，可适时减少术前等待时间，必要时急诊手术。
2. 麻醉方式：全身麻醉。
3. 手术方式：膈疝修补术。
4. 输血：视术中具体情况而定。

释义

■ 手术时机根据患者病情综合判定。

■ 对创伤性膈肌破裂的手术路径仍有不同意见。经胸入路的优点：①膈肌显露最佳；②便于处理合并的上腹部伤如脾破裂；③右侧膈肌破裂经胸修补显露良好操作方便。经腹入路的优点：①合并腹内脏器伤发生率高，经腹处理方便；②急性期脏器间无粘连，经腹还纳修补膈肌无困难；③多数伤员胸内脏器伤无须开胸处理。

（九）术后住院恢复≤7天

1. 必须复查的项目：

（1）血常规、肝功能、肾功能、电解质。

（2）X线胸片。

2. 术后用药：
(1) 抗菌药物：按照《抗菌药物临床应用指导原则（2015 年版）》（国卫办医发〔2015〕43 号）执行。
(2) 静脉或肠内营养。

释义

■ 膈肌损伤患者往往合并肺挫伤、肺不张、血气胸等，需针对相应损伤应用抗菌药物治疗，同时应加用镇痛药物、化痰药物、雾化吸入药物。

■ 根据患者胃肠道功能恢复情况决定营养支持方式。

（十）出院标准

1. 恢复饮食。
2. 切口愈合良好，或门诊可处理的愈合不良切口。
3. 体温正常。
4. 胸片示术后改变。
5. 没有需要住院处理的其他并发症。

释义

■ 进食后患者无发热、胸痛、腹痛等不适，正常排气、排便。

■ 如果出现并发症和/或合并症，是否需要继续住院治疗，由主管医师具体决定。

（十一）变异及原因分析

1. 存在影响手术的合并症，术前需要进行相关的诊断和治疗。
2. 术后出现肺部感染、呼吸衰竭、心力衰竭、消化道穿孔、胃肠功能障碍等并发症，需要延长治疗时间。

释义

■ 微小变异：因为医院检验项目的及时性，不能按照要求完成检查；因为节假日不能按照要求完成检查；出现包裹性积液或迟发性血气胸行胸腔闭式引流术，未延长住院时间。

■ 重大变异：出现感染性血胸按脓胸处理；肺挫伤进展出现呼吸衰竭，需插管机械通气；包裹性积液或迟发性血气胸再次行胸腔闭式引流术，明显延长住院时间；术中出现麻醉或手术意外，术后需入住 ICU 进一步治疗；术后出现肺部感染、呼吸衰竭、心力衰竭、消化道穿孔、胃肠功能障碍等并发症，需要延长治疗时间、增加治疗费用；发现其他系统损伤或疾病，需要其他治疗措施，影响路径实施。患者不愿配合完成相应检查；医院与患者或家属发生医疗纠纷，患者要求离院或转院；不愿按照要求出院随诊而导致入院时间明显延长。

■ 微小变异可不退出路径，重大变异退出路径。

五、创伤性膈疝（无穿孔或绞窄）临床路径给药方案（可选用）

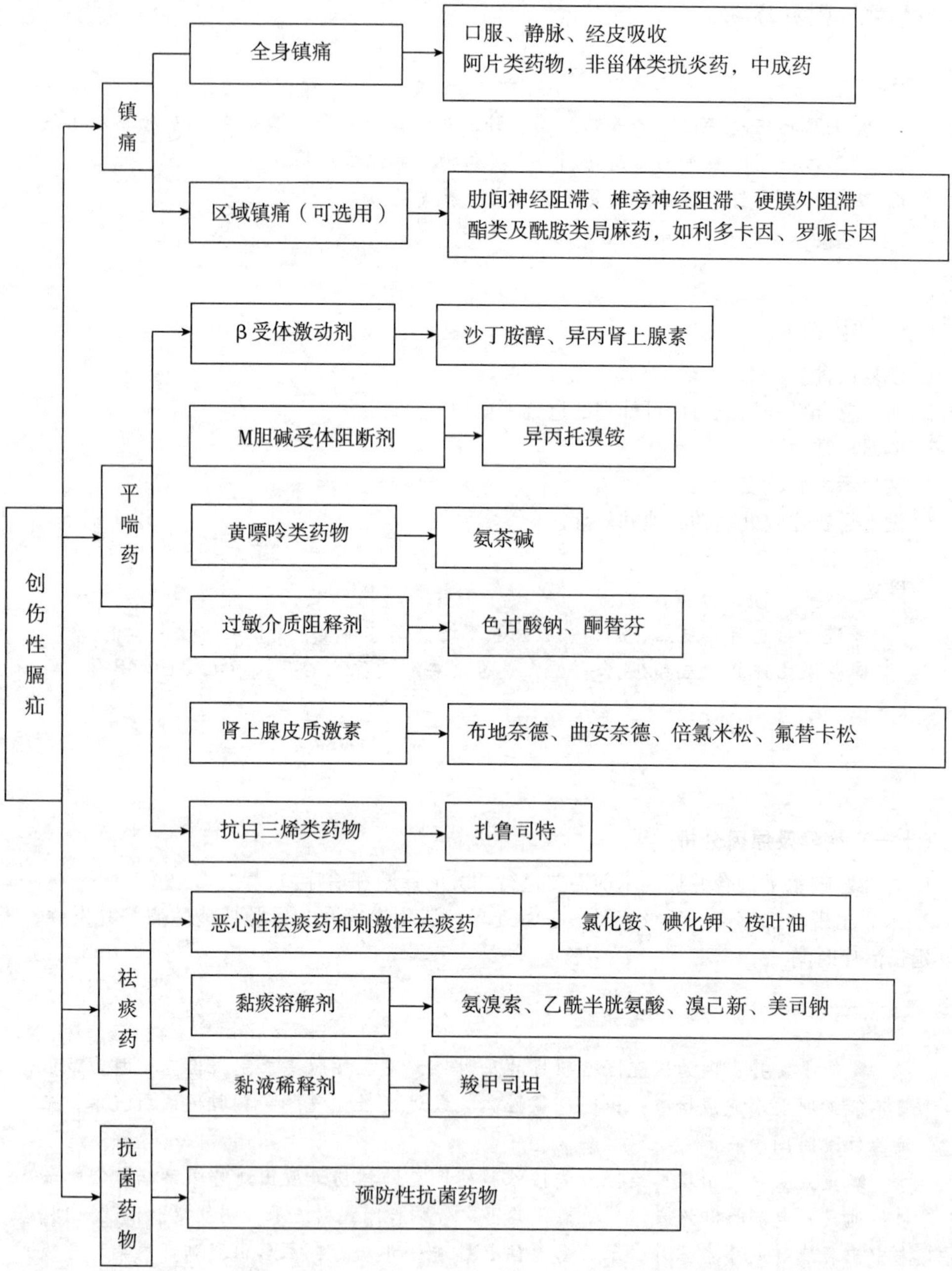

（一）用药选择

1. 镇痛：患者应给予一种或多种镇痛方法，根据镇痛效果调整用药剂量。
2. 平喘药：建议使用吸入型制剂，以增强呼吸道局部疗效，减少全身用药的不良反应。可以选用一种或多种药物。
3. 祛痰药：呼吸道分泌物多、痰液黏稠、长期吸烟者可使用祛痰药。可以选用一种或多种药物。

4. 应鼓励胸外伤患者咳嗽咳痰，轻度咳嗽有利于排痰，一般不需用镇咳药。

5. 预防性抗菌药物：第一、第二代头孢菌素，还可用头孢曲松。

（二）药学提示

1. 全身镇痛可能出现中枢神经抑制、呼吸抑制、恶心呕吐、消化道溃疡等不良反应；硬膜外阻滞可能出现全脊髓麻醉、脊髓损伤、尿潴留、麻醉药中毒、低血压等不良反应，有条件可选择椎旁阻滞镇痛方法，减少上述不良反应发生。

2. 平喘药：吸入用肾上腺皮质激素可能引起口咽部念珠菌感染。β 受体激动剂：甲亢、冠心病患者禁用。异丙托溴铵：幽门梗阻患者禁用，对异丙托溴铵、阿托品过敏者禁用，吸入时如溅入眼部可引起闭角型青光眼眼压升高。沙丁胺醇：偶见肌肉震颤，外周血管舒张及代偿性心率加速、头痛、不安，过敏反应等。

3. 祛痰药：乙酰半胱氨酸。支气管哮喘患者禁用，偶可引起咯血，部分患者引起恶心、呕吐、流涕、胃炎等。

4. 头孢曲松勿与含钙液体如林格液或哈特曼液合用，以免产生沉淀物。

5. 预防性应用抗菌药物的用药时间为术前 30 分钟。

（三）注意事项

平喘药物、祛痰药物需在凉暗处保存。

六、膈疝（无穿孔或绞窄）患者护理规范

1. 密切病情观察，做好各项抢救准备工作，观察患者的血压、脉搏、呼吸及血氧饱和度的变化，观察胸部和腹部体征，观察腹部有无压痛、反跳痛，有无腹肌紧张；对存在气道梗阻与呼吸功能不全者，及时清除呼吸道分泌物，保持呼吸道通畅，给予氧气吸入。

2. 胃肠减压：术后早期予禁食及胃肠减压，定时冲洗胃管，保持胃管通畅；观察胃液颜色、量和性质，并做好记录。妥善固定胃管，避免脱出。

3. 呼吸道管理：协助患者练习深呼吸、有效咳嗽、吹气球、使用呼吸训练仪或遵医嘱给予雾化吸入。

4. 活动与休息：术后取半坐卧位，术后第 1 日尽早下床活动。

5. 饮食护理：禁食期间，给予静脉高营养；拔除胃管后，先进少量流质饮食，半流质饮食，逐步过渡到正常饮食，禁食牛奶、豆浆等产气食物。

6. 疼痛护理：及时进行疼痛评估，必要时给予药物镇痛。

7. 用药护理：应严格按照医嘱服用抗生素、化痰及镇咳药物。

8. 心理护理：创伤后的患者心理波动较大，应根椐患者的年龄、性格和文化程度来选择告知病情，建立良好的医患关系，增加患者接受治疗的依从性。

七、膈疝（无穿孔或绞窄）患者营养治疗规范

1. 入院后 24~48 小时采用 NRS 2002 进行营养风险筛查，有营养风险的患者需要制订营养治疗计划。

2. 营养治疗可遵循五阶梯模式：第一阶梯，饮食+营养教育；第二阶梯，饮食+口服营养补充（ONS）；第三阶梯，全肠内营养（TEN）；第四阶梯，肠内营养的基础上补充性增加肠外营养（PEN+PPN）；第五阶梯，全肠外营养（TPN）；当不能满足 60% 目标能量需求 3~5 天时，应该选择上一阶梯。

3. 对于消化道有功能的患者应首先选择肠内营养。根据创伤类型决定是否进行肠内营养管饲治疗以及是否采用空肠后喂养方式。

4. 当无法给予肠内营养时，应考虑全合一肠外营养以满足营养支持需求。

八、膈疝（无穿孔或绞窄）患者健康宣教

1. 合理饮食：胃肠功能恢复后嘱患者进食高蛋白饮食，少食多餐；术后1个月应避免暴食，保持大便通畅，必要时可用轻泻剂；避免过度弯腰及抬举重物，勿穿紧腹宽腰带以免增加腹压；饭后2小时内避免躺下，睡觉时应垫高头部。

2. 康复指导：戒烟、保暖，预防上呼吸道感染，避免术后咳嗽等增加腹压的动作，从而影响膈肌修补口的愈合。

九、推荐表单

（一）医师表单

膈疝（无穿孔或绞窄）临床路径医师表单

适用对象：第一诊断为膈疝（无穿孔或绞窄）（ICD-10：K44.901，S27.801）
行膈疝修补术（ICD-9-CM-3：34.82+53.7-53.82）

患者姓名：	**性别：　　年龄：　　门诊号：**	**住院号：**
住院日期：　年　月　日	**出院日期：**　年　月　日	**标准住院日：**≤12天

时间	住院第1天	住院第2天	住院第1~4天 （术前日）
主要诊疗工作	□ 询问病史及体格检查 □ 完成病历书写 □ 开化验单及检查申请单 □ 主管医师查房 □ 初步确定治疗方案 □ 如怀疑疝内容物绞窄，需行急诊手术	□ 上级医师查房 □ 根据病情需要，完成相关科室会诊 □ 住院医师完成病程日志、上级医师查房记录等病历书写 □ 术前心肺功能准备，血糖血压调整等	□ 上级医师查房 □ 完成术前准备 □ 术前病例讨论，确定手术方案 □ 完成术前小结、签署手术知情同意书、输血同意书、授权同意书
重点医嘱	**长期医嘱：** □ 胸外科二级护理 □ 饮食：软食或禁食、禁水 □ 其他医嘱 **临时医嘱：** □ 血常规、尿常规、便常规 □ 凝血功能、血电解质、肝功能、肾功能、血型、感染性疾病筛查 □ 胸片、心电图、胸腹部CT、上消化道造影 □ 超声心动图、冠脉CT（可选）	**长期医嘱：** □ 胸外科二级护理 □ 饮食：软食或禁食、禁水 □ 其他医嘱 **临时医嘱：**	**长期医嘱：** □ 胸外科二级护理 □ 饮食：软食或禁食、禁水 □ 其他医嘱 **临时医嘱：** □ 明日在全身麻醉下行膈疝修补术 □ 禁饮食，备血 □ 术前置胃管（可选） **其他医嘱：**
病情变异记录	□ 无　□ 有，原因： 1. 2.	□ 无　□ 有，原因： 1. 2.	□ 无　□ 有，原因： 1. 2.
医师签名			

时间	住院第2~5天 （手术日）	住院第3~11天 （术后第1~6天）	住院第5~12天 （出院日）
主要诊疗工作	□ 留置胃管或加留置十二指肠营养管 □ 留置尿管 □ 手术 □ 术者完成手术记录 □ 住院医师完成术后病程 □ 主管医师查房 □ 观察生命体征 □ 向患者及家属交代病情、手术情况及术后注意事项 □ 呼吸道管理	□ 上级医师查房 □ 住院医师完成病程书写 □ 观察胸腔引流及胃肠减压情况 □ 观测生命体征 □ 注意生命体征及肺部呼吸音 □ 鼓励并协助患者排痰 □ 必要时纤维支气管镜吸痰 □ 静脉和/或肠内营养 □ 呼吸道管理	□ 上级医师查房 □ 住院医师完成病程书写 □ 视病情复查血常规、血生化及胸片 □ 应用静脉和/或肠内营养 □ 视胸腔引流情况拔除胸腔引流管并切口换药 □ 必要时纤维支气管镜吸痰 □ 视情况停用或调整抗菌药物 □ 视情况拔除胃管及十二指肠营养管 □ 呼吸道管理
重点医嘱	**长期医嘱：** □ 特级或一级护理 □ 禁食、禁水 □ 吸氧 □ 清醒后半卧位 □ 持续胃肠减压，心电监护 □ 体温、血压、呼吸、脉搏、血氧饱和度监测 □ 胸管引流，记量 □ 持续导尿，记24小时出入量 □ 气道管理相应用药 □ 预防性应用抗菌药物 □ 镇痛药物 □ 抑酸药物 **临时医嘱：** □ 其他特殊医嘱	**长期医嘱：** □ 胸外科一级护理 □ 静脉或肠内营养支持 □ 抗凝药物（依据血栓风险可选） **临时医嘱：** □ 复查血常规、肝功能、肾功能、电解质 □ 胸片 □ 其他特殊医嘱	**长期医嘱：** □ 胸外科二级护理 □ 停胸腔闭式引流计量 □ 停胃肠减压 □ 进流质饮食 □ 停记尿量、停吸氧、停心电监护 **临时医嘱：** □ 拔胸腔闭式引流管 □ 拔除尿管 □ 拔除胃管 □ 切口换药 □ 胸片、血常规、肝功能、肾功能、电解质 □ 必要时上消化道造影
病情变异记录	□ 无 □ 有，原因： 1. 2.	□ 无 □ 有，原因： 1. 2.	□ 无 □ 有，原因： 1. 2.
医师签名			

（二）护士表单

膈疝（无穿孔或绞窄）临床路径护士表单

适用对象：第一诊断为膈疝（无穿孔或绞窄）（ICD-10：K44.901，S27.801）

行膈疝修补术（ICD-9-CM-3：34.82+53.7-53.82）

患者姓名：	性别：　年龄：　门诊号：	住院号：
住院日期：　年　月　日	出院日期：　年　月　日	标准住院日：≤12 天

时间	住院第 1~4 天 （术前日）	住院第 2~5 天 （手术日）
健康宣教	□ 介绍主管医师、责任护士 □ 介绍环境、设施、住院注意事项 □ 宣教主要检查的目的和方法 □ 宣教戒烟、戒酒的重要性 □ 对有皮肤压力性损伤、跌倒/坠床风险患者及家属进行宣教 □ 饮食指导	□ 宣教疾病知识及主要药品作用 □ 宣教各类留置管路的目的和注意事项 □ 宣教有效咳痰、排痰的目的和方法 □ 宣教呼吸功能锻炼的目的、方法 □ 宣教缓解疼痛的方法 □ 宣教早期下床活动的目的及注意事项 □ 饮食指导
基础护理	□ 建立入院护理病历 □ 二级护理 □ 核对患者，佩戴腕带 □ 进行皮肤压力性损伤、跌倒/坠床评估，对有风险患者有相关措施 □ 生活护理	□ 一级护理 □ 生活护理 □ 对有皮肤压力性损伤、跌倒/坠床风险患者有相关措施
专科护理	□ 护理查体 □ 心理护理 □ 监测生命体征 □ 遵医嘱完善相关检查 □ 遵医嘱进行药物治疗 □ 吸氧及雾化吸入的护理 □ 指导患者有效咳痰、排痰 □ 胸腔闭式引流管的护理（必要时） □ 患者疼痛评估及管理	□ 心理护理 □ 监测生命体征 □ 遵医嘱进行药物治疗 □ 吸氧及雾化吸入的护理 □ 指导患者有效咳痰、排痰 □ 指导患者进行呼吸功能锻炼 □ 胸腔闭式引流管的护理（必要时） □ 患者疼痛评估及管理 □ 术后 4 小时如病情允许予半坐位
重点医嘱	□ 详见医嘱执行单	□ 详见医嘱执行单
病情变异记录	□ 无　□ 有，原因： 1. 2.	□ 无　□ 有，原因： 1. 2.
护士签名		

时间	住院第3~11天 （术后第1~6天）	住院第5~12天 （出院日）
健康宣教	□ 宣教各类留置管路的目的和注意事项 □ 宣教有效咳痰、排痰的目的和方法 □ 宣教呼吸功能锻炼的目的、方法 □ 宣教缓解疼痛的方法 □ 饮食指导	□ 宣教出院带药服用方法 □ 宣教饮食、活动的注意事项 □ 宣教按时复查的目的、时间
基础护理	□ 二级护理 □ 对有皮肤压力性损伤、跌倒/坠床风险患者有相关措施 □ 生活护理	□ 二级护理 □ 指导患者办理出院手续
专科护理	□ 心理护理 □ 监测生命体征 □ 遵医嘱进行药物治疗 □ 吸氧及雾化吸入的护理 □ 督促患者有效咳痰、排痰 □ 督促患者进行呼吸功能锻炼 □ 患者疼痛管理	
重点医嘱	□ 详见医嘱执行单	□ 详见医嘱执行单
病情变异记录	□ 无 □ 有，原因： 1. 2.	□ 无 □ 有，原因： 1. 2.
护士签名		

（三）患者表单

膈疝（无穿孔或绞窄）临床路径患者表单

适用对象：第一诊断为膈疝（无穿孔或绞窄）（ICD-10：K44.901，S27.801）
　　　　　行膈疝修补术（ICD-9-CM-3：34.82+53.7-53.82）

患者姓名：	性别：　　年龄：　　门诊号：	住院号：
住院日期：　　年　月　日	出院日期：　　年　月　日	标准住院日：≤12天

时间	住院第1~4天 （术前日）	住院第2~5天 （手术日）
医患配合	□ 请配合询问病史、收集资料，请务必详细告知既往史、用药史、过敏史 □ 请配合进行体格检查 □ 请配合完善相关检查、化验，如采血、留尿、心电图、X线胸片等 □ 请配合用药及治疗 □ 请有任何不适告知医师	□ 医师向患者及家属介绍病情，如有异常结果需进一步检查 □ 请配合完善相关检查 □ 请配合用药及治疗 □ 请配合医师调整用药 □ 有任何不适请告知医师
护患配合	□ 请配合测量体温、脉搏、呼吸、血压、血氧饱和度 □ 请配合完成入院护理评估单（简单询问病史、过敏史、用药史） □ 请了解入院宣教的相关内容（环境介绍、病室规定、订餐制度、贵重物品保管等） □ 请配合进行药物治疗 □ 请配合进行吸氧及雾化吸入治疗 □ 请配合预防坠床/跌倒，皮肤压力性损伤的相关护理 □ 配合执行探视制度 □ 有任何不适请告知护士	□ 请配合测量体温、脉搏、呼吸，询问每日排便情况 □ 请了解相关化验检查的宣教内容，配合正确留取标本，配合检查 □ 请配合进行药物治疗 □ 请了解疾病及用药等相关知识的宣教内容 □ 请配合进行吸氧及雾化吸入治疗 □ 请配合胸腔闭式引流管的护理 □ 请配合进行有效咳痰、排痰 □ 请配合进行呼吸功能锻炼 □ 请配合预防坠床/跌倒，皮肤压力性损伤的相关护理 □ 请配合执行探视及陪护 □ 有任何不适请告知护士
饮食	□ 流质饮食	□ 术前禁食、禁水 □ 术后鼻饲/清流质饮食
排泄	□ 正常排尿便	□ 正常排尿便
活动	□ 适量活动	□ 术后床上活动

时间	住院第3~11天 （术后第1~6天）	住院第5~12天 （出院日）
医患配合	□ 请配合用药及治疗 □ 请配合医师调整用药 □ 有任何不适请告知医师	□ 请了解出院前指导相关内容 □ 请了解出院后复查的程序 □ 请取出院诊断书
护患配合	□ 请配合测量体温、脉搏、呼吸，询问每日排便情况 □ 请配合进行药物治疗 □ 请配合进行吸氧及雾化吸入治疗 □ 请配合进行有效咳痰、排痰 □ 请配合进行呼吸功能锻炼 □ 请配合预防坠床/跌倒，皮肤压力性损伤的相关护理 □ 请配合执行探视及陪护 □ 有任何不适请告知护士	□ 请了解出院宣教的相关内容 □ 请取出院带药 □ 办理出院手续 □ 请了解复印病历的程序
饮食	□ 鼻饲或流质饮食（必要时） □ 遵医嘱进食相应类别饮食	□ 普通饮食
排泄	□ 正常排尿便	□ 正常排尿便
活动	□ 适量活动	□ 适量活动

附：原表单（2016年版）

膈疝（无穿孔或绞窄）临床路径表单

适用对象：第一诊断为膈疝（无穿孔或绞窄）（ICD-10：K44.901，S27.801）
行膈疝修补术膈疝修补术（ICD-9-CM-3：34.82+53.7-53.82）

患者姓名：	性别：　　年龄：　　门诊号：	住院号：
住院日期：　　年　月　日	出院日期：　　年　月　日	标准住院日：≤12天

时间	住院第1天	住院第2天	住院第1~4天 （术前日）
主要诊疗工作	□ 询问病史及体格检查 □ 完成病历书写 □ 开化验单及检查申请单 □ 主管医师查房 □ 初步确定治疗方案 □ 如怀疑疝内容物绞窄，需行急诊手术	□ 上级医师查房 □ 根据病情需要，完成相关科室会诊 □ 住院医师完成病程日志、上级医师查房记录等病历书写 □ 术前心肺功能准备，血糖血压调整等	□ 上级医师查房 □ 完成术前准备 □ 术前病例讨论，确定手术方案 □ 完成术前小结、签署手术知情同意书、输血同意书、授权同意书
重点医嘱	**长期医嘱：** □ 胸外科二级护理 □ 饮食：软食或禁食、禁水 □ 其他医嘱 **临时医嘱：** □ 血常规、尿常规、便常规 □ 凝血功能、血电解质、肝功能、肾功能、血型、感染性疾病筛查 □ 胸片、心电图、胸腹部CT、上消化道造影 □ 超声心动图、冠脉CT（可选）	**长期医嘱：** □ 胸外科二级护理 □ 饮食：软食或禁食、禁水 □ 其他医嘱 **临时医嘱：**	**长期医嘱：** □ 胸外科二级护理 □ 饮食：软食或禁食、禁水 □ 其他医嘱 **临时医嘱：** □ 明日在全麻下行膈疝修补术 □ 禁饮食，备血 □ 术前置胃管（可选） □ 其他医嘱
主要护理工作	□ 介绍病房环境、设施和设备 □ 入院护理评估 □ 宣教	□ 观察患者病情变化 □ 呼吸功能锻炼	□ 宣教等术前准备 □ 提醒患者禁食、禁水
病情变异记录	□ 无　□ 有，原因： 1. 2.	□ 无　□ 有，原因： 1. 2.	□ 无　□ 有，原因： 1. 2.
护士签名			
医师签名			

时间	住院第2~5天 (手术日)	住院第3~11天 (术后第1~6天)	住院第5~12天 (出院日)
主要诊疗工作	□ 留置胃管或加留置十二指肠营养管 □ 留置尿管 □ 手术 □ 术者完成手术记录 □ 住院医师完成术后病程 □ 主管医师查房 □ 观察生命体征 □ 向患者及家属交代病情、手术情况及术后注意事项 □ 呼吸道管理	□ 上级医师查房 □ 住院医师完成病程书写 □ 观察胸腔引流及胃肠减压情况 □ 观测生命体征 □ 注意生命体征及肺部呼吸音 □ 鼓励并协助患者排痰 □ 必要时纤维支气管镜吸痰 □ 静脉和/或肠内营养 □ 呼吸道管理	□ 上级医师查房 □ 住院医师完成病程书写 □ 视病情复查血常规、血生化及胸片 □ 应用静脉和/或肠内营养 □ 视胸腔引流情况拔除胸腔引流管并切口换药 □ 必要时纤维支气管镜吸痰 □ 视情况停用或调整抗菌药物 □ 视情况拔除胃管及十二指肠营养管 □ 呼吸道管理
重点医嘱	**长期医嘱:** □ 特级或一级护理 □ 禁食、禁水 □ 吸氧 □ 清醒后半卧位 □ 持续胃肠减压，心电监护 □ 体温、血压、呼吸、脉搏、血氧饱和度监测 □ 胸管引流记量 □ 持续导尿，记24小时出入量 □ 气道管理相应用药 □ 预防性应用抗菌药物 □ 镇痛药物 □ 抑酸药物 **临时医嘱:** □ 其他特殊医嘱	**长期医嘱:** □ 胸外科一级护理 □ 静脉或肠内营养支持 □ 抗凝药物（依据血栓风险可选） **临时医嘱:** □ 复查血常规、肝功能、肾功能、电解质 □ 胸片 □ 其他特殊医嘱	**长期医嘱:** □ 胸外科二级护理 □ 停胸腔闭式引流计量 □ 停胃肠减压 □ 进流质饮食 □ 停记尿量、停吸氧、停心电监护 **临时医嘱:** □ 拔胸腔闭式引流管 □ 拔除尿管 □ 拔除胃管 □ 切口换药 □ 胸片、血常规、肝功能、肾功能、电解质 □ 必要时上消化道造影
主要护理工作	□ 术晨留置胃管、尿管 □ 密切观察患者病情变化 □ 心理和生活护理 □ 保持呼吸道通畅	□ 密切观察患者病情变化 □ 指导术后呼吸训练 □ 术后心理与生活护理 □ 鼓励患者咳嗽、下床活动	□ 指导患者办理出院手续 □ 交代出院后的注意事项 □ 出院后饮食指导
病情变异记录	□ 无 □ 有，原因: 1. 2.	□ 无 □ 有，原因: 1. 2.	□ 无 □ 有，原因: 1. 2.
护士签名			
医师签名			

第二十一章
胸骨骨折临床路径释义

【医疗质量控制指标】

指标一、胸部 CT+胸廓三维重建完成率。

指标二、胸部正侧位、斜位 X 线完成率。

指标三、内固定材料植入率。

指标四、输血率。

指标五、术前 30 分钟预防性抗菌药物使用率。

指标六、术后手术伤口感染发生率。

指标七、平均住院时间。

一、胸骨骨折编码

疾病名称及编码：胸骨骨折（ICD-10：S22.201）

手术操作名称及编码：胸骨骨折复位内固定术（ICD-9-CM-3：78.213）

二、临床路径检索方法

（S22.201）伴（78.213）

三、国家医疗保障疾病诊断相关分组（CHS-DRG）

MDCE 呼吸系统疾病及功能障碍

EU1 重大胸部创伤

IJ1 骨骼肌肉系统的其他手术

四、胸骨骨折临床路径标准住院流程

（一）适用对象

第一诊断为胸骨骨折（ICD-10：S22.201）

行胸骨骨折复位内固定术（ICD-9-CM-3：78.213）。

释义

■ 胸骨位于前胸壁的正中，分为胸骨柄、胸骨体和剑突三个部分。胸骨的血供主要由胸廓内动脉供应。胸骨与肋骨、脊柱构成骨性笼状支架胸廓，起着支持和保护胸腹腔脏器避免外力损伤的作用。但其主要作用，在于参与呼吸运动。胸廓环对胸椎有特殊的稳定作用。

■ 胸骨骨折多因直接暴力撞击挤压，如高处坠落、重物砸伤特别是汽车紧急减速时，驾驶员前胸撞击方向盘造成所谓“方向盘骨折”或安全带所致“安全带综合征”，也有间接暴力引起者。脊柱过度屈曲亦可造成胸骨骨折。

（二）诊断依据

根据《临床诊疗指南·胸外科分册》（中华医学会编著，人民卫生出版社，2009年）。

1. 病史及临床症状：暴力作用于胸骨区或暴力挤压；胸前区疼痛，咳嗽及深呼吸时加重；骨折部位压痛，伴有移位时有局部畸形及异常活动、骨折端摩擦感；合并多根肋骨或肋软骨骨折时有反常呼吸。

2. 辅助检查：正、侧、斜位胸片、胸部CT。

释义

■ 上述诊断依据为判断胸骨骨折的标准，合并精神疾病、意识障碍、醉酒状态患者可能缺少病史，还需结合其他症状及检查判断有无合并伤及病情危重程度。

■ 应注意有无合并损伤。胸骨骨折者需考虑心肌挫伤的相关检查。具有Beck三联征（心音遥远、心搏微弱；静脉压升高、颈静脉怒张；脉压小、动脉压降低）者需考虑心包压塞。上位肋骨骨折（1~3肋骨折）需注意锁骨下动静脉、臂丛神经、纵隔器官损伤。下位肋骨骨折（8~12肋骨折）应注意腹腔脏器特别是肝、脾损伤可能。血气胸是常见的合并损伤。肺挫伤也是常见合并损伤，常伴有血痰，易出现低氧血症。咯血、大量气胸、严重纵隔气肿、皮下气肿者需考虑气管、支气管损伤，合并纵隔感染征象时需考虑食管损伤。膈肌损伤一旦诊断确立，应及时手术治疗。主动脉损伤（如夹层动脉瘤）是潜在危及生命的损伤，若有怀疑则及时请相关科室会诊。无外伤史的胸骨骨折需考虑病理性骨折，需进一步查找病因。

■ CT较X线更易显示骨折线及隐蔽部位的骨折。多平面重建影像处理技术（如矢状位、冠状位重建）可从任意方位、任意层面观察胸骨骨折的情况，对于胸骨骨折的检出更加准确，尤其对横行及未发生分离移位的骨折较常规CT更为敏感，弥补了轴位CT检查的不足。

■ 需要入住ICU的患者不进入本路径。

（三）治疗方案的选择

根据《临床诊疗指南·胸外科分册》（中华医学会编著，人民卫生出版社，2009年）进行治疗，拟行胸骨骨折复位内固定术。

释义

■ 单纯无移位的胸骨骨折以止痛、外固定、预防肺部并发症等非手术治疗为主，有移位的骨折可考虑手术内固定治疗。

（四）标准住院日≤15天

释义

■ 术前检查1~5天，术后住院时间3~15天。

■ 如果患者条件允许，住院时间可以低于上述住院天数。

（五）进入路径标准

1. 第一诊断必须符合 ICD-10：S22.201 胸骨骨折编码。
2. 当患者存在其他合并损伤，但在住院治疗期间不需要特殊处理、不影响第一诊断临床路径实施时，可以进入本路径。

释义

■ 胸骨骨折生命体征平稳者进入路径。

■ 连枷胸、大量血胸、怀疑大气道损伤、食管损伤、膈肌损伤、开放性血气胸、开放性肋骨骨折、严重肺挫/裂伤、呼吸衰竭、休克、心脏损伤、主动脉损伤，合并其他部位损伤需针对性专科治疗者，不适合进入本路径。

■ 患者同时具有其他疾病影响第一诊断的临床路径流程实施时均不适合进入本路径。

（六）住院期间的检查项目

1. 必需的检查项目：
（1）血常规、尿常规、粪便常规+隐血试验。
（2）凝血功能、血型、肝功能测定、肾功能测定、电解质、感染性疾病筛查（乙型肝炎、丙型肝炎、艾滋病、梅毒等）、心肌酶（肌酸激酶及同工酶、肌钙蛋白）。
（3）动脉血气分析、心电图。
（4）影像学检查：胸部正、侧、斜位片、胸部 CT+胸廓三维重建。
2. 根据患者病情进行的检查项目：
（1）胸部 CT 增强扫描+血管三维重建、超声心电图。
（2）头部 CT、腹部 CT 或腹部彩超。
（3）四肢长骨及关节 X 线片。

释义

■ 部分检查可在门急诊完成。

■ 根据病情行特殊相关检查：怀疑大血管损伤者可行数字减影血管造影、CT 血管造影（CT angiography，CTA）；怀疑大气道损伤者可行支气管镜检查；怀疑食管损伤者可行消化道造影检查或口服亚甲蓝溶液观察胸腔引流液颜色变化；怀疑心脏损伤者可行心电图、心肌酶谱、超声检查进一步明确；怀疑腹部脏器损伤者可行腹部 B 超、腹部 CT 检查；怀疑病理性骨折的病例可行骨质疏松相关的骨代谢检查、骨髓瘤相关检查、骨密度、骨扫描、肿瘤标志物、肿瘤原发灶筛查等检查。怀疑合并其他系统相关疾病者及时请相关科室会诊指导进一步诊疗。

■ 若怀疑肺部感染建议留取痰液行病原学检查，指导抗生素使用。

■ X 线检查不能明确的胸骨骨折应行胸部 CT 平扫+三维重建检查，CT 不能确定的骨折需等待 2~3 周后复查骨痂生长情况来判断骨折。

（七）预防性抗菌药物选择与使用时机

1. 预防性抗菌药物选择主要依据《抗菌药物临床应用指导原则（2015 年版）》（国卫办医

发〔2015〕43号）制订。预防性用药时机为术前0.5~1小时（万古霉素或氟喹诺酮类等由于需输注较长时间，应在术前1~2小时开始给药）；手术超过3小时或术中失血量超过1500ml时加用1次。根据患者的病情决定抗菌药物的选择与使用时间。如可疑感染，需做相应的微生物学检查，必要时做药敏试验。

2. 建议使用第一、第二代头孢菌素，头孢曲松。预防性用抗菌药物，时间为术前30分钟。

释义

■ 合并肺部感染者抗生素使用属治疗用药，不适用预防用药指导原则，因用药时间将明显延长，应退出本路径。

■ 合并肺挫伤、血气胸者可按预防用药原则使用抗菌药物。

（八）手术日

入院后≤6天。

1. 麻醉方式：全身麻醉，行气管插管。
2. 术中用药：抗菌药物。
3. 手术置入物：人工修复材料、止血材料。
4. 输血：视手术出血情况决定。输血前需行血型鉴定、抗体筛选和交叉合血。

释义

■ 固定胸廓：可选用胸廓外固定或选取合适的内固定材料行胸骨内固定术。

■ 根据病情决定是否需要行其他手术操作，如：视血气胸情况行胸腔闭式引流术。

（九）术后恢复

术后住院≤15天。

1. 必须复查的检查项目：

（1）血常规、肝功能测定、肾功能测定、电解质。

（2）胸部正、侧、斜位片。

2. 根据病情可选择胸部CT扫描。

3. 术后用药：抗菌药物使用按照《抗菌药物临床应用指导原则（2015年版）》（国卫办医发〔2015〕43号）执行，并根据患者的病情决定抗菌药物的选择与使用时间。建议使用第一、第二代头孢菌素，头孢曲松。如可疑感染，需做相应的微生物学检查，必要时做药敏试验。根据患者疼痛情况，适当给予镇痛治疗。

释义

■ 需及时判断病情变化以及是否需要开胸探查，是否存在其他损伤。连枷胸、进行性血胸、凝固性血胸、大量持续漏气、怀疑气管/支气管损伤、食管损伤、膈肌损伤、心包大血管损伤可行开胸探查术或胸腔镜手术（VATS）。出现心脏压塞及时行心包穿刺或开胸探查术。

（十）出院标准

1. 患者病情稳定，体温正常，手术切口愈合良好，生命体征平稳。疼痛评估结果明显改善。
2. 没有需要住院处理的并发症和/或合并症。

释义

■ 如果出现并发症和/或合并症，是否需要继续住院治疗，由主管医师具体决定。

（十一）变异及原因分析

1. 有影响手术的合并伤，术前需要进行相关的诊断和治疗。
2. 术后出现切口感染、内置物外露、肺部感染、呼吸衰竭、心力衰竭、肝肾衰竭等并发症，需要延长治疗时间。

释义

■ 微小变异：因为医院检验项目的及时性，不能按照要求完成检查；因为节假日不能按照要求完成检查；出现包裹性积液或迟发性血气胸再次行胸腔闭式引流术，未延长住院时间。

■ 重大变异：连枷胸、进行性血胸、凝固性血胸、大量持续漏气、气管/支气管损伤、食管损伤、膈肌损伤、心脏大血管损伤需行开胸探查或胸腔镜（VATS）手术；出现心包压塞及时行心包穿刺或心包开窗术；出现感染性血胸按脓胸处理；病理性骨折积极治疗原发病；肺挫伤进展出现呼吸衰竭，需插管机械通气；出现肺部感染；包裹性积液或迟发性血气胸再次行胸腔闭式引流术，明显延长住院时间；发现其他系统损伤或疾病，需要其他治疗措施，影响路径实施。患者不愿配合完成相应检查；医院与患者或家属发生医疗纠纷，患者要求离院或转院；不愿按照要求出院随诊而导致入院时间明显延长。

■ 微小变异可不退出本路径，重大变异退出本路径。

五、胸骨骨折临床路径给药方案

（一）术前用药

1. 用药选择：

（1）镇痛：患者应给予一种或多种镇痛方法，根据镇痛效果调整用药剂量。

（2）平喘药：建议使用吸入型制剂，以增强呼吸道局部疗效，减少全身用药的不良反应。可以选用一种或多种药物。

（3）祛痰药：呼吸道分泌物多、痰液黏稠、长期吸烟者可使用祛痰药。可以选用一种或多种药物。

（4）应鼓励胸外伤患者咳嗽咳痰，轻度咳嗽有利于排痰，一般不需用镇咳药。

（5）预防性抗菌药物：第一、第二代头孢菌素，MRSA 感染高发医疗机构的高危患者可用（去甲）万古霉素。注：应在皮肤切开前 0.5~1 小时内或麻醉开始时给药，在输注完毕后开始手术，保证手术部位暴露时局部组织中抗菌药物已达到足以杀灭手术过程中沾染细菌的药物浓度，万古霉素或氟喹诺酮类等由于需输注较长时间，应在手术前 1~2 小时开始给药。

2. 药学提示：

（1）全身镇痛可能出现中枢神经抑制、呼吸抑制、恶心呕吐、消化道溃疡等不良反应；硬膜外阻滞可能出现全脊髓麻醉、脊髓损伤、尿潴留、麻醉药中毒、低血压等不良反应，有条件可选择椎旁阻滞镇痛方法，减少上述不良反应发生。

（2）平喘药：吸入用肾上腺皮质激素可能引起口咽部念珠菌感染。β受体激动剂：甲状腺功能亢进、冠心病患者禁用。异丙托溴铵：幽门梗阻患者禁用，对异丙托溴铵、阿托品过敏者禁用，吸入时如溅入眼部可引起闭角型青光眼眼压升高。沙丁胺醇：偶见肌肉震颤，外周血管舒张及代偿性心率加速、头痛、不安，过敏反应等。

（3）祛痰药：乙酰半胱氨酸：支气管哮喘患者禁用，偶可引起咯血，部分患者引起恶心、呕吐、流涕、胃炎等。

（4）手术患者预防性应用抗生素的用药时间为术前 0.5~2 小时。

（5）平喘祛痰药物需在阴凉处保存。

（二）术中用药

1. 用药选择：

（1）祛痰，清理呼吸道分泌物，气道保护，缓解气管支气管痉挛。胸骨骨折常合并血气胸或肺挫伤，呼吸道分泌物增多，全麻插管时存在气道高反应性。麻醉诱导前给予盐酸戊乙奎醚注射液，给予甲强龙，减少呼吸道分泌物。可以经静脉或雾化给予化痰药。

（2）解痉：术中如果出现气道压升高，考虑支气管痉挛，可给予茶碱解除气道痉挛。

（3）预防性抗菌药物：手术时间较短（<2 小时）的清洁手术术前给药一次即可。如手术时间超过 3 小时或超过所用药物半衰期的 2 倍以上，或成人出血量超过 1500ml，术中应追加 1 次。

2. 药学提示：

（1）盐酸戊乙奎醚注射液：青光眼患者禁用。因抑制呼吸道腺体分泌，故对于严重的呼吸道感染伴痰少、黏稠者，慎用。本品消除半衰期较长，每次用药间隔时间不宜过短，剂量不宜过大。本品对前列腺肥大的老年患者可加重排尿困难，用药时应严密观察。

（2）氨茶碱：肾功能或肝功能不全的患者，年龄超过 55 岁，特别是男性和伴发慢性肺部疾病的患者，任何原因引起的心功能不全患者，持续发热患者，使用某些药物的患者及茶碱清除率减低者，血清茶碱浓度的维持时间往往显著延长。应酌情调整用药剂量或延长用药间隔时间。茶碱制剂可致心律失常和/或使原有的心律失常加重；患者心率和/或节律的任何改变均应进行监测。高血压或者非活动性消化道溃疡病史的患者慎用本品。

（三）术后用药

1. 用药选择：

（1）镇痛：术后伤口疼痛，可以给予口服或静脉或泵入（芬太尼等）给药等多种镇痛方法。

（2）平喘：建议使用吸入型制剂，必要时加口服或静脉药物。可以选用一种或多种药物。

（3）祛痰：拍背或用震动排痰仪物理方法祛痰。可以选用一种或多种祛痰药物。

（4）预防性抗菌药物：用药时间不超过 24 小时，有感染风险手术必要时延长至 48 小时。

2. 药学提示：

（1）静脉泵入给药注意给药速度，避免给药速度过快出现呼吸抑制等副作用。

（2）芬太尼：一般不良反应为眩晕、视物模糊、恶心、呕吐、低血压、胆道括约肌痉挛、喉痉挛及出汗等。偶有肌肉抽搐。严重副反应为呼吸抑制、窒息、肌肉僵直及心动过缓，如不及时治疗，可发生呼吸停止、循环抑制及心脏停搏等。本品有成瘾性，但较哌替啶轻。

六、胸骨骨折患者护理规范

1. 密切病情观察，做好各项抢救准备工作，观察患者的血压、脉搏、呼吸及血氧饱和度的变化；观察患者胸廓运动情况，胸部塌陷，患者呼吸急促，疑似有内脏受压或血管、气管损伤者，应尽早做好术前准备；观察有无皮下气肿及其范围并详细记录，如气肿蔓延迅速，及时通知主管医生。

2. 呼吸道管理：协助患者练习深呼吸、有效咳嗽、吹气球、使用呼吸训练仪或遵医嘱给予雾化吸入；咳嗽无力、不能有效排痰者，应在充分镇痛下施行纤维支气管镜吸痰；出现呼吸功能不全的患者，需要气管插管或切开，行呼吸机辅助呼吸，通过正压通气对软化胸壁起到“内固定”作用。

3. 休息与活动：术后取半坐卧位，床头抬高 30°～50°，以利呼吸及引流液引出。术后第 1 日，采用坐位、半坐卧位。术后尽早下床活动，锻炼术侧肩关节。

4. 饮食护理：术后第 1 日晨，患者意识清醒且无恶心、呕吐，即可进食清淡流质饮食或半流质饮食，逐渐过渡到普通饮食，禁食牛奶、豆浆等产气食物。应鼓励进食蔬菜、水果，防止便秘；补充足够水分，防止气道干燥，利于痰液稀释，便于咳出。

5. 疼痛护理：及时进行疼痛评估，必要时给予药物镇痛。

6. 用药护理：应严格按照医嘱服用抗生素、化痰及镇咳药物。

7. 心理护理：创伤后的患者心理波动较大，应根据患者的年龄、性格和文化程度来选择告知病情，建立良好的医患关系，增加患者接受治疗的依从性。

七、胸骨骨折患者营养治疗规范

1. 治疗期间，饮食宜清淡，忌食刺激性食物，如辣椒、咖喱、芥末、蒜等。减少高糖、高油、高盐分的食物。

2. 坚持营养平衡饮食，每日不少于 13 种食物，包含谷薯类、蔬菜水果类、肉蛋奶及豆制品类以及适量的油脂类。保持优质蛋白质食物占总蛋白质 50%以上。

3. 戒烟。

4. 体液丢失过量是需要补充水分，每日至少＞1700ml 水，必要时根据体液电解质情况补充盐分。

八、胸骨骨折患者健康宣教

1. 合理饮食：初期以清淡、易消化食物为主，恢复期进食高蛋白、高热量、富含维生素的高营养食物。

2. 康复指导：指导患者做腹式深呼吸及有效咳嗽，保持呼吸道通畅，防止肺部并发症；避免剧烈呛咳、呕吐，以免影响伤口愈合；尽早开展循序渐进的胸廓和肩关节运动，防止关节僵直。

3. 复诊指导：定期复查，不适随诊。告知患者 3 个月复查胸部 X 片，了解骨折愈合情况。若突发咳嗽、咯血、呼吸困难，应就近就诊。

九、推荐表单

（一）医师表单

胸骨骨折临床路径医师表单

适用对象：第一诊断为胸骨骨折（ICD-10：S22.201）

行胸骨骨折切开复位内固定术（ICD-9-CM-3：78.213）

患者姓名：	性别：　年龄：　门诊号：	住院号：
住院日期：　年　月　日	出院日期：　年　月　日	标准住院日：≤15 天

时间	住院第 1 天	住院第 2~5 天	住院第 2~6 天 （手术日）
主要诊疗工作	□ 询问病史及体格检查 □ 完成病历书写 □ 开化验单及检查申请单 □ 上级医师查访与术前评估 □ 初步确定手术方式和日期	□ 上级医师查房 □ 术前准备与术前评估 □ 行术前讨论，确定手术方案（切口选择） □ 完成相关科室会诊 □ 住院医师完成术前小结、上级医师查房记录等病历书写 □ 签署手术知情同意书、自费用品协议书、输血同意书、授权同意书 □ 向患者及家属交代围术期注意事项	□ 手术 □ 术者完成手术记录 □ 住院医师完成术后病程 □ 上级医师查房 □ 向患者及家属交代病情及术后注意事项
重点医嘱	**长期医嘱：** □ 胸外科一级护理 □ 普食 □ 吸氧：血氧饱和度监测 □ 病重通知 □ 其他医嘱 **临时医嘱：** □ 血常规、尿常规、粪便常规+隐血试验 □ 凝血功能、血型、肝功能、肾功能、电解质、感染性疾病筛查、心肌酶（肌酸激酶及同工酶、肌钙蛋白） □ 动脉血气分析、心电图 □ 影像学检查：胸部正、侧、斜位片、胸部 CT+肋骨三维重建 □ 其他医嘱	**长期医嘱：** □ 应用抗菌药物 □ 其他医嘱 **临时医嘱：** □ 拟明（或今日）日全身麻醉下行胸骨骨折复位内固定术 □ 术前禁食、禁水 □ 留置尿管 □ 备血 □ 术前麻醉用药 □ 备术中抗菌药物 □ 其他医嘱	**长期医嘱：** □ 胸外科术后常规护理 □ 特级护理 □ 禁饮食 □ 吸氧 □ 心电、血压、手指氧饱和度监护 □ 持续导尿，记 24 小时出入量 □ 雾化 □ 静脉应用抗菌药物 □ 解痉、祛痰药物（酌情） □ 其他医嘱 **临时医嘱：** □ 其他医嘱
病情变异记录	□ 无　□ 有，原因： 1. 2.	□ 无　□ 有，原因： 1. 2.	□ 无　□ 有，原因： 1. 2.
医师签名			

时间	住院第 2~7 天 （术后第 1 天）	住院第 3~14 天 （术后第 2~7 天）	住院第 15 天 （出院日）
主要诊疗工作	□ 上级医师查房，注意病情变化 □ 住院医师完成常规病历书写 □ 注意生命体征及肺部呼吸音 □ 协助患者咳痰 □ 视情况拔尿管	□ 上级医师查房 □ 住院医师完成常规病历书写 □ 注意生命体征及肺部呼吸音 □ 术后视病情复查血常规、肝功能、肾功能、电解质、血糖及胸片	□ 根据切口愈合情况拆线 □ 上级医师查房，根据症状、体温、肺部呼吸音、血常规、血生化、胸片等了解骨折复位情况 □ 住院医师完成出院小结、病历首页等 □ 向患者及家属交代出院后的注意事项
重点医嘱	**长期医嘱：** □ 胸外科一级护理 □ 普食 □ 视病情停记尿量、停吸氧、停心电监护 □ 静脉应用抗菌药物 □ 其他医嘱 **临时医嘱：** □ 拔尿管 □ 其他医嘱	**长期医嘱：** □ 停雾化 □ 其他医嘱 □ 视病情停用抗菌药物 **临时医嘱：** □ 切口换药 □ 胸片（正、侧、斜位）、血常规、肝功能、肾功能、电解质、血糖 □ 其他医嘱	**长期医嘱：** □ 其他医嘱 **临时医嘱：** □ 血常规 □ 血生化 □ 胸片（正、侧、斜位） □ 切口换药 □ 其他医嘱
病情变异记录	□ 无　□ 有，原因： 1. 2.	□ 无　□ 有，原因： 1. 2.	□ 无　□ 有，原因： 1. 2.
医师签名			

（二）护士表单

胸骨骨折临床路径护士表单

适用对象：第一诊断为胸骨骨折（ICD-10：S22.201）

行胸骨骨折切开复位内固定术（ICD-9-CM-3：78.213）

患者姓名：	性别： 年龄： 门诊号：	住院号：
住院日期： 年 月 日	出院日期： 年 月 日	标准住院日：≤15天

时间	住院第1~5天	住院第1~6天 （手术日）
健康宣教	□ 介绍主管医生、责任护士 □ 介绍环境、设施、住院注意事项 □ 讲解疾病相关知识 □ 讲解各类护理评估相关的护理措施 □ 宣教主要检查的目的和方法 □ 宣教戒烟、戒酒的重要性	□ 宣教疾病知识及主要药品作用 □ 宣教有效咳痰、排痰的目的和方法 □ 宣教呼吸功能锻炼的目的、方法 □ 宣教缓解疼痛的方法 □ 宣教早期下床活动的目的及注意事项 □ 饮食指导
护理处置	□ 核对患者，佩戴腕带 □ 建立入院护理病历，进行各类护理相关风险评估 □ 卫生处置：剪指（趾）甲、沐浴，更换病号服 □ 协助医师完成术前检查化验 □ 术前准备：配血、抗菌药物皮试、备皮、禁食、禁水	□ 遵医嘱完成相关检查 □ 送手术：摘除患者佩戴物品、义齿等，核对患者（腕带及转交接单），核对抗生素皮试结果、核对药品、填写手术交接单，签字确认 □ 接手术：核对患者（腕带及转交接单），确认签字
基础护理	□ 一级护理 □ 晨晚间护理 □ 患者安全管理	□ 一级护理 □ 晨晚间护理 □ 患者安全管理
专科护理	□ 护理查体 □ 填写跌倒及压疮防范表（必要时） □ 心理护理 □ 监测生命体征 □ 遵医嘱完善相关检查 □ 遵医嘱进行药物治疗 □ 吸氧及雾化吸入的护理 □ 胸带或胸部护板的护理 □ 指导患者有效咳痰、排痰 □ 患者疼痛评估及管理	□ 心理护理 □ 监测生命体征 □ 遵医嘱完善相关检查 □ 遵医嘱进行药物治疗 □ 吸氧及雾化吸入的护理 □ 伤口引流管的护理 □ 胸带或胸部护板的护理 □ 指导患者有效咳痰、排痰 □ 指导患者进行呼吸功能锻炼 □ 患者疼痛评估及管理 □ 鼓励患者早期下床活动，术后4小时可给予半坐位或坐位
重点医嘱	□ 详见医嘱执行单	□ 详见医嘱执行单
病情变异记录	□ 无 □ 有，原因： 1. 2.	□ 无 □ 有，原因： 1. 2.
护士签名		

时间	住院第 2~14 天	住院第 7~15 天 （出院日）
健康宣教	□ 宣教有效咳痰、排痰的目的和方法 □ 宣教呼吸功能锻炼的目的、方法 □ 宣教缓解疼痛的方法、镇痛药物使用注意事项	□ 宣教出院带药的服用方法，主要作用，用药注意事项 □ 宣教饮食、活动的注意事项 □ 宣教按时复查的目的、时间 □ 指导患者办理出院手续
护理处置	□ 遵医嘱完成检查及治疗 □ 辅助患者排痰及呼吸功能训练 □ 夹闭尿管，训练膀胱功能，遵医嘱拔除尿管	□ 书写出院小结 □ 办理出院手续
基础护理	□ 二级护理 □ 晨晚间护理 □ 患者安全管理	□ 二级护理 □ 晨晚间护理
专科护理	□ 心理护理 □ 监测生命体征 □ 遵医嘱进行药物治疗 □ 吸氧及雾化吸入的护理 □ 伤口引流管的护理及拔管的护理 □ 胸带或胸部护板的护理 □ 督促患者有效咳痰、排痰 □ 督促患者进行呼吸功能锻炼 □ 患者疼痛管理	□ 告知患者胸带或胸部护板应固定至 2 周 □ 告知患者近期可适当活动，避免剧烈运动 □ 告知出院带药的作用及服用方法 □ 告知患者出院 2 周后门诊复查，不适随诊
重点医嘱	□ 详见医嘱执行单	□ 详见医嘱执行单
病情变异记录	□ 无 □ 有，原因： 1. 2.	□ 无 □ 有，原因： 1. 2.
护士签名		

（三）患者表单

胸骨骨折临床路径患者表单

适用对象：第一诊断为胸骨骨折（ICD-10：S22.201）

行胸骨骨折切开复位内固定术（ICD-9-CM-3：78.213）

患者姓名：	性别：　　年龄：　　门诊号：	住院号：
住院日期：　　年　月　日	出院日期：　　年　月　日	标准住院日：≤15 天

时间	住院第 1~5 天	住院第 1~6 天 （手术日）
医患配合	□ 请配合询问病史、收集资料，请务必详细告知既往史、用药史、过敏史 □ 请配合进行体格检查 □ 请配合完善相关检查、化验，如采血、留尿、心电图、X 线胸片等 □ 请配合进行胸带及护板固定等治疗 □ 请配合用药及治疗 □ 请有任何不适告知医生	□ 医生向患者及家属介绍病情，如有异常结果需进一步检查 □ 请配合完善相关检查 □ 请配合用药及治疗 □ 请配合医师调整用药 □ 有任何不适请告知医生
护患配合	□ 请配合测量体温、脉搏、呼吸、血压、血氧饱和度 □ 请配合完成入院护理评估单，各类护理相关风险评估单 □ 请了解入院宣教的相关内容（环境介绍、病室规定、订餐制度、贵重物品保管等） □ 请配合进行用药治疗 □ 请配合进行吸氧及雾化吸入治疗 □ 请注意活动安全，避免坠床或跌倒 □ 配合执行探视制度 □ 有任何不适请告知护士	□ 请配合测量体温、脉搏、呼吸，询问每日排便情况 □ 请了解相关化验检查的宣教内容，配合正确留取标本，配合各项检查前的注意事项 □ 请配合进行用药治疗 □ 请了解疾病及用药等相关知识的宣教内容 □ 请配合进行吸氧及雾化吸入治疗 □ 请配合伤口引流管的护理，并避免拉拽引流管路 □ 请配合进行有效咳痰、排痰 □ 请配合进行呼吸功能锻炼 □ 请注意活动安全，避免坠床或跌倒 □ 请配合执行探视及陪伴 □ 有任何不适请告知护士
饮食	□ 普通饮食 □ 增加饮水	□ 普通饮食 □ 增加饮水
排泄	□ 正常排尿便	□ 正常排尿便
活动	□ 适量活动	□ 适量活动

时间	住院第 2~14 天	住院第 7~15 天 （出院日）
医患配合	□ 请配合用药及治疗 □ 请配合医师调整用药 □ 有任何不适请告知医生	□ 请了解出院前指导相关内容 □ 请了解出院后复查的程序 □ 请取出院诊断书
护患配合	□ 请配合测量体温、脉搏、呼吸，询问每日排便情况 □ 请配合进行药物治疗 □ 请配合进行吸氧及雾化吸入治疗 □ 请配合伤口引流管的护理 □ 请配合进行有效咳痰、排痰 □ 请配合进行呼吸功能锻炼 □ 请注意活动安全，避免坠床或跌倒 □ 请配合执行探视及陪伴 □ 有任何不适请告知护士	□ 请了解出院宣教的相关内容 □ 请取出院带药 □ 办理出院手续 □ 请了解复印病历的流程 □ 请了解院外复查的相关流程
饮食	□ 普通饮食 □ 增加饮水	□ 普通饮食 □ 增加饮水
排泄	□ 正常排尿便	□ 正常排尿便
活动	□ 适量活动	□ 适量活动

附：原表单（2017年版）

胸骨骨折临床路径表单

适用对象：第一诊断胸骨骨折（ICD-10：S22.201）
　　　　　行胸骨骨折复位内固定术（ICD-9-CM-3：78.213）

患者姓名：	性别：　年龄：　门诊号：	住院号：
住院日期：　年　月　日	出院日期：　年　月　日	标准住院日：≤15天

时间	住院第1天	住院第1（2）~5天	住院第1~6天（手术日）
主要诊疗工作	□ 询问病史及体格检查 □ 完成病历书写 □ 开化验单及检查申请单 □ 上级医师查访与术前评估 □ 初步确定手术方式和日期	□ 上级医师查房 □ 术前准备与术前评估 □ 行术前讨论，确定手术方案（切口选择） □ 完成相关科室会诊 □ 住院医师完成术前小结、上级医师查房记录等病历书写 □ 签署手术知情同意书、自费用品协议书、输血同意书、授权同意书 □ 向患者及家属交代围术期注意事项	□ 手术 □ 术者完成手术记录 □ 住院医师完成术后病程 □ 上级医师查房 □ 向患者及家属交代病情及术后注意事项
重点医嘱	**长期医嘱：** □ 胸外科一级护理 □ 普通饮食 □ 吸氧：血氧饱和度监测 □ 告病重 □ 其他医嘱 **临时医嘱：** □ 血常规、尿常规、粪便常规+隐血试验 □ 凝血功能、血型、肝功能、肾功能、电解质、感染性疾病筛查、心肌酶（肌酸激酶及同工酶、肌钙蛋白） □ 动脉血气分析、心电图 □ 影像学检查：胸部正、侧、斜位片、胸部CT+胸廓三维重建 □ 其他医嘱	**长期医嘱：** □ 应用抗菌药物 □ 其他医嘱 **临时医嘱：** □ 拟明（或今日）日全身麻醉下行胸骨骨折复位内固定术 □ 术前禁食、禁水 □ 留置尿管 □ 备血 □ 术前麻醉用药 □ 备术中抗菌药物 □ 其他医嘱	**长期医嘱：** □ 胸外科术后常规护理 □ 特级护理 □ 禁饮食 □ 吸氧 □ 心电、血压、手指氧饱和度监护 □ 持续导尿，记24小时出入量 □ 雾化 □ 静脉应用抗菌药物 □ 解痉、祛痰药物（酌情） □ 其他医嘱 **临时医嘱：** □ 其他医嘱
主要护理工作	□ 介绍病房环境、设施和设备 □ 入院护理评估 □ 辅助戒烟	□ 宣教、备皮等术前准备 □ 提醒患者术前禁食、禁水 □ 咳嗽训练	□ 观察病情变化 □ 术后心理和生活护理 □ 保持呼吸道通畅
病情变异记录	□ 无　□ 有，原因： 1. 2.	□ 无　□ 有，原因： 1. 2.	□ 无　□ 有，原因： 1. 2.
护士签名			
医师签名			

时间	住院第 1（2）~7 天 （术后第 1 天）	住院第 2（3）~14 天 （术后第 2~7 天）	住院第 13~15 天 （出院日）
主要诊疗工作	□ 上级医师查房，注意病情变化 □ 住院医师完成常规病历书写 □ 注意生命体征及肺部呼吸音 □ 协助患者咳痰 □ 视情况拔尿管	□ 上级医师查房 □ 住院医师完成常规病历书写 □ 注意生命体征及肺部呼吸音 □ 术后视病情复查血常规、肝功能、肾功能、电解质、血糖及胸片	□ 根据切口愈合情况拆线 □ 上级医师查房，根据症状、体温、肺部呼吸音、血常规、血生化、胸片等了解骨折复位情况 □ 住院医师完成出院小结、病历首页等 □ 向患者及家属交代出院后的注意事项
重点医嘱	**长期医嘱：** □ 胸外科一级护理 □ 普通饮食 □ 视病情停记尿量、停吸氧、停心电监护 □ 静脉应用抗菌药物 □ 其他医嘱 **临时医嘱：** □ 拔尿管 □ 其他医嘱	**长期医嘱：** □ 停雾化 □ 其他医嘱 □ 视病情停用抗菌药物 **临时医嘱：** □ 切口换药 □ 胸片（正、侧、斜位）、血常规、肝功能、肾功能、电解质、血糖 □ 其他医嘱	**长期医嘱：** □ 其他医嘱 **临时医嘱：** □ 血常规 □ 血生化 □ 胸片（正、侧、斜位） □ 切口换药 □ 其他医嘱
主要护理工作	□ 观察患者病情 □ 术后心理与生活护理 □ 雾化 □ 协助患者咳痰和肢体功能锻炼	□ 密切观察患者病情 □ 术后心理与生活护理 □ 协助患者咳痰和肢体功能锻炼	□ 指导患者办理出院手续
病情变异记录	□ 无　□ 有，原因： 1. 2.	□ 无　□ 有，原因： 1. 2.	□ 无　□ 有，原因： 1. 2.
护士签名			
医师签名			

第二十二章

肋骨骨折合并血气胸临床路径释义

【医疗质量控制指标】

指标一、术前胸部 CT+三维重建完成率。

指标二、术前 30 分钟预防性抗菌药物使用率。

指标三、胸腔闭式引流完成率。

指标四、肋骨骨折切开复位内固定完成率。

指标五、术后肺部感染、呼吸衰竭发生率。

指标六、围术期输血量。

指标七、平均住院时间。

一、肋骨骨折合并血气胸编码

1. 原编码：

疾病名称及编码：肋骨骨折（ICD-10：S22.3）

多发性肋骨骨折（ICD-10：S22.4）

创伤性气胸（ICD-10：S27.0）

创伤性血胸（ICD-10：S27.1）

创伤性血气胸（ICD-10：S27.2）

手术操作名称及编码：胸腔闭式引流术（ICD-9-CM-3：34.04）

2. 修改编码：

疾病名称及编码：肋骨骨折（ICD-10：S22.30）

多发性肋骨骨折（ICD-10：S22.40）

创伤性气胸（ICD-10：S27.00）

创伤性血胸（ICD-10：S27.10）

创伤性血气胸（ICD-10：S27.20）

手术操作名称及编码：胸腔闭式引流术（ICD-9-CM-3：34.04）

二、临床路径检索方法

（S22.30/S22.40）+（S27.00/S27.10/S27.20）伴 34.04

三、国家医疗保障疾病诊断相关分组（CHS-DRG）

MDCE 呼吸系统疾病及功能障碍

EU1 重大胸部创伤

EW1 胸膜病变及胸腔积液

四、肋骨骨折合并血气胸临床路径标准住院流程

（一）适用对象

第一诊断为肋骨骨折（ICD-10：S22.30）、多发性肋骨骨折（ICD-10：S22.40）伴创伤性气胸（ICD-10：S27.00）、创伤性血胸（ICD-10：S27.10）、创伤性血气胸（ICD-10：S27.20）。

行胸腔闭式引流术（ICD-9-CM-3：34.04）。

释义

■ 适用对象编码参见第一部分。

■ 肋骨骨折合并单纯血胸或单纯气胸可进入本路径。但单纯血胸和单纯气胸与血气胸 ICD 编码不一致，建议增加 ICD 编码：创伤性气胸 S27.0 和创伤性血胸 S27.1。

■ 闭合性肋骨骨折：骨折时，覆盖骨折端的皮肤及软组织保持完整，骨折处不与体表外界相通。闭合性肋骨骨折包括单侧或双侧、单根或多根、单处或多处肋骨骨折。连枷胸、病理性肋骨骨折、开放性肋骨骨折不进入本路径。

■ 血气胸可为单侧或双侧，包括血胸、气胸或血气胸。进行性血胸、大量血胸、凝固性血胸、感染性血胸、开放性血气胸不进入本路径。

■ 胸腔闭式引流术包括胸腔穿刺置管术、胸腔闭式引流术，调整引流管或重新放置引流管，不包括胸腔镜检查引流术。

■ 连枷胸：多根多处肋骨骨折，或多根肋骨骨折合并肋骨与肋软骨交界分裂或合并胸骨骨折，形成浮动胸壁。

■ 病理性骨折：包括骨质疏松症、肋骨原发或转移恶性肿瘤、肋骨良性肿瘤或骨囊肿、感染等。

■ 小量血胸：指胸腔积血在 500ml 以下，立位 X 线胸片可见肋膈角变钝，液面不超过膈顶。中量血胸：指胸腔积血在 500~1500ml，X 线胸片见积液达肩胛角平面。大量血胸：指胸腔积血在 1500ml 以上，X 线胸片可见胸腔积液超过肺门平面甚至充满整个胸腔。

■ 具备以下征象提示存在进行性血胸：①持续脉搏加快、血压降低，或虽经补充血容量血压仍不稳定；②胸腔引流量每小时超过 200ml，持续 3 小时；③血红蛋白量、红细胞计数和红细胞比容进行性降低，引流胸腔积血的血红蛋白量和红细胞计数与周围血相接近。

■ 具备以下征象提示存在感染性血胸：①有畏寒、高热等感染的全身表现；②抽出胸腔积液 1ml，加入 5ml 蒸馏水，无感染呈淡红色透明状，出现浑浊或絮状物提示感染；③胸腔积血无感染时红细胞白细胞计数比例应与周围血相似，即 500∶1，感染时白细胞计数明显增加，比例达 100∶1；④积血涂片和细菌培养发现致病菌。

■ 凝固性血胸：胸腔内迅速积聚大量血液，超过肺、心包和膈肌运动所起的去纤维蛋白作用时，胸腔内积血发生凝固，形成凝固性血胸。

■ 开放性气胸：胸壁伤口使胸膜腔与外界持续相同，空气随呼吸自由出入胸膜腔。

■ 张力性气胸：也称高压性气胸或活瓣性气胸，气体多来源于肺裂伤、气管支气管损伤或食管裂伤，裂口与胸膜腔相通，且形成单向活瓣，吸气时开放呼气时关闭，胸膜腔内气体增加、压力增高，纵隔移位压迫健侧肺引起严重呼吸循环功能障碍。

■ 胸腔闭式引流术适应证：血胸量＞500ml，闭合性气胸肺压缩＞30%。

（二）诊断依据

根据《临床诊疗指南·胸外科分册》（中华医学会编著，人民卫生出版社，2009 年）。

1. 病史：多有外伤史。
2. 临床表现：
（1）主诉：胸痛、咳嗽、血痰、气促、呼吸困难。
（2）体征：伤侧呼吸运动减弱，呼吸音低或消失，局部触痛和胸廓挤压征（+），典型的临床特征是骨擦音和骨擦感。多发性肋骨骨折有时可有反常呼吸。
3. X 线胸片检查以及 CT。

释义

■ 上述诊断依据为判断肋骨骨折及血气胸的标准，合并精神疾病、意识障碍、醉酒状态患者可能缺少病史，还需要结合其他症状及检查判断有无合并伤及病情危重程度。

■ 应注意有无合并损伤。上位肋骨骨折（第 1~3 肋骨骨折）需要注意锁骨下动静脉、臂丛神经、纵隔器官损伤。下位肋骨骨折（第 8~12 肋骨骨折）应注意腹腔脏器特别是肝、脾损伤可能。肺挫伤是常见合并损伤，常伴有血痰，易出现低氧血症。合并胸骨骨折者需要考虑心肌挫伤的相关检查。具有 Beck 三联征（心音遥远；静脉压升高、颈静脉怒张；动脉压降低）者需要考虑心包压塞。咯血、大量气胸、严重纵隔气肿、皮下气肿者需要考虑气管、支气管损伤，合并纵隔感染征象时需要考虑食管损伤。膈肌损伤一旦诊断确立，应及时手术治疗。主动脉损伤（如夹层动脉瘤）是潜在危及生命的损伤，若有怀疑则及时请相关科室会诊。无外伤史的肋骨骨折需要考虑病理性骨折，应该进一步查找病因。

■ CT 三维重建较 X 线更易显示骨折线及隐蔽部位的骨折。当影像学检查结果出现不一致时可根据情况复查。血气分析对判断低氧血症程度具有重要意义。需要入住 ICU 的患者不进入临床路径。

（三）选择治疗方案的依据

根据《临床诊疗指南·胸外科分册》（中华医学会编著，人民卫生出版社，2009 年）。
行胸腔闭式引流术，充分镇痛，胸带固定。

释义

■ 镇痛：包括口服镇痛、静脉注射镇痛、经皮吸收镇痛、局部浸润、肋间神经阻滞、硬膜外阻滞、椎旁阻滞等方法。患者应给予一种或多种镇痛方法，根据镇痛效果调整用药剂量。

■ 固定胸廓：包括胸带、胸部护板。鼓励患者深呼吸及咳嗽、排痰，可给予祛痰药物或平喘药物治疗，以减少呼吸系统的并发症。

■ 抗菌药物选用主要针对肺部并发症，可选用第一、第二代头孢菌素、头孢曲松。

■ 有低氧血症者，如 PaO_2 < 60mmHg，$PaCO_2$ > 50mmHg，应行机械通气。

■ 合并肺挫伤者应控制入液量。

■ 胸腔闭式引流术适应证：胸腔积液量 > 500ml，闭合性气胸肺压缩 > 30%。

（四）标准住院日≤10天

释义

■ 如果患者条件允许，住院时间可以低于上述住院天数。

■ 肺挫伤后肺泡出血和间质水肿常于48~72小时达到高峰，经治疗后肺部斑片状阴影逐渐吸收，在此期间需要密切关注血氧变化，警惕呼吸衰竭发生。

■ 肋骨骨折在伤后6~8小时骨折端血肿形成，约2周完成纤维连接。在标准住院日内骨折断端趋于稳定，胸腔渗出减少，疼痛明显缓解，迟发性血气胸发生率逐渐降低。

■ 积极应用镇痛、雾化吸入、化痰治疗、保持引流管通畅、预防肺部并发症发生，避免住院日延长。

（五）进入路径标准

1. 第一诊断必须符合ICD-10：S22.30/S22.40伴S27.10/20肋骨骨折/多发性肋骨骨折合并创伤性血胸/创伤性血气胸疾病编码。
2. 当患者合并其他疾病，但住院期间不需要特殊处理也不影响第一诊断的临床路径流程实施时，可以进入路径。

释义

■ 闭合性肋骨骨折合并血气胸，生命体征平稳者进入路径。

■ 患者同时具有其他疾病影响第一诊断的临床路径流程实施时均不适合进入临床路径。

■ 连枷胸、大量血胸、怀疑大气道损伤、食管损伤、膈肌损伤、开放性血气胸、开放性肋骨骨折、胸骨骨折、严重肺挫/裂伤、呼吸衰竭、休克、心脏损伤、主动脉损伤，合并其他部位损伤需要针对性专科治疗者，不适合进入临床路径。

（六）明确诊断及入院常规检查应≤12小时

1. 必需的检查项目：
（1）血常规、肝功能测定、肾功能测定、电解质。
（2）X线胸片、心电图。
（3）凝血功能、输血前检查、血型、感染性疾病筛查（乙型肝炎、丙型肝炎、梅毒、艾滋病）。
2. 根据患者病情，可选择的检查项目：骨质疏松相关的骨代谢检查、骨髓瘤相关检查、胸部CT、血气分析、腹部超声等。

释义

■ 部分检查可在门急诊完成。

■ 根据病情行特殊相关检查：怀疑大血管损伤者可行数字减影血管造影、CT血管造影（CTA，CT angiography）；怀疑大气道损伤者可行支气管镜检查；怀疑食管损伤者可行消化道造影检查（泛影葡胺）或口服亚甲蓝溶液观察胸腔引流液颜色变化；怀疑心脏损伤者可行心电图、心肌酶谱、超声检查进一步明确；怀疑腹部脏器损伤者可行腹部B超、腹部CT检查；怀疑病理性骨折的病例可行骨质疏松相关的骨代谢检查、骨髓瘤相关检查、骨密度、骨扫描、肿瘤标志物、肿瘤原发灶筛查等检查。怀疑合并其他系统相关疾病者及时请相关科室会诊指导进一步诊疗；外伤导致的肋骨、胸骨骨折需要复查头部CT、腹部CT。

■ 若怀疑肺部感染建议留取痰液行病原学检查，指导抗菌药物使用。

■ X线检查不能明确的肋骨骨折应行胸部CT平扫+肋骨重建检查。

■ 如发现不适合进入路径标准的相关合并疾病，退出路径［参见“（一）适用标准”］。

（七）预防性抗菌药物选择与使用时机

1. 按照《抗菌药物临床应用指导原则（2015年版）》（国卫办医发〔2015〕43号）执行，并根据患者的病情决定抗菌药物的选择与使用时间。
2. 建议使用第一、第二代头孢菌素。预防性用药时间为术前30分钟。

释义

■ 合并肺部感染者抗菌药物使用属治疗用药，不适用预防用药指导原则，因用药时间将明显延长，应退出本路径。

■ 合并肺挫伤、血气胸者可按预防用药原则使用抗菌药物。

（八）手术日为入院当天

1. 麻醉方式：局部麻醉。
2. 手术方式：胸腔闭式引流术。
3. 术中用药：抗菌药物。
4. 输血：视出血情况决定。

释义

■ 胸腔闭式引流术根据病情决定置管部位，气胸可选择锁骨中线第2肋间或腋中线第4肋间，血胸或血气胸可选择腋中线第6、7肋间。尽可能应用直径较大的胸腔闭式引流管。

■ 固定胸廓：可选用胸带、胸部护板行胸廓外固定。

■ 输血适应证：①血红蛋白＜70g/L，或急性失血具有以下2项或以上者：急性失血＞15%血容量，舒张压＜60mmHg，与基础血压比较收缩压下降＞30mmHg，心率＞100次/分，少尿或无尿，精神状态改变。②失血或预计有较多失血的冠心病或肺功能不全患者，Hb＜100g/L。

（九）术后住院恢复≤9天

1. 必须复查的检查项目：血常规、肝功能、肾功能、电解质、胸部X线片等。

2. 术后用药：抗菌药物使用按照《抗菌药物临床应用指导原则（2015年版）》（国卫办医发〔2015〕43号）执行，并根据患者的病情决定抗菌药物的选择与使用时间。建议使用第一、第二代头孢菌素。

释义

■ 需要及时判断病情变化及是否需要开胸探查，是否存在其他损伤。连枷胸、进行性血胸、凝固性血胸、大量持续漏气，怀疑气管/支气管损伤、食管损伤、膈肌损伤、心脏大血管损伤可行开胸探查术或胸腔镜手术（VATS）。出现心包压塞及时行心包穿刺或心包开窗术。

（十）出院标准

1. 患者病情稳定，体温正常，手术切口愈合良好，生命体征平稳。

2. 无需要住院处理的并发症和/或合并症。

释义

■ 胸腔闭式引流量< 150ml/24h，大于24小时无漏气、肺完全复张，即可拔除胸引管。

■ 如果出现并发症和/或合并症，是否需要继续住院治疗，由主管医师具体决定。

（十一）变异及原因分析

1. 需要开胸手术，接受全身麻醉手术的张力性气胸和进行性血胸。

2. 术后出现肺部感染、呼吸衰竭、心力衰竭、肝肾衰竭等并发症，需要延长治疗时间。

释义

■ 微小变异：因为医院检验项目的及时性未保证，不能按照要求完成检查；因为节假日不能按照要求完成检查；出现包裹性积液或迟发性血气胸再次行胸腔闭式引流术，未延长住院时间。

■ 重大变异：连枷胸、进行性血胸、凝固性血胸、大量持续漏气、气管/支气管损伤、食管损伤、膈肌损伤、心脏大血管损伤需行开胸探查或胸腔镜（VATS）手术；出现心包压塞及时行心包穿刺或心包开窗术；出现感染性血胸按脓胸处理；病理性骨折积极治疗原发病；骨折断端移位剧烈疼痛需要行内固定手术；肺挫伤进展出现呼吸衰竭，需要插管机械通气；出现肺部感染；包裹性积液或迟发性血气胸再次行胸腔闭式引流术，明显延长住院时间；发现其他系统损伤或疾病，需要其他治疗措施，影响路径实施。患者不愿配合完成相应检查；医院与患者或家属发生医疗纠纷，患者要求离院或转院；不愿按照要求出院随诊而导致入院时间明显延长。

■ 微小变异可不退出路径，重大变异退出路径。

五、肋骨骨折合并血气胸临床路径给药方案

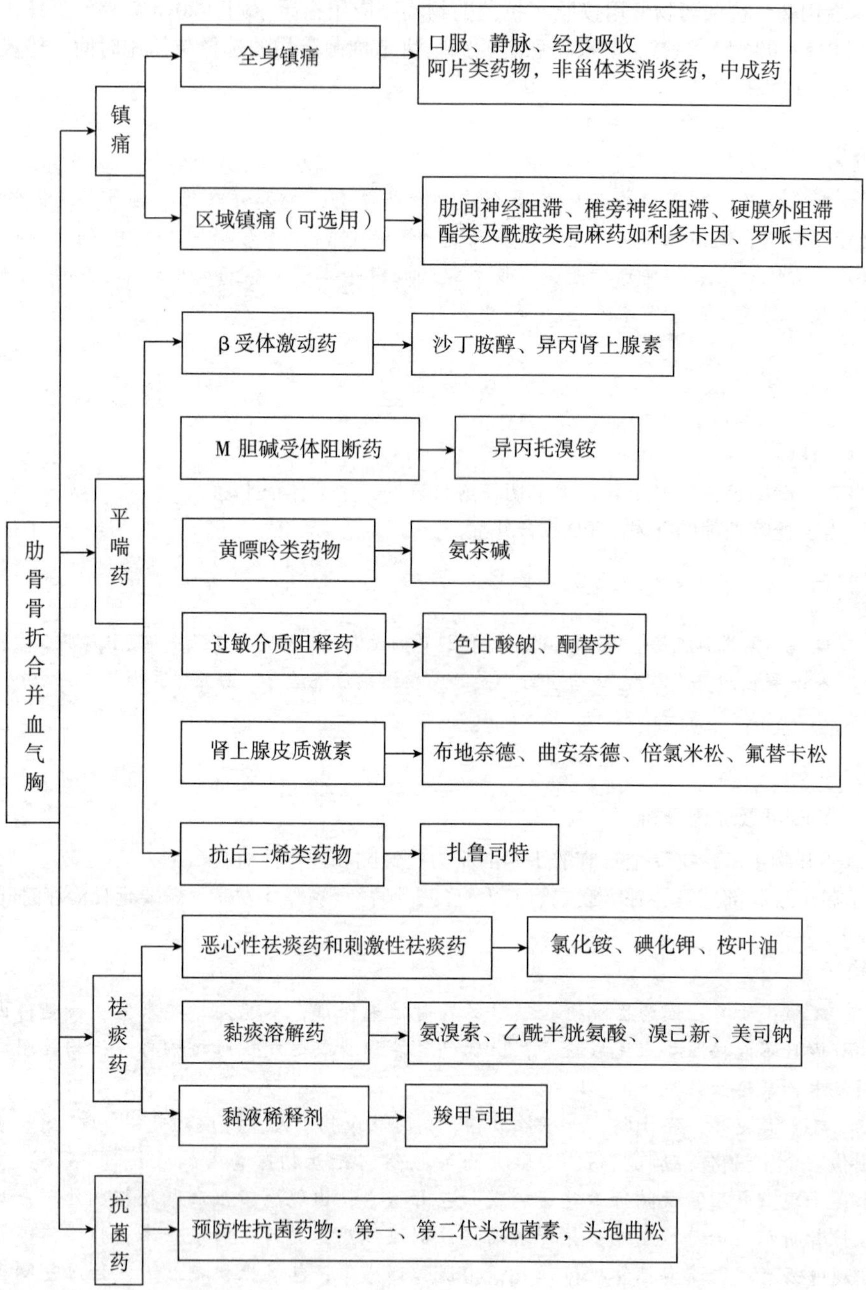

（一）用药选择

1. 镇痛：患者应给予一种或多种镇痛方法，根据镇痛效果调整用药剂量。

2. 平喘药：建议使用吸入型制剂，以增强呼吸道局部疗效，减少全身用药的不良反应。可以选用一种或多种药物。

3. 祛痰药：呼吸道分泌物多、痰液黏稠、长期吸烟者可使用祛痰药。可以选用一种或多种药物。

4. 应鼓励胸外伤患者咳嗽咳痰，轻度咳嗽有利于排痰，一般不需用镇咳药。

5. 预防性抗菌药物：第一、第二代头孢菌素。

（二）药学提示

1. 全身镇痛可能出现中枢神经抑制、呼吸抑制、恶心呕吐、消化道溃疡等不良反应；硬膜外阻滞可能出现全脊髓麻醉、脊髓损伤、尿潴留、麻醉药中毒、低血压等不良反应。有条件可选择椎旁阻滞镇痛方法，减少上述不良反应发生。

2. 平喘药：吸入用肾上腺皮质激素可能引起口咽部念珠菌感染。β 受体激动药：甲状腺功能亢进症、冠心病患者禁用。异丙托溴铵：幽门梗阻患者禁用，对异丙托溴铵、阿托品过敏者禁用，吸入时如溅入眼部可引起闭角型青光眼眼压升高。沙丁胺醇：偶见肌肉震颤、外周血管舒张及代偿性心率加速、头痛、不安，过敏反应等。

3. 祛痰药：乙酰半胱氨酸：支气管哮喘患者禁用，偶可引起咯血，部分患者引起恶心、呕吐、流涕、胃炎等。

4. 头孢曲松勿与含钙液体如林格液或哈特曼液合用，以免产生沉淀物。

5. 预防性应用抗菌药物的用药时间为术前 30 分钟。

（三）注意事项

平喘药物、祛痰药物需在凉暗处保存。

六、肋骨骨折合并血气胸患者护理规范

1. 密切观察病情，做好各项抢救准备工作，观察患者的血压、脉搏、呼吸及血氧饱和度的变化；观察患者胸廓运动情况，及时发现有无呼吸困难和反常呼吸，如出现呼吸困难、咳嗽、咯血时，应考虑肺或支气管损伤，应告知医师处理；观察有无皮下气肿及其范围，如气肿蔓延迅速，应告知医师处理。

2. 呼吸道管理：协助患者练习深呼吸、有效咳嗽、吹气球、使用呼吸训练仪或遵医嘱给予雾化吸入；对多根多处肋骨骨折、咳嗽无力、不能有效排痰者，应在充分镇痛下施行纤维支气管镜吸痰；出现呼吸功能不全的患者，需要气管插管或切开，行呼吸机辅助呼吸，通过正压通气对软化胸壁起到“内固定”作用。

3. 休息与活动：术后取半坐卧位，床头抬高 30°~50°，以利呼吸及引流液引出。术后第 1 日，采用坐位、半坐卧位或不完全健侧卧位，避免术侧卧位。术后尽早下床活动，锻炼术侧肩关节。

4. 饮食护理：术后第 1 日晨，患者意识清醒且无恶心、呕吐，即可进食清淡流质饮食或半流质饮食，逐渐过渡到普通饮食，禁食牛奶、豆浆等产气食物。应鼓励进食蔬菜、水果，防止便秘；补充足够水分，防止气道干燥，利于痰液稀释，便于咳出。

5. 疼痛护理：及时进行疼痛评估，必要时给予药物镇痛。

6. 胸管护理：注意观察引流液的性质、颜色和量，并做好记录。妥善固定胸管，防止管路脱出，保证胸腔闭式引流瓶直立位，并低于胸部 60~100cm，置于床下固定位置，防止碰倒、踢翻或打碎。长玻璃管置于液面下 2~3cm。可适时挤压胸管，保持引流管通畅。注意观察患者是否有胸闷、呼吸困难、发绀、切口漏气、渗液、出血和皮下气肿等，如发现异常及时通知医师处理。

7. 用药护理：应严格按照医嘱服用抗生素、化痰及镇咳药物。

8. 心理护理：创伤后的患者心理波动较大，应根椐患者的年龄、性格和文化程度来选择告知病情，建立良好的医患关系，增加患者接受治疗的依从性。

七、肋骨骨折合并血气胸患者营养治疗规范

1. 患者入院后进行 NRS 2002 营养风险筛查，有营养风险的患者需要营养治疗。

2. 营养治疗可遵循五阶梯模式：第一阶梯：饮食+营养教育；第二阶梯：饮食+口服营养补充（ONS）；第三阶梯：全肠内营养（TEN）；第四阶梯：肠内营养的基础上补充性增加肠外营养（PEN+PPN）；第五阶梯：全肠外营养（TPN）；当不能满足60%目标能量需求3~5天时，应该选择上一阶梯。

3. 对于消化道有功能的患者应首先选择肠内营养：根据病情尽可能采用经口营养补充或管饲输注，满足营养需求。当病情危重无法给予肠内营养时，应考虑肠外营养以满足营养支持需求。

4. 监测血流动力学、电解质及血糖，根据病情调整为相适应的营养制剂。

八、肋骨骨折合并血气胸患者健康宣教

1. 合理饮食：初期以清淡、易消化食物为主，恢复期进食高蛋白、高热量、富含维生素的高营养食物。

2. 康复指导：指导患者做腹式深呼吸及有效咳嗽，保持呼吸道通畅，防止肺部并发症；避免剧烈呛咳、呕吐，以免影响伤口愈合；尽早开展循序渐进的胸廓和肩关节运动，防止关节僵直。

3. 复诊指导：定期复查，不适随诊。告知患者3个月复查胸部X片，了解骨折愈合情况。若突发咳嗽、咯血、呼吸困难，应就近就诊。

九、推荐表单

（一）医师表单

肋骨骨折合并血气胸临床路径医师表单

适用对象：第一诊断为肋骨骨折合并血气胸（ICD-10：S22.30/S22.40 伴 S27.10/20）
行胸腔闭式引流术（ICD-9-CM-3：34.04）

患者姓名：	**性别：　年龄：　门诊号：**	**住院号：**
住院日期：　年　月　日	**出院日期：**　年　月　日	**标准住院日：**≤10 天

时间	住院第 1 天 （手术日）	住院第 2 天
主要诊疗工作	□ 询问病史及体格检查 □ 完成病历书写 □ 开化验单及检查单 □ 上级医师查房，确定诊断 □ 向患者家属告病重或病危通知（酌情），并签署手术知情同意书 □ 局部麻醉下行胸腔闭式引流术	□ 上级医师查房 □ 完成入院检查 □ 继续对症支持治疗 □ 完成必要的相关科室会诊 □ 完成上级医师查房记录等病历书写 □ 向患者及家属交代病情及其注意事项
重点医嘱	**长期医嘱：** □ 胸外科护理常规 □ 一级护理 □ 饮食 □ 心电监护 □ 吸氧 □ 胸带固定 □ 使用镇痛药物 □ 视病情通知病重或病危 □ 其他医嘱 **临时医嘱：** □ 血常规、肝功能、肾功能、电解质 □ X 线胸片、心电图、腹部超声（必要时） □ 凝血功能、输血前检查、血型 □ 血气分析（必要时） □ 呼吸机无创辅助呼吸（必要时） □ 局部麻醉下行胸腔闭式引流术	**长期医嘱：** □ 患者既往基础用药 □ 祛痰药物的使用 □ 其他医嘱 **临时医嘱：** □ X 线胸部 □ 其他医嘱
病情变异记录	□ 无　□ 有，原因： 1. 2.	□ 无　□ 有，原因： 1. 2.
医师签名		

时间	住院第 3~9 天	住院第 10 天 （出院日）
主要诊疗工作	□ 上级医师查房 □ 根据体检、X 线胸片、CT 结果和既往资料确定诊断及是否需要开胸手术治疗 □ 根据其他检查结果判断是否合并其他疾病 □ 并发症的防治 □ 对症支持治疗 □ 完成病程记录	□ 上级医师查房，进行评估，确定有无并发症情况，明确是否出院 □ 完成出院记录、病案首页、出院证明书等 □ 向患者交代出院后的注意事项，如：返院复诊的时间、地点，胸带继续固定 2 周，近期避免运动，呼吸功能锻炼
重点医嘱	**长期医嘱（视情况可第 2 天起开始治疗）：** □ 抗菌药物的使用（必要时） □ 其他医嘱 **临时医嘱：** □ 复查血常规、肝功能、肾功能、电解质（出院前或必要时） □ 复查 X 线胸片（出院前或必要时）	**出院医嘱：** □ 注意休息、营养，避免运动 □ 胸带继续固定 2 周 □ 出院带药（必要时） □ 半个月后复诊，不适随诊
病情变异记录	□ 无 □ 有，原因： 1. 2.	□ 无 □ 有，原因： 1. 2.
医师签名		

（二）护士表单

肋骨骨折合并血气胸临床路径护士表单

适用对象：第一诊断为肋骨骨折合并血气胸（ICD-10：S22.30/S22.40 伴 S27.10/20）
行胸腔闭式引流术（ICD-9-CM-3：34.04）

患者姓名：	性别： 年龄： 门诊号：	住院号：
住院日期： 年 月 日	出院日期： 年 月 日	标准住院日：≤10 天

时间	住院第 1 天 （手术日）	住院第 2 天
健康宣教	□ 介绍主管医师、护士 □ 介绍环境、设施、住院注意事项 □ 宣教主要检查的目的和方法 □ 宣教戒烟、戒酒的重要性	□ 宣教疾病知识及主要药品作用 □ 宣教有效咳痰、排痰的目的和方法 □ 宣教呼吸功能锻炼的目的、方法 □ 宣教缓解疼痛的方法 □ 宣教早期下床活动的目的及注意事项 □ 饮食指导
基础护理	□ 建立入院护理病历 □ 一级护理 □ 晨晚间护理 □ 患者安全管理：核对患者、佩戴腕带；预防跌倒或坠床	□ 一级护理 □ 晨晚间护理 □ 患者安全管理
专科护理	□ 护理查体 □ 填写跌倒及压疮防范表（必要时） □ 心理护理 □ 监测生命体征 □ 遵医嘱完善相关检查 □ 遵医嘱进行药物治疗 □ 吸氧及雾化吸入的护理 □ 胸腔闭式引流管的护理 □ 胸带或胸部护板的护理 □ 指导患者有效咳痰、排痰 □ 患者疼痛评估及管理	□ 心理护理 □ 监测生命体征 □ 遵医嘱完善相关检查 □ 遵医嘱进行药物治疗 □ 吸氧及雾化吸入的护理 □ 胸腔闭式引流管的护理 □ 胸带或胸部护板的护理 □ 指导患者有效咳痰、排痰 □ 指导患者进行呼吸功能锻炼 □ 患者疼痛评估及管理 □ 鼓励患者早期下床活动
重点医嘱	□ 详见医嘱执行单	□ 详见医嘱执行单
病情变异记录	□ 无 □ 有，原因： 1. 2.	□ 无 □ 有，原因： 1. 2.
护士签名		

时间	住院第 3~9 天	住院第 10 天 （出院日）
健康宣教	□ 宣教有效咳痰、排痰的目的和方法 □ 宣教呼吸功能锻炼的目的、方法 □ 宣教缓解疼痛的方法	□ 宣教出院带药服用方法 □ 宣教饮食、活动的注意事项 □ 宣教按时复查的目的、时间
健康宣教	□ 二级护理 □ 晨晚间护理 □ 患者安全管理	□ 二级护理 □ 晨晚间护理 □ 指导患者办理出院手续
专科护理	□ 心理护理 □ 监测生命体征 □ 遵医嘱进行药物治疗 □ 吸氧及雾化吸入的护理 □ 胸腔闭式引流管的护理及拔管的护理 □ 胸带或胸部护板的护理 □ 督促患者有效咳痰、排痰 □ 督促患者进行呼吸功能锻炼 □ 患者疼痛管理	□ 告知患者胸带或胸部护板应固定至少 2 周 □ 告知患者近期可适当活动，避免剧烈运动 □ 告知出院带药的作用及服用方法 □ 告知患者出院 2 周后门诊复查，不适随诊
重点医嘱	□ 详见医嘱执行单	□ 详见医嘱执行单
病情变异记录	□ 无 □ 有，原因： 1. 2.	□ 无 □ 有，原因： 1. 2.
护士签名		

（三）患者表单

肋骨骨折合并血气胸临床路径患者表单

适用对象：第一诊断为肋骨骨折合并血气胸（ICD-10：S22.30/S22.40 伴 S27.10/20）
行胸腔闭式引流术（ICD-9-CM-3：34.04）

患者姓名：	性别：　　年龄：　　门诊号：	住院号：
住院日期：　　年　月　日	出院日期：　　年　月　日	标准住院日：≤10 天

时间	住院第 1 天 （手术日）	住院第 2 天
医患配合	□ 请配合询问病史、收集资料，请务必详细告知既往史、用药史、过敏史 □ 请配合进行体格检查 □ 请配合完善相关检查、化验，如采血、留尿、心电图、X 线胸片等 □ 请配合进行胸腔穿刺及闭式引流等治疗 □ 请配合用药及治疗 □ 请有任何不适告知医师	□ 医师向患者及家属介绍病情，如有异常结果需进一步检查 □ 请配合完善相关检查 □ 请配合用药及治疗 □ 请配合医师调整用药 □ 有任何不适请告知医师
护患配合	□ 请配合测量体温、脉搏、呼吸、血压、血氧饱和度 □ 请配合完成入院护理评估单（简单询问病史、过敏史、用药史） □ 请了解入院宣教的相关内容（环境介绍、病室规定、订餐制度、贵重物品保管等） □ 请配合进行药物治疗 □ 请配合进行吸氧及雾化吸入治疗 □ 请配合胸腔闭式引流管的护理 □ 请注意活动安全，避免坠床或跌倒 □ 配合执行探视制度 □ 有任何不适请告知护士	□ 请配合测量体温、脉搏、呼吸，询问每日排便情况 □ 请了解相关化验检查的宣教内容，配合正确留取标本，配合检查 □ 请配合进行药物治疗 □ 请了解疾病及用药等相关知识的宣教内容 □ 请配合进行吸氧及雾化吸入治疗 □ 请配合胸腔闭式引流管的护理 □ 请配合进行有效咳痰、排痰 □ 请配合进行呼吸功能锻炼 □ 请注意活动安全，避免坠床或跌倒 □ 请配合执行探视及陪护 □ 有任何不适请告知护士
饮食	□ 普通饮食 □ 增加饮水	□ 普通饮食 □ 增加饮水
排泄	□ 正常排尿便	□ 正常排尿便
活动	□ 适量活动	□ 适量活动

时间	住院第3~9天	住院第10天 （出院日）
医患配合	□ 请配合用药及治疗 □ 请配合医师调整用药 □ 有任何不适请告知医师	□ 请了解出院前指导的相关内容 □ 请了解出院后复查的程序 □ 请取出院诊断书
护患配合	□ 请配合测量体温、脉搏、呼吸，询问每日排便情况 □ 请配合进行药物治疗 □ 请配合进行吸氧及雾化吸入治疗 □ 请配合胸腔闭式引流管的护理 □ 请配合进行有效咳痰、排痰 □ 请配合进行呼吸功能锻炼 □ 请注意活动安全，避免坠床或跌倒 □ 请配合执行探视及陪护 □ 有任何不适请告知护士	□ 请了解出院宣教的相关内容 □ 请取出院带药 □ 办理出院手续 □ 请了解复印病历的程序
饮食	□ 普通饮食 □ 增加饮水	□ 普通饮食 □ 增加饮水
排泄	□ 正常排尿便	□ 正常排尿便
活动	□ 适量活动	□ 适量活动

附：原表单（2019年版）

肋骨骨折合并血气胸临床路径表单

适用对象：第一诊断为肋骨骨折合并血气胸（ICD-10：S22.30/S22.40 伴 S27.10/20）
行胸腔闭式引流术（ICD-9-CM-3：34.04）

患者姓名：	性别：　年龄：　门诊号：	住院号：
住院日期：　年　月　日	出院日期：　年　月　日	标准住院日：≤10天

时间	住院第1天 （手术日）	住院第2天
主要诊疗工作	□ 询问病史及体格检查 □ 完成病历书写 □ 开化验单及检查单 □ 上级医师查房，确定诊断 □ 向患者家属告病重或病危通知（酌情），并签署手术知情同意书 □ 局部麻醉下行胸腔闭式引流术	□ 上级医师查房 □ 完成入院检查 □ 继续对症支持治疗 □ 完成必要的相关科室会诊 □ 完成上级医师查房记录等病历书写 □ 向患者及家属交代病情及其注意事项
重点医嘱	**长期医嘱：** □ 胸外科护理常规 □ 一级护理 □ 饮食 □ 心电监护 □ 吸氧 □ 胸带固定 □ 使用镇痛药物 □ 视病情通知病重或病危 □ 其他医嘱 **临时医嘱：** □ 血常规、肝功能、肾功能、电解质 □ X线胸片、心电图、腹部超声（必要时） □ 凝血功能、输血前检查、血型 □ 血气分析（必要时） □ 呼吸机无创辅助呼吸（必要时） □ 局部麻醉下行胸腔闭式引流术	**长期医嘱：** □ 患者既往基础用药 □ 祛痰药物的使用 □ 其他医嘱 **临时医嘱：** □ X线胸部 □ 其他医嘱
主要护理工作	□ 介绍病房环境、设施和设备 □ 入院护理评估 □ 宣教	□ 观察患者病情变化
病情变异记录	□ 无　□ 有，原因： 1. 2.	□ 无　□ 有，原因： 1. 2.
护士签名		
医师签名		

时间	住院第 3~9 天	住院第 10 天 （出院日）
主要诊疗工作	□ 上级医师查房 □ 根据体检、X 线胸片、CT 结果和既往资料确定诊断及是否需要开胸手术治疗 □ 根据其他检查结果判断是否合并其他疾病 □ 并发症的防治 □ 对症支持治疗 □ 完成病程记录	□ 上级医师查房，进行评估，确定有无并发症情况，明确是否出院 □ 完成出院记录、病案首页、出院证明书等 □ 向患者交代出院后的注意事项，如：返院复诊的时间、地点，胸带继续固定两周，近期避免运动，呼吸功能锻炼
重点医嘱	**长期医嘱（视情况可第 2 天起开始治疗）：** □ 抗菌药物的使用（必要时） □ 其他医嘱 **临时医嘱：** □ 复查血常规、肝功能、肾功能、电解质（出院前或必要时） □ 复查 X 线胸片（出院前或必要时）	**出院医嘱：** □ 注意休息、营养，避免运动 □ 胸带继续固定 2 周 □ 出院带药（必要时） □ 半个月后复诊，不适随诊
主要护理工作	□ 观察患者病情变化，指导患者咳嗽、排痰及呼吸功能锻炼	□ 指导患者办理出院手续
病情变异记录	□ 无 □ 有，原因： 1. 2.	□ 无 □ 有，原因： 1. 2.
护士签名		
医师签名		

第二十三章

脓胸临床路径释义

【医疗质量控制指标】

指标一、痰病原学检出率。

指标二、胸腔积液常规+生化检验率。

指标三、胸部 CT 完成率。

指标四、输血率。

指标五、纤维板剥脱术完成率。

指标六、术后肺部感染发生率。

指标七、平均住院时间。

一、脓胸编码

疾病名称及编码：脓胸（ICD-10：J86）

手术操作名称及编码：胸腔闭式引流术（ICD-9-CM-3：34.042）

胸膜纤维板剥脱术（ICD-9-CM-3：34.592）

胸廓成形术（ICD-9-CM-3：33.341）

二、临床路径检索方法

CA44 伴（34.042/34.592/33.341）

三、国家医疗保障疾病诊断相关分组（CHS-DRG）

MDCE 呼吸系统疾病及功能障碍

ES2 呼吸系统感染/炎症

四、脓胸临床路径标准住院流程

（一）适用对象

第一诊断为脓胸（ICD-10：J86）。

释义

■ 脓胸是指脓性渗出液积聚于胸膜腔内的化脓性感染。脓胸按病理发展过程可分为急性和慢性；按致病菌种类可分为化脓性、结核性和特异病原性脓胸；按波及范围可分为全脓胸和局限性脓胸。脓胸也可因支气管胸膜瘘等手术并发症所引起。

（二）诊断依据

根据《临床诊疗指南·胸外科分册》（中华医学会编著，人民卫生出版社，2009 年）。

1. 患者常有高热、胸痛、咳嗽、咳痰、气短、食欲缺乏和全身不适等。

2. 合并有支气管胸膜瘘者，可因改变体位而咳嗽，咳出大量脓痰。患者多呈急性病容，可因呼吸困难而不能平卧，甚至发绀。

3. 脓胸慢性化以后，由于长期感染和消耗，患者有低热、食欲缺乏、消瘦、营养不良、乏力、贫血、低蛋白血症等。

4. 体征：患侧肋间饱满，呼吸动度减小，纵隔向健侧移位，语颤减弱，叩诊呈浊音。听诊呼吸音减弱或消失。脓气胸并存，胸廓上部叩诊呈鼓音，下部叩诊呈实音；慢性脓胸患者可见胸廓下陷，肋间隙变窄，呼吸动度降低或消失，纵隔向患侧移位，脊柱侧弯，杵状指（趾）。

5. 影像学检查：X线检查可见胸腔积液引起的致密影。少量积液时（100~300ml）肋膈角模糊、变钝；中等量以上积液（400~1000ml）时，显示弧形阴影。脓气胸并存时，可见气液平面。全脓胸可见到肺萎陷及纵隔移向健侧；局限性脓胸常表现为包裹性阴影；慢性脓胸患者胸部X线检查可见胸膜增厚，肋间隙变窄。多呈密度增强的磨玻璃状模糊阴影，纵隔向患侧移位，膈肌升高。CT扫描对多房性局限性脓胸的诊断和定位有特殊重要意义，可进一步确定脓腔的位置、大小及患侧肺内有无病变。在X线定位和B超指引下做胸腔穿刺，抽取脓汁做涂片和细菌培养及药敏试验，可确定诊断并指导选用敏感抗生素治疗。

释义

■ 所有存在肺炎或不明原因脓毒症症状和体征的患者都应检查是否存在胸腔积液；社区获得性肺炎或医院获得性肺炎进行抗生素治疗临床无改善时，应及时检查以确定是否存在胸腔积液。

■ 未经胸腔穿刺者而出现气液平面者，应高度怀疑有支气管胸膜瘘或食管瘘的可能。

■ 急性脓胸发作6周后即进入脓胸的慢性期。慢性脓胸多由于急性脓胸未能及时发现，或者虽然发现却未能适当治疗，引流不彻底所致。

■ 在评价胸腔感染时，常规胸片通常是最有效的影像检查方式，可用于胸膜腔感染的诊断。小量积液后前位胸片上显示肋膈角变钝，侧位胸片上可能会发现较小的积液。除常规的胸部X线（CXR）检查外，胸膜超声（US）应常规进行，无论是出于诊断目的，还是为胸膜介入治疗提供影像指导。当怀疑胸腔感染时，应进行胸部CT扫描检查。

■ 胸部CT应列为脓胸的常规检查，胸部CT对于脓胸的诊断和治疗更具有价值。

■ 胸腔积液的检验与分析是预测脓胸转归最重要的指标，而一般的实验室检查结果则与社区获得性肺炎住院患者发展为胸膜腔感染有关，比如低蛋白血症（<30g/dl），低钠血症（<130mmol/L）以及C反应蛋白升高（>100mg/L）。

（三）治疗方案的选择

根据《临床诊疗指南·胸外科分册》（中华医学会编著，人民卫生出版社，2009年）。

1. 全身支持治疗鼓励患者进食，尤其要多进高热量、高蛋白和高维生素饮食，注意补充电解质。病情危重体质虚弱者，要静脉输入高营养、血浆、白蛋白等，并少量多次输入新鲜血，以纠正贫血，增加抵抗力。

2. 控制感染尽早胸腔穿刺抽取脓液做细菌培养及药物敏感试验，选取敏感有效的抗生素，尽快控制病情。

3. 脓液引流：急性脓胸早期脓液多较稀薄，经胸腔穿刺很容易抽出脓液。遇有病情发展快，积脓多且黏稠，病情危重伴有中毒症状，特别是胸腔穿刺后脓液迅速生成时，要及时行胸腔闭式引流，合并支气管胸膜瘘或食管胸膜瘘的脓胸也应行胸腔闭式引流。

4. 慢性脓胸多需手术治疗，目的是清除异物，消灭脓腔，尽可能多地保存和恢复肺功能。术前应加强营养支持，纠正低蛋白和贫血，输血要少量多次进行，选择有效抗生素控制感染。术式选择要根据患者的情况，特别是肺内有无结核空洞、支气管扩张、严重的纤维化改变及支气管胸膜瘘等病变来决定。一般常用的术式包括胸膜纤维板剥脱术、胸廓成形（胸膜内胸廓成形）术和带蒂大网膜填充术。由于胸膜外胸廓成形术、胸膜全肺切除术损伤大、成功率低，现已很少采用。

5. 纤溶治疗。

释义

■ 由于长期感染和消耗，患者有低热、食欲缺乏、消瘦、营养不良、乏力、贫血、低蛋白血症等，应针对患者一般情况进行针对性治疗，促进疾病恢复。

■ 在选择抗生素时，应尽可能根据培养结果选择抗生素；当临床上获得病原学证据困难时，应根据病史、当地抗生素耐药谱、抗生素管理政策以及抗生素药理学特性选择抗生素。

■ 急性脓胸的抗菌药物治疗受患者机体状态、病灶源头控制情况、治疗的临床反应等因素的影响。针对社区获得性的脓胸：第二代或第三代头孢菌素（如头孢曲松）+甲硝唑或肠外氨苄西林+β-内酰胺酶抑制剂（如氨苄西林/舒巴坦）；针对医院获得性或术后脓胸：使用对耐甲氧西林金黄色葡萄球菌和铜绿假单胞菌有效的抗生素，如万古霉素、头孢吡肟、甲硝唑或万古霉素和哌拉西林/他唑巴坦。

■ 当厌氧培养结果为阴性时，可根据经验抗厌氧菌治疗，避免使用氨基糖苷类药物。

■ 使感染物质从胸膜腔中引流排出是脓胸的基本治疗方式。在早期及分隔较少的脓胸诊治过程中，影像学引导下放置胸腔引流（胸腔引流放置）是非常有用的治疗，放置胸腔引流后应定期冲管防止堵管，定期复查胸部 CT 确保引流的有效性，如果出现引流不通的情况应考虑重新放置引流或者手术处理。

■ 胸膜腔积脓或胸腔积液中革兰阳性菌的染色和培养的结果可对脓胸进行确诊，提示应进行胸腔穿刺术。若无以上结果，pH＜7.2 是在胸腔引流不充分情况下最有效的指标，应适当的采用胸腔穿刺术的外科治疗方式进行干预。同样，胸腔积液 LDH＞1000IU/L，葡萄糖＜40mg/dl 或局限性胸腔积液单独使用抗生素效果不佳的，建议使用胸腔穿刺术进行治疗。

■ VATS（胸腔镜手术）是所有Ⅱ期急性脓胸的首选手术方法。

■ 一旦决定进行手术干预，须考虑选择开放手术还是胸腔镜的手术方式，主要以两个主要目标来进行选择：①完全清除潜在的感染液体和/或组织；②促进肺复张。无论采用哪种方法，主要考虑的因素都包括安全进入胸腔，胸腔引流以及允许肺完全扩张的操作，从而使胸腔无效腔消失。由于Ⅱ期脓胸没有纤维组织，因此无须剥脱。但是，在临床实践中，患者很少出现“纯”Ⅱ期脓胸，而是出现“混合性”状态，即胸膜表面有纤维组织覆盖。

■ 胸膜剥脱术包括剥除肉芽组织和/或覆盖内脏和顶叶胸膜的纤维板，以清除感染组织并对其进行清创。

（四）标准住院日 10~14 天

释义

■ 术前检查及治疗 3~7 日，术后恢复 3~7 日。

（五）进入路径标准

1. 第一诊断符合为脓胸（ICD-10：J86）疾病编码。

2. 当患者同时具有其他疾病诊断，但住院期间不需特殊处理也不影响第一诊断的临床路径流程实施时，可以进入此路径。

（六）住院期间的检查项目

1. 必需的检查项目：

（1）血常规、尿常规、大便常规。

（2）肝功能、肾功能、电解质、血沉、血糖、C 反应蛋白（CRP）、凝血功能、D-二聚体、结核抗体（ATA）、腺苷脱氨酶（ADA）、血气分析、血肿瘤标志物、感染性疾病筛查（乙型肝炎、丙型肝炎、梅毒、艾滋病等）。

（3）痰病原学检查：痰涂片查细菌×3、痰培养菌。

（4）PPD 皮试。

（5）胸部正侧位片、心电图、胸部超声。

（6）胸液检查：必做（常规、生化、腺苷脱氨酶（ADA）、肿瘤标志物、涂片找细菌、细菌培养+药敏、结核抗体（ATA），选作（乳糜试验、细胞学检查）。农牧区患者的寄生虫（肺包虫病等）相关检查。

（7）胸水抽完后可行胸部 CT 检查。

释义

■ 胸部正侧位片是脓胸初步诊断中最有价值的影像学检查，但一部分肺炎旁积液的影像学表现较为复杂，常因包裹性积液及下叶机化等原因导致脓胸被漏诊，因此应视临床情况结合进一步的影像学检查。

■ 对于急诊和重症病房患者可行床旁胸部超声，此外，回声强度有助于鉴别胸水性质。胸部 CT 有助于发现肺实质的病变，明确引起脓胸的原发病。在完成影像学检查的基础上，为判断是否合并更为复杂的临床情况，B 超引导下诊断性胸腔穿刺通常是必要的。

2. 根据患者病情进行的检查项目：痰找癌细胞、免疫相关指标、风湿性疾病检查、肺功能、脏器超声波。农牧区患者的寄生虫（肺包虫病等）相关检查。

释义

■ 详细询问病史并开具相应检查，有助于判断脓胸的原发疾病以及患者的全身状况。

（七）预防性抗菌药物选择与使用时机

1. 对于急性脓胸，若无依据可根据患者临床特点经验性选择抗生素，同时积极送脓液培养及药敏实验并根据结果选择有效抗生素进行治疗。慢性脓胸术前多无须抗生素治疗。可在术前送脓液细菌培养加药敏实验，以指导术后抗生素的使用。
2. 预防性抗菌药物选择主要依据《抗菌药物临床应用指导原则（2015 年版）》（国卫办医发〔2015〕43 号）制订。预防性用药时机为术前 0.5~1 小时（万古霉素或氟喹诺酮类等由于需输注较长时间，应在术前 1~2 小时开始给药）；手术超过 3 小时或术中失血量超过 1500ml 时加用 1 次。

释义

■ 预防性用药的目的主要是预防手术部位感染，包括浅表切口感染、深部切口感染和手术所涉及的器官/腔隙感染，但不包括与手术无直接关系的、术后可能发生的其他部位感染。

■ 预防性抗菌药物的选择应根据手术切口类别、可能的污染菌种类及其对抗菌药物敏感性、药物能否在手术部位达到有效浓度等综合考虑；选用对可能的污染菌针对性强、有充分的预防有效的循证医学证据、安全、使用方便及价格适当的品种；应尽量选择单一抗菌药物预防用药，避免不必要的联合使用；预防用药应针对手术路径中可能存在的污染菌；不应随意选用广谱抗菌药物作为围手术期预防用药。

（八）手术日

住院后第 3~7 天。

1. 脓胸的手术方式包括胸腔引流术，胸膜纤维板剥脱术，胸廓成形术，胸膜肺切除术。
2. 麻醉方式为局部麻醉或双腔气管插管，全身麻醉。
3. 手术耗材。
4. 术中用药：麻醉常规用药。
5. 输血：视术中情况而定。

释义

■ 脓胸患者入院后，术前准备 1~3 天，第 3~7 天实施手术。

■ 手术治疗原则为：①改善全身情况，消除中毒症状和营养不良；②消灭致病原因和脓腔；③尽力使受压的肺复张，恢复肺功能。

■ 手术方式包括：①胸腔引流术：胸腔引流包括胸腔穿刺术及胸腔闭式引流术，是脓胸诊断及治疗的重要手段。针对引流不畅的原因予以改进，部分患者改进引流后可痊愈；或减轻中毒症状，使脓腔缩小，为以后进行必要的根治手术创造有利条件，可认为此为大手术前的准备措施。②胸膜纤维板剥脱术：剥除脓腔壁层胸膜和脏层胸膜上的纤维板，使肺得以复张，消灭脓腔，改善肺功能和胸廓呼吸运动，是较为理想的手术。③胸廓成形术：目的是去除胸廓局部坚硬组织，使胸壁内陷，以消灭两层胸膜间的无效腔。需切除覆盖在脓腔上的肋骨和增厚的壁胸膜纤维板，同时保留肋间神经血管、肋间肌和肋骨骨膜。术毕骨膜外放置引流，并且加压包扎。此术式创伤较大，已很少使用。④当慢性脓胸合并肺内严重病变，可将纤维板剥除术加病肺切除术一次完成。

■ 持续或间断胸腔冲洗，目前急慢性脓胸开胸手术很少，多数为胸腔镜下手术，包括清创引流、纤维板剥脱、病肺切除等。

■ 早期脓胸不应常规使用胸腔内纤溶剂。

（九）术后恢复

1. 术后住院恢复 3~7 天。
2. 必须复查的检查项目：血常规，正、侧位胸片。

释义

■ 脓胸患者术后恢复 3~7 天出院，患者在脓胸手术后，需要进行血常规的检查，有助于医师了解感染的控制情况，X 线胸片检查除外手术后并发症。

（十）出院标准

1. 无发热，切口愈合良好，无感染确切迹象。
2. 复查血常规无白细胞升高。
3. 胸部正侧位片显示患侧肺复张良好，无明显积气、积液。

释义

■ 患者出院前完成必需的复查项目，且血常规、肝功能、肾功能、电解质无明显异常。

■ 体温正常，检查切口无红肿、渗出。

■ 必须复查胸片，观察肺复张良好。

（十一）变异及原因分析

1. 伴有影响本病治疗效果的合并症，需要进行相关诊断和治疗，导致住院时间延长。
2. 脓胸术后出现持续漏气、支气管胸膜瘘、肺膨胀不全、胸腔感染及切口感染等情况，可能导致住院时间延长。

释义

■ 变异是指入选临床路径的患者未能按路径流程完成医疗行为或未达到预期的医疗质量控制目标。这包括两方面的情况：①按路径流程完成治疗，但超出了路径规定的时限或限定的费用，如实际住院日超出标准住院日要求，或未能在规定的手术日时间限定内实施手术等。②不能按路径流程完成治疗，患者需要中途退出路径，如治疗过程中出现并发症，导致必须终止路径或需要转入其他路径进行治疗等。

■ 患者所患基础疾病，如高血压、糖尿病、心功能不全、肝肾功能不全、凝血功能障碍等均可能影响手术实施、提高手术和麻醉风险。若患者合并上述疾病，则应优先考虑请相关科室会诊治疗该种疾病，可能会导致术前准备时间的延长及住院费用的增加。

■ 因患者方面的主观原因导致执行路径出现变异，可能导致住院时间延长，甚至退出路径。

■ 针对所致脓胸病原体、分期及部位不同，脓胸术式的选择不同（即电视辅助胸腔镜引流、胸膜剥脱术或其他形式的开胸引流等。胸膜纤维板剥脱术、胸廓成形术和带蒂大网膜填充术、胸膜全肺切除术等。）造成术后康复速度及并发症差异，可能导致术后恢复时间不同及住院时间延长。

五、脓胸临床路径给药方案

（一）用药选择

1. 脓胸手术属于Ⅲ类切口手术，需要预防性应用抗菌药物，术前 30 分钟预防性使用抗菌药物；手术超时 3 小时加用 1 次抗菌药物。如在手术前即已开始治疗性应用抗菌药物，术中、术后继续，则不属预防应用范畴。
2. 术前应行脓液细菌培养及药敏试验，根据结果选择敏感抗菌药物，或者根据经验选择广谱抗菌药物。若患者术后出现体温、血象升高等感染迹象，需要根据经验选用第三代头孢菌素+抗厌氧菌药物，并留取血培养、痰培养、引流物培养，待药敏试验回报后根据其结果调整用药。
3. 对于脓胸患者，术前及术后还需应用化痰药物促进呼吸道分泌物排出，可防治感染、使气道通畅。

（二）药学提示

1. 用药前应仔细询问有无对该药过敏史。
2. 用药前应注意药物对肝肾功能影响，及时调整剂量。如氨基糖苷类需注意其肾毒性及耳毒性。应用喹诺酮类药物时，对肾功能不全者应根据肌酐清除率减量或延长给药时间。
3. 应注意药物之间的相互作用，如大环内酯类药物与甲泼尼龙、茶碱、卡马西平、华法林等药物有相互作用。
4. 应注意药物的使用剂量、时间及用药途径。
5. 应注意药物分别针对儿童、孕妇、老人的不同应用。

六、脓胸患者护理规范

1. 病情观察：严密监测患者心率、血压、呼吸及神志变化；注意观察患者的呼吸频率、幅度，有无呼吸困难、发绀等征象，发现异常及时通知医师。
2. 维持有效呼吸，根据病情给予吸氧；鼓励患者通过有效咳嗽、咳痰、使用呼吸功能训练器等方式，促使肺膨胀，增加通气量。
3. 胸管护理：观察脓液的性状、颜色、量及气味，并做好记录；妥善固定胸管，防止管路脱出，保证胸腔闭式引流瓶直立位，并低于胸部 60～100cm，置于床下固定位置，防止碰倒、踢翻或打碎。长玻璃管置于液面下 2～3cm；保持胸管通畅，必要时定期冲洗，避免堵塞。
4. 饮食护理：加强营养，鼓励患者多进食高蛋白、高热量和富含维生素的食物；对不能主动补充足够能量的患者，应遵医嘱给予静脉输液，必要时输入血浆或白蛋白。

5. 高热护理：体温≥39℃者给予冰敷、酒精擦浴等物理降温措施，鼓励患者多饮水，必要时给予药物降温。

6. 口腔护理：发热时易出现口腔感染，在晨起、餐后、睡前协助患者漱口。

7. 皮肤护理：退热期患者大量出汗，应及时更换汗湿的衣被，保持床单平整洁净。

8. 休息与活动：术后取半坐卧位，床头抬高30°~50°；有支气管胸膜瘘者取患侧卧位，以免脓液流向健侧引起窒息。

9. 疼痛护理：脓胸清创术后患者会有一定程度的疼痛，应尊重患者的主观感受，及时进行疼痛评估，必要时给予药物镇痛；指导患者做腹式深呼吸，减少胸廓运动，以减轻疼痛。

10. 心理护理：关心体贴患者，鼓励其树立战胜疾病的信心，使之积极配合治疗。

七、脓胸患者营养治疗规范

1. 所有患者入院后应常规进行营养筛查和营养状况评估和综合测定。

2. 治疗过程中每周至少为患者评估1次，以便尽早发现患者出现营养风险并采取早期干预。

3. 营养治疗方式的选择：①为了降低感染风险，首选经口摄入；②出现重度口腔/口咽黏膜炎影响吞咽功能者或产生较强的胃肠道反应的患者，肠内营养应经管饲给予。

4. 患者的每日供给量推荐为每日25~30kcal/kg，如患者合并严重消耗，每日供给量推荐为每日30~35kcal/kg。

5. 患者可适当提高优质脂肪的供能比例；蛋白质供给量为每日1.0~1.5g/kg。

6. 根据胃肠功能状况尽早经口营养补充肠内营养制剂。如口服摄入不足目标量的60%时，推荐管饲肠内营养。肠内营养不能达到目标量60%时可选用肠外营养药物，以全合一的方式实施（应包含氨基酸、脂肪乳、葡萄糖、维生素、微量元素、电解质注射制剂等）。根据病情变化及营养耐受性选择或调整肠外肠内营养方案。

八、脓胸患者健康宣教

1. 有感染病灶存在时应及时就医，防止感染进一步发展，并尽早查明并适当处理隐匿的病灶。

2. 加强营养，避免辛辣刺激食物，增强机体抵抗力。

3. 保证充足的睡眠，术后活动量从小到大，继续进行呼吸功能锻炼。

4. 遵医嘱按时、按量服用药物，定期复查肺功能。

5. 定期复查，不适随诊。一般术后1~3个月门诊随访1次，以评估和了解康复过程及切口愈合情况。

九、推荐表单

（一）医师表单

脓胸临床路径医师表单

适用对象：第一诊断为脓胸（ICD-10：J86.903）

行＿＿＿＿＿＿术

患者姓名：	性别：　年龄：　门诊号：	住院号：
住院日期：　年　月　日	出院日期：　年　月　日	标准住院日：10~14 天

时间	住院第 1 天	住院第 2~6 天	住院第 3~7 天 （手术日）
主要诊疗工作	□ 主管医师查房询问病史及体格检查 □ 完成病历书写 □ 开化验单及检查申请单 □ 初步诊断及治疗方案 □ 向患者及家属交代病情及住院期间注意事项 □ 授权委托同意书 □ 签署有创操作知情同意书并行胸腔穿刺或胸腔闭式引流（必要时） □ 术者完成胸腔穿刺或胸腔闭式引流记录（必要时） □ 向患者家属交代病情及胸腔穿刺或胸腔引流后注意事项（必要时）	□ 上级医师查房 □ 完成病程记录、上级医师查房记录等病历书写 □ 决定治疗方式（保守或手术治疗） □ 住院医师完成术前小结、上级医师查房记录等病历书写 □ 签署手术知情同意书、自费用品协议书、输血同意书 □ 向患者及家属交代围术期注意事项	□ 手术 □ 术者完成手术记录 □ 完成术后病程记录 □ 主管医师观察术后病情 □ 向患者及家属交代病情及术后注意事项
重点医嘱	**长期医嘱：** □ 胸外科二级护理 □ 吸氧、雾化（必要时） □ 祛痰剂（必要时） □ 胸引管护理，记录 24h 引流量（必要时） □ 抗菌药物（必要时） □ 其他医嘱 **临时医嘱：** □ 血常规、尿常规、粪便常规+隐血试验 □ 肝功能、肾功能、电解质、凝血功能、血型、结核抗体（ATA）、腺苷脱氨酶（ADA）、感染性疾病筛查（乙型肝炎、丙型肝炎、梅毒、艾滋病等） □ 动脉血气分析、心电图 □ 影像学检查：胸片 X 线正侧位、胸部超声、胸膜超声检查、胸部 CT □ 纤维支气管镜（必要时） □ 胸水常规、生化检查 □ 胸水肿瘤标志物检查 □ 胸水脱落细胞检测 □ 胸水细菌培养 □ 胸水抗酸染色 □ 其他医嘱	**长期医嘱：** □ 胸外科二级护理 □ 胸引管护理，记录 24h 引流量 □ 吸氧、雾化（必要时） □ 祛痰剂（必要时） □ 抗菌药物（必要时） □ 其他医嘱 **临时医嘱：** □ 镇痛药物	**长期医嘱：** □ 胸外科一级或特级护理 □ 心电监护 □ 体温、血压、脉搏、呼吸、血氧饱和度监测 □ 吸氧 □ 麻醉清醒后 6 小时半流质饮食 □ 胸腔闭式引流记引流量 □ 尿管接袋记量 □ 预防性抗菌药物使用 □ 镇痛药物使用 **临时医嘱：** □ 止血药物使用（必要时） □ 其他特殊医嘱

续 表

时间	住院第1天	住院第2~6天	住院第3~7天 （手术日）
病情变异记录	□无 □有，原因： 1. 2.	□无 □有，原因： 1. 2.	□无 □有，原因： 1. 2.
医师签名			

时间	住院第 4~8 日 （术后第 1 日）	住院第 5~9 日 （术后第 2 日）	住院第 6~14 日至出院日 （术后第 3~7 日）
主要诊疗工作	□ 上级医师查房 □ 住院医师完成常规病历书写 □ 观察胸腔引流情况，保持胸腔引流管通畅 □ 注意观察生命体征（体温、心率、呼吸、血压等） □ 鼓励并协助患者咳嗽、行呼吸功能锻炼	□ 上级医师查房 □ 住院医师完成常规病历书写 □ 观察胸腔引流情况，保持胸腔引流管通畅 □ 鼓励并协助患者咳嗽、行呼吸功能锻炼 □ 视胸腔引流情况及胸片拔除胸腔引流管、切口换药 □ 视情况停用或调整抗菌药物	□ 上级医师查房 □ 视胸腔引流情况及胸片拔除胸腔引流管 □ 切口换药 □ 拔除胸腔引流管后 24~48 小时复查胸片 □ 根据患者情况决定出院时间 □ 完成出院记录、病案首页、出院证明书等 □ 拆线：术后 7~9 天拆线。引流口缝线于拔管后两周拆除
重点医嘱	**长期医嘱：** □ 半流质饮食改普通饮食 □ 一级护理 □ 停心电监护（视病情而定） □ 拔除尿管 □ 观察胸腔引流量记录 **临时医嘱：** □ 复查血常规及胸片 □ 根据情况酌情补液 □ 血气分析（必要时）	**长期医嘱：** □ 普通饮食 □ 二级护理 □ 根据血常规、体温决定是否停用抗菌药物 **临时医嘱：** □ 切口换药 □ 拔胸腔闭式引流管 □ 其他特殊医嘱	**长期医嘱：** □ 普通饮食 □ 二级护理 □ 根据血常规、体温决定是否停用抗菌药物 **临时医嘱：** □ 交代返院复诊时间、地点，发生紧急情况时的处理等 □ 复查：术后 1 个月门诊复查 □ 门诊或当地医院拆线
病情变异记录	□ 无　□ 有，原因： 1. 2.	□ 无　□ 有，原因： 1. 2.	□ 无　□ 有，原因： 1. 2.
医师签名			

（二）护士表单

脓胸临床路径护士表单

适用对象：第一诊断为脓胸（ICD-10：J86.903）

行________术

患者姓名：	性别： 年龄： 门诊号：	住院号：
住院日期： 年 月 日	出院日期： 年 月 日	标准住院日：10~14天

时间	住院第1天	住院第2~6天	住院第3~7天 （手术日）
健康宣教	□ 入院宣教 介绍主管医师、护士 介绍环境、设施 介绍住院注意事项	□ 术前宣教 宣教疾病知识、术前准备及手术过程 告知准备用物、沐浴告知术后饮食、活动及探视注意事项 告知术后可能出现的情况及应对方式 □ 主管护士与患者沟通，了解并指导心理应对 □ 告知家属等候区位置	□ 术后当日宣教 告知监护设备、管路功能及注意事项 告知饮食、体位要求 告知疼痛注意事项 告知术后可能出现情况的应对方式 □ 给予患者及家属心理支持 □ 再次明确探视陪护须知
护理处置	□ 核对患者，佩戴腕带 □ 建立入院护理病历 □ 卫生处置：剪指（趾）甲、沐浴，更换病号服	□ 皮试、配血等术前准备 □ 提醒患者术前按时禁饮食 □ 协助医师完成术前检查化验	□ 送手术 摘除患者各种活动物品 核对患者资料及带药 填写手术交接单，签字确认 □ 接手术 核对患者及资料，签字确认
基础护理	□ 二级护理 晨晚间护理 患者安全管理	□ 二级护理 晨晚间护理 患者安全管理	□ 特级或一级护理 卧位护理：半坐卧位 排泄护理 患者安全管理 □ 术后心理和生活护理 □ 观察病情变化
专科护理	□ 观察胸腔引流情况 □ 辅助戒烟 □ 呼吸训练及理疗	□ 呼吸功能锻炼 □ 遵医嘱完成相关检查 □ 心理护理	□ 观察胸腔引流情况 □ 病情观察，写护理记录 □ 遵医嘱予抗感染、雾化吸入、镇痛、呼吸功能锻炼 □ 心理护理
重点医嘱	□ 详见医嘱执行单	□ 详见医嘱执行单	□ 详见医嘱执行单
病情变异记录	□ 无 □ 有，原因： 1. 2.	□ 无 □ 有，原因： 1. 2.	□ 无 □ 有，原因： 1. 2.
护士签名			

时间	住院第 4~8 日 （术后第 1 日）	住院第 5~9 日 （术后第 2 日）	住院第 6~14 日至出院日 （术后第 3~7 日）
健康宣教	□ 术后宣教 药物作用及频率 饮食、活动指导 复查患者对术前宣教内容的掌握程度 呼吸功能锻炼的作用 疾病恢复期注意事项	□ 术后宣教 药物作用及频率 饮食、活动指导 复查患者对术前宣教内容的掌握程度 呼吸功能锻炼的操作过程 拔尿管后注意事项 下床活动注意事项	□ 出院宣教 复查时间 服药方法 活动休息 指导饮食 指导办理出院手续
护理处置	□ 观察患者情况 □ 遵医嘱完成相关检查	□ 观察患者病情变化 □ 遵医嘱完成相关检查	□ 指导患者术后康复 □ 办理出院手续 □ 书写出院小结
基础护理	□ 一级护理 （据患者病情和生活自理能力确定护理级别） 晨晚间护理 协助进食、进水 协助坐起、床上或床旁活动，预防压疮 排泄护理 床上温水擦浴 协助更衣 患者安全管理	□ 一级护理 （据患者病情和生活自理能力确定护理级别） 晨晚间护理 协助进食、进水 协助坐起、床上或床旁活动，预防压疮 排泄护理 床上温水擦浴 协助更衣 患者安全管理 □ 术后心理与生活护理	□ 二级护理 晨晚间护理 协助或指导进食、进水 协助或指导床旁活动 患者安全管理
专科护理	□ 遵医嘱予抗感染、镇痛、雾化吸入、呼吸功能锻炼治疗 □ 需要时，联系主管医师给予相关治疗及用药 □ 引流管护理 □ 术后心理与生活护理	□ 术后指导（术后患者呼吸功能锻炼等） □ 遵医嘱予抗感染、镇痛、雾化吸入、呼吸功能锻炼治疗 □ 需要时，联系主管医师给予相关治疗及用药 □ 引流管护理	□ 病情观察 评估生命体征、意识、肢体活动、皮肤情况、伤口敷料 □ 引流管护理
重点医嘱	□ 详见医嘱执行单	□ 详见医嘱执行单	□ 详见医嘱执行单
病情变异记录	□ 无　□ 有，原因： 1. 2.	□ 无　□ 有，原因： 1. 2.	□ 无　□ 有，原因： 1. 2.
护士签名			

（三）患者表单

脓胸临床路径患者表单

适用对象：第一诊断为脓胸（ICD-10：J86.903）

行________术

患者姓名：	性别： 年龄： 门诊号：	住院号：
住院日期： 年 月 日	出院日期： 年 月 日	标准住院日：10~14天

时间	入院	手术前	手术当天
医患配合	□配合询问病史、采集资料，请务必详细告知既往史、用药史、过敏史 □如服用抗凝药，请明确告知 □配合进行体格检查 □有任何不适请告知医师及护士	□配合完善术前相关检查、化验，如采血、心电图、胸片、胸部CT □医师给患者及家属介绍病情及手术谈话、术前签字 □麻醉师对患者进行术前访视	□配合评估手术效果 □配合检查意识、疼痛、胸管情况、肢体活动 □需要时，配合复查胸片 □有任何不适请告知医师
护患配合	□配合测量体温、脉搏、呼吸、血压、体重1次 □配合完成入院护理评估（简单询问病史、过敏史、用药史） □接受入院宣教（环境介绍、病室规定、订餐制度、贵重物品保管等） □有任何不适请告知护士 □重点诊疗 □二级护理 □既往基础用药 □戒烟	□配合测量体温、脉搏、呼吸、询问大便1次 □接受术前宣教 □接受配血，以备术中需要时用 □自行沐浴 □准备好必要用物，吸水管、纸巾等 □取下义齿、饰品等，贵重物品交家属保管 □术前签字 □戒烟	□清晨测量体温、脉搏、呼吸、血压1次 □送手术室前，协助完成核对，带齐影像资料，脱去衣物，上手术车 □返回病房后，协助完成核对，上病床 □配合检查意识、生命体征、胸管情况、肢体活动，询问出入量 □配合术后吸氧、监护仪监测、输液、排尿用尿管、胸部留置有引流管 □遵医嘱采取正确体位 □配合缓解疼痛 □有任何不适请告知护士
饮食	□正常饮食	□术前12小时禁食、禁水	□术后6小时禁食、禁水 □术后6小时后，根据医嘱试饮水，无恶心呕吐进少量流质饮食或半流质饮食
排泄	□正常排尿便	□正常排尿便	□卧床休息，保护管路 □双下肢活动 □保留尿管，正常排尿便
活动	□正常活动	□正常活动	□根据医嘱半坐卧位 □卧床休息，保护管路 □双下肢活动

时间	手术后	出院
医患配合	□ 配合检查意识、生命体征、胸管情况、伤口、肢体活动 □ 需要时配合伤口换药 □ 配合拔除引流管、尿管 □ 配合伤口拆线	□ 接受出院前指导 □ 牢记复查程序 □ 获得出院诊断书
护患配合	□ 配合定时测量生命体征、每日询问排便 □ 配合检查意识、生命体征、疼痛、胸管情况、伤口、肢体活动，询问出入量 □ 接受输液、服药等治疗 □ 接受进食、进水、排便等生活护理 □ 配合活动，预防皮肤压力伤 □ 注意活动安全，避免坠床或跌倒 □ 配合执行探视及陪护 □ 接受呼吸功能锻炼 □ 特级护理、一级护理	□ 接受出院宣教 □ 办理出院手续 □ 获取出院带药 □ 牢记服药方法、作用、注意事项 □ 知道护理伤口方法 □ 知道复印病历方法 □ 二级或三级护理
饮食	□ 根据医嘱，由流质饮食逐渐过渡到普通饮食	□ 根据医嘱，普通饮食
排泄	□ 保留尿管，正常排尿便 □ 避免便秘	□ 正常排尿便 □ 避免便秘
活动	□ 根据医嘱，半坐位或缓慢下床活动 □ 保护管路，勿牵拉、脱出、打折等	□正常适度活动，避免疲劳

附：原表单（2017 年版）

脓胸临床路径执行表单

适用对象：第一诊断为脓胸（ICD-10：J86.903）

行________术

患者姓名：	**性别：** **年龄：** **门诊号：**	**住院号：**
住院日期： 年 月 日	**出院日期：** 年 月 日	**标准住院日：** 10~14 天

时间	住院第 1 天	住院第 2~6 天	住院第 3~7 天 （手术日）
主要诊疗工作	□ 主管医师查房询问病史及体格检查 □ 完成病历书写 □ 开化验单及检查申请单 □ 初步诊断及治疗方案 □ 向患者及家属交代病情及住院期间注意事项 □ 授权委托同意书 □ 签署有创操作知情同意书并行胸腔穿刺或胸腔闭式引流（必要时） □ 术者完成胸腔穿刺或胸腔闭式引流记录（必要时） □ 向患者家属交代病情及胸腔穿刺或胸腔引流后注意事项（必要时）	□ 上级医师查房 □ 完成病程记录、上级医师查房记录等病历书写 □ 决定治疗方式（保守或手术治疗） □ 住院医师完成术前小结、上级医师查房记录等病历书写 □ 签署手术知情同意书、自费用品协议书、输血同意书 □ 向患者及家属交代围术期注意事项	□ 手术 □ 术者完成手术记录 □ 完成术后病程记录 □ 主管医师观察术后病情 □ 向患者及家属交代病情及术后注意事项
重点医嘱	**长期医嘱：** □ 胸外科二级护理 □ 吸氧、雾化（必要时） □ 祛痰剂（必要时） □ 胸引管护理，记录 24 小时引流量（必要时） □ 抗菌药物（必要时） □ 其他医嘱 **临时医嘱：** □ 血常规、尿常规、粪便常规+隐血试验 □ 肝功能、肾功能、电解质、凝血功能、血型 □ 肺功能、动脉血气分析、心电图 □ 影像学检查：胸片 X 线正侧位、胸部超声、胸部 CT □ 纤维支气管镜（必要时） □ 胸水常规、生化检查 □ 胸水肿瘤标志物检查 □ 胸水脱落细胞检测 □ 胸水细菌培养 □ 胸水抗酸染色 □ 其他医嘱	**长期医嘱：** □ 胸外科二级护理 □ 胸引管护理，记录 24 小时引流量 □ 吸氧、雾化（必要时） □ 祛痰剂（必要时） □ 抗菌药物（必要时） □ 其他医嘱 **临时医嘱：** □ 镇痛药物	**长期医嘱：** □ 胸外科一级或特级护理 □ 心电监护 □ 体温、血压、脉搏、呼吸、血氧饱和度监测 □ 吸氧 □ 麻醉清醒后 6 小时半流质饮食 □ 胸腔闭式引流记引流量 □ 尿管接袋记量 □ 预防性抗菌药物使用 □ 镇痛药物使用 **临时医嘱：** □ 止血药物使用（必要时） □ 其他特殊医嘱

续　表

时间	住院第 1 天	住院第 2~6 天	住院第 3~7 天 （手术日）
主要护理工作	□ 介绍病房环境、设施和设备 □ 入院护理评估，护理计划 □ 辅助戒烟 □ 呼吸训练及理疗 □ 观察胸腔引流情况	□ 宣教、皮试等术前准备 □ 提醒患者术前按时禁饮食 □ 呼吸功能锻炼	□ 观察病情变化 □ 术后心理和生活护理 □ 观察胸腔引流情况 □ 术后心理与生活护理
病情变异记录	□ 无　□ 有，原因： 1. 2.	□ 无　□ 有，原因： 1. 2.	□ 无　□ 有，原因： 1. 2.
护士签名			
医师签名			

时间	住院第4~8日 （术后第1日）	住院第5~9日 （术后第2日）	住院第6~14日至出院日 （术后第3~7日）
主要诊疗工作	□ 上级医师查房 □ 住院医师完成常规病历书写 □ 观察胸腔引流情况，保持胸腔引流管通畅 □ 注意观察生命体征（体温、心率、呼吸、血压等） □ 鼓励并协助患者咳嗽、行呼吸功能锻炼	□ 上级医师查房 □ 住院医师完成常规病历书写 □ 观察胸腔引流情况，保持胸腔引流管通畅 □ 鼓励并协助患者咳嗽、行呼吸功能锻炼 □ 视胸腔引流情况及胸片拔除胸腔引流管、切口换药 □ 视情况停用或调整抗菌药物	□ 上级医师查房 □ 视胸腔引流情况及胸片拔除胸腔引流管 □ 切口换药 □ 拔除胸腔引流管后24~48小时复查胸片 □ 根据患者情况决定出院时间 □ 完成出院记录、病案首页、出院证明书等 □ 拆线：术后7~9天拆线。引流口缝线于拔管后两周拆除
重点医嘱	**长期医嘱：** □ 半流质饮食改普通饮食 □ 一级护理 □ 停心电监护（视病情而定） □ 拔除尿管 **临时医嘱：** □ 复查血常规及胸片 □ 根据情况酌情补液 □ 血气分析（必要时）	**长期医嘱：** □ 普通饮食 □ 二级护理 □ 根据血常规、体温决定是否停用抗菌药物 **临时医嘱：** □ 切口换药 □ 拔胸腔闭式引流管 □ 其他特殊医嘱	**长期医嘱：** □ 普通饮食 □ 二级护理 □ 根据血常规、体温决定是否停用抗菌药物 **临时医嘱：** □ 交代返院复诊时间、地点，发生紧急情况时的处理等 □ 复查：术后1个月门诊复查 □ 门诊或当地医院拆线
主要护理工作	□ 观察患者情况 □ 术后心理与生活护理 □ 术后指导患者功能锻炼	□ 观察患者情况 □ 术后心理与生活护理 □ 术后指导（术后患者功能锻炼等）	□ 指导患者术后康复 □ 出院宣教 □ 协助办理出院手续
病情变异记录	□ 无 □ 有，原因： 1. 2.	□ 无 □ 有，原因： 1. 2.	□ 无 □ 有，原因： 1. 2.
护士签名			
医师签名			

第二十四章

乳糜胸临床路径释义

【医疗质量控制指标】

指标一、胸腹部 CT 完成率。

指标二、胸腔积液常规+生化检验率。

指标三、淋巴管造影完成率。

指标四、微创手术完成率。

指标五、输血率。

指标六、乳糜胸再发率。

指标七、术后肺部感染发生率。

指标八、平均住院时间。

一、乳糜胸编码

1. 原编码：

疾病名称及编码：乳糜胸（ICD-10：I89.808）

手术操作名称及编码：胸导管结扎术（ICD-9-CM-3：40.641）

2. 修改编码：

疾病名称及编码：乳糜胸（ICD-10：I89.807）

手术操作名称及编码：胸导管结扎术（ICD-9-CM-3：40.6400）

二、临床路径检索方法

I89.807 伴 40.6400

三、国家医疗保障疾病诊断相关分组（CHS-DRG）

MDCE 呼吸系统疾病及功能障碍

EZ1 其他呼吸系统疾患

EC1 纵隔手术

四、乳糜胸临床路径标准住院流程

（一）适用对象

第一诊断为乳糜胸（ICD-10：I89.808），保守治疗失败。

行胸导管结扎术（手术方式包括开放或腔镜）（ICD-9-CM-3：40.641）。

释义

■ 乳糜胸是因胸导管和/或其分支阻塞或损伤，导致乳糜渗入胸膜腔。乳糜胸的病因复杂，临床上可根据发生原因分为创伤性和非创伤性乳糜胸。据调查约 50%的乳糜胸为创伤性乳糜胸，最常见的原因为手术损伤，如解剖胸导管附件组织结构等操作导致胸导管破裂所致。常见于食管癌和贲门癌手术，肺癌手术和心脏手术等。非创伤性乳糜胸的主要病因常见于恶性肿瘤（常为淋巴瘤）压迫或侵犯阻塞胸导管所致。

■ 临床实践中首先需严谨评估严重程度，根据引流量多少行保守治疗或外科手术治疗。保守治疗无效后乳糜胸的标准外科治疗为胸导管结扎术，可考虑在症状出现后的2周内进行手术，目前绝大多数经胸腔镜下完成。

（二）诊断依据

根据《临床诊疗指南·胸外科分册》（中华医学会编著，人民卫生出版社，2009年）。

1. 临床表现：

（1）大量的乳糜液蓄积在胸腔可以造成呼吸困难、心排出量减少和循环血量不足，临床上出现气短或呼吸困难。

（2）胸腔穿刺可抽出大量乳白色液体，如合并出血，乳糜液也可呈血性。

（3）禁食后乳糜液减少，进食奶油制品后乳糜液明显增多。

2. 辅助检查：

（1）X线胸片或CT见单侧或双侧胸腔积液。

（2）苏丹Ⅲ染色呈阳性反应，胆固醇/三酰甘油比值<1。

释义

■ 临床表现：乳糜液主要由肠道在消化食物后吸收产生，经细淋巴管网汇聚到腹腔动脉干旁的乳糜池，然后经胸导管从腹腔经胸腔运送到达颈根部注入到左侧锁骨下静脉与颈内静脉交角处进入血流循环。沿途接受胸腔内淋巴管网注入。其受食物中脂质成分影响较大。乳糜以乳糜微粒形式存在，其成分包括三酰甘油、免疫细胞、电解质、蛋白质、免疫球蛋白和脂溶性维生素等成分，因此乳糜液外观呈现乳白色液体。胸导管损伤后或压迫受阻后导致乳糜液流入胸腔，患者多因胸腔内乳糜液的积存压迫肺组织而出现呼吸困难。另外，由于乳糜液内含有大量蛋白质和水电解质成分，乳糜胸严重的患者会出现循环容量不足，导致心率快和脱水现象。可基于上述症状及体征进行初步诊断。

■ 辅助检查：X线胸片是常规检查，可以初步判断是否胸腔内有积液。但其在诊断和鉴别胸腔积液的价值有限，相比而言，胸部CT在鉴别诊断方面更有价值。CT可以检测到少量的胸水，并确定是否伴有其他合并症，同时有助于判断引起积液的胸膜、肺实质、淋巴管等解剖结构是否有异常，有助于肺不张和胸腔积液及肺脓肿的鉴别诊断。

■ 对疑似乳糜胸的患者需行胸水检验，分析积液的三酰甘油和胆固醇水平是做出诊断的重要依据。苏丹Ⅲ染色可见脂肪小球，可将乳糜微粒染为橙色。测量胸腔积液中三酰甘油和胆固醇水平则有助于与胆固醇性积液的鉴别。

（三）进入路径标准

1. 第一诊断必须符合ICD-10：I89.808乳糜胸疾病编码，且通过保守治疗失败。

2. 当患者同时具有其他疾病诊断，但在门诊、急诊治疗期间不需要特殊处理也不影响第一诊断的临床路径流程实施时，可以进入路径。

释义

■ 非创伤性乳糜胸需先针对病因进行治疗，经保守治疗失败并且可接受手术治疗时，可入此路径。

■ 绝大多数创伤性乳糜胸，在经短期保守治疗失败后常需在5~7天内进行手术治疗，此类患者可入路径。对于保守治疗可能见效、或合并胸腔出血的患者或最初营养状况较差的患者，以及因其他合并症而无法耐受手术的患者，不适宜入路径。

（四）标准住院日≤10天

释义

■ 术前检查1~3天，术后住院时间3~7天。

（五）住院期间的检查项目

术前准备≤3天

1. 必需的检查项目：

（1）血常规、尿常规、粪便常规+隐血试验。

（2）凝血功能、肝功能测定、肾功能测定、电解质、血型、感染性疾病筛查（乙型肝炎、丙型肝炎、梅毒、艾滋病）。

（3）X线胸片、心电图、肺功能。

（4）胸腹部CT。

（5）苏丹Ⅲ染色试验

2. 根据患者病情进行的检查项目：肿瘤标志物、头颅MRI、淋巴管造影、动脉血气分析、超声心动图等。

释义

■ 全面细致的检查需要覆盖潜在病因、积液性质、患者一般状况等，胸腹部CT和苏丹Ⅲ染色试验是定性诊断的关键性检查。因乳糜胸常与其他疾病并发，需根据患者原发疾病酌情行相关检查。肿瘤标志物和头颅MRI有助于恶性肿瘤的检出。

■ 对于难以通过上述检查判断胸导管破裂、胸导管结扎后乳糜胸复发、怀疑胸导管解剖异常、渗漏部位不明者可行淋巴管造影。

（六）治疗方案的选择

根据《临床诊疗指南·胸外科分册》（中华医学会编著，人民卫生出版社，2009年）。

手术治疗：胸导管结扎术。

释义

■ 乳糜胸的治疗需根据病因、积液速度、患者一般状况等因素制订，治疗方案的制订需要遵循三大原则：①阶梯性治疗，先从创伤性小的治疗手段开始；②大量乳糜胸/胸引流量多者，尽早行手术干预；③避免长期使用胸腔引流管进行引流，以免对患者营养状况和免疫状态造成影响。

■ 非创伤性乳糜胸的治疗应从治疗原发疾病开始，治疗基础疾病时可使用治疗性胸膜腔穿刺术或留置胸膜腔导管缓解呼吸困难等症状。若初始治疗效果不佳，应及时进行胸导管结扎术。

■ 创伤性乳糜胸首先应明确损伤原因和损伤部位，随后从低脂质饮食，药物治疗，维持水电解质平衡等对症支持治疗开始；若出现呼吸困难、血流动力学障碍则需尽快进行胸导管结扎术。

■ 总体上，胸腔积液引流量少于500ml/d的患者一般行保守治疗且成功率较高。对于500~1000ml/d的患者也可先行保守支持治疗，若在5~7日内保守治疗无效则需尽快行胸导管结扎术。对于每日总引流量> 10ml/kg，任意24h内胸管引流量≥1. 1L，连续5天引流量≥1L或经过最佳保守治疗方式干预后2天内引流量仍≥2L者则需及时行手术治疗。

（七）预防性抗菌药物选择与使用时机

1. 预防性抗菌药物选择主要依据《抗菌药物临床应用指导原则（2015年版）》（国卫办医发〔2015〕43号）制订。根据患者的病情决定抗菌药物的选择与使用时间。如可疑感染，需做相应的病原学检查，必要时做药敏试验。
2. 不建议常规预防使用抗生素，如患者因营养丢失，免疫功能严重低下建议使用第一、第二代头孢菌素，头孢曲松。预防性用药时机为术前0. 5~1小时（万古霉素或氟喹诺酮类等由于需输注较长时间，应在术前1~2小时开始给药）；手术超过3小时或术中失血量超过1500ml时加用1次。术后预防用药时间一般不超过24小时，个别情况可延长至48小时。

释义

■ 由于胸膜腔内的乳糜不会引起炎症反应，且乳糜中的免疫球蛋白具有抑菌作用而很少被感染，因此不常规推荐预防性使用抗生素。但乳糜胸患者大多为创伤性且常存在其他合并症，且部分食管癌患者营养情况较差，对于有其他合并症或营养状况较差的患者，可酌情予以术前预防性使用抗生素。

■ 部分患者术前确定胸导管渗漏口较为困难，行同期淋巴管造影和胸导管结扎术的患者手术时间可能较长。需要酌情予以抗生素追加治疗。

（八）手术日为入院第≤4天

1. 手术时间：对于保守治疗失败，营养状况恶化较快的患者，可适时减少术前等待时间，必要时急诊手术。
2. 麻醉方式：气管插管全身麻醉。
3. 手术方式：胸导管结扎术（胸腔镜或开胸）。
4. 输血：视术中具体情况而定。

释义

■ 乳糜胸患者治疗的手术适应证和手术时机把握至关重要。准确把握手术时机能显著降低围术期并发症。多数研究推荐在保守治疗 1 周无效后即可行手术治疗。对于创伤性乳糜胸若干预性手术不及时，可能导致患者一般状况下降和组织形成致密粘连，不但增加手术难度，也增加手术风险。

■ 胸导管结扎术需要全身麻醉下双腔气管插管，营养状况较差者应尽量缩短手术时间。术前应最大可能通过影像学辨识胸导管，术中应注意避免过度游离，以减少对胸导管及其分支、临近组织的损伤，尽量做到低位结扎。为了帮助术中确定胸导管和乳糜漏的部位，可在麻醉诱导前 20 分钟/2 小时经鼻胃管或鼻空肠管注入与亲脂性绿色染料混合的全脂牛奶/橄榄油等其他脂肪液体。具体步骤可简单分为局部渗漏口处理、低位主干结扎。术中应仔细检查渗漏口，部分患者不止存在一处渗漏。可根据患者具体情况选择胸导管单根结扎或连带周围组织进行集束结扎。

■ 不同患者手术难度不一，需根据病情轻重度酌情行手术备血。多数患者在术前明确渗漏口或术中迅速识别并分离出胸导管结扎后不需术后输血。极少数术中发生大出血或术后持续胸腔渗血者酌情输血。

（九）术后恢复≤6 天

1. 必须复查的检查项目：

（1）血常规、肝功能、肾功能、电解质。

（2）X 线胸片。

2. 术后用药：

（1）抗菌药物：按照《抗菌药物临床应用指导原则（2015 年版）》（国卫办医发〔2015〕43 号）执行。术后预防用药时间一般不超过 24 小时，个别情况可延长至 48 小时。如可疑感染，需做相应的病原学检查，必要时做药敏试验。

（2）低脂饮食，如一般状态较差可酌情加用静脉或肠内营养。

释义

■ 术后常规复查血常规、肝肾功能、电解质、胸片；需要密切关注术后胸片变化。酌情复查引流液形状、量。

■ 乳糜中的免疫球蛋白具有抑菌作用而很少被感染，因此术后预防应用抗菌药物时间一般不超过 24 小时。

■ 因乳糜胸可能存在多个瘘口，对于胸腔镜下难以辨认的细小瘘口可通过术后低脂饮食，降低胸导管脂质负荷，促进细小瘘口的愈合。对于行食管癌根治术且营养状况较差的患者需酌情予以营养支持治疗。

（十）出院标准

1. 恢复饮食后胸腔引流量减少，引流液乳糜试验阴性。

2. 切口愈合良好，或门诊可处理的愈合不良切口。

3. 体温正常。

4. 胸片呈正常术后改变，无明显异常。
5. 没有需要住院处理的其他并发症或合并症。

释义

■ 患者出院前正常饮食状况下需明确胸引量，并行引流液乳糜试验再次确定胸导管瘘口完全愈合。乳糜胸患者带管时间较长，需注意引流管口护理。

■ 确定体温正常，胸片术后正常无渗出改变。积极处理合并症，与患者详细沟通后续治疗方案。

（十一）变异及原因分析

1. 存在影响手术的合并症，术前需要进行相关的诊断和治疗。
2. 手术失败，术后仍存在大量乳糜胸需再次手术或长时间保守治疗
3. 术后出现肺部感染、呼吸衰竭、心力衰竭、消化道穿孔、胃肠功能障碍等并发症，需要延长治疗时间。

释义

■ 变异是指入选临床路径的患者未能按路径流程完成医疗行为或未达到预期的医疗质量控制目标。这包括两方面的情况：①按路径流程完成治疗，但超出了路径规定的时限或限定的费用，如实际住院日超出标准住院日要求，或未能在规定的手术日时间限定内实施手术等。②不能按路径流程完成治疗，患者需要中途退出路径，如治疗过程中出现并发症，如脓胸、肺部感染等，导致必须终止路径或需要转入其他路径进行治疗等。对这些患者，主管医师均应进行变异原因的分析，并在临床路径的表单中予以说明。

■ 乳糜胸患者常合并有其他各种疾病，创伤性乳糜胸可能合并有食管癌、贲门癌或肺部肿瘤等，非创伤性乳糜胸常合并有淋巴瘤、肝硬化等疾病。合并症的严重程度常常影响乳糜胸的诊治，诊疗中需要权衡得失与家属充分沟通后进行决策。对于合并症严重（出凝血功能障碍、肺栓塞、急性心肌梗死等）影响胸导管结扎手术的患者，暂不宜进入路径。若合并症经过多学科会诊并治疗后可行手术的患者，则可进入路径。合并症的诊治可能增加医疗费用，延长住院时间。

■ 由于胸导管的结构和解剖变异，因此，胸导管结扎术并不能完全保证封堵所有瘘口，手术并不鼓励大范围游离周围组织，因其可能导致更大范围的损伤。手术后仍存在乳糜胸的患者暂不宜进入路径。需详细说明可能的原因，术后仍存在乳糜胸不单纯涉及到医疗费用和住院时间，还可能引发严重的医疗事件。

■ 虽然胸导管结扎术通常能成功缓解乳糜胸，但用于术后乳糜胸患者时，其并发症发生率和死亡率分别为38%和2.1%。胸导管结扎术后并发症的发生会延长住院时间，增加医疗费用，需要医生在表单中予以说明。此类患者不宜进入路径。

五、乳糜胸临床路径给药方案

（一）术前用药

1. 用药选择：

（1）由于胸膜腔内的乳糜不会引起炎症反应，且乳糜中的免疫球蛋白具有抑菌作用而很少被感染，因此不常规推荐预防性使用抗生素。创伤性乳糜胸常合并感染或营养状况不佳，此类患者可使用抗生素治疗，通常选用第一、第二代头孢菌素即可。术前由感染患者应先进行经验性抗生素使用后根据药敏结果选择敏感抗生素。若头孢类抗生素过敏，则可更换其他广谱类抗菌药物。非创伤性乳糜胸常需要控制其他可能影响手术的基础疾病，需要密切注意不同药物之间的相互作用。

（2）根据患者的疾病情况（如食管的梗阻程度）、营养状况治疗方案综合选择不同的术前营养方式。对于接受持续引流且可经口进食的患者，应优选肠内营养，注重优质蛋白低脂饮食，补充热量和维生素；不可经口进食的患者可行肠内营养或全静脉营养。

2. 药学提示：

（1）用药前应仔细询问有无对该药过敏史。

（2）用药前应注意药物对肝肾功能影响，及时调整剂量。如氨基糖苷类需注意其肾毒性及耳毒性。应用喹诺酮类药物时，对肾功能不全者应根据肌酐清除率减量或延长给药时间。

（3）应注意药物之间的相互作用，特别是非创伤性乳糜胸基础疾病复杂的患者，需要注意与临床药师沟通制订用药策略。

（4）应注意药物的使用剂量、时间及用药途径。

（5）应注意药物分别针对儿童、孕妇、老人的不同应用。

（6）肠内营养需注意各个营养素配比均衡，亦可肠内使用直接绕过胸导管即可吸收的中链三酰甘油。

（二）术中用药

1. 用药选择：

（1）手术超过3小时或术中失血量超过1500ml时加用1次抗生素。

（2）胸导管变异较大，创伤性乳糜胸行胸导管结扎术时常难以准确找到所有瘘口。除术前服用脂类食物增加显影外，部分研究表明皮下注射吲哚菁绿，术中使用荧光胸腔镜有助于胸导管显像。

2. 药学提示：

（1）抗生素应用及注意事项同术前用药。

（2）胸导管吲哚菁绿显像的用药最佳剂量、使用途径、显像时间等尚不明确。在使用吲哚菁绿后至少1周内避免进行放射性碘摄取研究，避免与含有亚硫酸氢钠的制剂联用。

（三）术后用药

1. 用药选择：

（1）生长抑素/奥曲肽等治疗通常被用作胸导管结扎术后的补充措施。其作用于生长抑素受体，可降低胸导管淋巴液的流速，并能通过抑制胃、胰腺和胆道的分泌而减少胸导管内的液体量，以及能抑制肠道吸收，减少乳糜的量和产生速度。关于生长抑素和奥曲肽治疗乳糜胸的一项针对成年患者的病例系列研究中，生长抑素通过最佳治疗量和途径尚不明确。一般可静脉输注给药，6mg/d持续2周，或通过皮下注射，每8小时50μg；奥曲肽每8小时50~100μg皮下注射，持续2~14日。

（2）抗菌药物使用原则同前，术后应注重患者营养支持，促进手术后回复。酌情予肠内营养或肠外营养。中度营养不良计划实施大手术患者或重度营养不良患者建议在手术前接受营养支持1~2周，即使手术延迟也是值得的。预期术后7天以上仍然无法通过正常饮食满足营养需求的患者，以及经口进食不能满足60%需要量1周以上的患者，应给予术后营养支持。

2. 药学提示：

（1）副作用一般包括皮肤潮红、恶心、腹泻、窦性心动过缓、注射部位疼痛、一过性甲状腺功能减退和肝功能指标升高。

（2）禁忌证包括对此类药物过敏。母乳喂养、妊娠期、儿童等慎用。

（3）由于本品抑制胰岛素及胰高血糖素的分泌，在治疗初期会引起短暂的血糖水平下降。更应注意的是，胰岛素依赖型糖尿病患者使用本品后，每隔3~4小时应测试1次血糖浓度。

六、乳糜胸患者护理规范

1. 病情观察：胸部肿瘤手术后，密切观察胸腔引流液的量、颜色、性质，询问患者的自觉症状。如患者出现胸闷、气促、呼吸困难、心悸、脉搏细弱，胸腔引流液增多，呈淡红色或淡黄色，与活动性胸腔出血不符，护士应及时向医生汇报。

2. 休息与活动：术后取半坐卧位，床头抬高30°~50°，以利呼吸及引流液引出。术后第1日，采用坐位、半坐卧位或不完全健侧卧位，避免术侧卧位。术后尽早下床活动，锻炼术侧肩关节。

3. 营养支持：予无油饮食，严重者予禁食不禁水。由于乳糜液丢失、手术等使患者处于高代谢状态，应用静脉高营养支持。

4. 胸管护理：观察引流液的性质、颜色和量，并准确记录。妥善固定胸管，防止管路脱出，保证胸腔闭式引流瓶直立位，并低于胸部60~100cm，置于床下固定位置，防止碰倒、踢翻或打碎。长玻璃管置于液面下2~3cm。可适时挤压胸管，保持引流管通畅。

5. 疼痛护理：及时进行疼痛评估，必要时给予药物镇痛。

6. 用药护理：应严格按照医嘱服用抗生素、化痰及镇咳药物。

7. 心理护理：应根据患者的年龄、性格和文化程度来选择告知病情，建立良好的医患关系，增加患者接受治疗的依从性。

七、乳糜胸患者营养治疗规范

1. 所有患者入院后应常规进行营养筛查和营养状况评估和综合测定。

2. 治疗过程中每周至少为患者评估1次，以便尽早发现患者出现营养风险并采取早期干预。

3. 营养治疗方式的选择：①为了降低感染风险，首选经口摄入；②出现重度口腔/口咽黏膜炎影响吞咽功能者或产生较强的胃肠道反应的患者，肠内营养应经管饲给予。

4. 患者的每日供给量推荐为每日25~30kcal/kg，如患者合并严重消耗，每日供给量推荐为每日30~35kcal/kg。

5. 蛋白质供给量为每日1.0~1.5g/kg。

6. 根据胃肠功能状况尽早经口营养补充肠内营养制剂。如口服摄入不足目标量的60%时，推荐管饲肠内营养。肠内营养不能达到目标量60%时可选用肠外营养药物，以全合一的方式实施（应包含氨基酸、脂肪乳、葡萄糖、维生素、微量元素、电解质注射制剂等）。根据病情变化及营养耐受性选择或调整肠外肠内营养方案。

7. 能够经口进食者采用，中链三酰甘油饮食（MCT）膳食，减少饮食长链脂肪酸的摄取，降低乳糜的产生，减少渗出量及引流量。

①用中链三酰甘油（MCT）取代长链三酰甘油（LCT）作为能量的来源。所供能量至少占总能量的20%，或占脂肪产能量的65%。MCT油取代日常烹调油，可用来烹调肉、鱼、禽等食品，但限制全日用量使之不超过40g。②如患有脂肪痢的患者其饮食应为低脂肪、低纤维的MCT软饭或半流食，而不能以普通食的要求供给。③选择极低油食物，保证足够的优质蛋白质摄取，按照1~1.2g/kg体重给予蛋白质，并且以蛋清、脱脂奶、豆腐及制品、低脂肉

类为主。④补充必需脂肪酸及脂溶性维生素。治疗过程较长需保持随诊，即时调整饮食方案。

8. 推荐食谱举例：

早餐：薏米红枣粥，咸蛋清，花卷（50g），腌青菜（不放油）。

午餐：清蒸鳜鱼（50g），水焯西兰花，西红柿豆腐汤，米饭（100~150g）。

晚餐：香菇蒸鸡肉（50g），西芹百合，素菜米粉汤，米饭（100~150g）。

加餐：苹果1个。

睡前：脱脂奶250ml。

全日用油（MCT）：25g。

八、乳糜胸患者健康宣教

1. 保持环境安静、舒适，室内温湿度适宜，空气新鲜，避免感冒。及时清除呼吸道分泌物，充分给氧，预防肺部感染。

2. 饮食指导：给予低脂、高蛋白、高糖饮食，减少乳糜液形成，从而降低胸导管内压力。

3. 日常生活：出院后每日坚持进行低强度的有氧锻炼，如散步、打太极等，多做深呼吸运动，锻炼心肺功能。保持乐观开朗的心态。

九、推荐表单

（一）医师表单

乳糜胸临床路径医师表单

适用对象：第一诊断为乳糜胸（ICD-10：I89.808）
行胸导管结扎术（ICD-9-CM-3：40.641）

患者姓名：	性别：　　年龄：　　门诊号：	住院号：
住院日期：　　年　月　日	出院日期：　　年　月　日	标准住院日：≤10 天

时间	住院第 1 天	住院第 2 天	住院第 3 天
主要诊疗工作	□ 询问病史及体格检查 □ 完成病历书写 □ 开化验单及检查申请单 □ 主管医师查房 □ 初步确定治疗方案治疗方式（保守或手术治疗）；是否需要急诊处理	□ 上级医师查房 □ 汇总辅助检查结果，明确诊断 □ 初步确定瘘口位置和手术方案	□ 上级医师查房 □ 术前评估及讨论，确定手术方案 □ 术前准备 □ 完成病程记录、上级医师查房记录、术前小结等病历书写 □ 向患者及家属交代病情及围术期注意事项 □ 签署手术知情同意书、自费用品协议书、输血同意书、授权委托同意书
重点医嘱	**长期医嘱：** □ 胸外科二级护理 □ 低脂饮食 □ 其他医嘱 **临时医嘱：** □ 血常规、尿常规、粪便常规+隐血试验 □ 凝血功能、血电解质、肝功能、肾功能、血型、感染性疾病筛查 □ 胸片、心电图、肺功能、胸部 CT □ 静脉营养（酌情） □ 淋巴管造影（酌情） □ 超声心动图（酌情）	**长期医嘱：** □ 胸外科二级护理 □ 低脂饮食 □ 其他医嘱 **临时医嘱：** □ 静脉营养（酌情）	**长期医嘱：** □ 胸外科二级护理 □ 禁食、禁饮 □ 其他医嘱 **临时医嘱：** □ 明日在全身麻醉下行胸导管结扎术 □ 禁饮食，备血 □ 术前 8 小时口服高脂肪食物如奶油、橄榄油等 □ 术前镇静药物及胆碱酯酶抑制剂（酌情） □ 术前下胃管 □ 抗生素皮试、抗菌药物带入手术室（酌情） □ 其他医嘱
病情变异记录	□ 无　□ 有，原因： 1. 2.	□ 无　□ 有，原因： 1. 2.	□ 无　□ 有，原因： 1. 2.
医师签名			

时间	住院第 2~4 天 （手术日）	住院第 3~9 天 （手术后第 1~5 天）	住院第 5~10 天 （出院日）
主要诊疗工作	□ 核对患者 □ 留置尿管 □ 手术 □ 术者完成手术记录 □ 住院医师完成术后病程 □ 主管医师观察术后病情 □ 向家属交代病情及术后注意事项	□ 上级医师查房，观察病情变化 □ 住院医师完成病程书写 □ 注意生命体征及肺部呼吸音 □ 观察胸腔引流量和颜色及切口情况 □ 鼓励并协助患者排痰 □ 拔尿管 □ 必要时纤维支气管镜吸痰	□ 上级医师查房，明确是否出院 □ 住院医师完成常规病历书写 □ 住院医师完成出院小结、病情证明单、病历首页等 □ 向患者及家属交代出院后的注意事项，如饮食、复诊时间、后续治疗等
重点医嘱	**长期医嘱：** □ 胸外科特级或一级护理 □ 体温、心电、呼吸、血压、血氧饱和度监测 □ 吸氧 □ 禁食、禁水 □ 胸管引流记量 □ 尿管引流记量 □ 抗菌药物（酌情） □ 静脉营养（酌情） □ 其他医嘱 **临时医嘱：** □ 镇痛药物 □ 其他医嘱	**长期医嘱：** □ 胸外科一级护理 □ 低脂饮食 □ 抗菌药物（必要时） □ 静脉营养（必要时） □ 其他医嘱 **临时医嘱：** □ 止吐、镇痛等对症处理 □ 拔除尿管 □ 其他医嘱 □ 复查胸片	**长期医嘱：** □ 胸外科一级护理 □ 普通饮食 □ 其他医嘱 **临时医嘱：** □ 切口换药 □ 切口拆线 □ 通知出院 □ 出院带药 □ 其他医嘱
病情变异记录	□ 无　□ 有，原因： 1. 2.	□ 无　□ 有，原因： 1. 2.	□ 无　□ 有，原因： 1. 2.
医师签名			

（二）护士表单

乳糜胸临床路径护士表单

适用对象：第一诊断为乳糜胸（ICD-10：I89.808）
行胸导管结扎术（ICD-9-CM-3：40.641）

患者姓名：	性别：　年龄：　门诊号：	住院号：
住院日期：　年　月　日	出院日期：　年　月　日	标准住院日：≤10天

时间	住院第1天	住院第2天	住院第3天
健康宣教	□ 介绍病房环境和设备 □ 辅助戒烟	□ 提供胸导管围术期重点相关知识	□ 呼吸功能锻炼 □ 术后加速康复知识指导
护理处置	□ 入院护理评估	□ 观察患者病情变化	□ 提醒患者术前禁食、禁水 □ 核对术前医嘱、核血、皮试等术前准备
基础护理	□ 提供围术期需避免服用的常见脂类食物 □ 评估患者一般状况、营养状态	□ 指导患者避免服用高脂类食物 □ 根据营养状况指导患者服用优质蛋白高热量食物	□ 提醒患者术前禁食、禁水 □ 适当镇静，促进睡眠
专科护理	□ 与患者交流不同营养支持的手段及其优劣 □ 记录胸引量、性质（酌情）	□ 记录胸引量、性质（酌情）	□ 术前留置胃管 □ 指导患者于术前8小时予脂质食物 □ 记录胸引量、性质（酌情）
重点医嘱	□ 详见医嘱执行单	□ 详见医嘱执行单	□ 详见医嘱执行单
病情变异记录	□ 无　□ 有，原因： 1. 2.	□ 无　□ 有，原因： 1. 2.	□ 无　□ 有，原因： 1. 2.
护士签名			

时间	住院第2~4天 （手术日）	住院第3~9天 （手术后第1~5天）	住院第5~10天 （出院日）
健康宣教	□ 心理和生活护理 □ 指导携带胸引管注意事项	□ 心理与生活护理	□ 术后心理与生活护理 □ 指导恢复饮食 □ 帮助患者办理出院手续 □ 康复宣教
护理处置	□ 观察、记录引流量及形状 □ 观察病情变化 □ 保持呼吸道通畅	□ 协助患者咳痰 □ 观察病情变化	□ 密切观察患者病情变化 □ 指导术后呼吸训练
基础护理	□ 生命体征监测 □ 补液 □ 呼吸道管理 □ 疼痛护理 □ 心肺功能锻炼	□ 切口护理 □ 疼痛护理 □ 心肺功能锻炼 □ 指导拔除尿管后注意事项	□ 指导切口拆线后注意事项 □ 指导出院后复查及注意事项
专科护理	□ 胸引管护理 □ 密切记录胸引量、性质 □ 及时送检胸引流液 □ 营养支持治疗（酌情） □ 抗感染治疗（酌情）	□ 胸引管护理 □ 记录胸引量、性质 □ 营养支持治疗（酌情） □ 抗感染治疗（酌情）	□ 拔出胸引管后指导功能恢复锻炼（酌情） □ 营养支持治疗（酌情） □ 抗感染治疗（酌情）
重点医嘱	□ 详见医嘱执行单	□ 详见医嘱执行单	□ 详见医嘱执行单
病情变异记录	□ 无　□ 有，原因： 1. 2.	□ 无　□ 有，原因： 1. 2.	□ 无　□ 有，原因： 1. 2.
护士签名			

（三）患者表单

乳糜胸临床路径患者表单

适用对象：第一诊断为乳糜胸（ICD-10：I89.808）

行胸导管结扎术（ICD-9-CM-3：40.641）

患者姓名：	**性别：　年龄：　门诊号：**	**住院号：**
住院日期：　年　月　日	**出院日期：**　年　月　日	**标准住院日：**≤10天

时间	住院第1天	住院第2天	住院第3天
医患配合	□ 配合完成病历采集、体格检查 □ 遵医嘱服用药物（若有）	□ 遵医嘱完善相关检查 □ 配合医生确定瘘口位置	□ 家属及患者与医生沟通患者后续治疗方案 □ 签署手术相关文书
护患配合	□ 了解常见富含脂质的食物 □ 配合护士完成一般状况和营养状况评估	□ 遵医护嘱托，低脂优质蛋白饮食 □ 配合进行肠内/外营养治疗（酌情）	□ 提高睡眠质量 □ 配合完成术前准备
饮食	□ 低脂优质蛋白饮食	□ 低脂优质蛋白饮食	□ 低脂优质蛋白饮食
排泄	□ 术前需保持排便通畅，无腹泻、便秘等	□ 术前需保持排便通畅，无腹泻、便秘等	□ 术前需保持排便通畅，无腹泻、便秘等
活动	□ 术前适当活动	□ 术前适当活动	□ 术前适当活动

时间	住院第2~4天 （手术日）	住院第3~9天 （手术后第1~5天）	住院第5~10天 （出院日）
医患配合	□ 明确手术风险及潜在的并发症	□ 遵医嘱服用药物	□ 明确出院后注意事项及合并症后续治疗方案
护患配合	□ 进行心肺功能锻炼 □ 协助医护进行术后疼痛评分	□ 手术后早期下地 □ 尿管拔出后遵医嘱注意排尿情况	□ 拔出胸引管后注意术后功能锻炼 □ 注意切口护理
饮食	□ 低脂优质蛋白饮食	□ 从低脂优质蛋白饮食逐步恢复到普通饮食	□ 普通饮食
排泄	□ 注意有无便秘、排便困难	□ 注意有无便秘、排便困难	□ 注意有无便秘、排便困难
活动	□ 麻醉清醒后，进行踝泵运动、抬臂运动	□ 根据患者病情，拔除尿管后可逐步下床活动	□ 坚持呼吸功能锻炼和上肢功能锻炼

附：原表单（2017年版）

乳糜胸临床路径表单

适用对象：第一诊断为乳糜胸（ICD-10：I89.808）
行胸导管结扎术（ICD-9-CM-3：40.641）

患者姓名：	性别：　年龄：　门诊号：		住院号：
住院日期：　年　月　日	出院日期：　年　月　日		标准住院日：≤10天

时间	住院第1天	住院第2天	住院第3天
主要诊疗工作	□ 询问病史及体格检查 □ 完成病历书写 □ 开化验单及检查申请单 □ 主管医师查房 □ 初步确定治疗方案	□ 上级医师查房 □ 汇总辅助检查结果，明确诊断 □ 初步确定手术方式和时间	□ 上级医师查房 □ 术前评估及讨论，确定手术方案 □ 术前准备 □ 完成病程记录、上级医师查房记录、术前小结等病历书写 □ 向患者及家属交代病情及围术期注意事项 □ 签署手术知情同意书、自费用品协议书、输血同意书、授权委托同意书
重点医嘱	**长期医嘱：** □ 胸外科二级护理 □ 低脂饮食 □ 其他医嘱 **临时医嘱：** □ 血常规、尿常规、粪便常规+隐血试验 □ 凝血功能、血电解质、肝功能、肾功能、血型、感染性疾病筛查 □ 胸片、心电图、肺功能、胸部CT □ 静脉营养（酌情） □ 淋巴管造影（酌情） □ 超声心动图（酌情）	**长期医嘱：** □ 胸外科二级护理 □ 低脂饮食 □ 其他医嘱 **临时医嘱：** □ 静脉营养（酌情）	**长期医嘱：** □ 胸外科二级护理 □ 禁食、禁饮 □ 其他医嘱 **临时医嘱：** □ 明日在全身麻醉下行胸导管结扎术 □ 禁饮食，备血 □ 术前8小时口服高脂肪食物如奶油、橄榄油等 □ 术前镇静药物及胆碱酯酶抑制剂（酌情） □ 术前下胃管 □ 抗生素皮试、抗菌药带入手术室（酌情） □ 其他医嘱
主要护理工作	□ 介绍病房环境和设备 □ 入院护理评估 □ 辅助戒烟	□ 观察患者病情变化	□ 宣教、合血、皮试等术前准备 □ 提醒患者术前禁食、禁水 □ 呼吸功能锻炼
病情变异记录	□ 无　□ 有，原因： 1. 2.	□ 无　□ 有，原因： 1. 2.	□ 无　□ 有，原因： 1. 2.
护士签名			
医师签名			

时间	住院第 2~4 天 （手术日）	住院第 3~9 天 （手术后第 1~5 天）	住院第 5~10 天 （出院日）
主要诊疗工作	□ 核对患者 □ 留置尿管 □ 手术 □ 术者完成手术记录 □ 住院医师完成术后病程 □ 主管医师观察术后病情 □ 向家属交代病情及术后注意事项	□ 上级医师查房，观察病情变化 □ 住院医师完成病程书写 □ 注意生命体征及肺部呼吸音 □ 观察胸腔引流及切口情况 □ 鼓励并协助患者排痰 □ 拔尿管 □ 必要时纤维支气管镜吸痰	□ 上级医师查房，明确是否出院 □ 住院医师完成常规病历书写 □ 住院医师完成出院小结、病情证明单、病历首页等 □ 向患者及家属交代出院后的注意事项，如饮食、复诊时间、后续治疗等
重点医嘱	**长期医嘱：** □ 胸外科特级或一级护理 □ 体温、心电、呼吸、血压、血氧饱和度监测 □ 吸氧 □ 禁食、禁水 □ 胸管引流记量 □ 尿管引流记量 □ 抗菌药物（酌情） □ 静脉营养（酌情） □ 其他医嘱 **临时医嘱：** □ 镇痛药物 □ 其他医嘱	**长期医嘱：** □ 胸外科一级护理 □ 低脂饮食 □ 抗菌药物（必要时） □ 静脉营养（必要时） □ 其他医嘱 **临时医嘱：** □ 止吐、镇痛等对症处理 □ 拔除尿管 □ 其他医嘱 □ 复查胸片	**长期医嘱：** □ 胸外科一级护理 □ 普通饮食 □ 其他医嘱 **临时医嘱：** □ 切口换药 □ 切口拆线 □ 通知出院 □ 出院带药 □ 其他医嘱
主要护理工作	□ 观察、记录引流量及形状 □ 观察病情变化 □ 心理和生活护理 □ 保持呼吸道通畅	□ 观察病情变化 □ 心理与生活护理 □ 协助患者咳痰	□ 密切观察患者病情变化 □ 指导术后呼吸训练 □ 术后心理与生活护理 □ 指导恢复饮食 □ 帮助患者办理出院手续 □ 康复宣教
病情变异记录	□ 无　□ 有，原因： 1. 2.	□ 无　□ 有，原因： 1. 2.	□ 无　□ 有，原因： 1. 2.
护士签名			
医师签名			

第二十五章

手汗症外科治疗临床路径释义

【医疗质量控制指标】

指标一、术前胸部 CT 完成率。

指标二、术前多导联心电图完成率。

指标三、胸腔镜微创手术完成率。

指标四、术后症状缓解率。

指标五、术后肺部感染发生率。

指标六、平均住院时间。

一、手汗症编码

1. 原编码：

疾病名称及编码：手汗症（ICD-10：R61.9）

手术操作名称及编码：胸腔镜双侧胸交感神经链切断术

2. 修改编码：

疾病名称及编码：手汗症（ICD-10：R61.001）

手术操作名称及编码：胸腔镜双侧胸交感神经链切断术（ICD-9-CM-3：05.0x01）

二、临床路径检索方法

R61.001 伴 05.0x01

三、国家医疗保障疾病诊断相关分组（CHS-DRG）

MDCX 影响健康因素及其他就医情况

BJ1 神经系统其他手术

四、手汗症外科治疗标准住院流程

（一）适用对象

第一诊断为手汗症（ICD-10：R61.9）

拟行胸腔镜双侧胸交感神经链切断术。

释义

■ 适用对象编码参见第一部分。

■ 本路径适用对象为临床诊断为手汗症的患者，一般认为手掌多汗是由于胸交感神经兴奋所致，而胸腔镜双侧胸交感神经链切断术是通过切断胸交感神经链阻断其冲动到达手掌皮肤的汗腺。

（二）诊断依据

1. 临床症状：手部、腋部、脚部和头面部多汗。

2. 临床体征：局部大量汗液分泌、出汗部位对称。

释义

■ 手汗症主要症状为不明原因双侧手掌多汗，伴有头面部、腋窝及足底多汗，精神紧张和气候炎热可加重。

■ 手汗症可分为三级，轻度：手掌出汗呈潮湿状；中度：手掌出汗时湿透一只手帕；重度：手掌多汗时呈滴珠状。中、重度患者可考虑手术治疗。

（三）进入路径标准

1. 第一诊断符合 ICD-10：R61.9 手汗症疾病编码。
2. 无胸膜炎病史，无其他影响手术的合并症，排除其他如甲亢之类引起的继发性出汗。
3. 无胸腔手术史。

释义

■ 进入本路径的患者第一诊断为手汗症。

■ 神经质者，严重心动过缓、既往有胸腔手术史，胸膜炎、胸腔粘连者，手掌伴躯干、腹股沟或大腿多汗者，单纯腋汗或足汗者均不能进入路径。

■ 排除甲亢、结核等因素引起的继发性出汗。

（四）标准住院日≤7 天

释义

■ 术前不需过多复杂检查，所以术前住院时间 1~2 天，一般不超过 3 天。由于手术时间短，创伤小，术后住院时间不超过 3 天。

（五）住院期间的检查项目

1. 常规检查项目：胸部 CT、心电图检查、血常规+血型、尿常规、便常规、肝功能、肾功能、凝血检查、感染筛查（乙型肝炎、丙型肝炎、梅毒、艾滋病等）。
2. 根据患者病情进行的检查项目：超声心动图、动脉血气分析等。

释义

■ 所有手术患者均需进行血常规、生化、凝血功能检查，感染筛查、血型检测，由于涉及交感神经，心电图的检查尤为重要。胸部 CT 用于了解胸腔内结构有无异常。

■ 超声心动图、动脉血气分析等，用于了解患者心肺功能。

（六）治疗方案的选择

手术适应证：中、重度手汗症。

释义

■ 神经质者，严重心动过缓、既往有胸腔手术史，胸膜炎、胸腔粘连者，手掌伴躯干、腹股沟或大腿多汗者，单纯腋汗或足汗者不适合手术。

（七）预防性抗菌药物选择与使用时机

按照《抗菌药物临床应用指导原则（2015年版）》（国卫办医发〔2015〕43号）执行。

释义

■ 原则上本手术不预防性应用抗菌药物。

（八）手术日为住院第≤4天

1. 麻醉方式：全身麻醉。
2. 术中用药：麻醉常规用药。
3. 输血：视术中情况而定。

释义

■ 采用全身麻醉，可应用双腔或单腔气管插管，已经有不插管的报道。

■ 由于手术时间很短，注意麻醉药的剂量。

■ 本手术需要输血的可能极低，出血多来自肋间血管，在左侧手术时，注意主动脉的迂曲可能会影响操作。

（九）术后恢复≤5天

释义

■ 注意观察皮温的改变，出汗情况的改善可能会有差别，有一过性多汗的可能。

■ 如果留置引流管，需观察引流量和性状。

（十）出院标准

1. 体温正常，无呼吸困难。
2. 酌情胸片检查无明显异常。

释义

■ 体温正常，无呼吸困难，用于除外感染和可能存在的肺不张。

■ 胸片检查可以确认双肺膨胀好，无需要处理的积液积气。

（十一）变异及原因分析

1. 患者伴有可能影响手术的合并疾病，需要进行相关的诊断和治疗。

2. 术后发生并发症需要进行相应的临床诊治，延长住院时间。

释义

■ 术前检查发现了其他基础疾病，如心肺功能异常，严重的心律失常等，需终止本路径。

■ 术后若出现感染，肺不张等情况，可能会延长住院时间。一过性的多汗或转移性多汗也会造成患者心理负担，延长住院时间。

五、手汗症外科治疗患者护理规范

1. 病情观察：监测患者心率、血压、呼吸变化及手部出汗情况。

2. 休息与活动：术后尽早下床活动。

3. 饮食护理：加强营养，鼓励患者多进食高蛋白、高热量和富含维生素的食物。

4. 疼痛护理：及时进行疼痛评估，必要时给予药物镇痛。

六、手汗症外科治疗患者营养治疗规范

1. 治疗期间，饮食宜清淡，忌食刺激性食物，如辣椒、咖喱、芥末、蒜等。减少高糖、高油、高盐分的食物。

2. 坚持营养平衡饮食，每日不少于13种食物，包含谷薯类、蔬菜水果类、肉蛋奶及豆制品类以及适量的油脂类。保持优质蛋白质食物占总蛋白质50%以上。

3. 体液丢失过量是需要补充水分，每日至少> 1700ml水，必要时根据体液电解质情况补充盐分。

4. 患者行营养支持治疗前，应通过NRS 2002进行筛查，并记录筛查结果。

5. 有营养风险或营养不良的患者应制订营养计划。

七、手汗症外科治疗患者健康宣教

1. 监测体温变化及有无呼吸困难。

2. 指导患者适当活动。

八、推荐表单

（一）医师表单

手汗症外科治疗临床路径医师表单

适用对象：第一诊断为手汗症（ICD-10：R61.9）
行胸腔镜双侧胸交感神经链切断术

患者姓名：	性别：　　年龄：　　门诊号：	住院号：
住院日期：　　年　月　日	出院日期：　　年　月　日	标准住院日：≤7天

时间	住院第1天	住院第2~4天 （手术日）	住院第3~7天 （手术后第1~5天）
主要诊疗工作	□ 询问病史及体格检查 □ 完成病历书写 □ 开化验单 □ 主管医师查房与术前评估 □ 住院医师完成术前小结、上级医师查房记录等病历书写 □ 签署手术知情同意书、自费用品协议书、输血同意书 □ 向患者及家属交代围术期注意事项	□ 手术 □ 术者完成手术记录 □ 完成术后病程记录 □ 主管医师观察术后病情 □ 向患者及家属交代病情及术后注意事项	□ 上级医师查房 □ 切口换药 □ 根据患者情况决定出院时间 □ 完成出院记录、病案首页、出院证明书等
重点医嘱	**长期医嘱：** □ 胸外科三级护理常规 □ 饮食 **临时医嘱：** □ 术前常规检查 □ 术前备血（酌情）	**长期医嘱：** □ 胸外科一级护理 □ 禁食6小时后改普通饮食 □ 胸腔闭式引流（酌情） □ 吸氧（酌情） □ 心电监护 □ 血氧饱和度监测 **临时医嘱：** □ 补液（酌情） □ 镇痛（酌情）	**长期医嘱：** □ 普通饮食 □ 二级护理 **临时医嘱：** □ 出院医嘱（换药、拆线、复查）
病情变异记录	□ 无　□ 有，原因： 1. 2.	□ 无　□ 有，原因： 1. 2.	□ 无　□ 有，原因： 1. 2.
医师签名			

（二）护士表单

手汗症外科治疗临床路径护士表单

适用对象：第一诊断为手汗症（ICD-10：R61.9）

行胸腔镜双侧胸交感神经链切断术

患者姓名：	性别：　年龄：　门诊号：	住院号：
住院日期：　年　月　日	出院日期：　年　月　日	标准住院日：≤7天

时间	住院第1天	住院第2~4天 （手术日）	住院第3~7天 （手术后第1~5天）
健康宣教	□ 介绍主管医师、护士 □ 介绍环境、设施 □ 介绍住院注意事项	**术前宣教：** □ 宣教疾病知识、术前准备及手术过程 □ 告知准备用物、沐浴 □ 告知术后饮食、活动及探视注意事项 □ 告知术后可能出现的情况及应对方式 □ 主管护士与患者沟通、了解并指导心理应对 **手术当日宣教：** □ 告知监护设备、管路功能及注意事项 □ 告知饮食、体位要求 □ 告知疼痛注意事项 □ 告知术后可能出现情况的应对方式，给予患者及家属心理支持 □ 再次明确探视陪护须知	**术后宣教：** □ 饮食、活动指导 □ 复查患者对术前宣教内容的掌握程度 □ 呼吸功能锻炼的作用 □ 拔尿管（如果有）后注意事项 □ 下床活动注意事项 **出院宣教：** □ 复查时间 □ 活动休息 □ 饮食指导 □ 指导办理出院手续
护理处置	□ 核对患者，佩戴腕带 □ 建立入院护理病历 □ 卫生处置：剪指（趾）甲、沐浴、更换病号服	**术前处置：** □ 协助医师完成术前检查化验 □ 术前准备包括皮试、备皮、备血（酌情）、禁食、禁水 **手术当日处置：** □ 送手术 取下患者各种活动物品 核对患者资料及带药 填写手术交接单、签字确认 □ 接手术 核对患者及资料、签字确认	□ 遵医嘱完成相关事项 □ 办理出院手续 □ 书写出院小结
基础护理	□ 三级护理 晨晚间护理 患者安全管理	**术前：** □ 三级护理 晨晚间护理 患者安全管理 **手术当日：** □ 一级护理 平卧或半坐卧位 排泄护理 患者安全管理	□ 二级或三级护理 晨晚间护理 协助坐起、床旁活动 排泄护理 协助或指导进食、进水 患者安全管理

续 表

时间	住院第1天	住院第2~4天 (手术日)	住院第3~7天 (手术后第1~5天)
专科护理	□ 护理查体 □ 辅助戒烟 □ 心理护理	术前: □ 呼吸功能锻炼 □ 遵医嘱完成相关检查 □ 心理护理 手术当日: □ 病情观察、写护理记录 评估生命体征、意识、肢体活动、皮肤情况、伤口敷料、引流管情况 □ 手掌皮温、出汗情况 □ 遵医嘱雾化吸入,呼吸功能锻炼 □ 心理护理	□ 病情观察、写护理记录 评估生命体征、意识、肢体活动、皮肤情况、伤口敷料、引流管情况 □ 手掌皮温、出汗情况 □ 遵医嘱雾化吸入,呼吸功能锻炼 □ 心理护理
重点医嘱	□ 详见医嘱执行单	□ 详见医嘱执行单	□ 详见医嘱执行单
病情变异记录	□ 无 □ 有,原因: 1. 2.	□ 无 □ 有,原因: 1. 2.	□ 无 □ 有,原因: 1. 2.
护士签名			

（三）患者表单

手汗症外科治疗临床路径患者表单

适用对象：第一诊断为手汗症（ICD-10：R61.9）
行胸腔镜双侧胸交感神经链切断术

患者姓名：	性别：　年龄：　门诊号：	住院号：
住院日期：　年　月　日	出院日期：　年　月　日	标准住院日：≤7天

时间	住院第1天	住院第2~4天 （手术日）	住院第3~7天 （手术后第1~5天）
医患配合	□ 配合询问病史、采集资料，请务必详细告知既往史、用药史、过敏史 □ 如服用抗凝剂，请明确告知 □ 配合进行体格检查 □ 有任何不适请告知医师、护士	术前： □ 配合完善术前相关检查、化验，如采血、心电图、胸片等 □ 医师与患者及家属介绍病情及手术谈话，术前签字 □ 麻醉师术前访视 手术当天： □ 配合评估手术效果 □ 配合检查意识、疼痛、引流管情况、肢体活动 □ 需要时、配合复查胸片 □ 有任何不适请告知医师、护士	术后： □ 配合检查意识、疼痛、引流管、伤口情况、肢体活动 □ 配合伤口换药 □ 配合拔除引流管 出院： □ 接受出院前指导 □ 了解复查程序 □ 获得出院诊断书
护患配合	□ 配合测量体温、脉搏、呼吸、血压、体重1次 □ 配合完成入院护理评估（简单询问病史、过敏史、用药史） □ 接受入院宣教（环境介绍、病房规定、订餐制度、贵重物品保管等） □ 有任何不适请告知护士	术前： □ 配合测量体温、脉搏、呼吸、血压 □ 接受术前宣教 □ 接受备皮、配血（酌情） □ 自行沐浴、加强腋窝清洁 □ 取下义齿、饰品等，贵重物品交家属保管 手术当天： □ 清晨测量体温、脉搏、呼吸、血压1次 □ 入手术室前协助完成核对，带齐影像资料，脱去衣物 □ 返回病房后，协助完成核对，配合过病床 □ 配合检查意识、疼痛、引流管情况、肢体活动 □ 配合术后吸氧、监护仪监测、输液，排尿用尿管（如果留置），胸部有引流管（如果留置） □ 遵医嘱采取正确体位 □ 有任何不适请告知医师、护士	□ 接受出院宣教 □ 办理出院手续 □ 知道复印病历方法 □ 普通饮食

续 表

时间	住院第 1 天	住院第 2~4 天 （手术日）	住院第 3~7 天 （手术后第 1~5 天）
饮食	□ 饮普通食	□ 术前 12 小时禁食、禁水 □ 术后 6 小时禁食、禁水，6 小时后酌情饮水，进流质饮食	□ 根据医嘱或病情过渡到普通饮食
排泄	□ 正常排尿便	□ 术前正常排尿便 □ 术中若留置尿管，当天保留尿管（酌情）	□ 正常排尿便
活动	□ 正常活动	□ 术前正常活动 □ 术后当天平卧或半卧位，注意保护管路	□ 术后根据医嘱逐渐下床活动 □ 保护管路

附：原表单（2016 年版）

手汗症外科治疗临床路径表单

适用对象：第一诊断为手汗症（ICD-10：R61.9）
行胸腔镜双侧胸交感神经链切断术

患者姓名：	**性别：　　年龄：　　门诊号：**		**住院号：**
住院日期：　　年　月　日	**出院日期：**　　年　月　日		**标准住院日：≤7 天**

时间	**住院第 1 天**	**住院第 2~4 天 （手术日）**	**住院第 3~7 天 （手术后第 1~5 天）**
主要诊疗工作	□ 询问病史及体格检查 □ 完成病历书写 □ 开化验单 □ 主管医师查房与术前评估 □ 住院医师完成术前小结、上级医师查房记录等病历书写 □ 签署手术知情同意书、自费用品协议书、输血同意书 □ 向患者及家属交代围术期注意事项	□ 手术 □ 术者完成手术记录 □ 完成术后病程记录 □ 主管医师观察术后病情 □ 向患者及家属交代病情及术后注意事项	□ 上级医师查房 □ 切口换药 □ 根据患者情况决定出院时间 □ 完成出院记录、病案首页、出院证明书等
重点医嘱	**长期医嘱：** □ 胸外科三级护理常规 □ 饮食 **临时医嘱：** □ 术前常规检查 □ 术前备血（酌情）	**长期医嘱：** □ 胸外科一级护理 □ 禁食 6 小时后改普通饮食 □ 胸腔闭式引流（酌情） □ 吸氧（酌情） □ 心电监护 □ 血氧饱和度监测 **临时医嘱：** □ 补液（酌情） □ 镇痛（酌情）	**长期医嘱：** □ 普通饮食 □ 二级护理 **临时医嘱：** □ 出院医嘱（换药、拆线、复查）
主要护理工作	□ 术前准备（备皮等） □ 术前宣教（提醒患者夜间禁食、禁水）	□ 观察患者病情变化 □ 术后心理与生活护理 □ 胸片	□ 指导患者术后康复 □ 出院宣教 □ 协助办理出院手续
病情变异记录	□ 无　□ 有，原因： 1. 2.	□ 无　□ 有，原因： 1. 2.	□ 无　□ 有，原因： 1. 2.
护士签名			
医师签名			

第二篇

胸外科

临床路径释义药物信息表

Therapeutic Drugs

第一章

钙离子拮抗剂

■ 药品名称	硝苯地平　Nifedipine
适应证	食管动力疾病
制剂与规格	硝苯地平片[基,保(甲)]：①5mg；②10mg
用法与用量	餐前 15~45 分钟舌下含服 10~30mg
注意事项	1. 严重主动脉瓣狭窄者慎用 2. 影响驾车和操作机械的能力 3. 贲门失弛缓症临时处理使用，或者不适宜其他治疗方法时使用
禁忌	对硝苯地平过敏者、心源性休克、儿童、妊娠及哺乳期妇女禁用
不良反应	常见面部潮红、头晕、头痛、恶心、下肢肿胀、低血压、心动过速。较少见呼吸困难。罕见胸痛、昏厥、胆石症、过敏性肝炎
特殊人群用药	肝功能、肾功能不全者：严重肝功能不全时减少剂量 儿童：禁用 老年人：小剂量开始服用 妊娠与哺乳期妇女：禁用
药典	Eur. P. 、USP、Jpn. P. 、Chin. P. 、Int. P.
国家处方集	CNF
其他推荐依据	

第二章

硝酸盐类

■ 药品名称	硝酸甘油　Nitroglycerin
适应证	食管动力疾病
制剂与规格	硝酸甘油片[基,保(甲)]：0.5mg
用法与用量	发作时舌下含服片剂，一次 0.25~0.50mg
注意事项	1. 血容量不足、收缩压低、严重肝肾功能不全慎用 2. 贲门失弛缓症临时处理使用，或者不适宜其他治疗方法时使用
禁忌	对硝酸酯类药过敏者、心肌梗死早期、严重贫血、青光眼、颅内压增高者、肥厚性梗阻型心肌病者禁用；禁止与V型磷酸二酯酶抑制剂（西地那非）合用
不良反应	可见头痛、眩晕、虚弱、心悸、心动过速、直立性低血压、口干、恶心、呕吐、出汗、面色苍白、虚脱、晕厥、面部潮红、心动过缓、心绞痛加重、药疹和剥脱性皮炎
特殊人群用药	妊娠与哺乳期妇女：慎用
药典	Eur. P.、USP、Chin. P.、Viet. P.
国家处方集	CNF
其他推荐依据	

■ 药品名称	硝酸异山梨酯　Isosorbide Dinitrate
适应证	食管动力疾病
制剂与规格	硝酸异山梨酯片[保(甲)]：①5mg[基]；②10mg；③20mg
用法与用量	餐前 15~45 分钟舌下含服，一次 5~20mg
注意事项	见“硝酸甘油”
禁忌	见“硝酸甘油”
不良反应	见“硝酸甘油”
特殊人群用药	见“硝酸甘油”
药典	USP、Eur. P.、Jpn. P.、Chin. P.
国家处方集	CNF
其他推荐依据	

第三章

镇静解痉药

■ 药品名称	普鲁卡因　Procaine
适应证	贲门失弛缓症
制剂与规格	盐酸普鲁卡因注射液：①2ml：40mg；②10ml：100mg；③2ml：20mg
用法与用量	口服 1%普鲁卡因溶液
注意事项	1. 给药前必须做皮试 2. 下列情况慎用：房室传导阻滞、休克、已用足量洋地黄者、早产、子痫和虚弱的产妇、老年体弱者 3. 心功能、肾功能不全，重症肌无力、败血症、恶性高热患者及对本品过敏者禁用
禁忌	心功能、肾功能不全，重症肌无力、败血症、恶性高热患者及对本品过敏者禁用
不良反应	1. 神经毒性分为兴奋型和抑制型：①兴奋型表现为精神紧张、好语多动、心率增快，较严重时有呼吸急促、烦躁不安、血压升高、发绀甚至肌肉震颤直到惊厥，最终导致呼吸、心脏停搏；②抑制型表现为淡漠、嗜睡、意识消失，较严重时呼吸浅慢、间歇呼吸、脉搏徐缓、血压下降，最终导致心脏停搏 2. 本品可有高敏反应和过敏反应，个别患者可出现高铁血红蛋白症；剂量过大，吸收速度过快或误入血管可致中毒反应
特殊人群用药	老年人：慎用 妊娠与哺乳期妇女：妊娠期应用本品应权衡利弊
药典	
国家处方集	CNF
其他推荐依据	

第四章

肉毒素 A

■ 药品名称	肉毒素 A　Botulinum Toxins A
适应证	食管动力疾病
制剂与规格	注射用肉毒素 A：①50 单位/支；②100 单位/支
用法与用量	在胃镜直视下分别在贲门口齿状线上 0.5cm 处的 3 点、6 点、9 点、12 点时钟位注射，每点注射肉毒素 20～25U（1ml）至食管肌层，总计为 80～100U，最好在超声内镜指导下注射治疗
注意事项	闭角型青光眼患者慎用
禁忌	1. 本品禁用于过敏者、重症肌无力或肌无力综合征患者 2. 动物实验表明本品具有生殖毒性作用。妊娠与哺乳期妇女不应使用本品
不良反应	
特殊人群用药	老年人：老年患者治疗剂量与其他成年患者相同 妊娠与哺乳期妇女：禁用
药典	Eur. P.、BP、USP、Jpn. P.、Chin. P.
国家处方集	
其他推荐依据	

第五章

抗菌药物

■ 药品名称	庆大霉素　Gentamycin
适应证	参见"第二十章治疗用抗菌药物"，行食管下段贲门肌层切开或+胃底折叠术（经胸或经腹）术前预防用药
制剂与规格	硫酸庆大霉素注射液[保(甲)]（按庆大霉素计）：①1ml：2 万单位；②1ml：4 万单位[基]；③2ml：8 万单位[基]
用法与用量	采用庆大霉素 24 万单位加生理盐水 500ml 配制，并在餐后口服 30ml
注意事项	参见"第二十章治疗用抗菌药物"
禁忌	对本品或其他氨基苷类过敏者禁用
不良反应	1. 用药过程中可能引起听力减退、耳鸣或耳部饱满感等耳毒性反应，影响前庭功能时可发生步履不稳、眩晕。也可能发生血尿、排尿次数显著减少或尿量减少、食欲减退、极度口渴等肾毒性反应。发生率较低者有因神经肌肉阻滞或肾毒性引起的呼吸困难、嗜睡、软弱无力等。偶有皮疹、恶心、呕吐、肝功能减退、白细胞减少、粒细胞减少、贫血、低血压等 2. 少数患者停药后可发生听力减退、耳鸣或耳部饱满感等耳毒性症状，应引起注意 3. 全身给药合并鞘内注射可能引起腿部抽搐、皮疹、发热和全身痉挛等
特殊人群用药	参见"第二十章治疗用抗菌药物"
药典	USP、Eur. P.
国家处方集	CNF
其他推荐依据	

■ 药品名称	甲硝唑　Metronidazole
适应证	参见"第二十章治疗用抗菌药物"，行食管下段贲门肌层切开或+胃底折叠术（经胸或经腹）术前预防用药
制剂与规格	甲硝唑注射液[保(甲)]：①20ml：100mg；②100ml：0.2g；③100ml：0.5g[基]；④250ml：0.5g；⑤250ml：1.25g
用法与用量	甲硝唑注射液 30ml，餐后口服
注意事项	参见"第二十章治疗用抗菌药物"
禁忌	有活动性中枢神经系统疾患、血液病者、妊娠及哺乳期妇女禁用

续 表

不良反应	1. 消化系统：恶心、呕吐、食欲缺乏、腹部绞痛，一般不影响治疗 2. 神经系统：头痛、眩晕，偶有感觉异常、肢体麻木、共济失调、多发性神经炎等，大剂量可致抽搐 3. 少数病例发生荨麻疹、面色潮红、瘙痒、膀胱炎、排尿困难、口中金属味及白细胞减少等，均属可逆性，停药后自行恢复
特殊人群用药	参见“第二十章治疗用抗菌药物”
药典	USP、Eur. P. 、Chin. P.
国家处方集	CNF
其他推荐依据	

第六章

围手术期镇静用药

■ 药品名称	咪达唑仑　Midazolam
适应证	麻醉前给药，全麻醉诱导和维持，椎管内麻醉及局部麻醉时辅助用药，诊断或治疗性操作（如心血管造影、心律转复、支气管镜检查、消化道内镜检查等）患者镇静，ICU 患者镇静
制剂与规格	咪达唑仑注射液[保(甲)]：①1ml：5mg[基]；②3ml：15mg；③5ml：5mg
用法与用量	1. 注射：肌内注射时用 0.9%氯化钠注射液稀释。静脉给药时用 0.9%氯化钠注射液、5%或 10%葡萄糖注射液、5%果糖注射液、复方氯化钠注射液稀释 2. 在麻醉诱导前 20~60 分钟使用，剂量为 0.050~0.075mg/kg 肌内注射，老年患者剂量酌减；全麻诱导常用 5~10mg（0.10~0.15mg/kg） 3. 局部麻醉或椎管内麻醉辅助用药，分次静脉注射 0.03~0.04mg/kg 4. ICU 患者镇静，先静脉注射 2~3mg，继之以每 1 小时 0.05mg/kg 静脉滴注维持
注意事项	1. 慢性肾衰竭、肝功能损害者、体质衰弱者或慢性病、肺阻塞性疾病，或充血性心力衰竭患者，慎用 2. 用作全麻诱导术后常有较长时间再睡眠现象，应注意保持患者的气道通畅 3. 本品不能用 6%葡聚糖注射液或碱性注射液稀释或混合 4. 肌内注射或静脉注射咪达唑仑后至少 3 小时不能离开医院或诊室，至少 12 小时内不得开车或操作机器等 5. 对苯二氮䓬类药过敏者、重症肌无力患者、精神分裂症患者、严重抑郁状态患者禁用
禁忌	对苯二氮䓬类药过敏者、重症肌无力患者、精神分裂症患者、严重抑郁状态患者禁用
不良反应	1. 麻醉或外科手术时常见的不良反应为降低呼吸容量和呼吸频率，发生率为 10.8%~23.3%；静脉注射后，有 15%的患者可发生呼吸抑制。严重的呼吸抑制易见于老年人特别是长期用药的老年人，可表现为呼吸暂停、窒息、心搏暂停，甚至死亡 2. 咪达唑仑静脉注射，特别当与阿片类镇痛剂合用时可发生呼吸抑制，甚至呼吸停止，有些患者可因缺氧性脑病而死亡 3. 长期用作镇静后，患者可发生精神运动障碍。亦可出现肌肉颤动、躯体不能控制的运动或跳动、罕见的兴奋、不能安静等。当出现这些症状时应当处理。较常见的不良反应有：①低血压，静脉注射的发生率约为 1%；②急性谵妄、朦胧状态、失定向、幻觉、焦虑、神经质或不宁腿等。此外，还有心率加快且不规则、静脉炎、皮肤红肿、皮疹、过度换气、呼吸急促等；③肌内注射局部硬块、疼痛；静脉注射后有静脉触痛等。较少见的症状有：视物模糊、轻度头痛、头晕、咳嗽、欣快；手脚无力、麻、痛或针刺样感等
特殊人群用药	老年人：老年人危险性的手术推荐应用咪达唑仑 妊娠与哺乳期妇女：禁用
药典	Eur. P.
国家处方集	CNF
其他推荐依据	

续 表

■ 药品名称	地西泮 Diazepam
适应证	麻醉前给药
制剂与规格	地西泮注射液[基,保(甲)]：2ml：10mg
用法与用量	静脉注射，可用于全麻的诱导和麻醉前给药。用法：①成人静脉注射或肌内注射用于静脉麻醉或基础全麻剂量为10~30mg；②老年人应使用最小有效剂量，缓慢增量，以减少头晕、共济失调及过度镇静等反应
注意事项	1. 对本品过敏者、妊娠期妇女、新生儿禁用 2. 高龄、危重、肺功能不全以及心血管功能不稳定等患者易发生中枢抑制 3. 静脉注射易发生静脉血栓或静脉炎 4. 本品有可能沉淀在静脉输液器管壁上，或吸附在塑料输液袋的容器和导管上
禁忌	对本品过敏者、妊娠期妇女、新生儿禁用
不良反应	常见嗜睡、乏力等；大剂量可有共济失调、震颤。罕见皮疹、白细胞减少；个别患者发生兴奋、多语、睡眠障碍甚至幻觉；本品有依赖性；长期应用后停药，可能发生撤药症状，表现为激动或抑郁，精神症状恶化，甚至惊厥；本品静脉注射速度宜慢，否则可引起心脏停搏和呼吸抑制；本品静脉注射用于口腔内镜检查时，若有咳嗽、呼吸抑制、喉头痉挛等反射活动，应同时应用局部麻醉药
特殊人群用药	肝功能、肾功能不全患者：慎用 儿童：新生儿禁用 老年人：慎用 妊娠与哺乳期妇女：禁用
药典	Eur. P.、Int. P.、Chin. P.、Jpn. P.、Pol. P.、USP、Viet. P.
国家处方集	CNF
其他推荐依据	
■ 药品名称	劳拉西泮 Lorazepam
适应证	手术前给药，用于外科手术前夜或手术前1~2小时效果良好
制剂与规格	劳拉西泮片[基,保(甲)]：1mg
用法与用量	常用作大手术前夜的术前给药，手术当日清晨若手术开始延迟则可能需补充小剂量或者在手术当日清晨第一次给药。口服，成人每次1~2mg，一日2~3次。年老或体弱者减少用量
注意事项	1. 对本品或其他苯二氮䓬类衍生物过敏者禁用 2. 可能引起血质不调，或损害肝或肾的功能 3. 不能与麻醉药、巴比妥类或酒精合用
禁忌	对苯二氮䓬类药物过敏者、青光眼患者、重症肌无力者禁用；妊娠初期3个月禁用
不良反应	1. 常见：镇静、眩晕、乏力、步态不稳 2. 少见：头痛、恶心、激惹、皮肤症状，一过性遗忘。一般发生在治疗之初，随着治疗的继续而逐渐减轻或消失 3. 静脉注射可发生静脉炎或形成静脉血栓

续　表

特殊人群用药	肝功能、肾功能不全患者：肝功能不全患者应用本品偶可引起本品清除半衰期延长 妊娠与哺乳期妇女：妊娠初期3个月禁用
药典	Eur. P.、Jpn. P.、USP
国家处方集	CNF
其他推荐依据	
■ 药品名称	苯巴比妥　Phenobarbital
适应证	术前镇静
制剂与规格	苯巴比妥片[基,保(甲)]：①15mg；②30mg；③100mg 注射用苯巴比妥钠[保(甲)]：①50mg；②100mg[基]；③200mg
用法与用量	1. 口服 成人：镇静，一次15~30mg，一日2~3次。极量一次250mg，一日500mg。老年人或虚弱患者应减量 儿童：用药应个体化。镇静，按体重一次2mg/kg，或60mg/m^2，一日2~3次 2. 肌内注射 成人常用量：催眠，一次100mg；极量一次250mg，一日500mg 儿童常用量：镇静，一次16~100mg
注意事项	1. 神经衰弱者、甲状腺功能亢进、糖尿病、严重贫血、发热、临产及产后、轻微脑功能障碍、低血压、高血压、肾上腺功能减退、高空作业者、精细和危险作业者、老年患者慎用 2. 过敏体质者服用后可出现荨麻疹、血管神经性水肿、皮疹及哮喘等，甚至可发生剥脱性皮炎
禁忌	严重肺功能不全、肝硬化、卟啉病、贫血、未控制的糖尿病、过敏等禁用
不良反应	可有过敏性皮疹、环形红斑，眼睑、口唇、面部水肿；严重者发生剥脱性皮炎和史-约综合征；老年、儿童和糖尿病患者可发生意识模糊、抑郁或逆向反应（兴奋）；也可见粒细胞减少、低血压、血栓性静脉炎、血小板减少、黄疸、骨骼疼痛、肌肉无力、笨拙或步态不稳、眩晕或头晕、恶心、呕吐、语言不清；突然停药后发生惊厥或癫痫发作、昏厥、幻觉、多梦、梦魇、震颤、不安、入睡困难等，则提示可能为停药综合征
特殊人群用药	老年人：慎用 儿童：新生儿慎用
药典	Chin. P.、Eur. P.、Int. P.、Jpn. P.、Pol. P.、USP、Viet. P.
国家处方集	CNF
其他推荐依据	
■ 药品名称	司可巴比妥　Secobarbital
适应证	术前镇静

续　表

制剂与规格	司可巴比妥钠胶囊[保(乙)]：100mg 注射用司可巴比妥钠：100mg
用法与用量	1. 口服 成人常用量：镇静，一次30~50mg，一日3~4次；麻醉前用药200~300mg，术前1小时服。成人极量一次300mg 小儿常用量：镇静，每次2mg/kg（按体重）或60mg/m^2（按体重表面积），一日3次；麻醉前用药，50~100mg，术前1小时给药 2. 静脉注射：用于麻醉前催眠，一次不超过250mg，速度不超过200mg/min（不超过15秒50mg）
注意事项	1. 对巴比妥类药过敏者禁用 2. 轻微脑功能障碍症、低血压、高血压、贫血、甲状腺功能减退、肾上腺功能减退、心肝肾功能损害、高空作业者、驾驶员、精细和危险工种作业者慎用 3. 肝功能不全者，用量应从小量开始
禁忌	严重肺功能不全、肝硬化、血卟啉病史、贫血、哮喘史、未控制的糖尿病、对本品过敏者禁用
不良反应	可有过敏性皮疹、环形红斑，眼睑、口唇、面部水肿；严重者发生剥脱性皮炎和史-约综合征；老年、儿童和糖尿病患者可发生意识模糊、抑郁或逆向反应（兴奋）；也可见粒细胞减少、低血压、血栓性静脉炎、血小板减少、黄疸、骨骼疼痛、肌肉无力、笨拙或步态不稳、眩晕或头晕、恶心、呕吐、语言不清；突然停药后发生惊厥或癫痫发作、昏厥、幻觉、多梦、梦魇、震颤、不安、入睡困难等，则提示可能为停药综合征
特殊人群用药	肝功能、肾功能不全患者：慎用
药典	Chin. P. 、USP
国家处方集	CNF
其他推荐依据	

第七章

围手术期镇痛药

■ 药品名称	芬太尼　Fentanyl
适应证	适用于麻醉前、中、后的镇静与镇痛。①用于麻醉前给药及诱导麻醉，并作为辅助用药与全麻及局麻药合用于各种手术。使用氟哌利多 2.5mg 和本品 0.05mg 的混合液，麻醉前给药，能使患者安静，对外界环境漠不关心，但仍能合作。②用于手术前、后及术中等各种剧烈疼痛
制剂与规格	枸橼酸芬太尼注射液[保(甲)]：①1ml：0.05mg；②2ml：0.1mg[基]（均以芬太尼计） 芬太尼透皮贴剂[保(乙)]：2.5 毫克/贴，5 毫克/贴
用法与用量	1. 成人静脉注射全麻时初量：小手术 1~2μg/kg（按体重）；大手术 2~4μg/kg（按体重）；全麻同时吸入氧化亚氮 1~2μg/kg（按体重） 2. 成人麻醉前或手术后镇痛，肌内或静脉注射 0.7~1.5μg/kg（按体重） 3. 儿童镇痛，2~12 岁 2~3μg/kg（按体重） 4. 成人手术后镇痛，硬膜外给药，初量 0.1mg，加 0.9%氯化钠注射液稀释到 8ml，每 2~4 小时可重复，维持量一次为初量的一半
注意事项	1. 心律失常、慢性梗阻性肺部疾患，呼吸储备力降低及脑外伤昏迷、颅内压增高、脑肿瘤等易陷入呼吸抑制的患者及运动员慎用 2. 本品务必在单胺氧化酶抑制药停用 14 日以上方可给药，而且应先试用小剂量（1/4 常用量），否则会发生严重不良反应甚至死亡 3. 按麻醉药品管理
禁忌	支气管哮喘、呼吸抑制、对本品特别敏感的患者以及重症肌无力患者禁用
不良反应	严重不反应为呼吸抑制、窒息、肌肉僵直及心动过缓，如不及时治疗，可发生呼吸停止、循环抑制及心脏停搏等。一般不良反应为眩晕、视物模糊、恶心、呕吐、低血压、胆道括约肌痉挛、喉痉挛及出汗等。偶有肌肉抽搐。本品有成瘾性
特殊人群用药	肝功能、肾功能不全患者：慎用 老年人：首次剂量应适当减量 妊娠与哺乳期妇女：慎用
药典	Chin. P.、Eur. P.、Jpn. P.、Pol. P.、USP
国家处方集	CNF
其他推荐依据	

■ 药品名称	瑞芬太尼　Remifentanil
适应证	用于全麻诱导和全麻中维持镇痛
制剂与规格	注射用瑞芬太尼[基,保(乙)]：①1mg；②2mg；③5mg

续 表

用法与用量	1. 麻醉诱导：本品只能用于静脉给药。给药前须用以下注射液之一溶解并定量稀释成25μg/ml、50μg/ml或250μg/ml浓度的溶液：灭菌注射用水；5%葡萄糖注射液；0.9%氯化钠注射液；5%葡萄糖氯化钠注射液；0.45%氯化钠注射液。本品应与麻醉、催眠药（如丙泊酚、硫喷妥、咪达唑仑、氧化亚氮、七氟烷或氟烷）一并给药，用于诱导麻醉。成人按0.5~1.0μg/kg的剂量持续静脉滴注。也可在静脉滴注前给予0.5~1.0μg/kg的初始剂量静脉推注，推注时间应大于60秒 2. 气管插管患者的麻醉维持：给药速率可以在2~5min增加25%~100%或减小25%~50%。患者反映麻醉过浅时，每隔2~5min给予0.5~1.0μg/kg剂量静脉推注给药，以加深麻醉深度
注意事项	1. 肝功能、肾功能受损的患者不需调整剂量 2. 本品可通过胎盘屏障 3. 本品能经母乳排泄 4. 运动员、心律失常、慢性梗阻性肺部疾患、呼吸储备力降低及脑外伤昏迷、颅内压增高、脑肿瘤等易陷入呼吸抑制的患者慎用 5. 按照麻醉药品管理 6. 本品务必在单胺氧化酶抑制药停用14天以上方可给药，并且应先试用小剂量
禁忌	1. 已知对本品中各种组分或其他芬太尼类药物过敏的患者禁用 2. 重症肌无力及易致呼吸抑制患者禁用 3. 支气管哮喘患者禁用
不良反应	1. 常见恶心、呕吐、呼吸抑制、心动过缓、低血压和肌肉强直，上述不良反应在停药或降低输注速度后几分钟内即可消失 2. 临床中还发现有寒战、发热、晕眩、视觉障碍、头痛、呼吸暂停、瘙痒、心动过速、高血压、激动、低氧血症、癫痫、皮肤潮红与过敏
特殊人群用药	肝功能、肾功能不全患者：使用时应严格监测 儿童：2岁以下患者禁用 老人：65岁以上患者初始剂量为成人剂量的一半，持续静滴给药剂量应酌减 妊娠与哺乳期妇女：孕妇用药须权衡利弊，哺乳期妇女禁用
药典	
国家处方集	CNF
其他推荐依据	
■ 药品名称	舒芬太尼　Sufentanil
适应证	用于气管内插管，使用人工呼吸的全身麻醉；作为复合麻醉的镇痛用药；作为全身麻醉大手术的麻醉诱导和维持用药
制剂与规格	舒芬太尼注射液[保(乙)]：①1ml∶75μg（相当于舒芬太尼50μg）；②2ml∶150μg（相当于舒芬太尼100μg）；③5ml∶375μg（相当于舒芬太尼250μg）
用法与用量	成人：①当作为复合麻醉的一种镇痛成分应用时，按体重0.5~5.0μg/kg作静脉推注，或者加入输液管中，在2~10分钟内滴完。当临床表现显示镇痛效应减弱时，可按体重0.15~0.7μg/kg追加维持剂量；②在以本品为主用于静脉给药的全身麻醉诱导时，用药总量可为8~30μg/kg，当临床表现显示镇痛效应减弱时可按体重0.35~1.4μg/kg追加维持剂量 儿童：用于2~12岁儿童以本品为主的全身麻醉诱导和维持中总量建议为10~20μg/kg。如果临床表现镇痛效应降低时，可给予额外的剂量1~2μg/kg

续　表

注意事项	1. 肥胖，乙醇中毒和使用过其他已知对中枢神经系统有抑制作用药物的患者慎用 2. 本品按麻醉药品管理 3. 大剂量给予本品以后可产生显著的呼吸抑制并持续至术后，可用特异性拮抗药纳洛酮逆转其呼吸抑制作用，必要时重复给药 4. 舒芬太尼可导致肌肉僵直，包括胸壁肌肉的僵直，可使用苯二氮䓬类药物及肌松药对抗之 5. 术前应给予适量抗胆碱药物，以避免心动过缓甚至心搏停止 6. 在诱导麻醉期间可以加用氟哌利多，以防止恶心和呕吐的发生 7. 对接受过阿片类药物治疗或有过阿片类滥用史的患者，则可能需要使用较大的剂量
禁忌	1. 对本品或其他阿片类药物过敏者禁用 2. 分娩期间，或实施剖宫产手术期间婴儿剪断脐带之前，静脉内禁用本品。因本品可引起新生儿呼吸抑制 3. 本品禁用于新生儿、妊娠期和哺乳期的妇女 4. 在使用舒芬太尼前 14 天内用过单氨氧化酶抑制剂者、急性肝卟啉症者、重症肌无力患者禁用 5. 因用其他药物而存在呼吸抑制者或患有呼吸抑制疾病者禁用 6. 低血容量、低血压患者禁用
不良反应	典型的阿片样症状，如呼吸抑制、呼吸暂停、骨骼肌强直（胸肌强直）、肌阵挛、低血压、心动过缓、恶心、呕吐和眩晕、缩瞳和尿潴留。在注射部位偶有瘙痒和疼痛。其他较少见的不良反应有：咽部痉挛、过敏反应和心搏停止，偶尔可出现术后恢复期的呼吸再抑制
特殊人群用药	肝功能、肾功能不全患者：慎用 儿童：新生儿禁用 妊娠与哺乳期妇女：禁用，如果哺乳期妇女必须使用舒芬太尼，则应在用药后 24 小时方能再次授乳
药典	Eur. P. 、USP
国家处方集	CNF
其他推荐依据	
■ 药品名称	曲马多　Tramadol
适应证	用于中度至重度疼痛
制剂与规格	盐酸曲马多片[保(乙)]：50 毫克/片
用法与用量	口服，一次 50~100mg，必要时可重复。日剂量不超过 400mg
注意事项	1. 功能不全者、心脏疾患者酌情减量使用或慎用 2. 不得与单胺氧化酶抑制剂同用 3. 与中枢安静剂（如地西泮等）合用时需减量 4. 长期使用不能排除产生耐药性或药物依赖性的可能 5. 有药物滥用或依赖性倾向的患者只能短期使用
禁忌	禁用于：对曲马多及其赋形剂过敏者；妊娠期妇女；1 岁以下儿童；乙醇、镇静剂、镇痛剂、阿片类或者精神类药物急性中毒患者；正在接受单胺氧化酶抑制剂治疗或在过去 14 天服用过此类药物者。本品不得用于戒毒治疗

续 表

不良反应	常见恶心、呕吐、便秘、口干、头晕、嗜睡、出汗
特殊人群用药	肝功能、肾功能不全患者：慎用 儿童：1岁以下儿童禁用 老年人：慎用 妊娠与哺乳期妇女：妊娠期妇女禁用
药典	Eur. P. 、Chin. P.
国家处方集	CNF
其他推荐依据	
■ 药品名称	布桂嗪 Bucinnazine
适应证	适用于手术后疼痛
制剂与规格	盐酸布桂嗪片：①30mg；②60mg 盐酸布桂嗪注射液：①1ml：50mg；②2ml：100mg
用法与用量	1. 口服：①成人，一次30~60mg，一日3~4次；②儿童，一次1mg/kg，疼痛剧烈时用量可酌增 2. 皮下或肌内注射：成人，一次50~100mg，一日1~2次。疼痛剧烈时用量可酌增。首次及总量可以不受常规剂量的限制
注意事项	本品为国家特殊管理的麻醉药品
禁忌	对本品过敏者禁用
不良反应	少数患者可见有恶心、眩晕或困倦、黄视、全身发麻感等，停药后可消失。本品引起依赖性的倾向与吗啡类药相比为低，据临床报道，连续使用本品，可耐受和成瘾，故不可滥用
特殊人群用药	
药典	
国家处方集	CNF
其他推荐依据	
■ 药品名称	对乙酰氨基酚 Paracetamol
适应证	缓解轻度至中度疼痛
制剂与规格	对乙酰氨基酚片[保(甲)]：①0.1g；②0.3g；③0.5g[基] 对乙酰氨基酚控释片[保(乙)]：0.65g 对乙酰氨基酚混悬液[基,保(乙)]：15ml：1.5g
用法与用量	口服 成人：一次0.3~0.6g，一日3~4次；一日量不超过2g，不宜超过10天 儿童：一次10~15mg/kg（按体重），每4~6小时1次；或一天1.5g/m^2（按体表面积），分次服用，每4~6小时1次；12岁以下的小儿每24小时不超过5次量
注意事项	1. 不宜大量或长期用药以防引起造血系统和肝肾功能损害 2. 有发生过敏反应的风险

续　表

禁忌	严重肝功能、肾功能不全患者及对本品过敏者禁用
不良反应	常规剂量下的不良反应很少，少见恶心、呕吐、出汗、腹痛、皮肤苍白等；罕见过敏性皮炎（皮疹、皮肤瘙痒等）、粒细胞缺乏、血小板减少、高铁血红蛋白血症、贫血、肝肾功能损害和胃肠道出血等
特殊人群用药	肝功能、肾功能不全患者：慎用，避免长期使用，严重者禁用 儿童：3 岁以下慎用 妊娠与哺乳期妇女：慎用
药典	Chin. P. 、Eur. P. 、Int. P. 、Jpn. P. 、Pol. P. 、USP、Viet. P.
国家处方集	CNF
其他推荐依据	
■ 药品名称	布洛芬　Ibuprofen
适应证	急性疼痛如手术后、创伤后、劳损后、原发性痛经、牙痛、头痛等
制剂与规格	布洛芬片[基,保(甲)]：①0. 1g；②0. 2g 布洛芬胶囊[保(甲)]：①0. 1g；②0. 2g[基] 布洛芬缓释胶囊[基,保(乙)]：0. 3g 布洛芬口服液[保(乙)]：10ml∶0. 1g 布洛芬混悬液[基,保(乙)]：100ml∶2g 布洛芬滴剂：15ml∶600mg
用法与用量	成人：轻中度疼痛，胶囊，一次 0. 2~0. 4g，每 4~6 小时 1 次，一日最大剂量为 2. 4g。缓释剂，一次 0. 3g，一日 2 次 儿童：一次 5~10mg/kg（按体重），一日 3 次，口服。儿童日最大剂量为 2. 0g
注意事项	1. 对阿司匹林或其他非固醇类抗炎药过敏者对本品可有交叉过敏反应 2. 本品可能增加胃肠道出血的风险并导致水钠潴留 3. 避免本品与小剂量阿司匹林同用以防后者减效 4. 有消化道溃疡病史、支气管哮喘、心功能不全、高血压、血友病或其他出血性疾病、有骨髓功能减退病史的患者慎用
禁忌	1. 活动性消化性溃疡禁用 2. 对阿司匹林或其他非甾体抗炎药过敏者禁用 3. 服用此类药物诱发哮喘、鼻炎或荨麻疹患者禁用
不良反应	消化道症状包括消化不良、胃灼热感、胃痛、恶心、呕吐。少见的为胃溃疡和消化道出血，以及头痛、嗜睡、晕眩、耳鸣、皮疹、支气管哮喘发作、肝酶升高、血压升高、白细胞计数减少、水肿等。罕见的为肾功能不全
特殊人群用药	肝功能、肾功能不全患者：严重肝病患者及中、重度肾功能不全者禁用；轻度肾功能不全者可使用最小有效剂量并密切监测肾功能和水钠潴留情况 妊娠与哺乳期妇女：禁用
药典	Eur. P. 、Chin. P. 、Int. P. 、Jpn. P. 、Pol. P. 、USP、Viet. P.

续 表

国家处方集	CNF
其他推荐依据	
■ 药品名称	塞来昔布 Celecoxib
适应证	缓解手术前后的急性疼痛
制剂与规格	塞来昔布胶囊[保(乙)]：①100mg；②200mg
用法与用量	口服：成人，一次 400mg，一日 1 次，疗程不超过 7 天
注意事项	1. 本品导致胃肠黏膜损伤而引起消化性溃疡和出血的风险较其他传统非固醇类抗炎药为少。适用于有消化性溃疡、肠道溃疡、胃肠道出血病史者 2. 有心血管风险者慎用 3. 本品长期服用可引起血压升高、钠潴留、水肿等 4. 与磺胺类药有交叉过敏反应 5. 有支气管哮喘病史、花粉症、荨麻疹病史者慎用 6. 服用本品时不能停服因防治心血管病所需服用的小剂量阿司匹林，但两者同服会增加胃肠道不良反应
禁忌	对磺胺过敏者、对阿司匹林或其他非甾体类抗炎药物过敏或诱发哮喘者及对本品过敏者、有心肌梗死史或脑卒中史者、严重心功能不全者及重度肝功能损害、妊娠及哺乳期妇女均禁用本品
不良反应	常见胃肠胀气、腹痛、腹泻、消化不良、咽炎、鼻窦炎；由于水钠潴留可出现下肢水肿、头痛、头晕、嗜睡、失眠
特殊人群用药	肝功能、肾功能不全患者：中度肝肾损害者应减低剂量而慎用 妊娠与哺乳期妇女：禁用
药典	USP
国家处方集	CNF
其他推荐依据	
■ 药品名称	氟比洛芬 Flurbiprofen
适应证	术后及癌症的镇痛
制剂与规格	氟比洛芬酯注射液[保(乙)]：5ml：50mg
用法与用量	通常成人每次静脉给予氟比洛芬酯 50mg，尽可能缓慢给药（1 分钟以上），根据需要使用镇痛泵，必要时可重复应用。并根据年龄、症状适当增减用量
注意事项	1. 应用本品过程中避免授乳（可能会转移到母乳中） 2. 有消化道溃疡既往史的患者，有出血倾向、血液系统异常或有既往史的患者，心、肝、肾功能不全或有既往史的患者及高血压患者，有过敏史的患者，有支气管哮喘的患者慎用 3. 尽量避免与其他的非甾体类抗炎药合用 4. 不能用于发热患者的解热和腰痛症患者的镇痛

续 表

禁忌	消化道溃疡患者，严重的肝、肾及血液系统功能障碍患者，严重的心力衰竭、高血压患者，对本制剂成分有过敏史的患者，阿司匹林哮喘或有既往史的患者，正在使用依洛沙星、洛美沙星、诺氟沙星的患者禁用
不良反应	1. 严重不良反应：罕见休克、急性肾衰竭、肾病综合征、胃肠道出血、伴意识障碍的抽搐 2. 在氟比洛芬其他制剂的研究中还观察到以下严重不良反应：罕见再生障碍性贫血、中毒性表皮坏死症（Lyell 综合征）、剥脱性皮炎 3. 一般的不良反应，注射部位：偶见注射部位疼痛及皮下出血；消化系统：有时出现恶心、呕吐，转氨酶升高，偶见腹泻，罕见胃肠出血；精神和神经系统：有时出现发热，偶见头痛、倦怠、嗜睡、畏寒；循环系统：偶见血压上升、心悸；皮肤：偶见瘙痒、皮疹等过敏反应；血液系统：罕见血小板减少，血小板功能低下
特殊人群用药	肝功能、肾功能不全患者：慎用 儿童：安全性尚未确定，应慎用 妊娠与哺乳期妇女：妊娠期妇女慎用，哺乳期妇女禁用
药典	Eur. P.、Jpn. P.、USP
国家处方集	CNF
其他推荐依据	
■ 药品名称	洛索洛芬 Loxoprofen
适应证	手术后的镇痛
制剂与规格	洛索洛芬钠片[保(乙)]：60mg 洛索洛芬钠胶囊[保(乙)]：60mg
用法与用量	口服：不宜空腹服药，成人一次顿服 60mg，应随年龄及症状适当增减。但原则上一日 2 次，一日最大剂量不超过 180mg，或遵医嘱
注意事项	1. 有消化性溃疡既往史患者，血液异常或有其既往史患者，肝损害或有其既往史患者，肾损害或有其既往史患者，心功能异常患者，有过敏症既往史患者，支气管哮喘患者，高龄者，慎用 2. 用于急性疾患时，应考虑急性炎症、疼痛及发热程度而给药；原则上避免长期使用同一药物 3. 有长期使用非固醇类抗炎药可导致女性暂时性不孕的报道
禁忌	有消化性溃疡、严重血液学异常和肝肾功能损害、心功能不全者，对本品成分有过敏反应、阿司匹林哮喘者、妊娠晚期妇女
不良反应	1. 严重不良反应：休克、溶血性贫血、史-约综合征、急性肾衰竭、肾病综合征、间质性肺炎、消化道出血、肝功能障碍、黄疸、哮喘发作 2. 其他不良反应：皮疹、瘙痒感、荨麻疹、腹痛胃部不适感、食欲减退、恶心及呕吐、腹泻、便秘、胃灼热、口内炎、消化不良、嗜睡、头痛、贫血、白细胞计数减少、血小板减少、嗜酸性粒细胞增加、肝酶升高、水肿、心悸、面部潮红
特殊人群用药	肝功能、肾功能不全患者：慎用 妊娠与哺乳期妇女：妊娠期用药需权衡利弊，哺乳期用药时应停止授乳
药典	Jpn. P.
国家处方集	CNF

续 表

其他推荐依据	
■ 药品名称	氯诺昔康 Lornoxicam
适应证	用于急性轻度至中度疼痛
制剂与规格	氯诺昔康片：8mg
用法与用量	一日 8~16mg。如需反复用药，一日最大剂量为 16mg
注意事项	1. 肝功能、肾功能受损者，有胃肠道出血或十二指肠溃疡病史者，凝血障碍者，老人以及哮喘患者慎用 2. 已知对非甾体抗炎药（如阿司匹林）过敏者、由水杨酸诱发的支气管哮喘者、急性胃肠出血或急性胃或肠溃疡者、严重心功能不全者、严重肝功能不全者、血小板计数明显减低者、妊娠和哺乳期妇女、年龄小于 18 岁者禁用
禁忌	已知对非甾体类抗炎药（如阿司匹林）过敏者、由水杨酸诱发的支气管哮喘者、急性胃肠出血或急性胃或肠溃疡者、严重心功能不全者、严重肝功能不全者、血小板计数明显减低者、妊娠和哺乳期妇女、年龄小于 18 岁者禁用
不良反应	常见头晕、头痛、胃肠功能障碍（如胃痛、腹泻、消化不良、恶心和呕吐）
特殊人群用药	肝功能、肾功能不全患者：慎用 儿童：18 岁以下禁用 妊娠与哺乳期妇女：禁用
药典	
国家处方集	CNF
其他推荐依据	
■ 药品名称	帕瑞昔布 Parecoxib
适应证	用于手术后疼痛的短期治疗
制剂与规格	注射用帕瑞昔布钠[保(乙)]：①20mg；②40mg（以帕瑞昔布钠计）
用法与用量	1. 静脉或肌内注射：推荐剂量为 40mg，随后视需要间隔 6~12 小时给予 20mg 或 40mg，每天总剂量不超过 80mg。肌内注射应选择深部肌肉缓慢推注。疗程不超过 3 天 2. 可使用氯化钠溶液 9mg/ml（0.9%）、葡萄糖注射液 50g/L（5%）、氯化钠 4.5mg/ml（0.45%）和葡萄糖 50g/L（5%）注射液作为溶媒 3. 对于老年患者（≥65 岁）不必进行剂量调整。对于体重低于 50kg 的老年患者，本品的初始剂量应减至常规推荐剂量的一半且每日最高剂量应减至 40mg 4. 肝功能、肾功能损伤者：中度肝功能损伤者应慎用，剂量应减至常规用量的一半，且每日最高剂量降至 40mg。对肾功能损伤者不必调整剂量
注意事项	1. 具有发生心血管事件的高危因素者（如高血压、高血脂、糖尿病、吸烟）、老年人、服用其他非固醇类抗炎药或阿司匹林或有过胃肠道疾病病史者（如溃疡或胃肠道出血）、脱水患者、口服华法林或其他口服抗凝血药者慎用 2. 建议临床连续使用不超过 3 天 3. 治疗期间不能中止抗血小板治疗

续　表

禁忌	对本品有过敏史者；有严重药物过敏反应史，尤其是皮肤反应，如史-约综合征、中毒性表皮坏死松解症、多形性红斑等，或已知对磺胺类药物超敏者；活动性消化道溃疡或胃肠道出血；支气管痉挛、急性鼻炎、鼻息肉、血管神经性水肿、荨麻疹以及服用阿司匹林或非甾体抗炎药（包括COX-2抑制剂）后出现其他过敏反应的患者；处于妊娠后1/3孕程或正在哺乳者；严重肝功能损伤（血清白蛋白<25g/L或Child-Pugh评分≥10）；炎症性肠病；充血性心力衰竭（NYHA Ⅱ~Ⅳ）；冠状动脉旁路移植术后用于治疗术后疼痛；已确定的缺血性心脏疾病，外周动脉血管和/或脑血管疾病
不良反应	1. 常见：术后贫血、低钾血症、焦虑、失眠、感觉减退、高血压，低血压、呼吸功能不全、咽炎、干槽症、消化不良、胃肠气胀、瘙痒、背痛、少尿、外周水肿、肌酐升高 2. 少见：胸骨伤口异常浆液状引流物、伤口感染、血小板减少、脑血管疾病、心动过缓、高血压加重、胃及十二指肠溃疡、瘀斑、SGOT升高、SGPT升高、血尿素氮升高 3. 罕见：急性肾衰、肾衰、心肌梗死、充血性心力衰竭、腹痛、恶心、呕吐、呼吸困难、心动过速和史-约综合征 4. 非常罕见：多形性红斑、剥脱性皮炎及超敏反应（包括过敏反应和血管性水肿）
特殊人群用药	肝功能、肾功能不全患者：严重肝功能损伤者禁用 儿童：不推荐使用 老年人：参见“用法用量” 妊娠与哺乳期妇女：不推荐在妊娠前2/3阶段或分娩期使用本品，哺乳期妇女禁用
药典	
国家处方集	CNF
其他推荐依据	

第八章
止吐药

■ 药品名称	昂丹司琼　Ondansetron
适应证	用于治疗和预防癌症患者接受细胞毒性药物化疗和放疗引起的恶心、呕吐，用于预防手术后的恶心、呕吐
制剂与规格	昂丹司琼片[基,保(甲)]：①4mg；②8mg 盐酸昂丹司琼注射液[保(乙)]：①2ml：4mg；②4ml：8mg
用法与用量	1. 用于顺铂等高度催吐化疗药物的止吐；第1日于化疗前，15分钟内缓慢静脉注射或静脉滴注8mg，接着24小时内静脉滴注1mg/h。第2~6日，餐前1小时口服本品，每8小时服8mg 2. 用于催吐程度不太强烈的化疗药物的止吐，如环磷酰胺、多柔比星、卡铂的止吐，化疗前15分钟内静脉滴注本品8mg，或是化疗前1~2小时，口服本品8mg，接着每8小时口服8mg，连服5日 3. 用于放射治疗的止吐：放疗前1~2小时口服8mg，以后每8小时服8mg，疗程视放疗的疗程而定 4. 4岁以上儿童，化疗前15分钟内静脉输注5mg/m^2，接着每8小时服4mg，连用5日 5. 用于预防手术后的恶心、呕吐：在麻醉时同时静脉输注4mg
注意事项	本品注射剂不能与其他药物混于同一注射器中使用或同时输入
禁忌	对本品过敏者、胃肠道梗阻者禁用
不良反应	常见头痛、头部和上腹部温热感；偶见便秘、暂时血清转氨酶增高；罕见过敏反应
特殊人群用药	儿童：4岁以下患者禁用，4岁以下患者参见“用法用量” 妊娠与哺乳期妇女：慎用
药典	Chin. P.、Eur. P.、USP
国家处方集	CNF
其他推荐依据	
■ 药品名称	格拉司琼　Granisetron
适应证	用于防治化疗和放疗引起的恶心与呕吐
制剂与规格	盐酸格拉司琼注射液[保(乙)]：①1ml：1mg；②3ml：3mg
用法与用量	静脉注射：推荐剂量一次3mg，在化疗前5分钟注入，如症状出现，24小时内可增补3mg。本品3mg通常用20~50ml等渗氯化钠注射液或5%葡萄糖注射液稀释，5~30分钟注完。每疗程可连续用5日
注意事项	1. 本品可减慢结肠蠕动，若有亚急性肠梗阻时应慎用 2. 本品不应与其他药物混合使用 3. 小儿、对本品过敏者、胃肠道梗阻者禁用

续　表

禁忌	小儿、对本品过敏者、胃肠道梗阻者
不良反应	常见头痛、便秘、嗜睡、腹泻、AST（GOT）及ALT（GPT）升高，有时可有血压暂时性变化，停药后即可消失
特殊人群用药	儿童：安全性尚未确定 妊娠与哺乳期妇女：慎用，哺乳期妇女用药期间应停止授乳
药典	Chin. P. 、Eur. P.
国家处方集	CNF
其他推荐依据	
■ 药品名称	托烷司琼　Tropisetron
适应证	用于防治化疗和放疗引起的恶心与呕吐及外科手术后恶心、呕吐
制剂与规格	盐酸托烷司琼胶囊[保(乙)]：5mg 盐酸托烷司琼注射液[保(乙)]：5ml：5mg
用法与用量	1. 静脉注射或静脉滴注：一日5mg，疗程6日。于化疗前将本品5mg溶于100ml氯化钠、复方氯化钠液或5%葡萄糖注射液中静滴或缓慢静推。口服可于静脉给药的第2日至第6日，一次5mg，一日1次，于早餐前至少1小时服用 2. 用于手术后恶心、呕吐：2mg静脉输注或缓慢静脉注射
注意事项	心脏病患者、未控制的高血压患者、驾驶员或操纵机器时慎用
禁忌	对本品过敏者及孕妇禁用
不良反应	常见头痛、便秘、头晕、疲劳、肠胃功能紊乱（腹痛、腹泻）、过敏反应等
特殊人群用药	妊娠与哺乳期妇女：哺乳期妇女禁用
药典	
国家处方集	CNF
其他推荐依据	

第九章

静脉营养药物

■ 药品名称	脂肪乳注射液（$C_{14\sim24}$）　Fat Emulsion Injection（$C_{14\sim24}$）
适应证	用于肠外营养补充能量及必需脂肪酸
制剂与规格	脂肪乳注射液（$C_{14\sim24}$）[保(乙)]：①10%100ml；②10%250ml；③10%500ml；④20%100ml；⑤20%250ml；⑥20%500ml；⑦30%100ml；⑧30%250ml
用法与用量	本品常用于配制含葡萄糖、脂肪、氨基酸、电解质、维生素和微量元素等的“全合一”营养混合液。本品也可与葡萄糖氨基酸混合注射液通过 Y 形管混合后输入体内，适用于中心静脉和外周静脉。静脉滴注：成人按脂肪量计，剂量在一日三酰甘油 2g/kg 内为宜。10%和 20%脂肪乳注射液（$C_{14\sim24}$）500ml 的输注时间分别不少于 5 小时和 10 小时；30%脂肪乳注射液（$C_{14\sim24}$）250ml 的输注时间不少于 8 小时。新生儿和婴儿：脂肪乳注射液（$C_{14\sim24}$）脂肪乳注射液（$C_{14\sim24}$）使用剂量为一日三酰甘油 0.5~4.0g/kg，输注速度不超过 1 小时 0.17g/kg。对早产儿及低体重新生儿，应 24 小时连续输注，开始剂量为按体重一日 0.5~1.0g/kg，以后逐渐增加至一日 2g/kg。应征求儿科医师的意见
注意事项	1. 本品慎用于脂肪代谢功能减退的患者 2. 新生儿和未成熟儿伴高胆红素血症或可疑肺动脉高压者应慎用本品 3. 连续使用本品 1 周以上者，或在临床上有需要时，应做脂肪廓清观察 4. 脂肪乳输注期间，血脂以不从原来水平有明显增加为佳 5. 休克和严重脂质代谢紊乱、低钾血症、水钠潴留、低渗性脱水、不稳定代谢、酸中毒、失代偿性糖尿病、急性心肌梗死、脑卒中、栓塞、不明原因昏迷的患者、重度肝功能障碍和凝血功能障碍的患者、伴有酮症的糖尿病患者、对本品中各成分（如大豆油、卵磷脂等）有过敏反应的患者禁用
禁忌	1. 休克和严重脂质代谢紊乱（如严重高脂血症）患者禁用 2. 肠外营养的一般禁忌证：低钾血症、水钠潴留、低渗性脱水、不稳定代谢、酸中毒等 3. 失代偿性糖尿病、急性心肌梗死、脑卒中、栓塞、不明原因昏迷的患者禁用 4. 重度肝功能障碍和凝血功能障碍的患者禁用 5. 伴有酮症的糖尿病患者禁用 6. 对本品中各成分（如大豆油、卵磷脂等）有过敏反应的患者禁用
不良反应	输入速度过快可引起体温升高，偶见发冷、恶心和呕吐等。其他不良反应较罕见，包括： 1. 即刻和早期不良反应：高过敏反应（如变态反应、皮疹、荨麻疹）、呼吸影响（如呼吸急促等）及循环影响（如高血压/低血压等）。溶血、网织红细胞增多、腹痛、头痛、疲倦、阴茎异常勃起等 2. 迟发不良反应：长期输注本品，婴儿可能发生血小板减少。偶见静脉炎、血管痛及出血倾向 3. 患者脂肪廓清能力减退时，尽管输注速度正常仍可致脂肪超载综合征
特殊人群用药	儿童：新生儿和未成熟儿伴高胆红素血症慎用

续　表

药典	
国家处方集	CNF
其他推荐依据	
■ 药品名称	ω-3 鱼油脂肪乳注射液　ω-3 Fish Oil Fat Emulsion Injection
适应证	用于肠外营养支持时，补充长链 ω-3 脂肪酸。常用于调整患者 ω-3 脂肪酸和 ω-6 脂肪酸的比例到 1：3 左右
制剂与规格	ω-3 鱼油脂肪乳注射液注射液[保(乙)]：①50ml：5g（精制鱼油）与 0.6g（卵磷脂）；②100ml：10g（精制鱼油）与 1.2g（卵磷脂）
用法与用量	本品应与其他脂肪乳同时使用。一日剂量：1～2ml/kg（按体重），相当于鱼油 0.1～0.2g/kg。最大滴注速度：1 小时的滴注速度不可超过 0.5ml/kg（按体重），相当于不超过鱼油 0.05g/kg。应严格控制最大滴注速度，否则血清三酰甘油会出现升高。本品临床应用不应超过 4 周。延长应用时间时，需由医师根据临床需要来定
注意事项	1. 使用本品有可能延长出血时间，抑制血小板聚集，因此接受抗凝治疗的患者应慎用本品 2. 临床应用本品应在 4 周以内，当医疗需要超过 4 周时间，应由主治医师结合临床情况进行分析和评估后继续使用
禁忌	对鱼蛋白过敏、肝肾功能异常、早产儿、新生儿、婴幼儿、儿童禁用
不良反应	本品有可能造成患者出血时间延长及抑制血小板聚集。极少数患者可能感觉鱼腥味，阴茎异常勃起（极罕见）。余同“脂肪乳注射液（$C_{14\sim24}$）”
特殊人群用药	肝功能、肾功能不全患者：禁用 儿童：禁用 妊娠与哺乳期妇女：不推荐使用
药典	
国家处方集	CNF
其他推荐依据	
■ 药品名称	长链脂肪乳注射液（OO）　Long Chain Fat Emulsion Injection（OO）
适应证	同“脂肪乳注射液（$C_{14\sim24}$）”
制剂与规格	长链脂肪乳注射液（OO）布洛芬 20%：①100ml：20g（脂肪）与 1.2g（卵磷脂）；②250ml：50g（脂肪）与 3g（卵磷脂）；③1000ml：200g（脂肪）与 12g（卵磷脂）
用法与用量	适用于进行肠外营养补充脂肪。本品为橄榄油及大豆油混合物。橄榄油的单不饱和脂肪酸（MUFA）含量较高，但没有短期输入后改善临床结局的随机对照临床研究报告
注意事项	同“脂肪乳注射液（$C_{14\sim24}$）”
禁忌	同“脂肪乳注射液（$C_{14\sim24}$）”
不良反应	同“脂肪乳注射液（$C_{14\sim24}$）”

续 表

特殊人群用药	同"脂肪乳注射液（$C_{14\sim24}$）"
药典	
国家处方集	CNF
其他推荐依据	
■ 药品名称	中/长链脂肪乳注射液（$C_{6\sim24}$）（$C_{8\sim24}$） Medium and Long Chain Fat Emulsion Injection（$C_{6\sim24}$）（$C_{8\sim24}$）
适应证	基本同脂肪乳注射液。适用于肝功能轻度受损和创伤后患者
制剂与规格	中/长链脂肪乳注射液（$C_{6\sim24}$）（$C_{8\sim24}$）：①10% 250ml：大豆油 12.5g 与中链三酰甘油 12.5g 与卵磷脂 1.5g；②10% 500ml：大豆油 25g 与中链三酰甘油 25g 与卵磷脂 3g；③20% 250ml：大豆油 25g 与中链三酰甘油 25g 与卵磷脂 3g；④20% 500ml：大豆油 50g 与中链三酰甘油 50g 与卵磷脂 6g
用法与用量	同"脂肪乳注射液（$C_{14\sim24}$）"
注意事项	同"脂肪乳注射液（$C_{14\sim24}$）"
禁忌	同"脂肪乳注射液（$C_{14\sim24}$）"
不良反应	中链三酰甘油的分子量较小，可通过血脑屏障，动物实验中大剂量快速输注时可能产生神经毒性反应，但仅限于动物实验。中/长链脂肪乳注射液在临床应用中无神经毒性反应报道。在正常输注中链三酰甘油的过程中，有轻微的不超过正常水平的升高酮体作用，不超过正常水平的升高酮体作用可通过胰岛素机制改善蛋白质代谢。但是，如果患者已经有酮症酸中毒时不宜应用。余同"脂肪乳注射液（$C_{14\sim24}$）"
特殊人群用药	同"脂肪乳注射液（$C_{14\sim24}$）"
药典	
国家处方集	CNF
其他推荐依据	
■ 药品名称	中/长链脂肪乳注射液（$C_{8\sim24}$ Ve） Medium and Long Chain Fat Emulsion Injection（$C_{8\sim24}$ Ve）
适应证	本品加入维生素 E，有抗注射液中甘油三酸酯被氧化的作用。余同"中/长链脂肪乳注射液（$C_{6\sim24}$）（$C_{8\sim24}$）"
制剂与规格	中/长链脂肪乳注射液（$C_{8\sim24}$ Ve）[保(乙)]：①10% 500ml；②20% 100ml；③20% 250ml
用法与用量	静脉滴注：按脂肪量计算，一日三酰甘油 1~2g/kg（按体重），每小时三酰甘油 0.125g/kg。余参见"中/长链脂肪乳注射液（$C_{6\sim24}$）（$C_{8\sim24}$）"
注意事项	同"中/长链脂肪乳注射液（$C_{6\sim24}$）（$C_{8\sim24}$）"
禁忌	同"中/长链脂肪乳注射液（$C_{6\sim24}$）（$C_{8\sim24}$）"
不良反应	同"中/长链脂肪乳注射液（$C_{6\sim24}$）（$C_{8\sim24}$）"

续　表

特殊人群用药	同“中/长链脂肪乳注射液（$C_{6\sim24}$）（$C_{8\sim24}$）”
药典	
国家处方集	CNF
其他推荐依据	
■ 药品名称	结构脂肪乳注射液（$C_{6\sim24}$）　Structural Fat Emulsion Injection（$C_{6\sim24}$）
适应证	同“中/长链脂肪乳注射液（$C_{6\sim24}$）（$C_{8\sim24}$）”
制剂与规格	结构脂肪乳注射液（$C_{6\sim24}$）[保(乙)]：①20% 250ml：结构三酰甘油 50g；②20% 500ml：结构三酰甘油 100g
用法与用量	静脉滴注：按体重三酰甘油 1～1.5g/kg，每小时三酰甘油 0.15g/kg，余见“中/长链脂肪乳注射液（$C_{6\sim24}$）（$C_{8\sim24}$）”
注意事项	同“中/长链脂肪乳注射液（$C_{6\sim24}$）（$C_{8\sim24}$）”
禁忌	同“中/长链脂肪乳注射液（$C_{6\sim24}$）（$C_{8\sim24}$）”
不良反应	同“中/长链脂肪乳注射液（$C_{6\sim24}$）（$C_{8\sim24}$）”
特殊人群用药	同“中/长链脂肪乳注射液（$C_{6\sim24}$）（$C_{8\sim24}$）”
药典	
国家处方集	CNF
其他推荐依据	
■ 药品名称	复方氨基酸（18AA）　Compound Amino Acid（18AA）
适应证	改善外科手术前、后患者的营养状态
制剂与规格	复方氨基酸注射液（18AA）[保(甲)]：①250ml：12.5g[基]（总氨基酸）；②500ml：25g（总氨基酸）；③250ml：30g（总氨基酸）
用法与用量	均需缓慢静脉滴注：根据年龄、病情、症状、体重等决定用量。一般一日输入氮0.1～0.2g/kg（按体重）较适宜，非蛋白热卡氮之比为（120～150）：1，应同时给予足够的能量、适量的电解质、维生素及微量元素
注意事项	1. 本品须缓慢输入 2. 包装破损或药液变色浑浊等不能使用 3. 本制剂中含有抗氧化剂，偶可引起过敏反应 4. 对于高龄患者，由于生理功能减退，应用本品应减小剂量或减慢给药速度
禁忌	严重氮质血症、严重肝功能不全、肝性脑病昏迷或有向肝性脑病昏迷发展、严重肾衰竭或尿毒症、对氨基酸有代谢障碍等的患者、对本品过敏者禁用
不良反应	1. 滴速过快可引起恶心、呕吐、发热及头痛，也可能导致血栓性静脉炎 2. 长期大量输注可导致胆汁淤积、黄疸 3. 偶尔引起发疹样过敏反应、肝功能损害等，此时应终止给药

续 表

特殊人群用药	妊娠与哺乳期妇女：本品对妊娠期妇女的安全性尚不明确，哺乳期妇女应避免使用
药典	
国家处方集	CNF
其他推荐依据	
■ 药品名称	复方氨基酸注射液（18AA-Ⅰ） Compound Amino Acid Injection（18AA-Ⅰ）
适应证	同“复方氨基酸注射液（18AA）”
制剂与规格	复方氨基酸注射液（18AA-Ⅰ）[保(甲)]：①250ml：17.5g（总氨基酸）；②500ml：35g（总氨基酸）
用法与用量	根据病情缓慢滴注，老人及重症患者更需缓慢，在配伍合理性得到保证的前提下，可与葡萄糖注射液、脂肪乳注射液及其他营养要素按照适当的比例混合后经中心或周围静脉连续输注，并根据年龄、症状、体重等情况决定用量。本品用于新生儿和婴儿患者时，应在开始使用1周内逐渐增加剂量，最大剂量为一日30ml/kg（按体重）。余同“复方氨基酸注射液（18AA）”
注意事项	同“复方氨基酸注射液（18AA）”
禁忌	同“复方氨基酸注射液（18AA）”
不良反应	同“复方氨基酸注射液（18AA）”
特殊人群用药	同“复方氨基酸注射液（18AA）”
药典	
国家处方集	CNF
其他推荐依据	
■ 药品名称	复方氨基酸注射液（18AA-Ⅱ） Compound Amino Acid Injection（18AA-Ⅱ）
适应证	同“复方氨基酸注射液（18AA）”
制剂与规格	复方氨基酸注射液（18AA-Ⅱ）[保(甲)]：①250ml：12.5g（总氨基酸）；②500ml：25g（总氨基酸）；③250ml：21.25g（总氨基酸）；④500ml：42.5g（总氨基酸）；⑤250ml：28.5g（总氨基酸）；⑥500ml：57g（总氨基酸）
用法与用量	同“复方氨基酸注射液（18AA）”
注意事项	同“复方氨基酸注射液（18AA）”
禁忌	同“复方氨基酸注射液（18AA）”
不良反应	同“复方氨基酸注射液（18AA）”
特殊人群用药	同“复方氨基酸注射液（18AA）”
药典	
国家处方集	CNF
其他推荐依据	

续 表

■ 药品名称	复方氨基酸注射液（18AA-Ⅲ） Compound Amino Acid Injection（18AA-Ⅲ）
适应证	同“复方氨基酸注射液（18AA）”
制剂与规格	复方氨基酸注射液（18AA-Ⅲ）[保(甲)]：250ml：25.90g（总氨基酸）
用法与用量	同“复方氨基酸注射液（18AA）”
注意事项	本品含60mmol/L的醋酸根，大量应用或并用电解质输液时应注意电解质与酸碱平衡。余同“复方氨基酸注射液（18AA）”
禁忌	同“复方氨基酸注射液（18AA）”
不良反应	同“复方氨基酸注射液（18AA）”
特殊人群用药	同“复方氨基酸注射液（18AA）”
药典	
国家处方集	CNF
其他推荐依据	
■ 药品名称	复方氨基酸注射液（18AA-Ⅴ） Compound Amino Acid Injection（18AA-Ⅴ）
适应证	同“复方氨基酸注射液（18AA）”
制剂与规格	同“复方氨基酸注射液（18AA）”
用法与用量	同“复方氨基酸注射液（18AA）”
注意事项	本品含盐酸盐，大量输入可能导致酸碱失衡
禁忌	同“复方氨基酸注射液（18AA）”
不良反应	同“复方氨基酸注射液（18AA）”
特殊人群用药	同“复方氨基酸注射液（18AA）”
药典	
国家处方集	CNF
其他推荐依据	
■ 药品名称	复方氨基酸注射液（18AA-Ⅶ） Compound Amino Acids Injection（18AA-Ⅶ）
适应证	同“复方氨基酸注射液（18AA）”
制剂与规格	复方氨基酸注射液（18AA-Ⅶ）[保(乙)]：200ml：20.65g（总氨基酸）
用法与用量	1. 周围静脉给药：成人，一次200~400ml，缓慢静脉滴注，用量可根据年龄、症状、体重适当增减。本品最好与糖类同时输注 2. 中心静脉给药：成人，一日400~800ml。可与糖类等混合，由中心静脉24小时持续滴注
注意事项	本品含有80mmol/L醋酸根，大量给药或与电解质液并用时应注意酸碱平衡。余同“复方氨基酸注射液（18AA）”

续 表

禁忌	同“复方氨基酸注射液（18AA）”
不良反应	同“复方氨基酸注射液（18AA）”
特殊人群用药	同“复方氨基酸注射液（18AA）”
药典	
国家处方集	CNF
其他推荐依据	
■ 药品名称	氨基酸葡萄糖注射液 Amino Acid and Glucose Injection
适应证	本品为静脉输注营养用药，适用于不能经胃肠摄取营养、经胃肠摄取营养不足或对肠内营养禁忌的患者
制剂与规格	氨基酸葡萄糖注射液：2000 毫升/袋，每袋含 5.5%平衡氨基酸电解质注射液 1000ml，15%葡萄糖电解质注射液 1000ml。电解质包括钾、钠、氯、钙、镁、磷酸盐等
用法与用量	根据患者的代谢需要、能量消耗及患者的临床状况选择剂量。输注速度根据剂量、输注溶液的性质、24 小时输注的总液量及输注时间调节。输注时间应长于 12 小时。建议应该加脂肪乳均匀输入（参考脂肪乳的输入方法）。本品可用作中心静脉营养开始时的初始液，与脂肪乳混输适用于术后患者的低氮低热卡肠外营养
注意事项	1. 菌血症患者、高渗性脱水患者、肾衰患者、心衰患者、由于梗阻性泌尿系疾病造成尿量减少的患者、糖尿病患者、尿崩症患者、有胰腺功能障碍的患者应慎用 2. 给药期间，患者的排尿量每天不少于 800ml 3. 肠外营养治疗时，如果怀疑严重酸中毒是由于缺乏维生素 B_1 而引起的，应停止肠外营养治疗 4. 临用前即刻混合，药液混浊或包装破损时禁止使用。如果两个腔袋之间的隔膜部分已经被打开，则不能使用
禁忌	禁用于：高钠血症、高氯血症、高钾血症、高钙血症、少尿症患者、艾迪生病等患者。高磷酸血症的患者或者甲状旁腺功能减退者（本品电解质成分可能加重高磷酸血症患者的症状）。高镁血症患者或甲状腺功能减退患者
不良反应	使用本品后，葡萄糖超负荷综合征偶有报道，肝功能异常有少量报道。可能发生严重的酸中毒、高钙血症。大量快速给药可能引起脑水肿、肺水肿、外周水肿或水中毒。由于本品是高浓度葡萄糖制剂，输注时有时可能出现高血糖症、高渗尿糖症和口渴，一旦出现这种情况，需采取相应举措如使用胰岛素。余参见“复方氨基酸注射液（18AA）”
特殊人群用药	同“复方氨基酸注射液（18AA）”
药典	
国家处方集	CNF
其他推荐依据	
■ 药品名称	脂肪乳氨基酸（17）葡萄糖（11%）注射液 Fat Emulsion，Amino Acids（17）and Glucose（11）Injection
适应证	肠外营养

续　表

制剂与规格	脂肪乳氨基酸（17）葡萄糖（11%）注射液[保(乙)]：塑料输液袋装，2400 毫升/袋，1920 毫升/袋，1440 毫升/袋。每袋三腔中分别包装葡萄糖（11%）注射液、氨基酸（17 种）注射液和脂肪乳（长链）注射液
用法与用量	可经周围静脉或中心静脉进行输注。开通腔室间的封条，使三腔内液体混匀，混合液在 25℃下可放置 24 小时。适量添加微量元素及维生素。本品输注速率不宜超过每小时3. 7ml/kg。推荐输注时间为 12~24 小时
注意事项	同"脂肪乳注射液（$C_{14\sim24}$）"和"复方氨基酸注射液（18AA）"
禁忌	同"脂肪乳注射液（$C_{14\sim24}$）"和"复方氨基酸注射液（18AA）"
不良反应	同"脂肪乳注射液（$C_{14\sim24}$）"和"复方氨基酸注射液（18AA）"
特殊人群用药	同"脂肪乳注射液（$C_{14\sim24}$）"和"复方氨基酸注射液（18AA）"
药典	
国家处方集	CNF
其他推荐依据	
■ 药品名称	脂肪乳氨基酸（17）葡萄糖（19%）注射液　Fat Emulsion，Amino Acids（17）and Glucose（19）Injection
适应证	同脂肪乳氨基酸（17）葡萄糖（11%）注射液
制剂与规格	脂肪乳氨基酸（17）葡萄糖（19%）注射液[保(乙)]：塑料输液袋装，2566 毫升/袋，2053 毫升/袋，1540 毫升/袋，1026 毫升/袋。每袋三腔中分别包装葡萄糖（19%）注射液、氨基酸（17 种）注射液和脂肪乳（20%长链）注射液。容积渗透压约 1060mOsm/L，pH 约 5. 6
用法与用量	仅推荐经中心静脉进行输注。输注速率不宜超过每小时 2. 6ml/kg。推荐输注时间为 12~24 小时。余同"脂肪乳氨基酸（17）葡萄糖（11%）注射液"
注意事项	同"脂肪乳氨基酸（17）葡萄糖（11%）注射液"
禁忌	同"脂肪乳氨基酸（17）葡萄糖（11%）注射液"
不良反应	同"脂肪乳氨基酸（17）葡萄糖（11%）注射液"
特殊人群用药	同"脂肪乳氨基酸（17）葡萄糖（11%）注射液"
药典	
国家处方集	CNF
其他推荐依据	
■ 药品名称	肠内营养粉（AA）　Enteral Nutritional Powder（AA）
适应证	与肠内营养的适应证基本相同。但更侧重于消化道有部分功能的患者
制剂与规格	肠内营养粉（AA）[保(乙)]：本品为原味粉剂，易溶于水，pH 5. 3。其主要成分为结晶氨基酸、脂质、碳水化合物、电解质、维生素和微量元素等。每袋 80. 4g（300ml），总能量为 300kcal，能量密度为 1kcal/ml

续 表

用法与用量	配制300ml全浓度本品方法如下：将250ml温水倒入适量容器中，加入1袋（80.4g）本品，盖上盖振荡20秒，静置5~10分钟，颗粒充分溶解后使用。①成人常用量：管饲连续滴入第一天先用80.4克/袋，化水300ml，1小时20ml，根据患者消化道情况逐日增加至维持一日5~6包；②口服80.4克/袋，化水300ml，1小时50ml。一般口服只能达到2袋，很难达到全量
注意事项	1. 非供静脉使用，请依医师或营养师指示使用；不宜用于10岁以下儿童 2. 不得用50℃以上的热水配制营养剂；糖尿病患者应注意控制和监测血糖 3. 本品可室温保存，配制好的制剂可在室温下贮藏8小时，配制后冰箱中4℃下冷藏可贮藏48小时 4. 肠梗阻及肠功能紊乱的患者禁用
禁忌	肠梗阻及肠功能紊乱的患者禁用
不良反应	少见腹胀、腹痛和腹泻
特殊人群用药	肝功能、肾功能不全患者：慎用
药典	
国家处方集	CNF
其他推荐依据	
■ 药品名称	谷氨酰胺 Glutamine Granules
适应证	用于需要补充谷氨酰胺患者的肠内营养补充剂。谷氨酰胺为肠黏膜修复和免疫细胞增殖所需要的营养素
制剂与规格	谷氨酰胺颗粒剂：每袋2.5g
用法与用量	一日15~30g，加入肠内营养剂中均匀输入。也可根据医嘱口服：成人，一次5~10g，一日3次；儿童，一次0.1~0.2g/kg（按体重），一日3次。温开水溶解后服用，即配即用
注意事项	对于代偿性肝功能不全的患者，定期监测肝功能。本品中加入肠内营养剂后，24小时内使用。其水溶液在室温中每天分解量为1%~2%
禁忌	严重肝肾功能不全患者禁用
不良反应	尚未见不良反应的报告
特殊人群用药	
药典	
国家处方集	CNF
其他推荐依据	
■ 药品名称	肠内营养混悬液（SP） Enteral Nutritional Suspension（SP）
适应证	大手术后的恢复期、营养不良患者的手术前喂养、肠道准备
制剂与规格	肠内营养混悬液[保(乙)]：500ml

续　表

用法与用量	口服或肠道喂养。置入一根喂养管到胃、十二指肠或空肠上段部分，连接喂养管与本品容器。本品能量密度为1kcal/ml，正常滴速为100~125ml/h（开始时滴速宜慢）。①一般患者，一天2000kcal（4袋），即可满足机体对营养的需求；②高代谢患者（烧伤、多发性创伤），一天4000kcal（8袋）；③初次肠道喂养的患者，初始剂量从1000kcal（2袋）开始，在2~3日内逐渐增加至需要量
注意事项	1. 不能经静脉输注 2. 严重糖代谢异常的患者慎用 3. 严重肝功能、肾功能不全的患者慎用
禁忌	禁用于：胃肠道衰竭；完全性小肠梗阻；严重的腹腔内感染；对本品中任一成分过敏的患者；对本品中任一成分有先天性代谢障碍的患者；顽固性腹泻等需要进行肠道休息处理的患者
不良反应	使用本品可能会出现腹泻、腹痛等胃肠道不适反应
特殊人群用药	
药典	
国家处方集	CNF
其他推荐依据	
■ 药品名称	短肽型肠内营养粉剂　Short Peptide Enteral Nutrition Powder
适应证	同氨基酸型肠内营养剂
制剂与规格	短肽型肠内营养粉剂[保(乙)]：主要成分为麦芽糊精、水解乳清蛋白、植物油、中链三酰甘油（MCT）、乳化剂、稳定剂、矿物质、维生素和微量元素等，能量密度为1kcal/ml
用法与用量	混悬剂打开前先摇匀，适应全浓度输注无需稀释。操作中注意洗手，避免交叉感染。粉剂在容器中注入50ml温开水，加入1袋，充分混匀；待粉剂完全溶解后，再加温开水至500ml，轻轻搅拌混匀即可。具体用法：①一般患者，一天2000kcal（4袋），即可满足机体对营养的需求；②高代谢患者（烧伤、多发性创伤），一天4000kcal（8袋）；③初次肠道喂养的患者，初始剂量从1000kcal（2袋）开始，在2~3日内逐渐增加至需要量
注意事项	非供静脉使用，请遵医嘱使用；妊娠及哺乳期妇女用药具体使用由医师处方决定
禁忌	不能用于5岁以内下婴幼儿。余同氨基酸型肠内营养剂
不良反应	同氨基酸型肠内营养剂
特殊人群用药	儿童：5岁以下婴幼儿禁用 妊娠与哺乳期妇女：具体使用由医师处方决定
药典	
国家处方集	CNF
其他推荐依据	
■ 药品名称	肠内营养乳剂（TP）　Enteral Nutritional Emulsion（TP）
适应证	同肠内营养的适应证。本品不含膳食纤维，可用于严重胃肠道狭窄和肠瘘患者

续 表

制剂与规格	肠内营养乳剂（TP）[保(乙)]：每500ml含蛋白质19g，脂肪17g，碳水化合物69g，以及钠、钾、氯、钙等电解质、多种维生素和微量元素，提供500kcal热量，能量密度为1kcal/ml
用法与用量	本品通过管饲或口服使用，应按照患者体重和营养状况计算每日剂量。①以本品为唯一营养来源的患者：推荐剂量为一日30ml（30kcal）/kg（按体重）；②以本品补充营养的患者：根据患者需要，一日使用500~1000ml。管饲给药时，应逐渐增加剂量，第一天滴速为20ml/h，以后逐日增加20ml/h，最大滴速125ml/h
注意事项	1. 对于以本品为唯一营养来源的患者，必须监测其液体平衡 2. 应根据患者不同的代谢状况决定是否需要另外补钠 3. 本品提供长期营养时，只适用于禁用膳食纤维的患者。否则应选用含纤维的营养制剂 4. 使用前摇匀。在有效期内使用 5. 25℃以下密闭保存。开启后冷处（2~10℃）保存24小时 6. 不可应用于消化道功能严重障碍和对本品所含营养物质有先天性代谢障碍
禁忌	不可应用于消化道功能严重障碍和对本品所含营养物质有先天性代谢障碍，以及1岁以下婴儿。禁忌静脉内输入
不良反应	输注过快或严重超量时，可能出现恶心、呕吐或腹泻等胃肠道反应
特殊人群用药	儿童：1岁以下婴儿禁用 妊娠与哺乳期妇女：处于妊娠初期3个月的妇女和育龄妇女一日摄入维生素A不应超过10000U。本品与含维生素A的其他营养制剂一起使用时，应考虑这一因素
药典	
国家处方集	CNF
其他推荐依据	

第十章

术前抗胆碱能药物

■ 药品名称	阿托品　Atropine
适应证	全身麻醉前给药、严重盗汗和流涎症
制剂与规格	阿托品注射液[保(甲)]：①1ml：0.5mg[基]；②1ml：1mg[基]；③1ml：5mg[基]；④5ml：25mg
用法与用量	成人：①皮下注射、肌内注射、静脉注射：一般用药，一次0.3~0.5mg，一日0.5~3.0mg，极量一次2mg；②麻醉前用药：术前0.5~1小时，肌内注射0.5mg 儿童：静脉注射：儿童耐受性差，0.2~10mg可中毒致死
注意事项	脑损害者（尤其是儿童）、心脏病（特别是心律失常、充血性心力衰竭、冠心病、二尖瓣狭窄等）、反流性食管炎、溃疡性结肠炎慎用
禁忌	青光眼及前列腺增生者、高热者禁用
不良反应	常见便秘、出汗减少、口鼻咽喉干燥、视物模糊、皮肤潮红、排尿困难、胃肠动力低下、胃食管反流；少见眼压升高、过敏性皮疹、疱疹；接触性药物性眼睑结膜炎
特殊人群用药	儿童：婴幼儿对本品的毒性反应极其敏感 老年人：容易发生抗M胆碱样不良反应，如排尿困难、便秘、口干（特别是男性），也易诱发未经诊断的青光眼，一经发现，应立即停药 妊娠与哺乳期妇女：妊娠期静脉注射本品可使胎儿心动过速；哺乳期用药可分泌入乳汁，并有抑制泌乳的作用
药典	Eur. P.、USP
国家处方集	CNF
其他推荐依据	
■ 药品名称	东莨菪碱　Scopolamine
适应证	内镜检查的术前准备、内镜逆行胰胆管造影、气钡双重造影、腹部CT扫描的术前准备
制剂与规格	丁溴东莨菪碱片[保(乙)]：10mg 丁溴东莨菪碱胶囊[保(乙)]：10mg 丁溴东莨菪碱注射液[保(乙)]：①1ml：10mg；②1ml：20mg；③2ml：20mg 丁溴东莨菪碱口服溶液：5ml：5mg
用法与用量	1. 肌内注射：一次20~40mg，或一次20mg，间隔20~30分钟后再用20mg 2. 静脉注射：一次20~40mg，或一次用20mg，间隔20~30分钟后再用20mg 3. 静脉滴注：一次20~40mg，或一次用20mg，间隔20~30分钟后再用20mg；将本品溶于5%葡萄糖注射液或0.9%氯化钠注射液中静脉滴注
注意事项	1. 不宜用于因胃张力低下和胃运动障碍及胃食管反流所引起的上腹痛、胃灼热等症状 2. 忌与碱性药液配伍使用

续 表

禁忌	颅内压增高、脑出血急性期、青光眼、前列腺增生、新鲜眼底出血、幽门梗阻、肠梗阻、恶性肿瘤者禁用
不良反应	口干、面部潮红、瞳孔散大、视近物模糊；心率加快、排尿困难、阿托品样中毒症状
特殊人群用药	儿童：婴幼儿与低血压患者慎用 老年人：慎用 妊娠与哺乳期妇女：慎用
药典	Eur. P.
国家处方集	CNF
其他推荐依据	

第十一章

抑制胃酸药物

第一节　H_2受体阻断药

■ 药品名称	西咪替丁　Cimetidine
适应证	用于反流性食管炎
制剂与规格	西咪替丁片：①200mg；②400mg；③800mg 西咪替丁胶囊：200mg
用法与用量	口服 1. 成人常规剂量：反流性食管炎，一日 800mg，睡前服用，疗程 4~8 周，必要时可延长 4 周。反流性食管炎的对症治疗最大剂量一日 3 次；200mg，疗程不得超过 2 周 2. 肾功能不全者应减量：肌酐清除率为每分钟 30~50ml 时，每 6 小时 1 次，200mg；肌酐清除率为每分钟 15~30ml 时，每 8 小时 1 次，200mg；肌酐清除率小于 15ml/min 时，每 12 小时 1 次，200mg；肝功能不全者：最大剂量为一日 600mg
注意事项	对本品过敏者、严重心脏及呼吸系统疾病、慢性炎症、器质性脑病、幼儿、老年人、有使用本品引起血小板减少史的患者、高三酰甘油血症者慎用
禁忌	对本品过敏者、严重肾功能不全者、妊娠及哺乳期妇女禁用；急性胰腺炎禁用
不良反应	皮疹、荨麻疹；头痛、头晕、乏力、幻觉；口干、恶心、呕吐、便秘、腹泻、轻度 AST（GOT）及 ALT（GPT）增高；罕见腹部胀满感及食欲缺乏；偶见白细胞减少；罕见心率增加，血压上升；罕见耳鸣、面部潮红、月经不调；胃内细菌繁殖、感染；突发性心律失常、心动过缓、心源性休克及轻度的房室传导阻滞、心搏骤停；维生素 B_{12} 缺乏、男性乳房女性化、女性溢乳、性欲减退、阳痿、急性血卟啉病；视物模糊；关节痛、肌痛；肾功能损伤
特殊人群用药	肝功能、肾功能不全患者：慎用或剂量酌减 儿童：慎用 老年人：慎用或剂量酌减 妊娠与哺乳期妇女：禁用
药典	Eur. P. 、USP、Chin. P.
国家处方集	CNF
其他推荐依据	
■ 药品名称	雷尼替丁　Ranitididine
适应证	用于反流性食管炎

续 表

制剂与规格	雷尼替丁片[保(甲)]：①150mg[基]；②300mg 雷尼替丁胶囊[基,保(甲)]：150mg
用法与用量	口服 1. 成人常规剂量：预防用药一日2次；150mg，或300mg夜间顿服；用于反流性食管炎一日2次；150mg，或300mg睡前顿服，疗程8~12周，中度至重度食管炎剂量可增加至一日4次；150mg，疗程12周，维持治疗一日2次；150mg 2. 肾功能不全者：严重肾功能损害患者（肌酐清除率<50ml/min），一日2次；75mg。长期非卧床腹透或长期血透的患者，于透析后应立即口服150mg
注意事项	肝功能、肾功能不全者慎用
禁忌	1. 对本品过敏者 2. 苯丙酮尿症者 3. 急性间歇性血卟啉病 4. 其余见“特殊人群用药”
不良反应	见“西咪替丁”
特殊人群用药	肝功能、肾功能不全患者：严重肾功能不全者禁用；肝功能不全者剂量应减少 儿童：8岁以下儿童禁用 老年人：剂量应进行调整 妊娠与哺乳期妇女：禁用
药典	Eur. P.、USP、Jpn. P.、Chin. P.
国家处方集	CNF
其他推荐依据	
■ 药品名称	法莫替丁 Famotidine
适应证	用于反流性食管炎
制剂与规格	法莫替丁片[保(甲)]：①10mg；②20mg[基]；③40mg 法莫替丁胶囊[基,保(甲)]：20mg
用法与用量	口服 1. 成人常规剂量：反流性食管炎：Ⅰ、Ⅱ度，一日20mg，Ⅲ、Ⅳ度，一日40mg，分2次于早晚餐后服用，疗程4~8周 2. 肾功能不全者：应酌情减量或延长用药间隔时间。肌酐清除率≤30ml/min时，可予一日20mg，睡前顿服 3. 老年人：剂量酌减
注意事项	1. 心脏病患者慎用 2. 胃溃疡患者应先排除胃癌后才使用 4. 用药期间可能出现中性粒细胞和血小板计数减少 5. 长期使用应定期监测肝、肾功能及血象
禁忌	对本品过敏者、严重肾功能不全者、妊娠及哺乳期妇女禁用
不良反应	皮疹、荨麻疹；头痛、头晕、乏力、幻觉；口干、恶心、呕吐、便秘、腹泻、轻度AST（GOT）及ALT（GPT）增高、罕见腹部胀满感及食欲缺乏；偶见白细胞减少；罕见心率增加，血压上升；罕见耳鸣、面部潮红、月经不调

续　表

特殊人群用药	肝功能、肾功能不全患者：慎用 儿童：尚不明确 老年人：慎用 妊娠与哺乳期妇女：禁用
药典	Chin. P.
国家处方集	CNF
其他推荐依据	

第二节　质子泵抑制药

■ 药品名称	奥美拉唑　Omeprazole
适应证	用于反流性食管炎
制剂与规格	奥美拉唑片[保(甲)]：①10mg；②20mg 奥美拉唑缓释胶囊：①10mg；②20mg 奥美拉唑镁肠溶片[保(甲)]：①10mg；②20mg 奥美拉唑肠溶胶囊[基,保(甲)]：20mg
用法与用量	口服 1. 成人常规剂量：本品不能咀嚼或压碎服用，应整片吞服。用于反流性食管炎一日 20~60mg，晨起顿服或早晚各 1 次，疗程 4~8 周 2. 对严重肝功能不全者慎用，必要时剂量减半
注意事项	1. 药物可对诊断产生影响，使血中促胃液素水平升高，^{13}C-尿素呼气试验（UBT）假阴性 2. 用药前后及用药时应当检查或监测的项目，内镜检查了解溃疡是否愈合，UBT 试验了解 Hp 是否已被根除，基础胃酸分泌检查了解治疗卓-艾综合征的效果，肝功能检查，长期服用者定期检查胃黏膜有无肿瘤样增生，用药超过 3 年者监测血清维生素 B_{12} 水平 3. 首先排除癌症的可能后才能使用本品 4. 不宜再服用其他抗酸药或抑酸药
禁忌	对本品过敏者、严重肾功能不全者、婴幼儿禁用
不良反应	口干、轻度恶心、呕吐、腹胀、便秘、腹泻、腹痛、ALT（GPT）及 AST（GOT）升高、胆红素升高、萎缩性胃炎；感觉异常、头晕、头痛、嗜睡、失眠、外周神经炎；维生素 B_{12} 缺乏；致癌性，如肠嗜铬细胞增生、胃部类癌；皮疹、男性乳房发育、溶血性贫血
特殊人群用药	肝功能、肾功能不全患者：慎用 老年人：使用本品不需要调整剂量 妊娠与哺乳期妇女：尽可能不用
药典	
国家处方集	CNF

续 表

其他推荐依据	
■ 药品名称	埃索美拉唑 Esomeprazole
适应证	用于反流性食管炎
制剂与规格	埃索美拉唑镁肠溶片[保(乙)]：①20mg；②40mg
用法与用量	口服 1. 成人常规剂量：本品不能咀嚼或压碎服用，应整片吞服。糜烂性食管炎一日 1 次，40mg，疗程 4 周，如食管炎未治愈或症状持续的患者建议再治疗 4 周；食管炎维持治疗一日 1 次，20mg 2. 肾功能不全者无需调整剂量 3. 轻、中度肝功能损害的患者无需调整剂量，严重肝功能损害的患者本品一日剂量不应超过 20mg 4. 老年人无需调整剂量
注意事项	见“奥美拉唑”
禁忌	对本品、奥美拉唑或其他苯并咪唑类化合物过敏者、妊娠与哺乳期妇女、儿童禁用
不良反应	见“奥美拉唑”
特殊人群用药	儿童：禁用 妊娠与哺乳期妇女：禁用
药典	USP
国家处方集	CNF
其他推荐依据	
■ 药品名称	兰索拉唑 Lansoprazole
适应证	用于反流性食管炎
制剂与规格	兰索拉唑肠溶片[保(乙)]：①15mg；②30mg 兰索拉唑肠溶胶囊[保(乙)]：①15mg；②30mg
用法与用量	口服 1. 成人常规剂量：本品不能咀嚼或压碎服用，应整片吞服。一日 1 次，15~30mg，于清晨口服，反流性食管炎为 8~10 周 2. 肝肾功能不全者：一日 1 次，15mg
注意事项	首先排除癌症的可能后才能使用本品。不宜再服用其他抗酸药或抑酸药
禁忌	对本品过敏者、哺乳期妇女禁用
不良反应	见“奥美拉唑”
特殊人群用药	肝功能、肾功能不全患者：慎用 儿童：小儿不宜使用 老年人：慎用 妊娠与哺乳期妇女：慎用

续　表

药典	USP，Chin. P.
国家处方集	CNF
其他推荐依据	
■ 药品名称	泮托拉唑　Pantoprazole
适应证	用于反流性食管炎
制剂与规格	泮托拉唑钠肠溶片[保(乙)]：40mg 泮托拉唑钠肠溶胶囊[保(乙)]：40mg
用法与用量	口服：本品不能咀嚼或压碎服用，应整片吞服 1. 成人常规剂量：一日 1 次，40mg，早餐前服用，反流性食管炎疗程 4~8 周 2. 肾功能不全者：剂量不宜超过一日 40mg 3. 肝功能不全者：严重肝功能衰竭患者，剂量应减少至隔日 40mg 4. 老年人：剂量不宜超过一日 40mg
注意事项	见“特殊人群用药”
禁忌	对本品过敏者禁用
不良反应	见“奥美拉唑”
特殊人群用药	肝功能、肾功能不全患者：慎用 儿童：不宜应用 妊娠与哺乳期妇女：禁用
药典	USP、Chin. P.
国家处方集	CNF
其他推荐依据	
■ 药品名称	雷贝拉唑　Rabeprazole
适应证	用于反流性食管炎
制剂与规格	雷贝拉唑钠胶囊[保(乙)]：20mg 雷贝拉唑钠肠溶片[保(乙)]：①10mg；②20mg
用法与用量	口服：本品不能咀嚼或压碎服用，应整片吞服 1. 成人常规剂量：胃食管反流病，一日 1 次，20mg，早晨服用，疗程 4~8 周 2. 重症肝炎患者应慎用本品，必须使用时应从小剂量开始并监测肝功能 3. 肝功能正常的老年人无需调整剂量
注意事项	1. 定期进行血液生化、甲状腺功能检查 2. 应在排除恶性肿瘤的前提下再行给药 3. 不宜于维持治疗 4. 长期治疗患者应定期进行检测
禁忌	对本品及其成分过敏史者、有苯并咪唑类药物过敏史者、妊娠及哺乳期妇女、儿童禁用
不良反应	见“奥美拉唑”

续 表

特殊人群用药	肝功能、肾功能不全患者：肝脏疾病患者慎用 儿童：不推荐使用 老年人：慎用 妊娠与哺乳期妇女：禁用
药典	USP
国家处方集	CNF
其他推荐依据	
■ 药品名称	**注射用盐酸罗沙替丁醋酸酯 Roxatifine Acetate Hydrochloride for Injection**
适应证	上消化道出血（有消化道溃疡、急性应激性溃疡、出血性胃炎等引起）的低危患者
制剂与规格	注射用盐酸罗沙替丁醋酸酯：75mg
用法与用量	成人，一日2次（间隔12小时），每次75mg，用20ml的生理盐水和葡萄糖注射液溶解，缓慢静脉推注或用输液混合后的静脉滴注，一般可在1周内显示疗效，能够口服后改用口服药物治疗。由于肾功能障碍患者的血药浓度可能持续，因此减少剂量或者延长给药间隔
注意事项	1. 有药物过敏既往史的患者应慎重给药 2. 重要的基本注意事项：在治疗期间应密切观察，使用的剂量应为治疗所需的最低剂量，并在本品治疗无效时改用其他药物。另外还应注意患者的肝功能、肾功能及血象的变化 3. 静脉给药会导致注射部位一过性疼痛，因此，应十分注意注射部位、注射方法等。另外应注意注射时不要漏到血管外 4. 给予本品时，每支药物用20ml稀释液稀释后应缓慢给予患者，注入时间应在2分钟以上 5. 应用本品可能掩盖胃癌的症状，因此给药前应首先排除恶性肿瘤的可能性
禁忌	本品对药物过敏者禁用
不良反应	严重的不良反应（<0.1%）：偶见休克，再生障碍性贫血、全血细胞减少症、粒细胞缺乏症、血小板减少，史-约综合征、中毒性表皮松解坏死松解症（Lyell综合征），肝功能障碍、黄疸，横纹肌溶解等
特殊人群用药	肝功能、肾功能不全患者：肝功能障碍患者慎用，肾功能障碍患者应减少剂量或延长给药间隔 儿童：用药安全性尚未确定 老年人：用药应减少给药剂量或延长给药间隔 妊娠与哺乳期妇女：孕妇慎用，哺乳期妇女使用时应停止授乳
药典	
国家处方集	
其他推荐依据	文爱东，毕琳琳，罗晓星，等．注射用盐酸罗沙替丁醋酸酯在健康人体内的药动学研究［J］．中国新药杂志，2006，15（18）：1589-1592.

第十二章

胃肠动力药

■ 药品名称	多潘立酮　Domperidone
适应证	因胃排空延缓、胃食管反流、食管炎引起的消化不良
制剂与规格	多潘立酮片[基,保(甲)]：10mg 多潘立酮混悬液[保(乙)]：1ml∶1mg
用法与用量	口服：成人，一次 10mg 或 10ml，一日 3~4 次；儿童，一次 0.3mg/kg（按体重）；均为餐前 15~30 分钟服用
注意事项	1. 血清催乳素水平可升高 2. 心脏病患者（心律失常）、低钾血症以及接受化疗的肿瘤患者使用本品时，有可能加重心律失常
禁忌	对本品过敏者、嗜铬细胞瘤、乳腺癌、分泌催乳素的垂体肿瘤（催乳素瘤）、机械性肠梗阻、胃肠道出血、穿孔者禁用。禁与酮康唑（口服制剂）、氟康唑、伏立康唑、红霉素、克拉霉素、胺碘酮合用
不良反应	头痛、头晕、嗜睡、倦怠、神经过敏；罕见张力障碍性反应、癫痫发作；非哺乳期泌乳、更年期后妇女及男性乳房胀痛、月经失调；偶见口干、便秘、腹泻、痉挛性腹痛、心律失常、一过性皮疹或瘙痒
特殊人群用药	肝功能、肾功能不全患者：肝功能损害者慎用；严重肾功能不全者应调整剂量 妊娠与哺乳期妇女：妊娠期妇女慎用
药典	Eur. P.、Chin. P.
国家处方集	CNF
其他推荐依据	
■ 药品名称	甲氧氯普胺　Metoclopramide
适应证	1. 功能性消化不良 2. 迷走神经切除后胃潴留 3. 各种原因引起的恶心、呕吐
制剂与规格	甲氧氯普胺片[保(甲)]：①5mg[基]；②10mg；③20mg 甲氧氯普胺注射液[保(甲)]：①1ml∶10mg[基]；②1ml∶20mg
用法与用量	1. 口服：一般性治疗，一次 5~10mg，一日 10~30mg，餐前 30 分钟服用 2. 静脉滴注：一次 10~20mg，用于不能口服者或治疗急性呕吐。严重肾功能不全患者剂量至少需减少 60%

续 表

注意事项	1. 本品可使醛固酮与血清泌乳素浓度升高 2. 对胃溃疡胃窦潴留者或十二指肠球部溃疡合并胃窦部炎症者有益，不宜用于一般十二指肠溃疡 3. 对晕动病所致呕吐无效 4. 因本品可降低西咪替丁的口服生物利用度，若两药必须合用，间隔时间至少要1小时 5. 静脉注射时要慢，1~2分钟注完，快速给药可出现躁动不安，随即进入昏睡状态
禁忌	对普鲁卡因或普鲁卡因胺过敏者、癫痫患者、胃肠道出血、机械性梗阻或穿孔、嗜铬细胞瘤、放疗或化疗的乳癌患者、抗精神病药致迟发性运动功能障碍史者禁用。不可用于因行化疗和放疗而呕吐的乳癌患者
不良反应	常见昏睡、烦躁不安、倦怠无力；少见乳腺肿痛、恶心、便秘、皮疹、腹泻、睡眠障碍、眩晕、严重口渴、头痛、易激动、乳汁增多、直立性低血压、躁动不安、昏睡状态、锥体外系反应
特殊人群用药	肝功能、肾功能不全患者：肝、肾衰竭者慎用 儿童：小儿不宜长期应用 老年人：大量长期应用容易出现锥体外系症状 妊娠与哺乳期妇女：妊娠期妇女不宜使用；哺乳期妇女在用药期间应停止授乳
药典	Eur. P.、Chin. P.、Jpn. P.
国家处方集	CNF
其他推荐依据	
■ 药品名称	莫沙必利 Mosapride
适应证	用于功能性消化不良、胃大部切除术患者的胃功能障碍
制剂与规格	枸橼酸莫沙必利片[基,保(甲)]：5mg
用法与用量	口服：一次5mg，一日3次，餐前服用
注意事项	服用2周消化道症状无变化时，应即停药
禁忌	对本品过敏者、胃肠道出血、阻塞或穿孔以及其他刺激胃肠道可能引起危险的疾病
不良反应	腹泻、腹痛、口干、皮疹、倦怠、头晕；偶见嗜酸性粒细胞增多、三酰甘油升高、AST（GOT）及ALT（GPT）升高、碱性磷酸酶及γ-谷氨酰转肽酶升高
特殊人群用药	老年人：慎用 妊娠与哺乳期妇女：应避免使用本品
药典	
国家处方集	CNF
其他推荐依据	

续 表

■ 药品名称	伊托必利（依托必利） Itopride
适应证	用于功能性消化不良引起的各种症状，如上腹不适、餐后饱胀、早饱、食欲减退、恶心、呕吐等
制剂与规格	伊托必利片[保(乙)]：50mg
用法与用量	口服：一日 3 次；每次 50mg，餐前服用，根据年龄、症状适当增减或遵医嘱
注意事项	1. 本品能增强乙酰胆碱的作用，必须谨慎使用 2. 本品使用中若出现心电图 QTc 间期延长，应停药 3. 虽然未证实本品对驾驶和操作的能力有影响，但由于偶尔可发生眩晕和激动，故应注意药物对人体机敏性的影响
禁忌	见“莫沙必利”
不良反应	偶见皮疹、发热、瘙痒、腹泻、腹痛、便秘、唾液增加、头痛、睡眠障碍、白细胞减少、BUN 及肌酐升高、胸背部疼痛、疲劳、手指发麻、手抖、肝功能异常和黄疸等
特殊人群用药	肝功能、肾功能不全患者：严重肝功能、肾功能不全者慎用 儿童：应避免服用 老年人：注意观察，必要时应减量或停药 妊娠与哺乳期妇女：慎用
药典	
国家处方集	CNF
其他推荐依据	

第十三章

抗肿瘤药

■ 药品名称	环磷酰胺　Cyclophosphamide
适应证	用于肺癌
制剂与规格	注射用环磷酰胺[基,保(甲)]：①100mg；②200mg；③500mg
用法与用量	成人：单药静脉给药一次500～1000mg/m^2（按体表面积），加0.9%氯化钠注射液20～30ml，静脉给药，每周1次，连用2次，休息1～2周重复。联合用药500～600mg/m^2 儿童：静脉给药，一次10～15mg/kg，加0.9%氯化钠注射液20ml稀释后缓慢注射，每周1次，连用2次，休息1～2周重复。也可肌内注射
注意事项	1. 当肝肾功能损害、骨髓转移或既往曾接受多程化放疗时，环磷酰胺的剂量应减少至治疗量的1/3～2/3 2. 由于本品需在肝内活化，因此腔内给药无直接作用
禁忌	白细胞计数和/或血小板低下者、肝肾功能中重度损害者、对本品过敏者禁用。妊娠期妇女（本品有致突变、致畸作用，可造成胎儿死亡或先天畸形）与哺乳期妇女（本品可由乳汁排出）禁用
不良反应	1. 心血管系统：本品常规剂量不产生心脏毒性，大剂量（120～240mg/kg）可能引起出血性心肌坏死（包括病灶部位出血、冠状血管炎等），甚至在停药后2周仍可出现心力衰竭 2. 胃肠道：可有食欲减退、恶心、呕吐，停药后2～3日可消失。也可见口腔炎 3. 肝脏：可造成肝脏损害，因本品的主要代谢物丙烯醛具肝毒性，引起肝细胞坏死、肝小叶中心充血，并伴AST（GOT）及ALT（GPT）升高 4. 泌尿生殖系统：大剂量给药时，本品的代谢产物丙烯醛可以引起肾出血、膀胱纤维化及出血性膀胱炎、肾盂积水、膀胱尿道反流。用于白血病或淋巴瘤治疗时，易发生高尿酸血症及尿酸性肾病。此外，本品可引起生殖毒性，如停经或精子缺乏 5. 呼吸系统：偶有肺纤维化，个别报道有肺炎 6. 皮肤：可有皮肤及指甲色素沉着、黏膜溃疡、荨麻疹、脱发、药物性皮炎。偶见指甲脱落 7. 可有视物模糊 8. 长期使用本品可致继发性肿瘤 9. 本品对骨髓抑制的严重程度与使用剂量相关。白细胞计数多于给药后10～14日达最低值，停药后21日左右恢复正常，血小板减少比其他烷化剂少见 10. 代谢/内分泌系统：大剂量给药（50mg/kg）并同时给予大量液体时，可产生水中毒 11. 其他：用药后偶见发热、过敏反应
特殊人群用药	肝功能、肾功能不全患者：中重度肝功能、肾功能损害者禁用 妊娠与哺乳期妇女：禁用
药典	Eur. P.、Int. P.、Chin. P.、Jpn. P.、Pol. P.、USP
国家处方集	CNF

续 表

其他推荐依据	
■ 药品名称	异环磷酰胺 Ifosfamide
适应证	用于肺癌
制剂与规格	注射用异环磷酰胺[基,保(乙)]：①0.5g；②1.0g
用法与用量	1. 单药治疗：一日 1.2~2.4g/m²，静脉滴注 30~120 分钟，连续 5 天为 1 疗程 2. 联合用药：一日 1.2~2.0g/m²，静脉滴注，连续 5 天为 1 疗程。每疗程间隔 3~4 周。给异环磷酰胺的同时及其后第 4、8、12 小时各静脉注射美司钠 1 次。一次剂量为本品的 20%，并需补充液体
注意事项	1. 低白蛋白血症、肝肾功能不全、骨髓抑制及育龄期妇女慎用 2. 糖尿病患者测血糖并调整糖尿病药物剂量 3. 发热或白细胞减少的患者给予抗生素或抗真菌药治疗，加强口腔卫生护理
禁忌	对本品过敏者、肾功能不全和/或输尿管阻塞、膀胱炎、妊娠及哺乳期妇女、骨髓抑制、细菌感染者
不良反应	1. 血液系统：本品可抑制骨髓造血功能，常见白细胞计数减少、较血小板减少常见，最低值在用药后 1~2 周，多在 2~3 周后恢复；对肝功能有影响 2. 消化系统：可见食欲减退、恶心、呕吐，一般停药 1~3 日即可消失 3. 泌尿系统：可致出血性膀胱炎，表现为排尿困难、尿频和尿痛；可在给药后几小时或几周内出现，通常在停药后几日内消失。若给保护药美司钠，分次给药和适当水化，可减少此不良反应发生率。出现急性输尿管坏死少见 4. 中枢神经系统：与剂量有关，表现为焦虑不安、神情慌乱、幻觉和乏力等；少见晕厥、癫痫样发作，甚至昏迷；可能会影响患者驾车和操作机器能力。少见的有一过性无症状肝肾功能异常；若高剂量用药可因肾毒性产生代谢性酸中毒 5. 循环系统：罕见心脏和肺毒性 6. 免疫与生殖系统：长期用药可产生免疫抑制、垂体功能低下、不育症和继发性肿瘤 7. 其他：包括脱发，注射部位可出现静脉炎等
特殊人群用药	肝功能、肾功能不全患者：慎用 妊娠与哺乳期妇女：禁用
药典	Eur. P.、USP
国家处方集	CNF
其他推荐依据	
■ 药品名称	六甲蜜胺 Altretamine
适应证	用于小细胞肺癌的联合化疗
制剂与规格	六甲蜜胺片[保(乙)]：①50mg；②100mg 六甲蜜胺胶囊[保(乙)]：①50mg；②100mg
用法与用量	口服：一日 10~16mg/kg（按体重），分 4 次服用，21 天为一疗程或一日 6~8mg/kg，90 天为一疗程。联合方案中，推荐总量为 150~200mg/m²，连用 14 天，耐受好。餐后 1.0~1.5 小时或睡前服用能减少胃肠道反应

续 表

注意事项	本品有刺激性，避免与皮肤和黏膜直接接触
禁忌	对本品过敏者、妊娠及哺乳期妇女、严重骨髓抑制和神经毒性患者禁用
不良反应	严重恶心呕吐为剂量限制性毒性，骨髓抑制轻至中度，以白细胞计数降低为著，多发生于治疗1周后，3~4周达最低点；中枢或周围神经毒出现于长期服用后，为剂量限制性毒性，停药4~5个月可减轻或消失；偶有脱发、膀胱炎、皮疹、瘙痒、体重减轻等
特殊人群用药	老年人：用药应减量
药典	Chin. P.、USP
国家处方集	CNF
其他推荐依据	
■ 药品名称	顺铂 Cisplatin
适应证	用于小细胞与非小细胞肺癌
制剂与规格	注射用顺铂[基,保(甲)]：①10mg；②20mg；③50mg 顺铂注射液[基,保(甲)]：6ml∶30mg
用法与用量	可静脉、动脉或腔内给药。一般采用静脉滴注给药。给药前2~16小时和给药后至少6小时之内，必须进行充分的水化治疗，0.9%氯化钠注射液或5%葡萄糖溶液稀释后静脉滴注。以下剂量供参考（适用于成年人及小孩）：单次化疗（每四周1次）：50~120mg/m^2；化疗每周1次：50mg/m^2，共2次，化疗一日1次：15~20mg/m^2，连用5天。疗效依临床疗效而定，每3~4周重复疗程
注意事项	本品单一使用和联合使用都可。联合用药时，用量需随疗程做适当调整
禁忌	对顺铂和其他铂化合物制剂过敏者、妊娠及哺乳期、骨髓功能减退、严重肾功能损害、失水过多、水痘、带状疱疹、高尿酸血症、近期感染及因顺铂而引起的外周神经病等患者禁用
不良反应	1. 肾脏毒性：单次中、大剂量用药后，偶会出现轻微、可逆的肾功能障碍，可出现微量血尿。多次高剂量和短期内重复用药，会出现不可逆的肾功能障碍，严重时肾小管坏死，导致无尿和尿毒症 2. 消化系统：恶心、呕吐、食欲减低和腹泻等，反应常在给药后1~6小时内发生，最长不超过24~48小时。偶见肝功能障碍、血清氨基转移酶增加，停药后可恢复 3. 造血系统：白细胞和/或血小板减少，一般与用药剂量有关，骨髓抑制一般在3周左右达高峰，4~6周恢复 4. 耳毒性：耳鸣和高频听力减低，多为可逆性，不须特殊处理 5. 神经毒性：多见于总量超过300mg/m^{2}的患者，周围神经损伤多见，表现为运动失调、肌痛、上下肢感觉异常等；少数患者可能出现大脑功能障碍，亦可出现癫痫、球后视神经炎等 6. 过敏反应：心率加快、血压降低、呼吸困难、面部水肿、变态性发热反应等 7. 其他：①高尿酸血症：常出现腿肿胀和关节痛；②血浆电解质紊乱：低镁血症、低钙血症、肌肉痉挛；③心脏毒性：少见心律失常、心电图改变、心动过缓或过速、心功能不全等；④免疫系统：会出现免疫抑制反应；⑤牙龈变化：牙龈会有铂金属沉积；⑥患者接受动脉或静脉注射的肢体可能出现局部肿胀，疼痛、红斑及皮肤溃疡、局部静脉炎等少见；⑦也有可能出现脱发、精子及卵子形成障碍和男子乳房女性化等现象；⑧继发性非淋巴细胞性白血病的出现与顺铂化疗使用有关；⑨血管性病变，如脑缺血、冠状动脉缺血、外周血管障碍类似雷诺现象等不良反应少见，但可能与顺铂使用有关

续　表

特殊人群用药	妊娠与哺乳期妇女：禁用
药典	Eur. P. 、Int. P. 、Chin. P. 、USP
国家处方集	CNF
其他推荐依据	
■ 药品名称	卡铂　Carboplatin
适应证	用于小细胞肺癌、非小细胞肺癌
制剂与规格	卡铂注射液[保(甲)]：①10ml：100mg；②15ml：150mg 注射用卡铂[基,保(甲)]：①50mg；②100mg
用法与用量	用5%葡萄糖注射液溶解本品，浓度为10mg/ml，再加入5%葡萄糖注射液250~500ml中静脉滴注。成人：按每3~4周给药1次；200~400mg/m^2，2~4次为一疗程。一日1次；50mg/m^2，连用5日，间隔4周重复
注意事项	1. 下列情况慎用：水痘、带状疱疹、感染、肾功能减退、老年患者 2. 应用本品前应检查血象及肝肾功能，治疗期间至少每周检查1次白细胞与血小板计数 3. 在用药期间，应随访检查：①听力；②神经功能；③血尿素氮、肌酐清除率与血清肌酐测定；④血细胞比容、血红蛋白测定、白细胞计数和分类与血小板计数；⑤血清钙、镁、钾、钠含量的测定 4. 静脉注射时应避免漏于血管外 5. 本品溶解后，应在8小时内用完 6. 滴注及存放时应避免直接日晒
禁忌	禁用：有明显骨髓抑制和肝肾功能不全者；对顺铂或其他铂化合物过敏者；对甘露醇过敏者；妊娠及哺乳期妇女
不良反应	1. 血液系统：骨髓抑制为剂量限制毒性，白细胞计数与血小板在用药21日后达最低点，通常在用药后30日左右恢复；粒细胞的最低点发生于用药后21~28日，通常在35日左右恢复；白细胞计数、血小板减少与剂量相关，有蓄积作用 2. 过敏反应：常见皮疹、瘙痒，偶见喘咳，可发生于用药后几分钟之内，指或趾麻木或麻刺感，高频率的听觉丧失首先发生，耳鸣偶见；视物模糊、黏膜炎或口腔炎 3. 消化系统：可见恶心、呕吐、便秘、腹泻、食欲减退、肝功能异常 4. 中枢神经系统：可见脱发、头晕或注射部位疼痛
特殊人群用药	肝功能、肾功能不全患者：肝功能、肾损害患者慎用 儿童：慎用，应考虑对性腺的影响 妊娠与哺乳期妇女：禁用
药典	Eur. P. 、Chin. P. 、USP
国家处方集	CNF
其他推荐依据	
■ 药品名称	丝裂霉素　Mitomycin
适应证	用于肺癌
制剂与规格	注射用丝裂霉素[保(甲)]：①2mg；②10mg；③20mg

续 表

用法与用量	1. 间歇给药方法：每周静脉注射 1~2 次；4~6mg（效价） 2. 连日给药法：一日 2mg（效价），连日静脉注射 3. 大量间歇给药法：间隔 1~3 周以上静脉注射；一日 10~30mg（效价） 4. 联合用药：合用每周 1~2 次；一日 2~4mg（效价） 5. 必要时一日 2~10mg（效价），注入动脉内、髓腔内或胸腔及腹腔内
注意事项	1. 骨髓功能抑制、合并感染症、水痘患者慎用 2. 应随年龄及症状适宜增减 3. 注射液的配制方法：每 2mg（效价）丝裂霉素以 5ml 注射用水溶解
禁忌	对本品成分过敏者禁用；水痘或带状疱疹禁用；用药期间禁止活病毒疫苗接种
不良反应	1. 血液系统：可见溶血性尿毒综合征、微血管性溶血性贫血；若出现伴有破碎红细胞的贫血、血小板减少、肾功能降低等症状，应停药并适当处置。另可见全血细胞减少、白细胞计数减少、中性粒细胞减少、血小板减少、出血、贫血等骨髓功能抑制 2. 泌尿系统：可见膀胱炎、膀胱萎缩、急性肾衰竭等严重肾功能损害，若出现 BUN、肌酐及肌酐清除率值等异常，应及时停药并适当处置 3. 呼吸系统：可见间质性肺炎、肺纤维化（伴发热、咳嗽、呼吸困难、胸部 X 线片异常、嗜酸性粒细胞增多）等，若出现此类症状，应停药并给予糖皮质激素 4. 消化系统：可见食欲减退、恶心、呕吐、口内炎、腹泻 5. 其他：可见蛋白尿、血尿、水肿、高血压、皮疹、疲乏、脱发等反应
特殊人群用药	妊娠与哺乳期妇女：禁用
药典	Eur. P.、Chin. P.、Jpn. P.、USP
国家处方集	CNF
其他推荐依据	
■ 药品名称	洛莫司汀　Lomustine
适应证	与甲氨蝶呤、环磷酰胺合用治疗支气管肺癌
制剂与规格	洛莫司汀胶囊[保(乙)]：①40mg；②50mg；③100mg
用法与用量	口服：成人和儿童均一次 80~100mg/m^2（按体表面积），间隔 6~8 周
注意事项	1. 骨髓抑制、感染、肾功能不全、经过放射治疗或化疗的患者或有白细胞计数低下、有溃疡病或食管静脉曲张者慎用 2. 本品有延迟骨髓抑制作用，两次给药间歇不宜短于 6 周
禁忌	肝功能损害者、严重骨髓抑制者、妊娠及哺乳期妇女禁用
不良反应	口服后 6 小时内可发生恶心、呕吐，预先用镇静药或甲氧氯普胺并空腹服药可减轻；少见胃肠道出血及肝功能损害；服药后 3~5 周可见血小板减少，白细胞计数降低可在服药后第 1 周及第 4 周先后出现两次，第 6~8 周才恢复；骨髓抑制有累积性；偶见全身性皮疹，有致畸胎的可能，亦可能抑制睾丸或卵巢功能，引起闭经或精子缺乏
特殊人群用药	肝功能、肾功能不全患者：肝功能损害者禁用 妊娠与哺乳期妇女：禁用
药典	Chin. P.、Eur. P.

续　表

国家处方集	CNF
其他推荐依据	
■ 药品名称	多柔比星　Doxorubicin
适应证	肺癌（小细胞和非小细胞肺癌）
制剂与规格	注射用多柔比星[保(甲)]：①10mg[基]；②50mg
用法与用量	静脉冲入、静脉滴注或动脉注射。临用前加灭菌注射用水溶解，浓度为 2mg/ml。成人：静脉冲入。①单药：每 3~4 周 1 次；50~60mg/m^2或连用 3 日，一日 20mg/m^2，停用 2~3 周后重复；②联合用药：为每 3 周 1 次；40mg/m^2或每周 1 次；25mg/m^2，连续 2 周，3 周重复。总剂量不宜超过 400mg/m^2
注意事项	1. 过去曾用过足量柔红霉素、表柔比星及本品者不能再用 2. 已引起骨髓抑制的患者；心肺功能失代偿患者、严重心脏病患者；妊娠及哺乳期妇女；周围血象中白细胞计数低于 3.5×10^9/L 或血小板低于 50×10^9/L 患者；明显感染或发热、恶病质、失水、电解质或酸碱平衡失调患者；胃肠道梗阻、明显黄疸或肝功能损害患者；水痘或带状疱疹患者禁用
禁忌	禁用：曾用其他抗肿瘤药物或放射治疗已引起骨髓抑制的患者；心肺功能失代偿患者、严重心脏病患者；妊娠及哺乳期妇女；周围血象中白细胞计数低于 3.5×10^9/L 或血小板低于 50×10^9/L 患者；明显感染或发热、恶病质、失水、电解质或酸碱平衡失调患者；胃肠道梗阻、明显黄疸或肝功能损害患者；水痘或带状疱疹患者
不良反应	1. 血液系统：骨髓抑制为主要不良反应。白细胞于用药后 10~14 日下降至最低点，大多在 3 周内逐渐恢复至正常水平，贫血和血小板减少一般不严重 2. 循环系统：可出现一过性心电图改变，表现为室上性心动过速、室性期前收缩及 ST-T 改变，一般不影响治疗，少数患者可出现迟延性进行性心肌病变，表现为急性充血性心力衰竭，与累计剂量密切相关，大多出现在总量>400mg/m^2的患者，这些情况偶尔可突然发生而常规心电图无异常迹象。多柔比星引起的心脏病变多出现在停药后 1~6 个月，心脏毒性可因联合应用其他药物加重 3. 消化系统：可见食欲减退、恶心、呕吐，也可有口腔黏膜红斑、溃疡及食管炎、胃炎 4. 皮肤与软组织：脱发发生率为 90%以上，一般停药 1~2 个月可恢复生长 5. 局部反应：如注射处药物外渗可引起组织溃疡和坏死。药物浓度过高引起静脉炎。少数患者有发热、出血性红斑、肝功能异常与蛋白尿、甲床部位出现色素沉着、指甲松离，在原先放射野可出现皮肤发红或色素沉着。个别患者出现荨麻疹、过敏反应、结膜炎、流泪。此外，多柔比星可增加放疗和一些抗癌药毒性。白血病和恶性淋巴瘤患者应用本品时，特别是初次使用者，可因瘤细胞大量破坏引起高尿酸血症，而致关节痛或肾功能损害
特殊人群用药	儿童：2 岁以下幼儿慎用 老年人：慎用
药典	Eur. P. 、USP、Chin. P. 、Jpn. P.
国家处方集	CNF
其他推荐依据	

续　表

■ 药品名称	表柔比星　Epirubicin
适应证	肺癌
制剂与规格	注射用盐酸表柔比星[保(乙)]：①10mg；②50mg
用法与用量	1. 常规剂量：表柔比星单独用药时，成人剂量一次 60~120mg/m^2（按体表面积），当表柔比星用来辅助治疗腋下淋巴阳性的乳腺癌患者联合化疗时，推荐的起始剂量为100~120mg/m^{2}静脉注射，每个疗程的总起始剂量可以一次单独给药或者连续 2~3 天分次给药。根据患者血象可间隔 21 天重复使用 2. 优化剂量：高剂量可用于治疗肺癌和乳腺癌。单独用药时，成人推荐起始剂量一次最高可达 135mg/m^2（按体表面积），在每疗程的第 1 天一次给药或在每疗程的第 1、2、3 天分次给药，3~4 周 1 次。联合化疗时，推荐起始剂量最高可达 120mg/m^2（按体表面积），在每疗程的第 1 天给药，3~4 周 1 次。静脉注射给药。根据患者血象可间隔 21 天重复使用
注意事项	1. 应检查血尿酸水平 2. 在用药 1~2 天内可出现尿液红染 3. 静脉给药，用灭菌注射用水稀释，使其终浓度不超过 2mg/ml；建议先注入 0.9%氯化钠注射液检查输液管通畅性，确保给药后静脉用盐水冲洗；建议以中心静脉输注较好
禁忌	禁用：因用化疗或放疗而造成明显骨髓抑制的患者；已用过大剂量蒽环类药物（如多柔比星或柔红霉素）的患者；近期或既往有心脏受损病史的患者；血尿患者膀胱内灌注；妊娠及哺乳期妇女
不良反应	与多柔比星相似，但程度较低，尤其是心脏毒性和骨髓抑制毒性。其他不良反应有：脱发，男性有胡须生长受抑；黏膜炎，常见舌侧及舌下黏膜；胃肠功能紊乱，恶心、呕吐、腹泻；偶有发热、寒战、荨麻疹、色素沉着、关节疼痛。注射处如有药液外溢，可致红肿、局部疼痛、蜂窝织炎或坏死。肝肾功能损害罕见，有慢性肝病或肝转移时可引起血清丙氨酸氨基转移酶（谷丙转氨酶）升高甚或黄疸
特殊人群用药	肝功能、肾功能不全患者：肝功能不全者应减量；中度肾功能受损患者无需减少剂量 妊娠与哺乳期妇女：禁用
药典	Eur. P. 、Jpn. P.
国家处方集	CNF
其他推荐依据	
■ 药品名称	博来霉素　Bleomycin
适应证	肺癌（尤其是原发和转移性鳞癌）
制剂与规格	注射用盐酸博来霉素[保(乙)]：15mg（效价）
用法与用量	1. 肌内、皮下注射：博来霉素 15~30mg（效价），溶于 5ml 0.9%氯化钠注射液后使用 2. 动脉注射：博来霉素 5~15mg（效价）溶于 0.9%氯化钠注射液或葡萄糖液中，直接弹丸式动脉注射或连续灌注 3. 静脉注射：博来霉素 15~30mg（效价）溶于 5~20ml 注射用水或 0.9%氯化钠注射液中，缓慢静脉注入。注射频率：通常 2 次/周，根据病情可增加为每天 1 次或减少为 1 次/周。总剂量：以肿瘤消失为治疗终止目标。总剂量 300mg（效价）以下

续　表

注意事项	应从小剂量开始使用。总用量应在 300mg（效价）以下。肺功能基础较差者，间质性肺炎及肺纤维化出现频率较高，总剂量应在 150mg 以下
禁忌	禁用：对本类药物有过敏史；严重肺部疾患，严重弥漫性肺纤维化；严重肾功能障碍；严重心脏疾病；胸部及其周围接受放射治疗者；妊娠及哺乳期妇女
不良反应	常见间质性肺炎，肺纤维化；白细胞减少；食欲减退、恶心、呕吐、厌食、口内炎、腹泻；皮疹、荨麻疹、发热伴红皮症；罕见休克发生，特别是第一、二次用药量要少；注意病变因药物引起坏死出血；脱发、皮炎、色素沉着、发红、糜烂、皮肤增厚、指甲颜色改变；肝功能异常；残尿感、尿频、尿痛。头痛、瞌睡；发热，不适，注射部位静脉壁肥厚，管腔狭窄、硬结，肿瘤部位疼痛等
特殊人群用药	儿童及生育年龄患者：应考虑对性腺的影响 妊娠与哺乳期妇女：禁用
药典	Eur. P. 、USP 、Chin. P. 、Jpn. P.
国家处方集	CNF
其他推荐依据	
■ 药品名称	甲氨蝶呤　Methotrexate
适应证	用于支气管肺癌
制剂与规格	注射用甲氨蝶呤[保(甲)]：①5mg[基]；②0. 1g[基]；③1g 甲氨蝶呤注射液[保(甲)]：①2ml：50mg；②20ml：0. 5g；③10ml：1g
用法与用量	实体瘤静脉给药，一次 20mg/m^2；亦可介入治疗
注意事项	1. 全身极度衰竭、恶病质或并发感染及心、肺功能、肝功能、肾功能不全时禁用本品 2. 有肾病史或发现肾功能异常时，未准备好解救药亚叶酸钙，未充分进行液体补充或碱化尿液时，禁用大剂量疗法
禁忌	对本品高度过敏者，妊娠及哺乳期妇女，肾功能已受损害，营养不良，肝功能、肾功能不全或伴有血液疾病者禁用
不良反应	1. 血液系统：可见白细胞计数减少、血小板减少、贫血、丙种球蛋白减少、多部位出血、败血症 2. 消化系统：可见口腔炎、口唇溃疡、咽喉炎、恶心、呕吐、食欲减退、厌食、腹痛、腹泻、黑粪、消化道溃疡和出血、肠炎、急性肝萎缩和坏死、黄疸、ALT（GPT）及 AST（GOT）升高、碱性磷酸酶升高、γ-谷氨酸转肽酶升高、脂肪变性、肝门静脉纤维化 3. 泌尿系统：可见肾衰竭、氮质血症、膀胱炎、血尿、蛋白尿、少尿、尿毒症 4. 呼吸系统：可见咳嗽、气短、肺炎、肺纤维化 5. 皮肤及软组织：可见红斑、瘙痒、皮疹、光敏感、脱色、淤斑、毛细血管扩张、痤疮、疖病、脱发 6. 中枢神经系统：可见眩晕、头痛、视物模糊、失语症、轻度偏瘫和惊厥 7. 生殖系统：短期精液减少、月经不调、不育、流产、胎儿先天缺陷和严重肾病，并发感染、代谢改变、糖尿病加重、骨质疏松、组织细胞异常改变 8. 其他：鞘内注射后可出现惊厥、麻痹症、吉兰-巴雷综合征或脑脊液压力增加
特殊人群用药	肝功能、肾功能不全患者：禁用 妊娠与哺乳期妇女：禁用

续 表

药典	Eur. P. 、Int. P. 、Chin. P. 、Jpn. P. 、USP
国家处方集	CNF
其他推荐依据	
■ 药品名称	氟尿嘧啶 Fluorouracil
适应证	肺癌
制剂与规格	氟尿嘧啶注射液[基,保(甲)]：10ml：0.25g
用法与用量	1. 静脉注射：一日 10~20mg/kg，连续 5~10 日，每疗程 5~7g（甚至 10g） 2. 静脉滴注：一日 300~500mg/m^2，滴注时间不少于 6~8 小时，可用输液泵连续给药维持 24 小时，连续 3~5 日
注意事项	肝功能明显异常，白细胞计数低于 3.5×10^9/L、血小板低于 50×10^9/L 者，感染，出血（包括皮下和胃肠道）或发热超过 38℃者，明显胃肠道梗阻者，脱水和/或和酸碱、电解质平衡失调者慎用
禁忌	对本品过敏者，伴水痘或带状疱疹者，衰弱患者，妊娠初期 3 个月内妇女禁用
不良反应	常见恶心，食欲减退，呕吐，白细胞减少，脱发，注药静脉上升性色素沉着；偶见口腔黏膜炎或溃疡，腹部不适或腹泻，心肌缺血，心绞痛和心电图的变化；罕见血小板减少；极少见咳嗽，气急，小脑共济失调；长期应用可致神经系统毒性；长期动脉插管可引起动脉栓塞或血栓形成，局部感染，脓肿形成或栓塞性静脉炎
特殊人群用药	妊娠与哺乳期妇女：妊娠初期 3 个月内妇女禁用，用药期间停止授乳
药典	Eur. P. 、Chin. P. 、Jpn. P. 、USP
国家处方集	CNF
其他推荐依据	
■ 药品名称	吉西他滨 Gemcitabine
适应证	用于局部晚期或已转移的非小细胞肺癌
制剂与规格	注射用盐酸吉西他滨[基,保(乙)]：①0.2g；②1g
用法与用量	严格静脉途径给药 1. 非小细胞肺癌：单药，成人一次 1g/m^2，滴注 30 分钟，1 周 1 次，连续 3 周休 1 周，每 4 周重复；联合用药（联合顺铂）3 周疗法，成人一次 1.25g/m^2，滴注 30 分钟，第 1、8 日给药，休 1 周；4 周疗法，成人一次 1g/m^2，滴注 30 分钟，第 1、8、15 日给药，休 1 周； 2. 晚期胰腺癌：成人，一次 1g/m^2，滴注 30 分钟，1 周 1 次，连续 7 周休 1 周，以后 1 周 1 次，连续 3 周休 1 周
注意事项	骨髓功能受损的患者慎用
禁忌	对本品高度过敏者，联用放疗，严重肾功能不全的患者联用顺铂，妊娠及哺乳期妇女禁用

续　表

不良反应	贫血，白细胞降低，血小板减少，中性粒细胞减少，周围性血管炎，坏疽，AST（GOT）升高，ALT（GPT）升高，碱性磷酸酶升高，恶心，呕吐，腹泻，口腔黏膜炎，呼吸困难，肺水肿，间质性肺炎，急性呼吸窘迫综合征（ARDS）；轻度蛋白尿，血尿，皮疹，瘙痒，脱皮，水疱，溃疡，支气管痉挛，低血压，心肌梗死，充血性心力衰竭，心律失常，水肿，脱发，流感样症状，发热，头痛，背痛，寒战，肌痛，乏力，厌食，咳嗽，鼻炎，不适，出汗，失眠，局部疼痛，嗜睡
特殊人群用药	肝功能、肾功能不全患者：肝功不全者慎用 妊娠与哺乳期妇女：禁用
药典	USP
国家处方集	CNF
其他推荐依据	
■ 药品名称	依托泊苷　Etoposide
适应证	用于小细胞肺癌、非小细胞肺癌
制剂与规格	依托泊苷胶囊[保(乙)]：①25mg；②50mg；③100mg 依托泊苷注射液[基,保(甲)]：5ml：0.1g
用法与用量	1. 静脉滴注：用氯化钠注射液稀释，浓度不超过 0.25mg/ml。①成人，一日 60~100mg/m^2，连续 3~5 天，3~4 周为一疗程；②儿童，一日 100~150mg/m^2，连续 3~4 天 2. 口服：一日 70~100mg/m^2，连续 5 天；或 30mg/m^2，连续 10~14 天，3~4 周为一疗程
注意事项	1. 不宜静脉注射，静脉滴注速度不得过快，至少 30 分钟 2. 不得作胸腔、腹腔和鞘内注射
禁忌	骨髓抑制，白细胞、血小板明显低下者，心、肝肾功能严重障碍者，妊娠期妇女禁用；本品含苯甲醇，禁用于儿童肌内注射
不良反应	可见骨髓抑制，白细胞及血小板减少，食欲减退，恶心，呕吐，口腔炎，脱发，低血压，喉痉挛
特殊人群用药	肝功能、肾功能不全患者：禁用 儿童：禁用于肌内注射 妊娠与哺乳期妇女：哺乳期妇女慎用，妊娠期妇女禁用
药典	Eur. P.、Chin. P.、Int. P.、USP
国家处方集	CNF
其他推荐依据	
■ 药品名称	长春新碱　Vincristine
适应证	用于小细胞肺癌
制剂与规格	注射用硫酸长春新碱[基,保(甲)]：1mg
用法与用量	静脉注射或冲入 成人：一次 1~2mg（或 1.4mg/m^2），一次量不超过 2mg；65 岁以上者，一次最大量 1mg 儿童：一次 2mg/m^{2}或一次 75μg/kg（按体重），1 周 1 次。联合化疗，连续 2 周为一周期

续 表

注意事项	有痛风病史、肝功能损害、感染、白细胞减少、神经肌肉疾病、尿酸盐性肾结石病史、近期接受过放疗或化疗者慎用
禁忌	尚不明确
不良反应	可见四肢麻木，腱反射迟钝或消失，外周神经炎，腹痛，便秘，麻痹性肠梗阻，运动神经、感觉神经、脑神经症状，骨髓抑制，消化道反应，生殖系统毒性，脱发，血压改变，血栓性静脉炎，局部刺激，局部组织坏死
特殊人群用药	儿童：2 岁以下儿童慎用 妊娠与哺乳期妇女：应用本品应终止授乳
药典	Eur. P. 、Chin. P. 、Int. P. 、Jpn. P. 、Pol. P. 、USP、Viet. P.
国家处方集	CNF
其他推荐依据	
■ 药品名称	长春地辛　Vindensine
适应证	用于非小细胞肺癌、小细胞肺癌
制剂与规格	注射用硫酸长春地辛[保(乙)]：①1mg；②4mg
用法与用量	静脉滴注：单药一次 $3mg/m^2$，1 周 1 次，联合化疗时剂量酌减。连续用药 4~6 次完成疗程。氯化钠注射液溶解后缓慢静脉注射，亦可溶于 5%葡萄糖注射液 500~1000ml 中缓慢静脉滴注（6~12 小时）
注意事项	1. 白细胞计数降到 $3\times10^9/L$ 及血小板降到 $5\times10^9/L$ 应停药 2. 可能增加神经毒性，肝、肾功能不全的患者应慎用 3. 静脉滴注时应小心，防止外漏，以免漏出血管外造成疼痛、皮肤坏死、溃疡，一旦出现应立即冷敷，并用 5%普鲁卡因封闭。药物溶解后应在 6 小时内使用
禁忌	骨髓功能低下者，严重感染者，妊娠期妇女禁用
不良反应	常见白细胞计数降低、中性粒细胞减少、血小板减少、食欲减低、恶心、呕吐、末梢神经炎、腹胀、便秘、静脉炎
特殊人群用药	肝功能、肾功能不全患者：慎用 儿童：禁用于肌内注射 妊娠与哺乳期妇女：妊娠期妇女禁用
药典	Eur. P. 、Chin. P.
国家处方集	CNF
其他推荐依据	
■ 药品名称	长春瑞滨　Vinorelbine
适应证	用于非小细胞肺癌
制剂与规格	重酒石酸长春瑞滨注射液[保(乙)]：①1ml : 10mg；②5ml : 50mg

续　表

用法与用量	仅供静脉使用。单药，1 周 25~30mg/m²。联合化疗，依据所用方案选择剂量与给药时间本品必须溶于氯化钠注射液，于 15~20 分钟输入，然后输入大量氯化钠注射液冲洗静脉
注意事项	1. 治疗必须在血液学监测下进行。粒细胞<0.2×10⁹/L 时应延迟至患者血象恢复正常再用药 2. 外渗可引起严重局部刺激，应立即停止注药，渗出部位局部皮下注射 1ml 透明质酸（250U/ml）和采用热敷措施，余药从另一静脉输入 3. 治疗操作时谨防药物污染眼球而引起严重刺激甚至角膜溃疡，一旦发生应立即冲洗 4. 进行肝脏放疗时忌用本品
禁忌	妊娠及哺乳期妇女，严重肝功能不全者禁用
不良反应	粒细胞减少，贫血，深腱反射消失，感觉异常，下肢无力，麻痹性肠梗阻，便秘，恶心，呕吐，呼吸困难，支气管痉挛，心肌缺血，脱发，下颌痛，局部皮肤红肿甚至坏死
特殊人群用药	肝功能、肾功能不全患者：应用时应减量，无法检测肾功能时须谨慎用药 妊娠与哺乳期妇女：禁用
药典	Eur. P.、Chin. P.、USP
国家处方集	CNF
其他推荐依据	
■ 药品名称	紫杉醇　Paclitaxel
适应证	用于非小细胞肺癌
制剂与规格	紫杉醇注射液[保(甲)]：①5ml：30mg[基]；②25ml：0.15g；③16.7ml：0.1g
用法与用量	1. 预防用药：在治疗前 12 小时及 6 小时口服地塞米松 20mg，治疗前 30~60 分钟肌内注射苯海拉明 50mg，以及治疗前 30~60 分钟静脉注射西咪替丁 300mg 或雷尼替丁 50mg 2. 静脉给药：滴注时间大于 3 小时。①单药，一次 135~200mg/m²，在 G-CSF 支持下剂量可达 250mg/m²；②联合用药，一次 135~175mg/m²，3~4 周 1 次
注意事项	1. 治疗前使用地塞米松、苯海拉明和 H_2受体阻断剂预防过敏 2. 骨髓抑制是剂量限制性毒性反应 3. 输注期间若出现传导异常，应密切观察，必要时给予治疗 4. 本品溶液不应接触聚氯乙烯塑料（PVC）装置、导管或器械。滴注时先经 0.22μm 孔膜滤过
禁忌	对本品或聚氧乙基代蓖麻油过敏者，中性粒细胞计数<1.5×10⁹/L 的实体瘤患者，中性粒细胞计数<0.1×10⁹/L 的 AIDS 相关性卡波西肉瘤患者，妊娠期妇女禁用
不良反应	1. 血液系统：可见骨髓抑制、中性粒细胞减少、血小板减少、发热、贫血 2. 呼吸系统：可见呼吸困难、面部潮红、胸痛、间质性肺炎、肺纤维化、肺栓塞 3. 消化系统：可见恶心、呕吐、腹泻、胆红素升高、碱性磷酸酶升高、AST（GOT）升高 4. 循环系统：可见心律失常、心动过缓、低血压或高血压、心电图异常、心肌梗死、心房颤动、室上性心动过速 5. 中枢神经系统：可见寒战、背痛、运动神经异常、感觉神经异常、自主神经异常、视神经异常、关节痛、肌痛 6. 泌尿系统：可见肾功能异常及血肌酐升高 7. 其他：可见黏膜炎、脱发、皮疹、指甲改变、水肿和注射部位反应 8. 脂质体的上述反应较注射液者为少

续 表

特殊人群用药	肝功能、肾功能不全患者：肝功能不全的患者慎用 妊娠与哺乳期妇女：哺乳期妇女用药应停止授乳
药典	USP
国家处方集	CNF
其他推荐依据	
■ 药品名称	多西他赛 Docetaxel
适应证	用于局部晚期或转移性非小细胞肺癌
制剂与规格	注射用多西他赛[保(乙)]：①20mg；②80mg
用法与用量	仅用于静脉滴注。一次 $75mg/m^2$，滴注 1 小时，3 周 1 次
注意事项	肝功能损伤的患者，血清胆红素超过正常值上限和/或 ALT（GPT）及 AST（GOT）超过正常上限 3.5 倍并伴有碱性磷酸酶超过正常值上限 6 倍的患者，除非有严格的使用指征，否则不应使用
禁忌	对本品或赋形剂过敏者，基线中性粒细胞计数 $<0.15\times10^9/L$ 者，妊娠及哺乳期妇女，肝功能严重损害者，当与其他药物联用时应遵循其他药物的禁忌
不良反应	1. 血液系统：可见中性粒细胞减少、贫血、感染，发热性中性粒细胞减少、血小板减少、G3/4 感染合并中性粒细胞计数 $<0.05\times10^9/L$，出血，出血合并 G3/4 血小板减少 2. 呼吸系统：可见支气管痉挛、胸闷、呼吸困难、背痛、急性呼吸窘迫综合征、间质性肺炎、肺纤维化 3. 消化系统：可见口腔炎、腹泻、恶心、呕吐、味觉异常、便秘、腹痛、胃肠道出血，食管炎、腹水、体重增加、胆红素升高、碱性磷酸酶升高、ALT（GPT）及 AST（GOT）升高，罕见肝炎、厌食 4. 中枢神经系统：可见感觉神经症状，少见惊厥或暂时性意识丧失、视觉障碍、肌痛、关节痛、药物性发热或寒战 5. 循环系统：可见心律失常、低血压或高血压、心力衰竭、胸膜腔积液、心包积液 6. 其他：伴或不伴有结膜炎的流泪、色素沉着、过敏反应、瘙痒、红斑、皮疹、皮肤发红或发干、脱发、指甲改变和外周水肿、静脉炎，罕见放射回忆现象
特殊人群用药	肝功能、肾功能不全患者：肝功能严重损害者禁用 妊娠与哺乳期妇女：禁用
药典	
国家处方集	CNF
其他推荐依据	

第十四章

促排痰药物

■ 药品名称	氯化铵　Ammonium Chloride
适应证	用于干燥及痰不易咳出者
制剂与规格	氯化铵片：0.3g
用法与用量	口服。成人常用量：祛痰，一日 3 次；0.3~0.4g。酸化尿液，一日 3 次；0.6~2g。小儿常用量：一日 40~60mg/kg（按体重）或 $1.5g/m^2$（按体表面积），分 4 次服用
注意事项	1. 过敏体质者慎用 2. 消化性溃疡患者、妊娠及哺乳期妇女在医师指导下使用
禁忌	对本品过敏，肝功能、肾功能严重损害，尤其是肝昏迷、肾衰竭、尿毒症患者，代谢性酸中毒
不良反应	可引起恶心、呕吐、胃痛等刺激症状
特殊人群用药	肝功能、肾功能不全患者：慎用
药典	Chin. P.、Eur. P.、Pol. P.、USP、Viet. P.
国家处方集	CNF
其他推荐依据	

■ 药品名称	复方甘草片和复方甘草合剂　Compound Liquorice
适应证	用于镇咳祛痰
制剂与规格	复方甘草片[基,保(甲)]：每片含甘草流浸膏粉 112.5mg、阿片粉 4mg、樟脑 2mg、八角茴香油 2mg、苯甲酸钠 2mg 复方甘草合剂[基,保(甲)]：每 100ml 含甘草流浸膏 12ml、甘油 12ml、酒石酸锑钾 0.024g、浓氨溶液适量、复方樟脑酊 12ml、乙醇 3ml 复方甘草氯化铵合剂：含 3%氯化铵的复方甘草合剂
用法与用量	口服或含化。片剂：一次 3~4 片，一日 3 次。合剂：一次 5~10ml，一日 3 次
注意事项	1. 胃炎及胃溃疡慎用 2. 本品服用不宜超过 7 日
禁忌	对本品成分过敏者禁用
不良反应	有轻微恶心、呕吐
特殊人群用药	妊娠与哺乳期妇女：慎用
药典	
国家处方集	CNF

续 表

其他推荐依据	
■ 药品名称	溴己新 Bromhexine
适应证	用于急、慢性支气管炎，支气管扩张等有多量黏痰而不易咳出的患者
制剂与规格	盐酸溴己新片[基,保(甲)]：8mg 盐酸溴己新注射液[保(乙)]：2ml：4mg 注射用盐酸溴己新[保(乙)]：4mg
用法与用量	1. 口服：成人，一次8~16mg，一日3次 2. 肌内或静脉注射：一次4mg，一日8~12mg。静脉注射时，用葡萄糖注射液稀释后使用
注意事项	
禁忌	对本品过敏者
不良反应	偶有恶心，胃部不适，可能使血清氨基转移酶暂时升高
特殊人群用药	肝功能、肾功能不全患者：肝功能不全者在医师指导下使用
药典	Chin. P. 、Eur. P. 、Jpn. P. 、Pol. P.
国家处方集	CNF
其他推荐依据	
■ 药品名称	氨溴索 Ambroxol
适应证	适用于痰液黏稠不易咳出者
制剂与规格	盐酸氨溴索片[基,保(甲)]：30mg 盐酸氨溴索溶液[保(乙)]：①5ml：15mg；②5ml：30mg；③60ml：180mg 盐酸氨溴索注射液[保(乙)]：2ml：15mg 注射用盐酸氨溴索[保(乙)]：15mg 盐酸氨溴索气雾剂：2ml：15mg
用法与用量	1. 餐后口服：①成人及12岁以上儿童：一日3次；30mg，餐后口服。长期服用一日2次，30mg。缓释胶囊一日1次，75mg；②5~12岁儿童，一日3次，15mg；③2~5岁儿童，一日3次，7.5mg；④2岁以下儿童，一日2次，7.5mg。长期服用者，一日2次即可。缓释胶囊按体重一日1.2~1.6mg/kg计算 2. 雾化吸入：一日3次；15~30mg 3. 肌内注射：将本品用5%葡萄糖注射液或氯化钠注射液10~20ml稀释后缓慢注射 4. 皮下注射：一日2次，15mg 5. 静脉注射：①成人及12岁以上儿童，一日2~3次，15mg，严重病例可以增至一次30mg。每15mg用5ml无菌注射用水溶解，注射应缓慢；②6~12岁儿童，一日2~3次，15mg；③2~6岁儿童，一日3次，7.5mg；④2岁以下，一日2次，7.5mg；⑤婴儿呼吸窘迫综合征（IRDS），一日4次，7.5mg/kg，应使用注射泵给药，至少5分钟 6. 静脉滴注：一日2次，15~30mg，用氯化钠注射液或5%葡萄糖注射液100ml稀释后30分钟内缓慢滴注

续　表

注意事项	1. 过敏体质者慎用 2. 应避免与中枢性镇咳药（如右美沙芬等）同时使用，以免稀化的痰液堵塞气道 3. 本品为黏液调节剂，仅对咳嗽症状有一定作用，在使用时应注意咳嗽、咳痰的原因，如使用 7 日后未见好转，应及时就医
禁忌	对本品过敏者、妊娠初期 3 个月妇女禁用
不良反应	上腹部不适、食欲缺乏、胃痛、胃部灼热、消化不良、恶心、呕吐、腹泻、皮疹；罕见头痛、眩晕、血管性水肿。快速静脉注射可引起腰部疼痛和疲乏无力感
特殊人群用药	妊娠与哺乳期妇女：慎用，妊娠初期 3 个月妇女禁用
药典	Eur. P. 、Chin. P.
国家处方集	CNF
其他推荐依据	

第十五章
镇咳药

■ 药品名称	可待因 Codeine
适应证	镇咳，用于较剧烈的频繁干咳
制剂与规格	磷酸可待因片[基,保(甲)]：①15mg；②30mg 磷酸可待因缓释片：①15mg；②30mg 磷酸可待因糖浆：①10ml；②100ml
用法与用量	口服。成人，一次 15~30mg，一日 2~3 次。极量一次 100mg，一日 250mg。儿童，一日 1~1.5mg/kg（按体重），分 3 次服用
注意事项	1. 本品可透过胎盘使婴儿成瘾，引起新生儿的戒断症状：如过度啼哭、打喷嚏、打呵欠、腹泻、呕吐等。分娩期应用本品可以起新生儿呼吸抑制，妊娠妇女慎用 2. 下列情况应慎用：支气管哮喘、急腹症；在诊断未明确时，可能因掩盖真相造成误诊；胆结石，可引起胆管痉挛；原因不明的腹泻，可使肠道蠕动减弱、减轻腹泻症状而误诊；颅脑外伤或颅内病变，本品可引起瞳孔变小，模糊临床体征；前列腺肥大病因本品易引起尿潴留而加重病情 3. 重复给药可产生耐药性，久用有成瘾性
禁忌	对本品过敏的患者禁用；多痰患者禁用；婴幼儿、未成熟新生儿禁用
不良反应	常见幻想，呼吸微弱，缓慢或不规则，心率或快或慢；少见：惊厥，耳鸣，震颤或不能自控的肌肉运动，荨麻疹，瘙痒、皮疹或脸肿等过敏反应；长期应用产生依赖性，常用量引起依赖性的倾向较其他吗啡类为弱。典型症状为食欲减退、腹泻、牙痛、恶心、呕吐、流涕、寒战、打喷嚏、打呵欠、睡眠障碍 、胃痉挛、多汗、衰弱无力、心率增速、情绪激动或原因不明的发热
特殊人群用药	儿童：婴幼儿、未成熟新生儿禁用 妊娠与哺乳期妇女：妊娠期慎用；本品自乳汁排出，哺乳期妇女慎用
药典	Eur. P. 、USP、Chin. P.
国家处方集	CNF
其他推荐依据	

■ 药品名称	福尔可定 Pholcodine
适应证	用于剧烈干咳和中等度疼痛
制剂与规格	福尔可定片：①5mg；②10mg；③15mg
用法与用量	口服 成人：一次 5~15mg，一日 3 次；极量一日 60mg 儿童：1~5 岁，一次 2.0~2.5mg，一日 3 次；5 岁以上，一次 2.5~5.0mg，一日 3 次

续　表

注意事项	1. 可致依赖性 2. 新生儿和儿童易于耐受此药，不致引起便秘和消化紊乱
禁忌	
不良反应	偶见恶心、嗜睡、具有吗啡类药品等不良反应
特殊人群用药	
药典	Eur. P.、Chin. P.
国家处方集	CNF
其他推荐依据	
■ 药品名称	喷托维林　Pentoxyverine
适应证	镇咳。适用于急性支气管炎、慢性支气管炎等上呼吸道引起的无痰干咳
制剂与规格	枸橼酸喷托维林片[基,保(甲)]：25mg
用法与用量	口服。成人，一次 25mg，一日 3~4 次；5 岁以上儿童，一次 6.25~12.5mg，一日2~3 次
注意事项	本药无祛痰作用，痰多的患者慎用
禁忌	青光眼、心力衰竭、孕妇及哺乳期妇女、驾车及操作机器者禁用
不良反应	偶有便秘、轻度头痛、头晕、嗜睡、口干、恶心、腹泻、皮肤过敏等
特殊人群用药	妊娠与哺乳期妇女：禁用
药典	Eur. P.、Chin. P.、Jpn. P.
国家处方集	CNF
其他推荐依据	
■ 药品名称	阿桔片　Compound Platycodon Tablets
适应证	有镇咳、祛痰作用。可用于急性支气管炎及慢性支气管炎等有痰的咳嗽
制剂与规格	阿桔片：每片含阿片粉 30mg、桔梗粉 90mg、硫酸钾 180mg
用法与用量	口服：每次 1~2 片，一日 3 次
注意事项	因本品有成瘾性，不应长期使用。应按麻醉药品管理
禁忌	严重肝功能不全、肺源性心脏病、支气管哮喘者、儿童、妊娠及哺乳期妇女禁用
不良反应	长期使用易成瘾
特殊人群用药	儿童：禁用 妊娠与哺乳期妇女：禁用
药典	
国家处方集	CNF

续　表

其他推荐依据	
■ 药品名称	苯丙哌林　Benproperine
适应证	刺激性干咳，如急、慢性支气管炎及各种原因引起的咳嗽
制剂与规格	磷酸苯丙哌林片：20mg 磷酸苯丙哌林胶囊：20mg
用法与用量	口服：一次 20～40mg，一日 3 次
注意事项	1. 孕妇慎用本品 2. 高龄者因肝、肾功能多低下，药物剂量应以 10mg/d 开始 3. 服用时需整粒吞服，切勿嚼碎，以免引起口腔麻木 4. 本药无祛痰作用，如咳痰症状明显不宜使用
禁忌	对本品过敏者禁用
不良反应	偶见口干、胃部灼烧感、头晕、嗜睡、食欲缺乏、乏力和药疹等
特殊人群用药	老年人：用药剂量详见“注意事项”
药典	Chin. P.
国家处方集	CNF
其他推荐依据	
■ 药品名称	二氧丙嗪　Dioxopromethazine
适应证	用于急、慢性气管炎和各种疾病引起的咳嗽
制剂与规格	盐酸二氧丙嗪片[保(乙)]：5mg
用法与用量	口服。成人常用量：一次 5mg，一日 3 次；极量：一次 10mg，一日 30mg
注意事项	1. 癫痫病患者慎用 2. 治疗量与中毒量接近，不得超过极量
禁忌	高空作业及驾驶车辆、操纵机器者禁用
不良反应	常见困倦、乏力、嗜睡
特殊人群用药	肝功能、肾功能不全患者：肝功能不全者慎用
药典	
国家处方集	CNF
其他推荐依据	
■ 药品名称	右美沙芬　Dextromethorphan
适应证	用于干咳，适用于感冒、咽喉炎以及其他上呼吸道感染时的咳嗽

续　表

制剂与规格	氢溴酸右美沙芬片[保(乙)]：①10mg；②15mg 氢溴酸右美沙芬胶囊[保(乙)]：15mg 氢溴酸右美沙芬咀嚼片：①5mg；②15mg 右美沙芬缓释混悬液[保(乙)]：100ml∶0.6g（以氢溴酸右美沙芬计）
用法与用量	口服 成人：一次 10~15mg，一日 3~4 次 儿童：2 岁以下不宜用；2~6 岁，一次 2.5~5.0mg，一日 3~4 次；6~12 岁，一次 5~10mg，一日 3~4 次
注意事项	1. 过敏体质者慎用 2. 孕妇慎用 3. 哮喘、痰多者慎用
禁忌	有精神病史，妊娠 3 个月内及哺乳期妇女，对本品过敏者，驾驶及操作机器者，服用单胺氧化酶抑制剂停药不满 2 周的患者禁用
不良反应	头晕、头痛、嗜睡、易激动、嗳气、食欲减退、便秘、恶心、皮肤过敏，停药后上述反应可自行消失。过量可引起神志不清、支气管痉挛、呼吸抑制
特殊人群用药	肝功能、肾功能不全患者：慎用
药典	USP
国家处方集	CNF
其他推荐依据	

第十六章

调节水电解质紊乱和酸碱平衡药

■ 药品名称	葡萄糖 Glucose
适应证	用于补充能量和体液；低血糖症；高钾血症；高渗溶液用作组织脱水剂；配制腹膜透析液
制剂与规格	葡萄糖注射液[保(甲)]：①10ml：0.5g；②20ml：1g[基]；③500ml：25g[基]；④500ml：50g[基]；⑤500ml：125g[基]；⑥20ml：10g[基]；⑦100ml：50g[基]；⑧250ml：125g[基]
用法与用量	静脉滴注：①补充热能，应根据所需热能计算葡萄糖用量，一般可给予10%~25%葡萄糖注射液静滴，并同时补充体液；②静脉营养治疗时，在非蛋白质热能中葡萄糖供能多于脂肪供能，必要时每5~10g葡萄糖加入胰岛素1U。低血糖症重者可予以50%葡萄糖静脉注射
注意事项	1. 应用高渗葡萄糖溶液时选用大静脉滴注 2. 分娩时注射过多葡萄糖，可刺激胎儿胰岛素分泌，发生产后婴儿低血糖 3. 水肿及严重心肾功能不全、肝硬化腹水者易致水潴留，应控制输注量，心功能不全者尤其应该控制滴速
禁忌	糖尿病酮症酸中毒未控制者禁用；高血糖非酮症性高渗状态禁用
不良反应	静脉炎；高浓度葡萄糖注射液外渗可致局部肿痛；反应性低血糖，高血糖非酮症昏迷，长期单纯补给葡萄糖时易出现低钾、低钠及低磷血症，原有心功能不全者补液过快可致心悸、心律失常，甚至急性左心衰竭，1型糖尿病患者应用高浓度葡萄糖时偶有发生高钾血症
特殊人群用药	肝功能、肾功能不全患者：应控制滴速 儿童、老年人：补液过快、过多可致心悸、心律失常，甚至急性左心衰竭 妊娠与哺乳期妇女：分娩时注射过多葡萄糖，可刺激胎儿胰岛素分泌，发生产后婴儿低血糖
药典	Eur. P.、USP、Chin. P.
国家处方集	CNF
其他推荐依据	
■ 药品名称	氯化钠 Sodium Chloride
适应证	用于各种原因所致的低渗性、等渗性和高渗性失水，高渗性非酮症糖尿病昏迷，低氯性代谢性碱中毒。外用可冲洗眼部、伤口等。浓氯化钠主要用于各种原因所致的水中毒及严重的低钠血症
制剂与规格	氯化钠注射液[基,保(甲)]：①50ml：0.45g；②100ml：0.9g；③250ml：2.25g；④500ml：4.5g；⑤1000ml：9g 浓氯化钠注射液[基,保(甲)]：10ml：1g

续 表

用法与用量	静脉滴注 1. 高渗性失水：所需补液总量（L）=［血钠浓度（mmol/L）-142］血钠浓度(mmol/L)×0.6×体重（kg），第1日补给半量，余量在以后2~3日内补给，并根据心肺肾功能酌情调节。在治疗开始的48小时内，血钠浓度每小时下降不超过0.5mmol/L。若患者存在休克，应先予氯化钠注射液，并酌情补充胶体，待休克纠正，血钠>155mmol/L，血浆渗透浓度>350mOsm/L，可予低渗氯化钠注射液。待血浆渗透浓度<330mOsm/L，改用0.9%氯化钠注射液 2. 等渗性失水：原则给予等渗溶液，但应注意防止高氯血症出现 3. 低渗性失水：血钠低于120mmol/L或出现中枢神经系统症状时，给予3%~5%氯化钠注射液缓慢滴注，在6小时内将血钠浓度提高至120mmol/L以上。待血钠回升至120~125mmol/L以上，可改用等渗溶液或等渗溶液中酌情加入高渗葡萄糖注射液或10%氯化钠注射液 4. 低氯性碱中毒：给予0.9%氯化钠注射液或复方氯化钠注射液（林格液）500~1000ml，以后根据碱中毒情况决定用量
注意事项	1. 根据临床需要，检查血清中钠、钾、氯离子浓度；血液中酸碱浓度平衡指标，肾功能及血压和心肺功能 2. 浓氯化钠不可直接静脉注射或滴注，应加入液体稀释后应用
禁忌	妊娠高血压者禁用
不良反应	输液容量过多和滴速过快可致水钠潴留，引起水肿、血压升高、心率加快、胸闷、呼吸困难、急性左侧心力衰竭。不适当给予高渗氯化钠可致高钠血症。过多、过快输注低渗氯化钠，可致溶血及脑水肿
特殊人群用药	肝功能、肾功能不全患者：肝硬化患者慎用 儿童、老年人：补液量和滴速应严格控制
药典	Eur. P.、USP、Chin. P.
国家处方集	CNF
其他推荐依据	
■ 药品名称	**乳酸钠林格液 Solution Ringer's Lactated**
适应证	调节体液、电解质及酸碱平衡药。用于代谢性酸中毒或有代谢性酸中毒的脱水病例
制剂与规格	乳酸钠林格液[基,保(甲)]：500ml（含氯化钠1.5g、氯化钾0.75g、氯化钙0.05g、乳酸钠1.55g）
用法与用量	静脉滴注：成人，一次500~1000ml，按年龄、体重及症状不同可适当增减。给药速度：成人每小时300~500ml
注意事项	1. 酗酒、水杨酸中毒、I型糖原沉积病时有发生乳酸性酸中毒倾向，不宜再用乳酸钠纠正酸碱平衡 2. 糖尿病患者服用双胍类药物（尤其是苯乙双胍），阻碍肝脏对乳酸的利用，易引起乳酸中毒
禁忌	
不良反应	
特殊人群用药	
药典	Eur. P.、USP、Chin. P.
国家处方集	CNF
其他推荐依据	

续 表

■ 药品名称	氯化钾 Potassium Chloride
适应证	用于防治低钾血症，治疗洋地黄中毒引起的频发性、多源性早搏或快速心律失常
制剂与规格	氯化钾注射液[保(甲)]：①10ml：1g；②10ml：1.5g[基]
用法与用量	静脉滴注：①成人，将10%氯化钾注射液10~15ml加入5%葡萄糖注射液500ml中滴注。一般补钾浓度不超过3.4g/L（45mmol/L），速度不超过0.75g/h（10mmol/h），一日补钾量为3~4.5g（40~60mmol）；在体内缺钾引起严重快速室性异位心律失常时，钾盐浓度可升高至0.5%~1.0%，滴速可达1.5g/h（20mmol/h），补钾总量可达一日10g或以上；如病情危急，补钾浓度和速度可超过上述规定。但需严密动态观察血钾及心电图等，防止高钾血症发生；②儿童，一日剂量0.22g/kg（3.0mmol/kg）（按体重）或3.0g/m^2（按体表面积）计算
注意事项	1. 本品严禁直接静脉注射 2. 用药期间需做以下随访检查：血钾、血镁、血钠、血钙、酸碱平衡指标、心电图、肾功能和尿量
禁忌	高钾血症者、急慢性肾功能不全者禁用
不良反应	1. 本品可刺激静脉内膜引起疼痛 2. 滴注速度较快、应用过量或原有肾功能损害时，应注意发生高钾血症 3. 口服偶见胃肠道刺激症状，如恶心、呕吐、咽部不适、胸痛（食管刺激）、腹痛、腹泻，甚至消化性溃疡及出血。在空腹、剂量较大及原有胃肠道疾病者更易发生
特殊人群用药	妊娠与哺乳期妇女：妊娠期妇女用药尚不明确
药典	Eur. P.、USP、Chin. P.
国家处方集	CNF
其他推荐依据	
■ 药品名称	门冬氨酸钾镁 Potassium Aspartate and Magnesium Aspartatse
适应证	用于低钾血症，低钾及洋地黄中毒引起的心律失常，心肌炎后遗症，慢性心功能不全，急、慢性肝炎的辅助治疗
制剂与规格	门冬氨酸钾镁片（钾/镁）[保(乙)]：36mg/11.8mg 门冬氨酸钾镁口服液（钾/镁）[保(乙)]：①10ml：103mg/34mg；②5ml：103mg/34mg 门冬氨酸钾镁注射液（钾/镁）[保(乙)]：①10ml：114mg/42mg；②20ml：228mg/82mg
用法与用量	1. 口服：一次1~2片或一次1支口服液，一日3次 2. 静脉滴注：一次10~20ml，一日1次加入5%葡萄糖注射液250ml或500ml中缓慢滴注，或遵医嘱
注意事项	宜与保钾利尿药合用
禁忌	高血钾、高血镁、严重肾功能障碍及三度房室传导阻滞患者禁用，心源性休克（血压低于90mmHg）禁用
不良反应	滴注速度太快可引起高钾血症和高镁血症，还可出现恶心、呕吐、面部潮红、胸闷、血压下降，偶见血管刺激性疼痛。极少数可出现心率减慢，减慢滴速或停药后即可恢复。大剂量应用可能引起腹泻

续 表

特殊人群用药	儿童：无可靠数据证明安全性 老年人：老年人肾脏清除能力下降，应慎用 妊娠与哺乳期妇女：慎用
药典	
国家处方集	CNF
其他推荐依据	
■ 药品名称	碳酸氢钠 Sodium Bicarbonate
适应证	用于代谢性酸中毒，碱化尿液以预防尿酸性肾结石，减少磺胺药的肾毒性及急性溶血时防止血红蛋白沉积在肾小管，治疗胃酸过多引起的症状；静脉滴注对巴比妥类、水杨酸类药物及甲醇等药物中毒有非特异性的治疗作用
制剂与规格	碳酸氢钠注射液[保(甲)]：①10ml：0.5g[基]；②100ml：5g；③250ml：12.5g
用法与用量	1. 口服。代谢性酸中毒：成人，一次0.5~2.0g，一日3次 2. 静脉滴注。代谢性酸中毒：①成人所需剂量按下式计算，补碱量（mmol）=（-2.3-实际测得的BE值）×0.25×体重（kg），或补碱量（mmol）=正常的CO_2CP-实际测得的CO_2CP（mmol）×0.25×体重（kg）。一般先给计算剂量的1/3~1/2，4~8小时内滴注完毕。心肺复苏抢救时，因存在致命的酸中毒，应快速静脉输注，首次1mmol/kg，以后根据血气分析结果调整用量（每1g碳酸氢钠相当于12mmol碳酸氢根）；②儿童，心肺复苏抢救时，首次静脉输注1mmol/kg（按体重），以后根据血气分析结果调整剂量
注意事项	1. 下列情况不作静脉内用药：碱中毒；各种原因导致的大量胃液丢失；低钙血症时 2. 长期或大量应用可致代谢性碱中毒，并且钠负荷过高引起水肿等
禁忌	禁用于吞食强酸中毒时的洗胃
不良反应	大量注射、存在肾功能不全或长期应用时可出现心律失常、肌肉痉挛、疼痛、异常疲倦虚弱、呼吸减慢、口内异味、尿频、尿急、持续性头痛、食欲减退、恶心呕吐等
特殊人群用药	妊娠与哺乳期妇女：妊娠期妇女应慎用
药典	Eur. P.、USP、Chin. P.
国家处方集	CNF
其他推荐依据	

第十七章

其他治疗药物

■ 药品名称	注射用胰蛋白酶　Trypsin for Injection
适应证	用于清除血凝块、脓液、坏死组织及炎性渗出物，用于坏死性创伤、溃疡、血肿、脓肿及炎症等的辅助治疗 本品还可应用于毒蛇咬伤，使毒素分解破坏
制剂与规格	注射用胰蛋白酶[保(乙)]：①1.25 万单位/瓶；②2.5 万单位/瓶
用法与用量	1. 肌内注射：一次 1.25 万~5 万单位，一日 1 次 2. 结膜下注射：一次 1250~5000 单位，每日或隔日 1 次 3. 滴眼：浓度 250U/ml，每日 4~6 次 4. 泪道冲洗：浓度 250U/ml 5. 毒蛇咬伤：以 0.25%~0.5%盐酸普鲁卡因注射液溶解成 5000U/ml 浓度的溶液以牙痕为中心，在伤口周围作浸润注射或在肿胀部位上方作环状封闭，每次用量 5 万~10 万单位
注意事项	1. 用药前先用针头蘸本品溶液作皮肤划痕试验。显示阴性反应，方可注射 2. 本品在水溶液中不稳定，溶解后效价下降较快．故应在临用前配制溶液
禁忌	1. 不可用于急性炎症部位．出血空腔．肺出血 1 周以内 2. 肝功能、肾功能不全、血凝机制异常和有出血情况的患者禁用
不良反应	1. 注射局部疼痛、硬结 2. 本品可引起组胺释放，产生全身反应．有寒战、发热、头痛、头晕、胸痛、腹痛、皮疹、血管神经性水肿、呼吸困难、眼压升高、白细胞减少等。症状轻时不影响继续治疗，给予抗组胺药和对症药物即可控制，严重时应即停药 3. 本品偶可致过敏性休克
特殊人群用药	儿童：未进行该项实验且无可靠参考文献 老年人：未进行该项实验且无可靠参考文献 妊娠与哺乳期妇女：未进行该项实验且无可靠参考文献
药典	Martindale. P.、Chin. P.
国家处方集	
其他推荐依据	

■ 药品名称	注射用核糖核酸Ⅱ　Ribonucleic Acid for Injection Ⅱ
适应证	免疫调节药。适用于胰腺癌、肝癌、胃癌、肺癌、乳腺癌、软组织肉瘤及其他癌症的辅助治疗，对乙型肝炎的辅助治疗有较好的效果。本品亦可用于其他免疫功能低下引起的各种疾病
制剂与规格	注射用核糖酸Ⅱ：①50mg；②100mg

续　表

用法与用量	静脉注射或肌内注射。以 5%葡萄糖注射液或 0.9%氯化钠注射液溶解后静脉注射，100~300mg（2~6 支），一日 1 次；以 2ml 无菌生理盐水或无菌注射用水溶解后肌内注射，50~100mg（1~2 支），一日 1 次
注意事项	1. 给药后如出现荨麻疹、体温升高者应停止使用 2. 注射部位红肿直径在 10cm 以上者应停止使用 3. 过敏性体质患者慎用 4. 据文献报道，本品与甲磺酸培氟沙星葡萄糖注射液、硫酸依替米星注射液、葡萄糖酸依诺沙星注射液序贯使用时可出现浑浊现象，在临床用药中应避免与上述药物直接接触，两种药物使用应间隔一段时间 5. 静脉滴注时，建议滴速小于 40 滴/分。首次用药，宜选用小剂量，慢速滴注 6. 本品应在有抢救条件的医疗机构使用，应对患者用药全过程监护（特别是前 30 分钟），防止突发事件，对有严重过敏史/首次用药的患者用药应慎重。若出现皮肤瘙痒、心悸、口唇发绀等症状，应立即停药并积极救治，以避免过敏性休克等严重不良反应的发生。一旦发生过敏性休克，除立即停药外，可给予抗组胺/激素等抗过敏治疗
禁忌	对本品过敏者禁用
不良反应	上市后监测收集到以下不良事件： 1. 过敏反应：皮疹、瘙痒、面色潮红、发绀、血压下降、喉头水肿、过敏性休克等 2. 全身性反应：头晕、畏寒、寒战、发热、乏力、面色苍白、多汗、抽搐、意识模糊等 3. 呼吸系统：咳嗽、呼吸急促、咽喉痛等 4. 心脑血管系统：心悸、胸闷、心律失常、血压升高等 5. 皮肤及其附件：局部红肿、红斑疹、斑丘疹、荨麻疹等 6. 消化系统：恶心、呕吐、口干、腹泻、胃部不适等 7. 用药部位：注射部位疼痛、红肿、麻木、静脉炎等
特殊人群用药	肝功能、肾功能不全患者：尚不明确 儿童：本品未进行该项实验且无可靠参考文献 老年人：本品未进行该项实验且无可靠参考文献 妊娠与哺乳期妇女：本品未进行该项实验且无可靠参考文献
药典	
国家处方集	
推荐依据	周振宇，马明德，常亮．胸腔灌注核糖核酸Ⅱ联合卡铂治疗乳腺癌恶性胸水的疗效［J］．中国药师，2010，13（12）：1800-1801.

第十八章

胸外科疾病中成药治疗用药

■ 药品名称	参莲胶囊 Shenlian Jiaonang
药物组成	苦参、山豆根、半枝莲、三棱、莪术、丹参、补骨脂、乌梅、白扁豆、苦杏仁、防己
功能与主治	清热解毒，活血化瘀，软坚散结。用于中晚期肺癌、胃癌气血瘀滞、热毒内阻证的辅助治疗
临床应用	本方主要治疗肿瘤，作为辅助用药配合其他治疗，用于肿瘤正气尚未大伤，体质尚可，见舌质暗红而老，苔黄厚腻，脉象尚有力之气血瘀滞、热毒内阻证 1. 合并化疗用药，提高化疗疗效，减轻化疗的不良反应，提高机体免疫功能，适用于肺癌、胃癌、肝癌见上述证候者 2. 合并化疗用药，治疗癌性发热 3. 配合介入疗法治疗原发及继发性肝癌，属于气血瘀滞、热毒内阻证者
制剂与规格	参莲胶囊[保(乙)]：每粒装 0.5g
用法与用量	口服，每次 6 粒，一日 3 次
注意事项	请勿过量使用本品
禁忌	请勿与乳癖消片合用，有文献报道合用可导致肝损害
不良反应	1. 少数患者服药后出现恶心，不影响继续用药 2. 本品处方中山豆根超出常规用量。据文献报道，过量使用山豆根可有神经毒性反应、肠胃道反应，表现为：恶心、呕吐、腹痛、腹泻、头晕、头胀、四肢软弱无力、步态不稳，甚至四肢抽搐、神志不清、呼吸浅速、口唇发绀，肌张力、肌力下降，腱反射消失，以及过敏性药疹等。山豆根上述毒性与所含苦参碱、金雀花碱等生物碱有关
特殊人群用药	尚无资料
药典	
其他推荐依据	《中华人民共和国药典临床用药须知（2010 年版）》
■ 药品名称	抗癌平丸 Kang'aiping Wan
药物组成	珍珠菜、半枝莲、白花蛇舌草、蛇莓、藤梨根、蟾酥、香茶菜、肿节风、兰香草、石上柏
功能与主治	清热解毒，散瘀镇痛。用于热毒瘀血壅滞所致的胃癌、食管癌、贲门癌、直肠癌等消化道肿瘤
临床应用	1. 胃癌：因邪毒伤胃，瘀血壅滞所致。症见胃脘灼痛或刺痛，恶心呕吐，或伴呃逆，食欲不振，苔黄腻或黄燥，脉弦数或细数 2. 食管癌：因热毒瘀血壅滞，梗塞不利而致。症见吞咽困难，胸骨后灼痛，进行性消瘦，口干口苦，烦躁不安，大便干燥，小便短赤，或伴发热。舌红或紫暗，苔黄腻或黄燥，脉弦数或细数

续　表

	3. 直肠癌：因热毒瘀血壅滞，大肠传导失司所致。症见便频便细，或便鲜血，或伴里急后重，肛门坠胀，口干口苦，烦躁不安，舌红或红绛，苔黄腻，脉弦数
制剂与规格	抗癌平丸：浓编丸，每袋装 1g
用法与用量	口服。一次 0.5~1.0g，一日 3 次。饭后半小时服，或遵医嘱
注意事项	1. 脾胃虚寒者慎用 2. 服药期间忌食辛辣、油腻、生冷食物 3. 本品含蟾酥，有毒，不可过量、久用
禁忌	尚不明确
不良反应	1. 服药后白细胞及血小板计数均未见骨髓抑制，对部分白细胞计数在 40×10^9/L 以下者，用药后可上升至正常水平 2. 部分患者偶见荨麻疹 3. 对心血管系统及肝功能无任何损害 4. 对胃有刺激作用，具有明显毒性
特殊人群用药	尚无资料
药典	
其他推荐依据	《中华人民共和国药典临床用药须知（2010 年版）》
■ 药品名称	金蒲胶囊　Jinpu Jiaonang
药物组成	蟾酥、人工牛黄、金银花、蒲公英、半枝莲、白花蛇舌草、苦参、龙葵、炮穿山甲、莪术、大黄、醋延胡索、蜈蚣、山慈菇、珍珠、黄药子、姜半夏、红花、乳香（制）、没药（制）、黄芪、党参、刺五加、砂仁
功能与主治	清热解毒，消肿镇痛，益气化痰。用于晚期胃癌、食管癌等患者痰湿瘀阻及气滞血瘀证
临床应用	1. 胃癌：因痰湿瘀阻、气滞血瘀所致的胃脘疼痛、饱胀，食欲缺乏，消瘦乏力，或恶心呕吐，舌淡或淡暗，舌苔薄黄或黄腻，脉弦细或细涩 2. 食管癌：因痰湿瘀阻、气滞血瘀所致吞咽困难，胸痛，或伴呃逆，呕吐，形体消瘦，舌质紫暗，舌苔黄厚腻，脉弦细或弦数
制剂与规格	金蒲胶囊：每粒装 0.3g
用法与用量	口服，饭后用温开水送服。每次 3 粒，一日 3 次，或遵医嘱。42 天为一疗程
注意事项	1. 脾胃虚弱者慎用 2. 服药期间饮食宜清淡，忌辛辣食物 3. 本品所含蜈蚣、黄药子、蟾酥有毒，应在医师指导下使用，不可过量、久用
禁忌	尚不明确
不良反应	尚不明确
特殊人群用药	
药典	Chin. P.（2020 年版）
其他推荐依据	《中华人民共和国药典临床用药须知（2010 年版）》

续 表

■ 药品名称	复方斑蝥胶囊 Fufang banmao Jiaonang
药物组成	斑蝥、人参、黄芪、刺五加、三棱、半枝莲、莪术、山茱萸、女贞子、熊胆粉、甘草
功能与主治	破血消瘀，攻毒蚀疮。用于瘀毒内结所致的原发性肝癌、肺癌、直肠癌、恶性淋巴瘤、妇科肿瘤
临床应用	原发性肝癌、肺癌、直肠癌、恶性淋巴瘤、妇科肿瘤：因瘀毒内阻，兼气阴两虚所致。症见腹部或颈部出现肿块，按之如石，痛有定处，面色晦暗，肌肤甲错，或大便色黑，腹痛拒按，或崩漏，兼有腹胀纳差，倦怠乏力，腰膝酸软，舌质紫暗，或有淤斑（西医）瘀点，脉细涩
制剂与规格	复方斑蝥胶囊：每粒装 0.25g
用法与用量	口服。一次 3 粒，一日 2 次
注意事项	1. 有出血倾向者慎用 2. 不可过量、久用 3. 服药期间饮食宜清淡，忌辛辣食物 4. 肝功能、肾功能不良者慎用
禁忌	尚不明确
不良反应	尚不明确
特殊人群用药	
药典	
其他推荐依据	《中华人民共和国药典临床用药须知（2010 年版）》
■ 药品名称	鸦胆子油乳注射液 Yadanziyou Zhusheye
药物组成	精制鸦胆子油、精制豆磷脂、甘油
功能与主治	清热解毒，消癥散结。用于热毒瘀阻所致的消化道肿瘤、肺癌、脑转移癌
临床应用	1. 消化道肿瘤：因热毒瘀阻所致。症见脘腹胀痛，肿块拒按，口苦口干，黑便或便鲜血，小便黄赤，舌红苔黄或黄腻，脉弦数或滑数 2. 肺癌：因热毒瘀结，症见咳嗽，肺气受损所致。症见咳嗽，咯血，咳痰黄稠，胸闷胸痛，口苦咽干，便秘，尿黄，舌红或紫暗，苔黄腻，脉弦数或滑数
制剂与规格	鸦胆子油乳注射液[保(乙)]：每支 10ml
用法与用量	静脉滴注。一次 10~30ml，一日 1 次（本品需加灭菌生理盐水 250ml，稀释后立即使用）
注意事项	1. 本品有毒，易损害肝肾功能，应在医师指导下使用，不可过量服用 2. 过敏体质者慎用。服药期间出现过敏者应及时停药，并给予相应的治疗措施 3. 脾胃虚寒者慎用 4. 本品不宜与其他药物同时滴注 5. 若发现药液浑浊、沉淀、变色、漏气或瓶身细微破裂，均不得使用
禁忌	孕妇忌服
不良反应	少数患者用药后有油腻感、恶心、厌食等消化道不适的反应
特殊人群用药	

续　表

药典	
其他推荐依据	《中华人民共和国药典临床用药须知（2010 年版）》
■ 药品名称	平消胶囊（片）　Pingxiao Jiaonang（Pian）
药物组成	郁金、马钱子粉、仙鹤草、五灵脂、白矾、硝石、干漆（制）、枳壳（麸炒）
功能与主治	活血化瘀，散结消肿，解毒镇痛。对毒瘀内结所致的肿瘤患者具有缓解症状、缩小瘤体、提高机体免疫力、延长患者生存时间的作用
临床应用	肿瘤，因热毒郁结所致胸腹疼痛，痛有定处，或有肿块，面色晦暗，舌质紫暗，或有淤斑（西医）瘀点，脉沉涩；食管癌、胃肠道肿瘤、肝癌、乳腺癌见上述证候者。此外，本品尚可用于乳腺增生症
制剂与规格	平消胶囊[基,保(甲)]：每粒装 0.23g 平消片[基,保(甲)]：薄膜衣片，每片重 0.24g；糖衣片，片芯重 0.23g
用法与用量	胶囊：口服。一次 4~8 粒，一日 3 次 片剂：口服。一次 4~8 片，一日 3 次
注意事项	1. 本品所含马钱子、干漆有毒，不可过量、久用 2. 用药期间饮食宜清淡，忌食辛辣食物 3. 运动员慎用
禁忌	孕妇禁用
不良反应	少见恶心、落疹，偶见头晕、腹泻，停药后上述症状可自行消失
特殊人群用药	
药典	Chin. P.（2020 年版）
其他推荐依据	《中华人民共和国药典临床用药须知（2010 年版）》
■ 药品名称	百合固金丸（口服液）　Baihegujin Wan（Koufuye）
药物组成	白芍、百合、川贝母、当归、地黄、甘草、桔梗、麦冬、熟地黄、玄参
功能与主治	养阴润肺，化痰止咳。用于肺肾阴虚，燥咳少痰，痰中带血，咽干喉痛
临床应用	咳嗽。肺肾阴虚所致的燥咳。症见干咳少痰，痰中带血，咳声嘶哑，午后潮热，口燥咽干，舌红少苔，脉细数；慢性支气管炎见上述证候者。此外，本药有用于治疗肺结核、支气管扩张、肺手术后咳嗽的临床报道
制剂与规格	百合固金丸[保(乙)]：①大蜜丸，每丸重 9g；②浓缩丸，每 8 丸相当于原生药 3g 百合固金口服液[保(乙)]：①每瓶装 10ml；②每瓶装 20ml；③每瓶装 100ml
用法与用量	口服 丸剂：大蜜丸，一次 1 丸，一日 2 次；浓缩丸，一次 8 丸，一日 3 次 口服液：一次 10~20ml，一日 3 次
注意事项	1. 本品为阴虚燥咳所设，外感咳嗽，寒湿痰喘者慎用 2. 本品滋腻碍胃，脾虚便溏、食欲不振者慎用 3. 用药期间忌食辛辣燥热、生冷油腻食物

续 表

禁忌	
不良反应	
特殊人群用药	
药典	Chin. P.（2020年版）
其他推荐依据	《中华人民共和国药典临床用药须知（2010年版）》

第十九章

手术预防用抗菌药物

第一节　抗菌药物预防性应用的基本原则*

一、非手术患者抗菌药物的预防性应用

（一）预防用药目的

预防特定病原菌所致的或特定人群可能发生的感染。

（二）预防用药基本原则

1. 用于尚无细菌感染征象但暴露于致病菌感染的高危人群。

2. 预防用药适应证和抗菌药物选择应基于循证医学证据。

3. 应针对一种或二种最可能细菌的感染进行预防用药，不宜盲目地选用广谱抗菌药或多药联合预防多种细菌多部位感染。

4. 应限于针对某一段特定时间内可能发生的感染，而非任何时间可能发生的感染。

5. 应积极纠正导致感染风险增加的原发疾病或基础状况。可以治愈或纠正者，预防用药价值较大；原发疾病不能治愈或纠正者，药物预防效果有限，应权衡利弊决定是否预防用药。

6. 以下情况原则上不应预防使用抗菌药物：普通感冒、麻疹、水痘等病毒性疾病；昏迷、休克、中毒、心力衰竭、肿瘤、应用肾上腺皮质激素等患者；留置导尿管、留置深静脉导管以及建立人工气道（包括气管插管或气管切口）患者。

（三）对某些细菌性感染的预防用药指征与方案

在某些细菌性感染的高危人群中，有指征的预防性使用抗菌药物，预防对象和推荐预防方案，见附录1：抗菌药物在预防非手术患者某些特定感染中的应用。此外，严重中性粒细胞缺乏（ANC$\leqslant 0.1\times 10^9$/L）持续时间超过7天的高危患者和实体器官移植及造血干细胞移植的患者，在某些情况下也有预防用抗菌药物的指征，但由于涉及患者基础疾病、免疫功能状态、免疫抑制剂等药物治疗史等诸多复杂因素，其预防用药指征及方案需参阅相关专题文献。

二、围手术期抗菌药物的预防性应用

围手术期抗菌药物预防用药，应根据手术切口类别（表1-1）、手术创伤程度、可能的污染细菌种类、手术持续时间、感染发生机会和后果严重程度、抗菌药物预防效果的循证医学证据、对细菌耐药性的影响和经济学评估等因素，综合考虑决定是否预防用抗菌药物。但抗菌药物的预防性应用并不能代替严格的消毒、灭菌技术和精细的无菌操作，也不能代替术中保温和血糖控制等其他预防措施。

---

*内容引自：《关于印发抗菌药物临床应用指导原则（2015年版）的通知》（国卫办医发〔2015〕43号）

1. 清洁手术（Ⅰ类切口）：手术脏器为人体无菌部位，局部无炎症、无损伤，也不涉及呼吸道、消化道、泌尿生殖道等人体与外界相通的器官。手术部位无污染，通常不需预防用抗菌药物。但在下列情况时可考虑预防用药：①手术范围大、手术时间长、污染机会增加；②手术涉及重要脏器，一旦发生感染将造成严重后果者，如头颅手术、心脏手术等；③异物植入手术，如人工心瓣膜植入、永久性心脏起搏器放置、人工关节置换等；④有感染高危因素如高龄、糖尿病、免疫功能低下（尤其是接受器官移植者）、营养不良等患者。

2. 清洁-污染手术（Ⅱ类切口）：手术部位存在大量人体寄殖菌群，手术时可能污染手术部位引致感染，故此类手术通常需预防用抗菌药物。

3. 污染手术（Ⅲ类切口）：已造成手术部位严重污染的手术。此类手术需预防用抗菌药物。

4. 污秽-感染手术（Ⅳ类切口）：在手术前即已开始治疗性应用抗菌药物，术中、术后继续，此不属预防应用范畴。

表 1-1　手术切口类别

切口类别	定义
Ⅰ类切口（清洁手术）	手术不涉及炎症区，不涉及呼吸道、消化道、泌尿生殖道等人体与外界相通的器官
Ⅱ类切口（清洁-污染手术）	上、下呼吸道，上、下消化道，泌尿生殖道手术，或经以上器官的手术，如经口咽部手术、胆道手术、子宫全切除术、经直肠前列腺手术，以及开放性骨折或创伤手术等
Ⅲ类切口（污染手术）	造成手术部位严重污染的手术，包括：手术涉及急性炎症但未化脓区域；胃肠道内容物有明显溢出污染；新鲜开放性创伤但未经及时扩创；无菌技术有明显缺陷如开胸、心脏按压者
Ⅳ类切口（污秽-感染手术）	有失活组织的陈旧创伤手术；已有临床感染或脏器穿孔的手术

注：1. 本指导原则均采用以上分类。而目前我国在病案首页中将手术切口分为Ⅰ类、Ⅱ类、Ⅲ类，其Ⅰ类与本指导原则中Ⅰ类同，Ⅱ类相当于本指导原则中Ⅱ类、Ⅲ类，Ⅲ类相当于本指导原则中Ⅳ类。参考本指导原则时应注意两种分类的区别。

2. 病案首页 0 类系指体表无切口或经人体自然腔道进行的操作以及经皮腔镜操作，其预防用药参考附录 3。

（一）抗菌药物品种选择

1. 根据手术切口类别、可能的污染菌种类及其对抗菌药物敏感性、药物能否在手术部位达到有效浓度等综合考虑。

2. 选用对可能的污染菌针对性强、有充分的预防有效的循证医学证据、安全、使用方便及价格适当的品种。

3. 应尽量选择单一抗菌药物预防用药，避免不必要的联合使用。预防用药应针对手术路径中可能存在的污染菌。如心血管、头颈、胸腹壁、四肢软组织手术和骨科手术等经皮肤的手术，通常选择针对金黄色葡萄球菌的抗菌药物。结肠、直肠和盆腔手术，应选用针对肠道革兰阴性菌和脆弱拟杆菌等厌氧菌的抗菌药物。

4. 头孢菌素类药物过敏者，针对革兰阳性菌可用万古霉素、去甲万古霉素、克林霉素；针对革兰阴性杆菌可用氨曲南、磷霉素或氨基糖苷类。

5. 对某些手术部位感染会引起严重后果者，如心脏人工瓣膜置换术、人工关节置换术等，若术前发现有耐甲氧西林金黄色葡萄球菌（MRSA）定植的可能或者该机构 MRSA 发生率高，可选用万古霉素、去甲万古霉素预防感染，但应严格控制用药持续时间。

6. 不应随意选用广谱抗菌药物作为围手术期预防用药。鉴于国内大肠埃希菌对氟喹诺酮类药物耐药率高，应严格控制氟喹诺酮类药物作为外科围手术期预防用药。

7. 常见围手术期预防用抗菌药物的品种选择，见附录 2：抗菌药物在围手术期预防应用的品种选择。

（二）给药方案

1. 给药方法：给药途径大部分为静脉输注，仅有少数为口服给药。静脉输注应在皮肤、黏膜切开前0.5~1小时内或麻醉开始时给药，在输注完毕后开始手术，保证手术部位暴露时局部组织中抗菌药物已达到足以杀灭手术过程中沾染细菌的药物浓度。万古霉素或氟喹诺酮类等由于需输注较长时间，应在手术前1~2小时开始给药。

2. 预防用药维持时间：抗菌药物的有效覆盖时间应包括整个手术过程。手术时间较短（<2小时）的清洁手术术前给药一次即可。如手术时间超过3小时或超过所用药物半衰期的2倍以上，或成人出血量超过1500ml，术中应追加一次。清洁手术的预防用药时间不超过24小时，心脏手术可视情况延长至48小时。清洁-污染手术和污染手术的预防用药时间亦为24小时，污染手术必要时延长至48小时。过度延长用药时间并不能进一步提高预防效果，且预防用药时间超过48小时，耐药菌感染机会增加。

三、侵入性诊疗操作患者的抗菌药物的预防应用

随着放射介入和内镜诊疗等微创技术的快速发展和普及，我国亟待规范诊疗操作患者的抗菌药物预防应用。根据现有的循证医学证据、国际有关指南推荐和国内专家的意见，对部分常见特殊诊疗操作的预防用药提出了建议，见附录3：特殊诊疗操作抗菌药物预防应用的建议。

第二节　第一代头孢菌素类

■ 药品名称	头孢唑林　Cefazolin
抗菌谱与适应证	本品为第一代头孢菌素。除肠球菌、MRSA外，对其他革兰阳性球菌均有良好抗菌活性；对部分大肠埃希菌、奇异变形杆菌、肺炎克雷伯菌有抗菌活性。也用于外科手术预防用药
制剂与规格	注射用头孢唑林钠[保(甲)]：①0.5g[基]；②1g[基]；③1.5g；④2g
用法与用量	静脉给药，常规单次剂量：1~2g
注意事项	青霉素过敏者、有胃肠道疾病史者慎用
禁忌	对头孢菌素类药物过敏者及有青霉素过敏性休克或即刻反应史者禁用
不良反应	不良反应有肝功能损害、肾功能损害、药物热、药疹等
特殊人群用药	肝功能、肾功能不全患者：肝功能、肾功能不全者慎用；肾功能减退者首剂量0.5g，并应按肌酐清除率调节用量和给药间隔 儿童：不推荐用于新生儿 老年人：老年患者宜适当减量或延长给药间隔 妊娠与哺乳期妇女：孕期、哺乳期用药需权衡利弊
药典	USP、Eur. P.、Chin. P.
国家处方集	CNF
其他推荐依据	

续 表

■ 药品名称	头孢拉定 Cefradine
抗菌谱与适应证	第一代头孢菌素，适用于外科手术预防用药
制剂与规格	注射用头孢拉定：①0.5g；②1.0g
用法与用量	静脉给药，常规单次剂量1~2g
注意事项	应用头孢拉定的患者以硫酸铜法测定尿糖时可出现假阳性反应
禁忌	对头孢菌素类药物过敏者及有青霉素过敏性休克或即刻反应史者禁用
不良反应	恶心、呕吐、腹泻、上腹部不适等胃肠道反应较为常见
特殊人群用药	肝功能、肾功能不全患者：头孢拉定主要经肾排出，肾功能减退者需减少剂量或延长给药间期 儿童：慎用 老年人：肾功能减退的老年患者应适当减少剂量或延长给药时间 妊娠与哺乳期妇女：妊娠及哺乳期妇女慎用，妊娠安全性分级为B级，哺乳期妇女应用时需权衡利弊
药典	USP、Eur. P.、Chin. P.
国家处方集	CNF
其他推荐依据	
■ 药品名称	头孢硫脒 Cefathiamidine
抗菌谱与适应证	第一代头孢菌素，适用于外科手术预防用药
制剂与规格	注射用头孢硫脒[保(乙)]：①0.5g；②1.0g；③2.0g
用法与用量	静脉滴注，一次2g，一日2~4次
注意事项	1. 有胃肠道疾病史者，特别是溃疡性结肠炎、局限性肠炎或抗生素相关性结肠炎者应慎用 2. 应用本品的患者抗球蛋白试验可出现阳性
禁忌	对头孢菌素类抗生素过敏者或对青霉素过敏性休克者禁用
不良反应	偶见荨麻疹、哮喘、瘙痒、寒战、高热、血管神经性水肿、非蛋白氮、ALT（GPT）及AST（GOT）升高
特殊人群用药	肝功能、肾功能不全患者：肾功能减退者须适当减量 老年人：老年患者肾功能减退，应用时须适当减量 妊娠与哺乳期妇女：妊娠早期妇女慎用；哺乳期妇女使用需权衡利弊
药典	Chin. P.
国家处方集	CNF
其他推荐依据	
■ 药品名称	头孢西酮钠 Cefazedone Sodium
抗菌谱与适应证	第一代头孢菌素，适用于外科手术预防用药。本品对金黄色葡萄球菌、凝固酶阴性葡萄球菌、肺炎链球菌、β-溶血链球菌等革兰阳性菌具有良好的抗菌活性

续　表

制剂与规格	注射用头孢西酮钠：①0.5g；②1.0g
用法与用量	静脉注射或静脉滴注：成人，一日 1~4g，分2~3 次用药；4 周以上儿童，一日 50mg/kg，分 2~3 次给药
注意事项	青霉素过敏者慎用
禁忌	对本品或其他头孢菌素类抗生素过敏者禁用；早产儿及新生儿禁用
不良反应	发热、皮疹、红斑等过敏反应
特殊人群用药	肝功能、肾功能不全患者：肾功能不全者慎用 儿童：早产儿及新生儿禁用 妊娠与哺乳期妇女：孕妇、哺乳期妇女用药要权衡利弊
药典	
国家处方集	韩国抗生物质医药品基准（韩抗基）
其他推荐依据	
■ 药品名称	头孢替唑钠　Ceftezole Sodium
抗菌谱与适应证	第一代头孢菌素，适用于外科手术预防用药。本品对革兰阳性菌，尤其是球菌，包括产青霉素酶和不产生青霉素酶的金黄色葡萄球菌、化脓性链球菌、肺炎球菌、B 组溶血性链球菌、草绿色链球菌、表皮葡萄球菌，以及白喉杆菌、炭疽杆菌皆比较敏感
制剂与规格	注射用头孢替唑钠：①0.5g；②0.75g；③1.0g；④1.5g；⑤2.0g
用法与用量	静脉给药：成人，一次 0.5~4g，一日 2 次。儿童日用量为 20~80mg/kg（按体重），分 1~2 次给药
注意事项	青霉素过敏者慎用
禁忌	对本品或其他头孢菌素类抗生素过敏者禁用；对利多卡因或酰基苯胺类局部麻醉剂有过敏史者禁用本品肌注
不良反应	少见过敏反应，如皮疹、荨麻疹、皮肤发红、瘙痒、发热等；偶见血肌酐升高；罕见严重肾功能异常、粒细胞减少、白细胞减少等
特殊人群用药	肝功能、肾功能不全患者：肾功能不全者慎用 妊娠与哺乳期妇女：用药要权衡利弊
药典	Chin. P.
国家处方集	日本抗生物质医药品基准（日抗基）
其他推荐依据	

第三节 第二代头孢菌素类

■ 药品名称	头孢呋辛钠 Cefuroxime Sodium
抗菌谱与适应证	第二代头孢菌素，适用于颅脑手术，周围血管外科手术，胃十二指肠手术，阑尾手术，结、直肠手术，肝胆系统手术，胸外科手术、心脏大血管手术，泌尿外科手术，应用人工植入物的骨科手术，妇科手术的预防用药
制剂与规格	注射用头孢呋辛钠：①0.25g[基]；②0.5g[基]；③0.75g[基]；④1.0g；⑤1.5g[基]；⑥2.0g；⑦2.25g；⑧2.5g；⑨3.0g
用法与用量	静脉给药，常规单次剂量 1.5g
注意事项	1. 对青霉素类药物过敏者，慎用 2. 使用时应注意监测肾功能，特别是对接受高剂量的重症患者 3. 肾功能不全者应减少一日剂量 4. 头孢呋辛能引起抗生素相关性肠炎，应警惕。抗生素相关性肠炎诊断确立后，应给予适宜的治疗。轻度者停药即可，中、重度者应给予液体、电解质、蛋白质补充，并需选用对梭状芽胞杆菌有效的抗生素类药物治疗 5. 有报道少数患儿使用本品时出现轻、中度听力受损
禁忌	对头孢菌素类药物过敏者及有青霉素过敏性休克史者禁用
不良反应	过敏反应（皮疹、瘙痒、荨麻疹），局部反应（血栓性静脉炎），胃肠道反应（腹泻，恶心、抗生素相关性肠炎）等
特殊人群用药	肝功能、肾功能不全患者：严重肝功能、肾功能不全者慎用 儿童：5 岁以下小儿禁用 老年人：老年患者口服本药，不必根据年龄调整剂量 妊娠与哺乳期妇女：妊娠安全性分级为 B 级；哺乳期妇女用药应权衡利弊，如需使用，应暂停授乳
药典	USP、Eur. P.、Chin. P.
国家处方集	CNF
其他推荐依据	
■ 药品名称	头孢替安 Cefotiam
抗菌谱与适应证	第二代头孢菌素，适用于颅脑手术，周围血管外科手术，胃十二指肠手术，阑尾手术，结、直肠手术，肝胆系统手术，胸外科手术、心脏大血管手术，泌尿外科手术，应用人工植入物的骨科手术，妇科手术的预防用药
制剂与规格	注射用盐酸头孢替安[保(乙)]：①0.5g；②1g
用法与用量	静脉给药，常规单次剂量 1~2g
注意事项	1. 有胃肠道疾病史者，特别是溃疡性结肠炎、局限性肠炎或抗生素相关性结肠炎者慎用 2. 本品可引起血象改变，严重时应立即停药

续 表

禁忌	对头孢菌素类药物过敏者及有青霉素过敏性休克史者禁用
不良反应	偶见过敏、胃肠道反应、血象改变及一过性 AST（GOT）及 ALT（GPT）升高；可致肠道菌群改变，造成维生素 B 和维生素 K 缺乏；偶可致继发感染；大量静脉注射可致血管和血栓性静脉炎
特殊人群用药	肝功能、肾功能不全患者：肾功能不全者应减量并慎用 儿童：早产儿和新生儿使用本药的安全性尚未确定 老年人：老年患者用药剂量应按其肾功能减退情况酌情减量 妊娠与哺乳期妇女：孕妇或可能已妊娠的妇女、哺乳妇女应权衡利弊后用药
药典	USP、Eur. P. 、Chin. P.
国家处方集	CNF
其他推荐依据	
■ 药品名称	头孢西丁 Cefoxitin
抗菌谱与适应证	第二代头孢菌素，适用于颅脑手术，周围血管外科手术，胃十二指肠手术，阑尾手术，结、直肠手术，肝胆系统手术，胸外科手术、心脏大血管手术，泌尿外科手术，应用人工植入物的骨科手术，妇科手术的预防用药
制剂与规格	注射用头孢西丁钠[保(乙)]：①1g；②2g
用法与用量	静脉给药，常规单次剂量 1~2g
注意事项	1. 青霉素过敏者慎用 2. 肾功能损害者及有胃肠疾病史（特别是结肠炎）者慎用 3. 本品与氨基糖苷类抗生素配伍时，会增加肾毒性
禁忌	对头孢菌素类药物过敏者及有青霉素过敏性休克史者禁用
不良反应	最常见的为局部反应，静脉注射后可出现血栓性静脉炎，肌内注射后可有局部硬结压痛；偶见变态反应、低血压、腹泻等
特殊人群用药	儿童：3 个月以内婴儿不宜使用本药 妊娠与哺乳期妇女：妊娠安全性分级为 B 级；哺乳妇女应权衡利弊后用药
药典	USP、Eur. P. 、Chin. P.
国家处方集	CNF
其他推荐依据	
■ 药品名称	头孢美唑 Cefmetazole
抗菌谱与适应证	第二代头霉素类，性能类似第二代头孢菌素，适用于颅脑手术，周围血管外科手术，胃十二指肠手术，阑尾手术，结、直肠手术，肝胆系统手术，胸外科手术、心脏大血管手术，泌尿外科手术，应用人工植入物的骨科手术，妇科手术的预防用药
制剂与规格	注射用头孢美唑钠[保(乙)]：①1g；②2g
用法与用量	静脉给药，常规单次剂量 1~2g

续 表

注意事项	1. 下述患者慎用：对青霉素类抗生素有过敏史者，或双亲、兄弟姐妹等血缘亲属属于过敏体质者，严重肾损害者（有可能出现血药浓度升高、半衰期延长），经口摄食不足患者或非经口维持营养者、全身状态不良者（通过摄食，可能出现维生素K缺乏）等 2. 给药期间及给药后至少1周内避免饮酒
禁忌	对本品有过敏性休克史者禁用
不良反应	过敏反应（如皮疹、瘙痒、荨麻疹、红斑、发热等），罕见休克、肝功能异常等
特殊人群用药	肝功能、肾功能不全患者：严重肝功能、肾功能障碍者慎用 儿童：早产儿、新生儿慎用 老年人：慎用 妊娠与哺乳期妇女：慎用
药典	USP、Eur. P.、Chin. P.
国家处方集	CNF
其他推荐依据	

第四节　第三代头孢菌素类

■ 药品名称	头孢曲松　Ceftriaxone
抗菌谱与适应证	第三代头孢菌素，适用于颅脑手术，结、直肠手术，有反复感染史患者的肝胆系统手术，胸外科手术，应用人工植入物的骨科手术，妇科手术的预防用药
制剂与规格	注射用头孢曲松钠[保(甲)]：①0.25g；②0.5g；③0.75g；④1.0g；⑤1.5g；⑥2.0g；⑦3.0g；⑧4.0g
用法与用量	静脉给药。成人，每24小时1~2g或每12小时0.5~1.0g，最高剂量一日4g。小儿常用量，一日20~80mg/kg（按体重）
注意事项	1. 对青霉素过敏患者应用本品时应根据患者情况充分权衡利弊后决定。有青霉素过敏性休克或即刻反应者，不宜再选用头孢菌素类 2. 有胃肠道疾病史者，特别是溃疡性结肠炎、局限性肠炎或抗生素相关性结肠炎（头孢菌素类很少产生抗生素相关性肠炎）者应慎用
禁忌	1. 禁用于对本品及其他头孢菌素抗生素过敏的患者。有青霉素过敏性休克史的患者避免应用本品 2. 头孢曲松不得用于高胆红素血症的新生儿和早产儿的治疗。体外研究显示头孢曲松可从血清蛋白结合部位取代胆红素，从而引起这些患者的胆红素脑病 3. 在新生儿中，不得与补钙治疗同时进行，否则可能导致头孢曲松的钙盐沉降的危险
不良反应	胃肠道反应、过敏反应等

续 表

特殊人群用药	儿童：出生体重<2kg 的新生儿使用本药的安全性尚未确定。本药可将胆红素从血清白蛋白上置换下来，患有高胆红素血症的新生儿（尤其是早产儿），应避免使用本药 老年人：除非患者虚弱、营养不良或有重度肾功能损害时，老年人应用头孢曲松一般不需调整剂量 妊娠与哺乳期妇女：妊娠安全性分级为 B 级；哺乳期妇女权衡利弊后应用
药典	USP、Eur. P. 、Chin. P.
国家处方集	CNF
其他推荐依据	
■ 药品名称	头孢噻肟　Cefotaxime
抗菌谱与适应证	第三代头孢菌素，适用于颅脑手术，结、直肠手术，有反复感染史患者的肝胆系统手术，胸外科手术，应用人工植入物的骨科手术，妇科手术的预防用药
制剂与规格	注射用头孢噻肟钠[保(甲)]：①0. 5g；②1g；③2g
用法与用量	静脉给药 成人：一日 2~6g，分 2~3 次给药 儿童：新生儿，一次 50mg/kg；7 日内新生儿，每 12 小时 1 次；7~28 日新生儿，每 8 小时 1 次
注意事项	1. 有胃肠道疾病者慎用 2. 用药前须确定是否需进行过敏试验 3. 本品与氨基糖苷类抗生素不可同瓶滴注
禁忌	对头孢菌素类药物过敏者及有青霉素过敏性休克史者禁用
不良反应	不良反应发生率低（3%~5%），包括皮疹和药物热、静脉炎、腹泻、恶心、呕吐、食欲缺乏等
特殊人群用药	肝功能、肾功能不全患者：严重肾功能减退患者应用本药时须根据肌酐清除率调整剂量 儿童：婴幼儿不宜做肌内注射 老年人：老年患者应根据肾功能适当减量 妊娠与哺乳期妇女：妊娠安全性分级为 B 级；哺乳期妇女用药时宜暂停授乳
药典	USP、Eur. P. 、Chin. P.
国家处方集	CNF
其他推荐依据	
■ 药品名称	头孢哌酮　Cefoperazone
抗菌谱与适应证	第三代头孢菌素，适用于有反复感染史患者的肝胆系统手术的预防用药
制剂与规格	注射用头孢哌酮钠：①0. 5g；②1. 0g；③1. 5g；④2. 0g
用法与用量	成人：一次 1~2g，每 12 小时 1 次 儿童：一日 50~200mg/kg，分 2~3 次给药
注意事项	1. 肝病、胆道梗阻严重或同时有肾功能减退者，用药剂量应予以适当调整 2. 部分患者可引起维生素 K 缺乏和低凝血酶原血症，用药期间应进行出血时间、凝血酶原时间监测

续 表

禁忌	对头孢菌素类药物过敏者及有青霉素过敏性休克史者禁用
不良反应	皮疹较为多见；少数患者尚可发生腹泻、腹痛；嗜酸性粒细胞增多，轻度中性粒细胞减少；暂时导性 AST（GOT）及 ALT（GPT）、碱性磷酸酶、尿素氮或血肌酐升高等
特殊人群用药	儿童：新生儿和早产儿用药须权衡利弊 妊娠与哺乳期妇女：妊娠安全性分级为 B 级；哺乳期妇女用药时宜暂停授乳
药典	USP、Eur. P.、Chin. P.
国家处方集	CNF
其他推荐依据	

■ 药品名称	头孢哌酮舒巴坦
抗菌谱与适应证	第三代头孢菌与含 β-内酰胺酶抑制剂适用于有反复感染史患者的肝胆系统手术的预防用药
制剂与规格	注射用头孢哌酮钠舒巴坦钠（1∶1）[保(乙)]：①1.0g；②2.0g
用法与用量	成人，一次 2~4g，每 12 小时 1 次
注意事项	接受 β-内酰胺类或头孢菌素类抗生素治疗的患者可发生严重的及偶可发生的致死性过敏反应。一旦发生过敏反应，应立即停药并给予适当的治疗
禁忌	对头孢菌素类药物过敏者及有青霉素过敏性休克史者禁用
不良反应	皮疹较为多见；少数患者尚可发生腹泻、腹痛；嗜酸性粒细胞增多，轻度中性粒细胞减少；暂时性 AST（GOT）及 ALT（GPT）、碱性磷酸酶、尿素氮或血肌酐升高等
特殊人群用药	肝功能、肾功能不全患者：根据患者情况调整用药剂量 儿童：新生儿和早产儿用药须权衡利弊 老年人：老年人呈生理性的肝、肾功能减退，因此应慎用本药并需调整剂量 妊娠与哺乳期妇女：妊娠安全性分级为 B 级；哺乳期妇女用药时宜暂停授乳
药典	USP、Eur. P.、Chin. P.
国家处方集	CNF
其他推荐依据	

第五节　其他类别抗菌药物

■ 药品名称	环丙沙星　Ciprofloxacin
抗菌谱与适应证	适用于泌尿外科手术预防用药

续 表

制剂与规格	环丙沙星注射液[保(甲)]：100ml：0.2g 环丙沙星葡萄糖注射液[保(乙)]：100ml：0.2g 乳酸环丙沙星注射液：①100ml：0.1g；②100ml：0.2g；③250ml：0.25g 乳酸环丙沙星0.9%氯化钠注射液：①100ml：0.2g；②200ml：0.4g 注射用乳酸环丙沙星：①0.2g；②0.4g
用法与用量	一次0.1~0.2g，每12小时1次
注意事项	1. 宜空腹服用 2. 患中枢神经系统疾病者（如癫痫、脑动脉硬化患者）慎用
禁忌	对环丙沙星及任何一种氟喹诺酮类药过敏的患者禁用；孕妇、哺乳期妇女及18岁以下者禁用
不良反应	胃肠道反应较为常见，可表现为腹部不适或疼痛、腹泻、恶心或呕吐；中枢神经系统反应可有头晕、头痛、嗜睡或失眠；过敏反应有皮疹、皮肤瘙痒、面部潮红、胸闷等
特殊人群用药	肝功能、肾功能不全患者：慎用 儿童：18岁以下患者禁用 老年人：应减量给药 妊娠与哺乳期妇女：禁用
药典	USP、Eur. P.、Chin. P.
国家处方集	CNF
其他推荐依据	
■ 药品名称	甲硝唑 Metronidazole
抗菌谱与适应证	适用于经口咽部黏膜切口的大手术，阑尾手术，结、直肠手术，涉及阴道的妇科手术
制剂与规格	甲硝唑注射液[保(甲)]：①20ml：100mg；②100ml：0.2g；③100ml：0.5g；④250ml：0.5g；⑤250ml：1.25g 甲硝唑葡萄糖注射液[保(乙)]：250ml，内含甲硝唑0.5g、葡萄糖12.5g 注射用甲硝唑磷酸二钠：0.915g
用法与用量	静脉给药，常规单次剂量0.5g
注意事项	1. 出现运动失调或其他中枢神经系统症状时应停药 2. 用药期间应戒酒，饮酒后出现腹痛、呕吐、头痛等症状
禁忌	对本药或其他硝基咪唑类药物过敏或有过敏史者、活动性中枢神经系统疾病者、血液病者、妊娠及哺乳期妇女禁用
不良反应	1. 消化系统：恶心、呕吐、食欲缺乏、腹部绞痛，一般不影响治疗 2. 神经系统：头痛、眩晕，偶有感觉异常、肢体麻木、共济失调、多发性神经炎等，大剂量可致抽搐 3. 少数病例发生荨麻疹、面部潮红、瘙痒、膀胱炎、排尿困难、口中金属味及白细胞减少等，均属可逆性，停药后自行恢复
特殊人群用药	肝功能、肾功能不全患者：肝功能不全患者慎用 老年人：老年患者应注意监测血药浓度并调整剂量 妊娠与哺乳期妇女：妊娠及哺乳期妇女禁用，妊娠安全性分级为B级

续　表

药典	USP、Eur. P.、Chin. P.
国家处方集	CNF
其他推荐依据	
■ 药品名称	克林霉素　Clindamycin
抗菌谱与适应证	适用于对β-内酰胺类抗菌药物过敏者，预防葡萄球菌、链球菌感染的外科手术
制剂与规格	盐酸克林霉素注射液[保(甲)]：①4ml∶0.3g；②8ml∶0.6g；③2ml∶0.3g 注射用盐酸克林霉素[保(甲)]：0.5g 克林霉素磷酸酯注射液[保(甲)]：①2ml∶0.3g；②4ml∶0.6g 注射用克林霉素磷酸酯[保(甲)]：①0.3g；②0.6g；③1.2g
用法与用量	静脉给药，常规单次剂量0.6~0.9g
注意事项	1. 有胃肠疾病或病史者，特别是溃疡性结肠炎、克罗恩病或假膜性肠炎患者、有哮喘或其他过敏史者慎用 2. 本品不能透过血-脑脊液屏障，故不能用于脑膜炎 3. 不同细菌对本品的敏感性可有相当大的差异，故药敏试验有重要意义
禁忌	本品与林可霉素有交叉耐药性，对克林霉素或林可霉素有过敏史者禁用
不良反应	1. 消化系统：恶心、呕吐、食欲缺乏、腹部绞痛，一般不影响治疗 2. 血液系统：偶可发生白细胞减少、中性粒细胞减少、嗜酸性粒细胞增多和血小板减少等 3. 少数病例发生荨麻疹、潮红、瘙痒、膀胱炎、排尿困难、口中金属味及白细胞减少等，均属可逆性，停药后自行恢复
特殊人群用药	肝功能、肾功能不全患者：肝功能不全者、严重肾功能障碍者慎用 儿童：新生儿禁用，4岁以内儿童慎用，16岁以内儿童应用应注意重要器官功能监测 老年人：老年患者用药时需密切观察
	妊娠与哺乳期妇女：孕妇应用需充分权衡利弊，FDA妊娠安全性分级为B级；哺乳期妇女慎用，用药时宜暂停授乳
药典	USP、Eur. P.、Chin. P.
国家处方集	CNF
其他推荐依据	
■ 药品名称	氨曲南　Aztreonam
抗菌谱与适应证	适用于对β-内酰胺类抗菌药物过敏者，预防革兰阴性杆菌感染的外科手术
制剂与规格	注射用氨曲南[保(乙)]：①0.5g；②1.0g；③2.0g
用法与用量	静脉给药，常规单次剂量1~2g
注意事项	1. 氨曲南与青霉素之间无交叉过敏反应，但对青霉素、头孢菌素过敏及过敏体质者仍需慎用 2. 有不同程度的抗生素相关性肠炎
禁忌	对氨曲南有过敏史者禁用

续　表

不良反应	常见为恶心、呕吐、腹泻及皮肤过敏反应等
特殊人群用药	老年人：老年人用药剂量应按其肾功能减退情况酌情减量 妊娠与哺乳期妇女：妊娠安全性分级为 B 级，哺乳期妇女使用时应暂停授乳
药典	USP、Eur. P. 、Chin. P.
国家处方集	CNF
其他推荐依据	
■ 药品名称	万古霉素　Vancomycin
抗菌谱与适应证	适用于耐甲氧西林葡萄球菌检出率高的医疗机构进行工人材料植入手术（如人工心脏瓣膜置换、永久性心脏起搏器置入、人工关节置换等）预防感染
制剂与规格	注射用盐酸万古霉素[保(乙)]：①0. 5g（50 万 U）；②1. 0g（100 万 U）
用法与用量	静脉给药，一次 1g，每 12 小时给药 1 次
注意事项	1. 听力减退或有耳聋病史者慎用 2. 不宜肌内注射，静脉滴注时尽量避免药液外漏，且应经常更换注射部位，滴速不宜过快 3. 在治疗过程中应监测血药浓度
禁忌	对万古霉素过敏者，严重肝功能、肾功能不全者，妊娠及哺乳期妇女禁用
不良反应	休克、过敏样症状、急性肾功能不全等
特殊人群用药	肝功能、肾功能不全患者：严重肝功能、肾功能不全者禁用 儿童：儿童（尤其是低体重出生儿、新生儿）应监测血药浓度，慎重给药 老年人：老年患者确有指征使用时必须调整剂量或调整用药间隔 妊娠与哺乳期妇女：禁用
药典	USP、Eur. P. 、Chin. P.
国家处方集	CNF
其他推荐依据	
■ 药品名称	去甲万古霉素　Norvancomycin
抗菌谱与适应证	适用于耐甲氧西林葡萄球菌检出率高的医疗机构进行工人材料植入手术（如人工心脏瓣膜置换、永久性心脏起搏器置入、人工关节置换等）预防感染
制剂与规格	注射用盐酸去甲万古霉素[保(乙)]：①0. 4g（40 万 U）；②0. 8g（80 万 U）
用法与用量	静脉给药，一次 400~800mg，每 12 小时给药 1 次
注意事项	1. 听力减退或有耳聋病史者慎用 2. 不可肌内注射或静脉注射 3. 治疗期间应定期检查听力，检查尿液中蛋白、管型、细胞数及测定尿相对密度等
禁忌	对本药或万古霉素类抗生素过敏者禁用
不良反应	可出现皮疹、恶心、静脉炎等；可引致耳鸣、听力减退、肾功能损害等

续 表

特殊人群用药	肝功能、肾功能不全患者：肾功能不全患者慎用，如有应用指征时需在治疗药物浓度监测下，根据肾功能减退程度减量应用 儿童：新生儿、婴幼儿用药必须充分权衡利弊 老年人：用于老年患者有引起耳毒性与肾毒性的危险（听力减退或丧失）。老年患者即使肾功能测定在正常范围内，使用时应采用较小治疗剂量 妊娠与哺乳期妇女：妊娠期患者避免应用；哺乳期妇女慎用
药典	Chin. P.
国家处方集	CNF
其他推荐依据	

注：1. Ⅰ类切口手术常用预防抗菌药物为第一代头孢菌素：头孢唑林或头孢拉定等

2. Ⅰ类切口手术常用预防抗菌药物单次使用剂量：头孢唑林 1~2g；头孢拉定 1~2g；头孢呋辛 1.5g；头孢曲松 1~2g；甲硝唑 0.5g；其他详见具体药品表单。头孢菌素应在 30 分钟内滴完

3. 对 β-内酰胺类抗菌药物过敏者，可选用克林霉素预防葡萄球菌、链球菌感染，可选用氨曲南预防革兰阴性杆菌感染。必要时可联合使用

4. 耐甲氧西林葡萄球菌检出率高的医疗机构，如进行人工材料植入手术（如人工心脏瓣膜置换、永久性心脏起搏器置入、人工关节置换等），也可选用万古霉素或去甲万古霉素预防感染

第二十章

治疗用抗感染药物

第一节　青霉素类

■ 药品名称	青霉素　Benzylpenicillin
抗菌谱与适应证	适用于溶血性链球菌、肺炎链球菌、不产青霉素酶葡萄球菌的感染；炭疽、破伤风、气性坏疽等梭状芽胞杆菌感染及梅毒、钩端螺旋体病、回归热、白喉。与氨基糖苷类药物联合用于治疗草绿色链球菌心内膜炎。亦可用于流行性脑脊髓膜炎、放线菌病、淋病、樊尚咽峡炎、莱姆病、鼠咬热、李斯特菌病、除脆弱拟杆菌以外的厌氧菌感染。风湿性心脏病或先天性心脏病患者手术前预防用药
制剂与规格	注射用青霉素钠[保(甲)]：①0.12g（2 万 U）；②0.24g（40 万 U）[基]；③0.48g（80 万 U）[基]；④0.6g（100 万 U）；⑤0.96g（160 万 U）[基]；⑥2.4g（400 万 U） 注射用青霉素钾[保(甲)]：①0.125g（20 万 U）；②0.25g（40 万 U）[基]；③0.5g（80 万 U）[基]；④0.625g（100 万 U）
用法与用量	1. 肌内注射：成人，一日（80~200）万 U，分 3~4 次给药；小儿 2.5 万 U/kg（按体重），每 12 小时给药 1 次 2. 静脉滴注：成人，一日（200~2000）万 U，分 2~4 次给药；小儿每日（5~20）万 U/kg（按体重），分 2~4 次给药
注意事项	1. 应用前询问药物过敏史并进行青霉素皮肤试验 2. 对一种青霉素过敏者可能对其他青霉素类药物、青霉胺过敏，有哮喘、湿疹、花粉症、荨麻疹等过敏性疾病患者应慎用 3. 大剂量使用时应定期检测电解质
禁忌	有青霉素类药物过敏史或青霉素皮肤试验阳性患者禁用
不良反应	青霉素过敏反应较常见，包括荨麻疹等各类皮疹、白细胞减少、间质性肾炎、哮喘发作等和血清病样反应
特殊人群用药	肝功能、肾功能不全患者：轻、中度肾功能损害者使用常规剂量不需减量，严重肾功能损害者应延长给药间隔或调整剂量 妊娠与哺乳期妇女：妊娠期妇女给药属 FDA 妊娠风险 B 级；哺乳期妇女用药时宜暂停授乳
药典	USP、Eur. P.、Chin. P.
国家处方集	CNF
其他推荐依据	

续 表

■ 药品名称	青霉素 V Phenoxymethylpenicillin
抗菌谱与适应证	1. 青霉素敏感菌株所致的轻、中度感染，包括链球菌所致的扁桃体炎、咽喉炎、猩红热、丹毒等 2. 肺炎球菌所致的支气管炎、肺炎、中耳炎、鼻窦炎及敏感葡萄球菌所致的皮肤软组织感染等 3. 螺旋体感染和作为风湿热复发和感染性心内膜炎的预防用药
制剂与规格	青霉素 V 钾片[保(甲)]：①100 万 U；②60 万 U；③0.25g（40 万 U）；④0.5g（80 万 U）
用法与用量	口服 成人：链球菌感染，一次 125~250mg，每 6~8 小时 1 次，疗程 10 日。肺炎球菌感染，一次 250~500mg，每 6 小时 1 次，疗程至退热后至少 2 日。葡萄球菌感染、螺旋体感染，一次 250~500mg，每6~8 小时 1 次。预防风湿热复发，一次 250mg，一日 2 次。预防心内膜炎，在拔牙或上呼吸道手术前 1 小时口服 2g，6 小时后再加服 1g（27kg 以下小儿剂量减半） 小儿：按体重，一次 2.5~9.3mg/kg，每 4 小时 1 次；或一次 3.75~14mg/kg，每 6 小时 1 次；或一次 5~18.7mg/kg，每 8 小时 1 次
注意事项	1. 对头孢菌素类药物过敏者及有哮喘、湿疹、花粉症、荨麻疹等过敏性疾病患者应慎用 2. 患者一次开始服用前，必须先进行青霉素皮试 3. 长期或大剂量服用者，应定期检查肝、肾、造血系统功能和检测血清钾或钠
禁忌	青霉素皮试阳性反应者、对青霉素类药物过敏者及传染性单核细胞增多症患者禁用
不良反应	常见恶心、呕吐、上腹部不适、腹泻等胃肠道反应及黑毛舌；皮疹、荨麻疹等过敏反应
特殊人群用药	肝功能、肾功能不全患者：肾功能减退者应根据血浆肌酐清除率调整剂量或给药间期 老年人：老年患者应根据肾功能情况调整用药剂量或用药间期 妊娠与哺乳期妇女：妊娠期妇女给药属 FDA 妊娠风险 B 级；哺乳期妇女慎用或用药时暂停授乳
药典	USP、Eur. P.
国家处方集	CNF
其他推荐依据	
■ 药品名称	普鲁卡因青霉素 Procaine Benzylpenicillin
抗菌谱与适应证	1. 与青霉素相仿，但由于血药浓度较低，故仅限于青霉素高度敏感病原体所致的轻、中度感染，如 A 组链球菌所致的扁桃体炎、猩红热、肺炎链球菌肺炎、青霉素敏感金黄色葡萄球菌所致皮肤软组织感染、樊尚咽峡炎等 2. 可用于治疗钩端螺旋体病、回归热和早期梅毒等
制剂与规格	注射用普鲁卡因青霉素[保(乙)]：①40 万 U［普鲁卡因青霉素 30 万 U，青霉素钠（钾）10 万 U］；②80 万 U［普鲁卡因青霉素 60 万 U，青霉素钠（钾）20 万 U］
用法与用量	肌内注射，每次（40~80）万 U，每日 1~2 次
注意事项	1. 哮喘、湿疹、花粉症、荨麻疹等过敏性疾病患者应慎用本品 2. 应用前需详细询问药物过敏史并进行青霉素、普鲁卡因皮肤试验
禁忌	有青霉素类药物或普鲁卡因过敏史者禁用；青霉素或普鲁卡因皮肤试验阳性患者禁用
不良反应	过敏反应（如荨麻疹、间质性肾炎、白细胞减少等）；赫氏反应和治疗矛盾；二重感染等

续　表

特殊人群用药	妊娠与哺乳期妇女：妊娠期妇女给药属 FDA 妊娠风险 B 级；哺乳期妇女用药时宜暂停授乳
药典	USP、Eur. P. 、Chin. P.
国家处方集	CNF
其他推荐依据	
■ 药品名称	苄星青霉素　Benzathine Benzylpenicillin
抗菌谱与适应证	用于预防风湿热、治疗各期梅毒也可用于控制链球菌感染的流行
制剂与规格	注射用苄星青霉素[基,保(甲)]：①30 万 U；②60 万 U；③120 万 U
用法与用量	肌内注射：成人，一次（60~120）万 U，2~4 周 1 次；小儿，一次（30~60）万 U，2~4 周 1 次
注意事项	同青霉素
禁忌	有青霉素类药物过敏史者或青霉素皮肤试验阳性患者禁用
不良反应	过敏反应（同青霉素）；二重感染等
特殊人群用药	妊娠与哺乳期妇女：妊娠期妇女给药属 FDA 妊娠风险 B 级；哺乳期妇女用药时宜暂停授乳
药典	USP、Eur. P. 、Chin. P.
国家处方集	CNF
其他推荐依据	
■ 药品名称	阿莫西林　Amoxicillin
抗菌谱与适应证	适用于治疗敏感菌所致的下列感染：①中耳炎、鼻窦炎、咽炎、扁桃体炎等上呼吸道感染；②急性支气管炎、肺炎等下呼吸道感染；③泌尿、生殖道感染；④皮肤、软组织感染；⑤适用于治疗急性单纯性淋病；⑥尚可用于治疗伤寒、伤寒带菌者及钩端螺旋体病；⑦亦可与克拉霉素、兰索拉唑联合治疗幽门螺杆菌感染
制剂与规格	阿莫西林片[基,保(甲)]：①0. 125g；②0. 25g 阿莫西林胶囊[基,保(甲)]：①0. 125g；②0. 25g 阿莫西林干混悬剂[基,保(甲)]：袋装，①0. 125g；②0. 25g。瓶装，①1. 25g；②2. 5g 阿莫西林颗粒[保(甲)]：125mg 注射用阿莫西林钠：①0. 5g；②2g
用法与用量	1. 口服：成人，一次 0. 5g，每 6~8 小时 1 次，日剂量不超过 4g；小儿，每日 20~40mg/kg（按体重），每 8 小时 1 次；3 个月以下婴儿：一日 30mg/kg，每 12 小时 1 次 2. 肌内注射或稀释后静脉滴注：成人，一次 0. 5~1g，每 6~8 小时 1 次；小儿一日 50~100mg/kg，分3~4 次给药 3. 肾功能不全时剂量：肌酐清除率为 10~30ml/min 者，一次 0. 25~0. 50g，每 12 小时 1 次；肌酐清除率<10ml/min 者，一次 0. 25~0. 50g，每 24 小时 1 次 4. 透析时剂量：每次血液透析后应补充给予 1g 剂量
注意事项	1. 巨细胞病毒感染、淋巴细胞白血病、淋巴瘤等患者不宜使用 2. 传染性单核细胞增多症患者应避免使用 3. 哮喘、湿疹、花粉症、荨麻疹等过敏性疾病史者慎用

续 表

禁忌	有青霉素类药物过敏史者或青霉素皮肤试验阳性患者禁用
不良反应	恶心、呕吐、腹泻及抗生素相关性肠炎等胃肠道反应；皮疹、药物热和哮喘等过敏反应；贫血、血小板减少、嗜酸性粒细胞增多等
特殊人群用药	肝功能、肾功能不全患者：肾功能严重损害者慎用 老年人：老年人用药时可能需要调整剂量 妊娠与哺乳期妇女：妊娠期妇女应仅在确有必要时应用本品；由于乳汁中可分泌少量阿莫西林，哺乳期妇女服用后可能导致婴儿过敏
药典	Eur. P、Chin. P.
国家处方集	CNF
其他推荐依据	
■ 药品名称	磺苄西林 Sulbenicillin
抗菌谱与适应证	适用于敏感的铜绿假单胞菌、某些变形杆菌属以及其他敏感革兰阴性菌所致肺炎、尿路感染、复杂性皮肤软组织感染和败血症等。对本品敏感菌所致腹腔感染、盆腔感染宜与抗厌氧菌药物联合应用
制剂与规格	注射用磺苄西林钠：1.0g：100 万 U
用法与用量	静脉滴注或静脉注射。中度感染：成人，一日剂量 8g，重症感染或铜绿假单胞菌感染时剂量需增至一日 20g，分 4 次静脉给药；儿童，根据病情每日剂量 80～300mg/kg（按体重），分 4 次给药
注意事项	1. 使用本品前需详细询问药物过敏史并进行青霉素皮肤试验，呈阳性反应者禁用 2. 对一种青霉素过敏者可能对其他青霉素类药物、青霉胺过敏
禁忌	有青霉素类药物过敏史者或青霉素皮肤试验阳性患者禁用
不良反应	过敏反应较常见，包括皮疹、发热等，偶见过敏性休克，一旦发生须就地抢救，保持气道畅通、吸氧并给予肾上腺素、糖皮质激素等治疗措施；恶心、呕吐等胃肠道反应；实验室检查异常包括白细胞或中性粒细胞减少，ALT（GPT）及 AST（GOT）一过性增高等
特殊人群用药	肝功能、肾功能不全患者：严重肝功能、肾功能不全者慎用 妊娠与哺乳期妇女：妊娠期妇女应仅在确有必要时应用本品
药典	Chin. P.
国家处方集	CNF
其他推荐依据	
■ 药品名称	替卡西林 Ticarcillin
抗菌谱与适应证	对大肠埃希菌、奇异变形杆菌、普通变形杆菌等肠杆菌属、流感嗜血杆菌、沙门菌属、铜绿假单胞菌等具有良好的抗菌活性。①适用于治疗敏感菌所致的下呼吸道感染、骨和骨关节感染、皮肤及软组织感染、尿路感染及败血症等；②与氨基糖苷类、喹诺酮类等抗菌药联用，可用于治疗铜绿假单胞菌所致感染
制剂与规格	注射用替卡西林钠：①0.5g；②1g；③3g；④6g

续　表

用法与用量	成人：肌内注射：泌尿系统感染，一次1g，一日4次；静脉给药：一日200~300mg/kg，分次给药 儿童：①静脉给药：一日200~300mg/kg，分次给药；②婴儿：一日225mg/kg，分次给药；③对7日龄以下新生儿：一日150mg/kg，分次给药
注意事项	对头孢菌素类药物过敏者、凝血功能异常者慎用
禁忌	对本品或其他青霉素类过敏者禁用
不良反应	低钾血症及出血时间延长；皮疹、瘙痒、药物热等过敏反应较多见
特殊人群用药	肝功能、肾功能不全患者：严重肝功能、肾功能不全者慎用 妊娠与哺乳期妇女：妊娠期妇女慎用，妊娠安全性分级为B级；哺乳期妇女慎用
药典	USP、Eur. P.
国家处方集	CNF
其他推荐依据	
■ 药品名称	注射用哌拉西林　Piperacillin for Injection
抗菌谱与适应证	1. 治疗铜绿假单胞菌和敏感革兰阴性杆菌所致的各种感染，如败血症、尿路感染、呼吸道感染、胆道感染、腹腔感染、盆腔感染以及皮肤、软组织感染等 2. 与氨基糖苷类药联用治疗粒细胞减少症免疫缺陷患者的感染
制剂与规格	注射用哌拉西林钠（按哌拉西林计）[基,保(甲)]：①0.5g；②1g；③2g
用法与用量	成人：中度感染，一日8g，分2次给药；严重感染，一次3~4g，每6小时1次。一日最大剂量不可超过24g 儿童：①婴幼儿和12岁以下儿童，一日100~200mg/kg；②新生儿：体重<2kg者，出生后第1周内，一次50mg/kg，每12小时1次；1周以上，一次50mg/kg，每8小时1次；体重2kg以上者，出生后第1周内，一次50mg/kg，每8小时1次；1周以上，一次50mg/kg，每6小时1次
注意事项	1. 有出血史者，溃疡性结肠炎、克罗恩病或假膜性肠炎者，体弱者慎用 2. 哌拉西林不可加入碳酸氢钠溶液中静脉滴注
禁忌	对青霉素、头孢菌素或其他β-内酰胺类抗生素过敏或有过敏史者禁用
不良反应	青霉素类药物过敏反应较常见；局部注射部位疼痛、血栓性静脉炎等；腹泻、稀便、恶心、呕吐等
特殊人群用药	肝功能、肾功能不全患者：慎用 儿童：12岁以下儿童的用药安全性剂量尚未正式确定，应慎用 老年人：慎用 妊娠与哺乳期妇女：妊娠期妇女应仅在确有必要时才能使用本药，妊娠安全性分级为B级；哺乳期妇女用药应权衡利弊或暂停授乳
药典	USP、Eur. P.、Chin. P.
国家处方集	CNF
其他推荐依据	

续 表

■ 药品名称	注射用阿洛西林 Azlocillin for Injection
抗菌谱与适应证	敏感的革兰阳性及革兰阴性菌（包括铜绿假单胞菌）所致的呼吸道、泌尿道、生殖器官、胆道、胃肠道、败血症、脑膜炎、心内膜炎等严重感染，手术、烧伤后感染，骨、皮肤及软组织感染
制剂与规格	注射用阿洛西林钠[保(乙)]：①0.5g；②1g；③2g；④3g
用法与用量	成人：一日6~10g，严重病例可增至10~16g，分2~4次滴注 儿童：一次75mg/kg，一日2~4次。婴儿及新生儿，一次100mg/kg，一日2~4次
注意事项	参见药品说明书
禁忌	对青霉素类抗生素过敏者禁用
不良反应	恶心、呕吐、腹泻及抗生素相关性肠炎等胃肠道反应；皮疹，药物热和哮喘等过敏反应
特殊人群用药	肝功能、肾功能不全患者：肾功能减退患者应适当降低用量 老年人：老年患者肾功能减退，须调整剂量 妊娠与哺乳期妇女：妊娠安全性分级为B级；哺乳期妇女应权衡利弊用药
药典	Pol. P.
国家处方集	CNF
其他推荐依据	

第二节 头孢菌素类

一、第一代头孢菌素类

■ 药品名称	头孢唑林 Cefazolin
抗菌谱与适应证	第一代头孢菌素。除肠球菌、MRSA外，对其他革兰阳性球菌均有良好抗菌活性；对部分大肠埃希菌、奇异变形杆菌、肺炎克雷伯菌有抗菌活性。临床用于敏感菌所致的呼吸道、尿路感染，皮肤软组织、骨和关节、肝胆系统感染，心内膜炎、败血症，眼、耳、鼻、咽喉部感染；也用于外科手术预防用药
制剂与规格	注射用头孢唑林钠[保(甲)]：①0.5g[基]；②1g[基]；③1.5g；④2g
用法与用量	1. 肌内注射、静脉注射、静脉滴注：一次0.5~1.0g，一日2~4次。严重感染可增至一日6g，分2~4次静脉给予。儿童一日量为50~100mg/kg，分2~3次给予 2. 外科手术预防用药：术前0.5~1.0小时给药1g，手术超过6小时者术中加用0.5~1.0g，术后每6~8小时给药0.5~1.0g至术后24小时
注意事项	1. 对青霉素过敏或过敏体质者慎用 2. 交叉过敏反应：患者对一种头孢菌素或头霉素过敏者对其他头孢菌素或头霉素也可能过敏。患者对青霉素、青霉素衍生物或青霉胺过敏者也可能对头孢菌素或头霉素过敏 3. 头孢唑林与庆大霉素或其他肾毒性抗生素合用有增加肾损害的危险性

续　表

	4. 静脉滴注：将本品用灭菌注射用水、氯化钠注射用水或葡萄糖注射液溶解后使用，当静脉滴注体积超过 100ml 时不用注射用水 5. 配置后的溶液应避光保存。室温保存不得超过 48 小时
禁忌	对头孢菌素类药物过敏者及有青霉素过敏性休克或即刻反应者禁用
不良反应	1. 静脉注射发生的血栓性静脉炎和肌内注射区疼痛均较头孢噻吩少而轻 2. 药疹发生率为 1.1%，嗜酸性粒细胞增多的发生率为 1.7%，偶有药物热
特殊人群用药	肝功能、肾功能不全患者：肝功能、肾功能不全者慎用。肾功能减退者首剂量 0.5g，并应按肌酐清除率调节用量和给药间隔 儿童：不推荐用于新生儿 老年人：老年患者宜适当减量或延长给药间隔 妊娠与哺乳期妇女：用药需权衡利弊
药典	USP、Eur. P.、Chin. P.
国家处方集	CNF
其他推荐依据	
■ 药品名称	头孢拉定　Cefradine
抗菌谱与适应证	第一代头孢菌素。适用于治疗敏感菌所致的轻、中度感染，如急性咽炎、扁桃体炎、中耳炎、支气管炎急性发作、肺炎等呼吸道感染、泌尿生殖道感染及皮肤软组织感染等
制剂与规格	头孢拉定胶囊[基,保(甲)]：①0.25g；②0.5g 头孢拉定片[基,保(甲)]：①0.25g；②0.5g 头孢拉定颗粒[保(乙)]：①0.125g；②0.25g 头孢拉定干混悬剂：①0.125g；②0.25g；③1.5g；④3g 注射用头孢拉定[保(乙)]：①0.5g；②1g
用法与用量	1. 成人：口服给药，一次 0.25~0.50g，每 6 小时 1 次；严重感染时可增至一次 1g，一日最高剂量为 4g。肌内注射及静脉给药，一次0.5~1g，每 6 小时 1 次。一日最高剂量为 8g 2. 儿童：口服给药，一次 6.25~12.5mg/kg，每 6 小时 1 次。肌内注射及静脉给药，1 周岁以上小儿，一次 12.5~25.0mg/kg，每 6 小时 1 次 3. 肌酐清除率>20ml/min 时，其推荐剂量为每 6 小时 0.5g；肌酐清除率为 5~20ml/min 时，其剂量为每 6 小时 0.25g；肌酐清除率<5ml/min 时，其剂量为每 12 小时 0.25g
注意事项	应用头孢拉定的患者以硫酸铜法测定尿糖时可出现假阳性反应
禁忌	对头孢菌素类药物过敏者及有青霉素过敏性休克或即刻反应史者禁用
不良反应	恶心、呕吐、腹泻、上腹部不适等胃肠道反应较为常见
特殊人群用药	肝功能、肾功能不全患者：头孢拉定主要经肾排出，肾功能减退者需减少剂量或延长给药间期 儿童：慎用 老年人：肾功能减退的老年患者应适当减少剂量或延长给药时间 妊娠与哺乳期妇女：慎用。妊娠安全性分级为 B 级，哺乳期妇女应用时需权衡利弊
药典	USP、Eur. P.、Chin. P.
国家处方集	CNF

续 表

其他推荐依据	
■ 药品名称	注射用头孢硫脒 Cefathiamidine for Injection
抗菌谱与适应证	第一代头孢菌素。用于敏感菌所引起呼吸系统、肝胆系统、五官、尿路感染及心内膜炎、败血症
制剂与规格	注射用头孢硫脒[保(乙)]：①0.5g；②1g；③2g
用法与用量	成人：肌内注射，一次1.5~1g，一日4次；静脉滴注，一次2g，一日2~4次 儿童：肌内注射，一日50~150mg/kg，分3~4次给药；静脉滴注，一日50~100mg/kg，分2~4次给药
注意事项	1. 有胃肠道疾病史者，特别是溃疡性结肠炎、局限性肠炎或抗生素相关性结肠炎者应慎用 2. 应用本品的患者抗球蛋白试验可出现阳性
禁忌	对头孢菌素类抗生素过敏者或对青霉素过敏性休克者禁用
不良反应	偶见荨麻疹、哮喘、瘙痒、寒战、高热、血管神经性水肿、非蛋白氮、ALT（GPT）及AST（GOT）升高
特殊人群用药	肝功能、肾功能不全患者：肾功能减退者须适当减量 老年人：老年患者肾功能减退，应用时须适当减量 妊娠与哺乳期妇女：妊娠早期妇女慎用；哺乳期妇女慎用，用药需权衡利弊
药典	
国家处方集	CNF
其他推荐依据	
■ 药品名称	头孢氨苄 Cefalexin
抗菌谱与适应证	第一代口服头孢菌素。用于金黄色葡萄球菌、大肠埃希菌、肺炎杆菌、流感杆菌等敏感菌所致的下列感染： 1. 扁桃体炎、扁桃体周炎、咽喉炎、支气管炎、肺炎、支气管扩张感染以及手术后胸腔感染 2. 急性及慢性肾盂肾炎、膀胱炎、前列腺炎及泌尿生殖系感染 3. 中耳炎、外耳炎、鼻窦炎 4. 上颌骨周炎、上颌骨骨膜炎、上颌骨骨髓炎、急性腭炎、牙槽脓肿、根尖性牙周炎、智齿周围炎、拔牙后感染 5. 睑腺炎、睑炎、急性泪囊炎 6. 毛囊炎、疖、丹毒、蜂窝织炎、脓疱、痈、痤疮感染、皮下脓肿、创伤感染、乳腺炎、淋巴管炎等
制剂与规格	头孢氨苄胶囊[基,保(甲)]：①125mg；②250mg 头孢氨苄片[基,保(甲)]：①125mg；②250mg 头孢氨苄颗粒[基,保(甲)]：①50mg；②125mg 头孢氨苄干混悬剂：1.5g 头孢氨苄泡腾片：125mg

续　表

用法与用量	成人：口服，一般剂量一次 250~500mg，每 6 小时 1 次。一日最高剂量为 4g。单纯性膀胱炎、单纯皮肤软组织感染以及链球菌咽峡炎，一次 500mg，每 12 小时 1 次 儿童：口服，一日 25~50mg/kg，一日 4 次。皮肤软组织感染及链球菌咽峡炎，一次 12.5~50mg/kg，每 12 小时 1 次
注意事项	有胃肠道疾病史者，特别是溃疡性结肠炎、局限性肠炎或抗生素相关性结肠炎者应慎用
禁忌	对头孢菌素类药物过敏者及有青霉素过敏性休克或即刻反应史者禁用
不良反应	恶心、呕吐、腹泻和腹部不适较为多见；皮疹、药物热等过敏反应
特殊人群用药	肝功能、肾功能不全患者：慎用 儿童：6 岁以下小儿慎用 老年人：老年患者应根据肾功能情况调整用药剂量或用药间期 妊娠与哺乳期妇女：妊娠早期妇女慎用；哺乳妇女慎用，用药需权衡利弊
药典	USP、Eur. P.、Chin. P.
国家处方集	CNF
其他推荐依据	
■ 药品名称	头孢羟氨苄　Cefadroxil
抗菌谱与适应证	第一代口服头孢菌素。主要用于敏感菌所致的尿路感染，呼吸道感染，皮肤软组织感染，骨关节感染
制剂与规格	头孢羟氨苄胶囊[保(乙)]：①0.125g；②0.25g；③0.5g 头孢羟氨苄片[保(乙)]：①0.125g；②0.25g 头孢羟氨苄颗粒[保(乙)]：①0.125g；②0.25g
用法与用量	成人：口服，一次 0.5~1g，一日 2 次。肾功能不全者首次给予 1g 负荷剂量，然后根据肌酐清除率（Ccr）调整剂量。Ccr 为 25~50ml/min 者，一次 0.5g，每 12 小时 1 次；Ccr 为 10~25ml/min 者，一次 0.5g，每 24 小时 1 次；Ccr 为 0~10ml/min 者，一次 0.5g，每 36 小时 1 次 儿童：口服，一次 15~20mg/kg，一日 2 次。A 组溶血性链球菌咽炎或扁桃体炎，一次 15mg/kg，每 12 小时 1 次，共 10 日
注意事项	有胃肠道疾病史者，特别是溃疡性结肠炎、局限性肠炎或抗生素相关性结肠炎者应慎用
禁忌	对头孢菌素类药物过敏者及有青霉素过敏性休克或即刻反应史者禁用
不良反应	以恶心、上腹部不适等胃肠道反应为主；少数患者尚可发生皮疹等过敏反应
特殊人群用药	肝功能、肾功能不全患者：慎用 老年人：老年患者肾功能减退，用药时需调整剂量 妊娠与哺乳期妇女：妊娠安全性分级为 B 级；哺乳期妇女须权衡利弊后应用
药典	USP
国家处方集	CNF
其他推荐依据	

二、第二代头孢菌素类

■ 药品名称	头孢呋辛 Cefuroxim
抗菌谱与适应证	第二代注射用头孢菌素。对革兰阳性球菌的活性与第一代头孢菌素相似或略差，但对葡萄球菌和革兰阴性杆菌产生的β-内酰胺酶显得相当稳定。适用于治疗敏感菌或敏感病原体所致的下列感染：①呼吸系统感染；②泌尿生殖系统感染；③骨和关节感染；④皮肤软组织感染；⑤预防手术感染；⑥其他，如败血症、脑膜炎等严重感染
制剂与规格	注射用头孢呋辛钠：①0.25g[基]；②0.5g[基]；③0.75g[基]；④1.0g；⑤1.5g[基]；⑥2.0g；⑦2.25g；⑧2.5g；⑨3.0g
用法与用量	深部肌内注射，静脉注射或滴注 1. 成人：每8小时0.75~1.50g，疗程5~10日。对于生命受到威胁的感染或罕见敏感菌所引起的感染，每6小时1.5g 2. 预防手术感染：术前0.5~1小时静脉注射1.5g，若手术时间过长，则每隔8小时静脉或肌内注射0.75g 3. 儿童：3个月以上患儿，一日50~100mg/kg（按体重），分3~4次给药。重症感染，一日用量不低于0.1g/kg（按体重），但不能超过成人使用的最高剂量 4. 肾功能不全患者应根据肌酐清除率调整
注意事项	1. 对青霉素药物过敏者慎用 2. 使用时应注意监测肾功能，特别是对接受高剂量的重症患者
禁忌	对头孢菌素类药物过敏者及有青霉素过敏性休克史者禁用
不良反应	过敏反应（皮疹、瘙痒、荨麻疹等），局部反应（血栓性静脉炎），胃肠道反应（腹泻、恶心、抗生素相关性肠炎等）等
特殊人群用药	肝功能、肾功能不全患者：严重肝功能、肾功能不全者慎用 儿童：5岁以下小儿禁用 老年人：老年患者口服本药，不必根据年龄调整剂量 妊娠与哺乳期妇女：妊娠安全性分级为B级；哺乳妇女用药应权衡利弊，如需使用，应暂停授乳
药典	USP、Eur. P.、Chin. P.
国家处方集	CNF
其他推荐依据	

■ 药品名称	注射用头孢替安 Cefotiam for Injection
抗菌谱与适应证	第二代注射用头孢菌素。用于敏感菌所致的肺炎、支气管炎、胆道感染、腹膜炎、尿路感染以及手术和外伤所致的感染和败血症
制剂与规格	注射用盐酸头孢替安[保(乙)]：①0.5g；②1g
用法与用量	肌内注射或静脉给药。成人，一日1~2g，分2~4次给予；败血症时可增至一日4g。儿童，一日40~80mg/kg，分3~4次给予，重症感染时可增至一日160mg/kg。肌酐清除率≥16.6ml/min者，不需调整剂量；肌酐清除率<16.6ml/min者，每6~8小时用量应减为常用剂量的75%

续　表

注意事项	1. 有胃肠道疾病史者，特别是溃疡性结肠炎、局限性肠炎或抗生素相关性结肠炎者慎用 2. 本品可引起血象改变，严重时应立即停药
禁忌	对头孢菌素类药物过敏者及有青霉素过敏性休克史者禁用
不良反应	偶见过敏、胃肠道反应、血象改变及一过性 AST（GOT）及 ALT（GPT）升高；可致肠道菌群改变，造成维生素 B 和 K 缺乏；偶可致继发感染；大量静脉注射可致血管和血栓性静脉炎
特殊人群用药	肝功能、肾功能不全患者：肾功能不全者应减量并慎用 儿童：早产儿和新生儿使用本药的安全性尚未确定 老年人：老年患者用药剂量应按其肾功能减退情况酌情减量 妊娠与哺乳期妇女：孕妇或可能妊娠的妇女、哺乳妇女应权衡利弊后用药
药典	USP、Jpn. P.
国家处方集	CNF
其他推荐依据	
■ 药品名称	头孢丙烯　Cefprozil
抗菌谱与适应证	第二代口服头孢菌素。用于敏感菌所致的下列轻、中度感染： 1. 呼吸道感染，如化脓性链球菌性咽炎或扁桃体炎；肺炎链球菌、流感嗜血杆菌和卡他莫拉菌引起的中耳炎或急性鼻窦炎、急性支气管炎继发细菌感染和慢性支气管炎急性发作 2. 金黄色葡萄球菌（包括产青霉素酶菌株）和化脓性链球菌等引起的非复杂性皮肤和皮肤软组织感染
制剂与规格	头孢丙烯片[保(乙)]：①0.25；②0.5g 头孢丙烯分散片[保(乙)]：0.25g 头孢丙烯咀嚼片[保(乙)]：0.25g 头孢丙烯胶囊[保(乙)]：①0.125g；②0.25g 头孢丙烯颗粒[保(乙)]：0.125g 头孢丙烯干混悬剂：①0.125g；②0.75g；③1.5g；④3.0g
用法与用量	口服 成人：呼吸道感染，一次 0.5g，一日 1~2 次；皮肤或皮肤软组织感染，一日 0.5g，分 1~2 次给药；严重病例，一次 0.5g，一日 2 次 儿童：①0.5~12 岁：中耳炎，一次 15mg/kg，一日 2 次；急性鼻窦炎，一次 7.5mg/kg，一日 2 次；严重感染，一次15mg/kg，一日 2 次；②2~12 岁：急性扁桃体炎、咽炎，一次 7.5mg/kg，一日 2 次；皮肤或皮肤软组织感染，一次 20mg/kg，一日 1 次 肾功能不全时，根据肌酐清除率进行剂量调整。肝功能不全患者无需调整剂量
注意事项	1. 有青霉素过敏史者慎用。对青霉素类药物所致过敏性休克或其他严重过敏反应者不宜使用 2. 如发生过敏反应，应停止用药 3. 长期使用可诱发二重感染，尤其是抗生素相关性肠炎 4. 同时服用强利尿药治疗的患者使用头孢菌素应谨慎，因这些药物可能会对肾功能产生有害影响 5. 患有胃肠道疾病，尤其是肠炎患者慎用
禁忌	对头孢丙烯及其头孢菌素类过敏患者禁用

续　表

不良反应	1. 胃肠道反应：软便、腹泻、胃部不适、食欲减退、恶心、呕吐、嗳气等 2. 过敏反应，常见为皮疹、荨麻疹、嗜酸性粒细胞增多、药物热等。儿童发生过敏反应较成人多见，多在开始治疗后几天内出现，停药后几天内消失
特殊人群用药	儿童：慎用 老年人：65岁以上老人使用本药，与健康成人志愿者对比，药物浓度-时间曲线下面积增高35%~60%，肌酐清除率下降40% 妊娠与哺乳期妇女：妊娠安全性分级为B级。哺乳妇女应慎用或暂停授乳
药典	USP
国家处方集	CNF
其他推荐依据	
■ 药品名称	注射用头孢尼西　Cefonicid for Injection
抗菌谱与适应证	适用于敏感菌引起的下列感染：下呼吸道感染、尿路感染、败血症、皮肤软组织感染、骨和关节感染，也可用于手术预防感染。在外科手术前单剂量注射1g头孢尼西可以减少由于手术过程中污染或潜在污染而导致的术后感染发生率。在剖宫产手术中使用头孢尼西（剪断脐带后）可以减少某些术后感染发生率
制剂与规格	注射用头孢尼西钠：①0.5g；②1.0g
用法与用量	肾功能正常患者： 1. 一般轻度至中度感染：成人每日剂量为1g，每24小时1次；在严重感染或危及生命的感染中，可每日2g，每24小时给药1次 2. 无并发症的尿路感染：每日0.5g，每24小时1次 3. 手术预防感染：手术前1小时单剂量给药1g，术中和术后没有必要再用。必要时如关节成形手术或开胸手术可重复给药2天；剖宫产手术中，应脐带结扎后才给予本品。疗程依病情而定 肾功能不全患者：对于肾功能损害患者使用本品必须严格依据患者的肾功能损害程度调整剂量。初始剂量为7.5mg/kg，维持剂量应根据肌酐清除率进行调整，患者在进行透析之后，无需再追加剂量
注意事项	1. 有青霉素过敏史或其他药物过敏病史者应慎用。对麻醉药过敏患者禁止使用利多卡因作为溶剂 2. 本品治疗开始和治疗中可引起肠道紊乱，严重的导致假膜性肠炎，出现腹泻时应引起警惕。一旦出现，轻度停药即可，中、重度患者应给予补充电解质、蛋白质以及适当的抗生素（如万古霉素）治疗 3. 重症患者在大剂量给药或合用氨基糖苷类抗生素治疗时，必须经常注意肾功能情况
禁忌	对头孢菌素类抗生素过敏者禁用
不良反应	1. 对青霉素过敏患者也可能对本品过敏 2. 长期使用任何广谱抗生素都可能导致其他非敏感菌过度生长，可诱发二重感染
特殊人群用药	肝功能、肾功能不全患者：肾脏或肝脏损害患者在使用该药物时，应加倍小心
药典	USP、Eur. P.、Chin. P.
国家处方集	
其他推荐依据	

续 表

■ 药品名称	头孢克洛 Cefaclor
抗菌谱与适应证	第二代口服头孢菌素。适用于敏感菌所致下列部位的轻、中度感染： 1. 呼吸系统感染 2. 泌尿生殖系统感染 3. 皮肤软组织感染 4. 口腔科感染 5. 眼科感染
制剂与规格	头孢克洛胶囊[保(乙)]：125mg；250mg 头孢克洛缓释胶囊[保(乙)]：187.5mg 头孢克洛片[保(乙)]：250mg 头孢克洛缓释片[保(乙)]：375mg 头孢克洛分散片[保(乙)]：①125mg；②375mg 头孢克洛颗粒[保(乙)]：①100mg；②125mg；③250mg 头孢克洛混悬液[保(乙)]：①30ml：0.75g；②60ml：1.5g
用法与用量	1. 成人：口服，一次 250mg，每 8 小时 1 次；较重的感染或敏感性较差的细菌引起的感染，剂量可加倍，但一日总量不超过 4g 2. 儿童：口服，一日 20mg/kg，分 3 次（每 8 小时 1 次）给药，宜空腹服用；重症感染可增至一日 40mg/kg，但一日总量不超过 1g
注意事项	1. 对于有胃肠道病史（特别是结肠炎）的患者、使用抗生素（包括头孢菌素）要慎重 2. 长期使用的患者应细心观察，如发生二重感染，必须采取适当措施
禁忌	禁用于已知对头孢菌素类药物过敏者
不良反应	过敏反应（皮疹、瘙痒、荨麻疹等）；腹泻等胃肠道反应
特殊人群用药	肝功能、肾功能不全患者：肾功能轻度不全者可不减量；肾功能中度和重度减退者的剂量应分别减为正常剂量的 1/2 和 1/4 儿童：新生儿用药的安全性尚未确定 老年人：老年患者除虚弱、营养不良或严重肾功能损害外，一般不需要调整剂量 妊娠与哺乳期妇女：妊娠安全性分级为 B 级；哺乳期妇女应慎用或用药时暂停授乳
药典	USP、Eur. P.、Chin. P.
国家处方集	CNF
其他推荐依据	
■ 药品名称	头孢呋辛酯 Cefuroxime Axetil
抗菌谱与适应证	第二代口服头孢菌素。适用于溶血性链球菌、金黄色葡萄球菌（耐甲氧西林株除外）及流感嗜血杆菌、大肠埃希菌、肺炎克雷伯菌、奇异变形杆菌等肠杆菌科细菌敏感菌株所致成人急性咽炎或扁桃体炎、急性中耳炎、上颌窦炎、慢性支气管炎急性发作、急性支气管炎、单纯性尿路感染、皮肤软组织感染及无并发症淋病奈瑟菌性尿道炎和宫颈炎。儿童咽炎或扁桃体炎、急性中耳炎及脓疱病等
制剂与规格	头孢呋辛酯片[基,保(甲)]：①0.125g；②0.25g

续 表

用法与用量	口服 成人：一般一日 0.5g；下呼吸道感染患者一日 1g；单纯性下尿路感染患者一日 0.25g。均分 2 次服用。单纯性淋病奈瑟菌尿道炎单剂疗法剂量为 1g 5~12 岁小儿：急性咽炎或急性扁桃体炎，一日 20mg/kg（按体重），分 2 次服用，一日不超过 0.5g；急性中耳炎、脓疱病，一日 30mg/kg（按体重），分 2 次服用，一日不超过 1g
注意事项	1. 有胃肠道疾病史者，特别是溃疡性结肠炎、局限性肠炎或抗生素相关性结肠炎者慎用 2. 应于餐后服用，以增加吸收，提高血药浓度，并减少胃肠道反应
禁忌	对本品及其他头孢菌素类过敏者、有青霉素过敏性休克或即刻反应史者及胃肠道吸收障碍者禁用
不良反应	常见腹泻、恶心和呕吐等胃肠反应；少见皮疹、药物热等过敏反应
特殊人群用药	肝功能、肾功能不全患者：肾功能减退及肝功能损害者慎用 儿童：5 岁以下小儿禁用胶囊剂、片剂，宜服用头孢呋辛酯干混悬液 老年人：85 岁以上的老年患者的血浆消除半衰期可延至约 3.5 小时，因此应在医师指导下根据肾功能情况调整用药剂量或用药间期 妊娠与哺乳期妇女：仅在有明确指征时，孕妇方可慎用；哺乳期妇女应慎用或暂停授乳
药典	USP、Eur. P.、Chin. P.、Jpn. P.
国家处方集	CNF
其他推荐依据	

三、第三代头孢菌素类

■ 药品名称	注射用头孢唑肟 Ceftizoxime for Injection
抗菌谱与适应证	第三代注射用头孢菌素。用于治疗由敏感菌引起的下呼吸道感染、胆道感染、腹腔感染、盆腔感染。尿路感染、脑膜炎、皮肤软组织感染、骨和关节感染、败血症、感染性心内膜炎及创伤、烧伤、烫伤后的严重感染
制剂与规格	注射用头孢唑肟钠[保(乙)]：①0.5g；②1g；③2g
用法与用量	静脉滴注 成人：一次 1~2g，每8~12 小时 1 次；严重感染，剂量可增至一次 3~4g，每 8 小时 1 次。治疗非复杂性尿路感染，一次 0.5g，每 12 小时 1 次 儿童：6 个月及 6 个月以上的婴儿和儿童常用量，一次 50mg/kg（按体重），每 6~8 小时 1 次。肾功能损害的患者在给予 0.5~1.0g 的首次负荷剂量后，需根据其损害程度调整剂量
注意事项	1. 青霉素类过敏史患者，有指征应用本品时，必须充分权衡利弊后在严密观察下慎用 2. 有胃肠道疾病病史者，特别是结肠炎患者慎用
禁忌	对本品及其他头孢菌素类药物过敏者禁用
不良反应	皮疹、瘙痒和药物热等变态反应、腹泻、恶心、呕吐、食欲缺乏等
特殊人群用药	儿童：6 个月以下小儿使用本药的安全性和有效性尚未确定 老年人：老年患者常伴有肾功能减退，应适当减少剂量或延长给药时间 妊娠与哺乳期妇女：妊娠期妇女仅在有明确指征时应用，妊娠安全性分级为 B 级；哺乳期妇女应用本药时应暂停授乳

续　表

药典	USP
国家处方集	CNF
其他推荐依据	
■ 药品名称	注射用头孢噻肟　Cefotaxime for Injection
抗菌谱与适应证	第三代注射用头孢菌素。用于敏感细菌所致的肺炎及其他下呼吸道感染、尿路感染、脑膜炎、败血症、腹腔感染、盆腔感染、皮肤软组织感染、生殖道感染、骨和关节感染等。头孢噻肟可以作为小儿脑膜炎的选用药物
制剂与规格	注射用头孢噻肟钠[保(甲)]：①0.5g；②1g；③2g
用法与用量	肌内注射或静脉给药 成人：肌内注射0.5~2.0g，每8~12小时1次。静脉给药，一日2~6g，分2~3次给药；严重感染者，每6~8小时2~3g，一日最高剂量为12g。无并发症的肺炎链球菌肺炎或急性尿路感染：每12小时1g 儿童：静脉给药，新生儿一次50mg/kg，7日内新生儿每12小时1次，7~28日新生儿每8小时1次
注意事项	1. 有胃肠道疾病者慎用 2. 用药前须确定是否需进行过敏试验 3. 本品与氨基糖苷类抗生素不可同瓶滴注
禁忌	对头孢菌素类药物过敏者及有青霉素过敏性休克或即刻反应史者禁用
不良反应	不良反应发生率低，3%~5%。有皮疹和药物热、静脉炎、腹泻、恶心、呕吐、食欲缺乏等
特殊人群用药	肝功能、肾功能不全患者：严重肾功能减退患者应用本药时须根据肌酐清除率调整减量 儿童：婴幼儿不宜做肌内注射 老年人：老年患者应根据肾功能适当减量 妊娠与哺乳期妇女：妊娠安全性分级为B级；哺乳期妇女用药时宜暂停授乳
药典	USP、Eur. P.、Chin. P.
国家处方集	CNF
其他推荐依据	
■ 药品名称	注射用头孢曲松　Ceftriaxone for Injection
抗菌谱与适应证	第三代注射用头孢菌素。用于敏感致病菌所致的下呼吸道感染、尿路、胆道感染，以及腹腔感染、盆腔感染、皮肤软组织感染、骨和关节感染、败血症、脑膜炎等及手术期感染预防。本品单剂可治疗单纯性淋病
制剂与规格	注射用头孢曲松钠：①0.25g；②0.5g；③0.75g；④1g；⑤1.5g；⑥2g；⑦3g；⑧4g
用法与用量	成人：肌内注射或静脉给药，每24小时1~2g或每12小时0.5~1g。最高剂量一日4g 小儿：常用量静脉给药，一日20~80mg/kg（按体重）
注意事项	1. 对青霉素过敏患者应用本品时应根据患者情况充分权衡利弊后决定。有青霉素过敏性休克或即刻反应者，不宜再选用头孢菌素类

续 表

	2. 有胃肠道疾病史者，特别是溃疡性结肠炎、局限性肠炎或抗生素相关性结肠炎（头孢菌素类很少产生抗生素相关性肠炎）者应慎用
禁忌	1. 禁用于对本品及其他头孢菌素抗生素过敏的患者。有青霉素过敏性休克史的患者避免应用本品 2. 头孢曲松不得用于高胆红素血症的新生儿和早产儿的治疗。体外研究显示头孢曲松可从血清蛋白结合部位取代胆红素，从而引起这些患者的胆红素脑病 3. 在新生儿中，不得与补钙治疗同时进行，否则可能导致头孢曲松的钙盐沉降的危险
不良反应	胃肠道反应、过敏反应等
特殊人群用药	儿童：出生体重<2kg 的新生儿使用本药的安全性尚未确定。本药可将胆红素从血清白蛋白上置换下来，患有高胆红素血症的新生儿（尤其是早产儿），应避免使用本药 老年人：除非患者虚弱、营养不良或有重度肾功能损害时，老年人应用头孢曲松一般不需调整剂量 妊娠与哺乳期妇女：妊娠安全性分级为 B 级；哺乳期妇女应权衡利弊后应用
药典	USP、Eur. P.、Chin. P.
国家处方集	CNF
其他推荐依据	
■ 药品名称	注射用头孢哌酮　Cefoperazone for Injection
抗菌谱与适应证	第三代注射用头孢菌素。用于治疗敏感菌所致的呼吸道感染、泌尿道感染、胆道感染、皮肤软组织感染、败血症、脑膜炎、创伤及手术后感染。与抗厌氧菌药联用，用于治疗敏感菌所致的腹膜炎、盆腔感染
制剂与规格	注射用头孢哌酮钠：①0.5g；②1g；③1.5g；④2g
用法与用量	肌内注射或静脉给药 成人：一般感染，一次 1~2g，每 12 小时 1 次；严重感染，一次 2~3g，每 8 小时 1 次。一日剂量不宜超过 9g，但免疫缺陷患者伴严重感染时剂量可增至一日 12g 儿童：一日 50~200mg/kg，分 2~3 次给药
注意事项	1. 肝病、胆道梗阻严重或同时有肾功能减退者，用药剂量应予以适当调整 2. 部分患者可引起维生素 K 缺乏和低凝血酶原血症，用药期间应进行出血时间、凝血酶原时间监测
禁忌	对头孢菌素类药物过敏者及有青霉素过敏性休克史者禁用
不良反应	皮疹较为多见；少数患者尚可发生腹泻、腹痛；嗜酸性粒细胞增多，轻度中性粒细胞减少；暂时性 AST（GOT）及 ALT（GPT）、碱性磷酸酶、尿素氮或血肌酐升高等
特殊人群用药	儿童：新生儿和早产儿用药须权衡利弊 妊娠与哺乳期妇女：妊娠安全性分级为 B 级；哺乳期妇女用药时宜暂停授乳
药典	USP、Eur. P.、Chin. P.
国家处方集	CNF
其他推荐依据	

续　表

■ 药品名称	注射用头孢他啶　Ceftazidime for Injection
抗菌谱与适应证	第三代注射用头孢菌素。用于敏感革兰阴性杆菌所致的败血症、下呼吸道感染、腹腔和胆道感染、复杂性尿路感染和严重皮肤软组织感染等。对于由多种耐药革兰阴性杆菌引起的免疫缺陷者感染、医院内感染以及革兰阴性杆菌或铜绿假单胞菌所致中枢神经系统感染尤为适用
制剂与规格	注射用头孢他啶[保(乙)]：①0. 25g；②0. 5g[基]；③1g[基]；④2g
用法与用量	静脉注射或静脉滴注。①败血症、下呼吸道感染、胆道感染等，一日 4~6g，分 2~3 次静脉滴注或静脉注射；②泌尿系统感染和重度皮肤软组织感染等，一日 2~4g，分 2 次静脉滴注或静脉注射；③对于某些危及生命的感染、严重铜绿假单胞菌感染和中枢神经系统感染，可酌情增量至一日 0. 15~0. 20g/kg，分 3 次静脉滴注或静脉注射；④婴幼儿常用剂量为一日 30~100mg/kg，分 2~3 次静脉滴注
注意事项	在应用头孢他啶治疗前应仔细询问对头孢菌素类、青霉素类或其他药物的过敏反应史
禁忌	禁用于对本品及其他头孢菌素过敏的患者
不良反应	感染和侵袭性疾病，血液和淋巴系统紊乱，免疫系统紊乱等
特殊人群用药	肝功能、肾功能不全患者：肾功能不全患者用药时，剂量需根据肾功能的降低程度而相应减少 儿童：早产儿及 2 个月以内新生儿慎用 妊娠与哺乳期妇女：妊娠初期和妊娠早期 3 个月妇女应慎用，妊娠安全性分级为 B 级；哺乳期妇女须权衡利弊后用药
药典	USP、Eur. P. 、Chin. P.
国家处方集	CNF
其他推荐依据	
■ 药品名称	头孢地尼　Cefdinir
抗菌谱与适应证	第三代口服头孢菌素。用于对本品敏感的葡萄球菌、大肠埃希菌、克雷伯菌、奇异变形杆菌等引起的下列感染： 1. 咽喉炎、扁桃体炎、支气管炎急性发作、肺炎 2. 中耳炎、鼻窦炎 3. 肾盂肾炎、膀胱炎、淋菌性尿道炎 4. 附件炎、宫内感染、前庭大腺炎 5. 乳腺炎、肛门周围脓肿、外伤或手术伤口的继发感染 6. 皮肤软组织感染 7. 眼睑炎、睑板腺炎、猩红热
制剂与规格	头孢地尼胶囊[保(乙)]：①50mg；②100mg 头孢地尼分散片[保(乙)]：①50mg；②100mg
用法与用量	口服。成人，一次 100mg，一日 3 次。儿童 9~18mg/kg，分 3 次服用。严重肾功能障碍者应酌减剂量及延长给药间隔时间。血液透析患者，建议剂量为一次 100mg，一日 1 次
注意事项	1. 因有出现休克等过敏反应的可能，应详细询问过敏史 2. 下列患者应慎重使用：对青霉素类抗生素有过敏史者；本人或亲属中有易发生支气管哮喘、皮疹、荨麻疹等过敏症状体质者；患有严重基础疾病、不能很好进食或非经口摄取营养者、恶病质等患者

续 表

禁忌	对本品有休克史者禁用；对青霉素或头孢菌素有过敏史者慎用
不良反应	常见腹泻、腹痛、皮疹、瘙痒、AST（GOT）及ALT（GPT）升高等
特殊人群用药	肝功能、肾功能不全患者：严重的肾功能障碍者慎用 儿童：新生儿和小于6个月婴儿的安全性和疗效尚未确定；可用于儿童急性上颌鼻窦炎 老年人：高龄者慎用；老年患者可能会有出血倾向，应根据对患者的临床观察调整剂量和给药间隔 妊娠与哺乳期妇女：妊娠安全性分级为B级；哺乳期妇女仅在利大于弊时，才能使用
药典	Chin. P.
国家处方集	CNF
其他推荐依据	
■ 药品名称	头孢克肟 Cefixime
抗菌谱与适应证	第三代口服头孢菌素。用于敏感菌所致的咽炎、扁桃体炎、急性支气管炎和慢性支气管炎急性发作、中耳炎、尿路感染、单纯性淋病等
制剂与规格	头孢克肟片[保(乙)]：①0.05g；②0.1g 头孢克肟分散片[保(乙)]：0.1g 头孢克肟咀嚼片[保(乙)]：①0.05g；②0.1g 头孢克肟胶囊[保(乙)]：①0.05g；②0.1g 头孢克肟颗粒[保(乙)]：0.05g
用法与用量	口服 成人：一次50~100mg，一日2次；严重感染时，可增加至一次200mg，一日2次 儿童：体重30kg以下，一次1.5~3.0mg/kg，一日2次；严重感染时，一次6mg/kg，一日2次
注意事项	1. 因有出现休克等过敏反应的可能，应详细询问过敏史 2. 下列患者应慎重使用：对青霉素类抗生素有过敏史者；本人或亲属中有易发生支气管哮喘、皮疹、荨麻疹等过敏症状体质者；经口给药困难或非经口摄取营养者、恶病质等患者
禁忌	对头孢克肟及其成分或其他头孢菌素类药物过敏者禁用
不良反应	主要不良反应有腹泻等消化道反应、皮疹等皮肤症状、临床检查值异常，包括肝功能指标升高、嗜酸性粒细胞增多等
特殊人群用药	肝功能、肾功能不全患者：严重的肾功能障碍者应根据肾功能状况适当减量，给药间隔应适当增大 儿童：6个月以下儿童使用本药的安全性和有效性尚未确定 老年人：老年人使用本药的血药浓度峰值和AUC可较年轻人分别高26%和20%，老年患者可以使用本品 妊娠与哺乳期妇女：妊娠安全性分级为B级；哺乳期妇女使用时应暂停授乳
药典	USP、Eur. P.
国家处方集	CNF
其他推荐依据	

续　表

■ 药品名称	头孢泊肟酯　Cefpodoxime Proxetil
抗菌谱与适应证	第三代口服头孢菌素。适用于敏感菌引起的下列轻至中度感染：①呼吸系统感染；②泌尿、生殖系统感染；③皮肤及皮肤附件感染：如毛囊炎、疖、痈、丹毒、蜂窝织炎、淋巴管（结）炎、化脓性甲沟（周）炎、皮下脓肿、汗腺炎、感染性粉瘤、肛周脓肿等；④耳鼻喉感染：中耳炎、鼻窦炎等；⑤其他：乳腺炎等
制剂与规格	头孢泊肟酯片：①100mg；②200mg 头孢泊肟酯分散片：100mg 头孢泊肟酯胶囊：100mg 头孢泊肟酯颗粒：40mg 头孢泊肟酯干混悬剂：①50mg；②100mg
用法与用量	餐后口服 成人：上呼吸道感染，一次0.1g，一日2次，疗程5~10天；下呼吸道感染：慢性支气管炎急性发作：一次0.2g，一日2次，疗程10天；急性社区获得性肺炎：一次0.2g，一日2次，疗程14天；单纯性泌尿道感染：一次0.1g，一日2次，疗程7天；急性单纯性淋病：单剂0.2g；皮肤和皮肤软组织感染：一次0.4g，一日2次，疗程7~14天 儿童：急性中耳炎，每日剂量10mg/kg，一次5mg/kg，每12小时1次，疗程10天。每日最大剂量不超过0.4g。扁桃体炎、鼻窦炎，每日剂量10mg/kg，一次5mg/kg，每12小时1次，疗程5~10天。每日最大剂量不超过0.2g
注意事项	1. 避免与抗酸药、H_2受体阻断药、质子泵抑制药同时服用 2. 下列患者应慎重使用：易引起支气管哮喘、荨麻疹、湿疹等过敏症状体质的患者，全身营养状态不佳者
禁忌	对头孢菌素类药物过敏者及有青霉素过敏性休克或即刻反应史者禁用
不良反应	严重不良反应包括休克、严重肠炎等，其他不良反应包括腹泻等消化道反应、皮疹等过敏反应等
特殊人群用药	肝功能、肾功能不全患者：严重的肾功能损害者应慎用，如必须使用时，应调节给药剂量和给药间隔 老年人：老年患者多见生理功能降低，易出现不良反应及维生素K缺乏引起的出血倾向，应慎用 妊娠与哺乳期妇女：妊娠安全性分级为B级；哺乳期妇女使用时应停止授乳或换用其他药物
药典	USP、Jpn. P.
国家处方集	CNF
其他推荐依据	

四、第四代头孢菌素类

■ 药品名称	注射用头孢吡肟　Cefepime for Injection
抗菌谱与适应证	第四代头孢菌素。用于治疗敏感菌所致的下列中、重度感染： 1. 下呼吸道感染，如肺炎、支气管炎等

续 表

	2. 泌尿系统感染 3. 非复杂性皮肤或皮肤软组织感染 4. 复杂性腹腔内感染 5. 妇产科感染 6. 其他，如败血症、儿童脑脊髓膜炎及中性粒细胞减少性发热患者的经验治疗
制剂与规格	注射用盐酸头孢吡肟[保(乙)]：①0.5g；②1g
用法与用量	肌内注射或静脉滴注 成人：一次1~2g，每12小时1次；轻、中度感染，一次0.5~1.0g，每12小时1次；重度泌尿道感染，一次2g，每12小时1次；严重感染、中性粒细胞减少性发热的经验治疗，一次2g，每8小时1次 儿童：对2月龄至12岁儿童或体重<40kg的患儿，最大剂量不可超过成人剂量，一次40mg/kg（按体重），每12小时1次，疗程7~14天
注意事项	1. 可诱发抗生素相关性肠炎 2. 有胃肠道疾患，尤其是肠炎患者慎用
禁忌	禁用于对头孢吡肟或*L*-精氨酸，头孢菌素类药物，青霉素或其他β-内酰胺类抗生素有过敏反应的患者
不良反应	常见腹泻，皮疹和注射局部反应，如静脉炎，注射部位疼痛和炎症；其他可见呕吐、恶心、过敏、瘙痒等
特殊人群用药	肝功能、肾功能不全患者：肝功能、肾功能不全患者应监测凝血酶原时间；对肾功能不全的患者，用量应根据肾功能调整 儿童：对13岁以下儿童的疗效尚不明确，需慎用 老年人：老年患者使用本药的半衰期延长，且65岁及以上老年患者的药物总清除率下降 妊娠与哺乳期妇女：妊娠安全性分级为B级；哺乳期妇女应慎用或用药时暂停授乳
药典	USP、Jpn. P.
国家处方集	CNF
其他推荐依据	
■ 药品名称	**注射用头孢匹罗 Cefpirome for Injection**
抗菌谱与适应证	第四代头孢菌素。适用于治疗敏感菌引起的下列严重感染： 1. 严重的下呼吸道感染（如大叶性肺炎、肺脓肿、支气管扩张合并感染等） 2. 严重的泌尿道感染（如复杂性尿路感染） 3. 严重的皮肤及软组织感染 4. 中性粒细胞减少患者所患严重感染 5. 败血症、化脓性脑膜炎、腹腔内感染、肝胆系统感染、盆腔内感染
制剂与规格	注射用头孢匹罗[保(乙)]：①0.25g；②0.5g；③1g；④2.0g
用法与用量	静脉给药。成人：上、下泌尿道合并感染，严重皮肤及软组织感染：一次1g，每12小时1次；严重下呼吸道感染：一次1~2g，每12小时1次；败血症：一次2g，每12小时1次；中性粒细胞减少患者所患严重感染：一次2g，每12小时1次。肾功能不全时，先给予1~2g负荷剂量，再根据肌酐清除率进行剂量调整。血液透析患者（肌酐清除率<5ml/min），一次0.5~1.0g，一日1次，透析后再给予0.25~0.50g的补充剂量

续　表

注意事项	1. 本品与氨基糖苷类或袢利尿药合用时应监测肾功能 2. 一旦发生假膜性结肠炎，应立即停止用药并开始特异性的抗生素治疗 3. 应事先询问患者是否有β-内酰胺抗生素过敏史 4. 疗程超过10日，应监测血象
禁忌	对头孢菌素类药物过敏者、儿童、妊娠及哺乳期妇女禁用
不良反应	1. 超敏反应：过敏性皮肤反应如皮疹、荨麻疹、瘙痒、药物热；有可能发生严重的急性过敏反应；血管性水肿、支气管痉挛 2. 胃肠道反应：恶心、呕吐、腹泻 3. 局部反应：静脉壁炎性刺激及注射部位疼痛
特殊人群用药	儿童：小于12岁儿童用药的有效性及安全性尚未确定。不推荐在该年龄组使用本药 妊娠与哺乳期妇女：妊娠期间用药应权衡利弊。哺乳期妇女用药应权衡利弊
药典	Jpn. P.
国家处方集	CNF
其他推荐依据	

第三节　其他β-内酰胺类

■ 药品名称	注射用头孢美唑　Cefmetazole for Injection
抗菌谱与适应证	第二代注射用头霉素类，抗菌活性与第二代头孢菌素相近。适用于葡萄球菌、大肠埃希菌、克雷伯菌、变形杆菌、脆弱拟杆菌、消化球菌等所致的下列感染：①呼吸道感染；②尿路感染；③胆管炎、胆囊炎；④腹膜炎；⑤女性生殖系统感染；⑥败血症；⑦颌骨周围蜂窝织炎、颌炎
制剂与规格	注射用头孢美唑钠[保(乙)]：①1g；②2g
用法与用量	静脉给药。成人，一日1~2g，分2次给药；重度感染剂量可至一日4g，分2~4次静脉滴注。儿童，一日25~100mg/kg，分2~4次给药；重度感染一日150mg/kg，分2~4次静脉滴注。肾功能不全者本药血药浓度升高，半衰期延长，应调整用量
注意事项	1. 下述患者慎用：对青霉素类抗生素有过敏史者，或双亲、兄弟姐妹等亲属属于过敏体质者，严重肾损害者（有可能出现血药浓度升高、半衰期延长），经口摄食不足患者或非经口维持营养者、全身状态不良者（通过摄食，可能出现维生素K缺乏）等 2. 给药期间及给药后至少1周内避免饮酒
禁忌	对本品有过敏性休克史者禁用
不良反应	过敏反应（如皮疹、瘙痒、荨麻疹、红斑、发热等），罕见休克，肝功能异常等
特殊人群用药	儿童：早产儿、新生儿慎用 老年人：慎用 妊娠与哺乳期妇女：妊娠安全性分级为B级。哺乳期妇女慎用

续 表

药典	USP
国家处方集	CNF
其他推荐依据	
■ 药品名称	注射用头孢西丁 Cefoxitin for Injection
抗菌谱与适应证	第二代注射用头霉素类。适用于治疗敏感菌所致的下呼吸道、泌尿生殖系统、骨、关节、皮肤软组织、心内膜感染以及败血症。尤适用于需氧菌和厌氧菌混合感染导致的吸入性肺炎、糖尿病患者下肢感染及腹腔或盆腔感染
制剂与规格	注射用头孢西丁钠[保(乙)]：①1g；②2g
用法与用量	肌内注射或静脉给药。成人，一次1~2g，每6~8小时1次。①单纯感染：每6~8小时1g，一日总量3~4g；②中、重度感染：每4小时1g或每6~8小时2g，一日总量6~8g；③严重感染：每4小时2g或每6小时3g，一日总量12g；④肾功能不全者首次剂量为1~2g，此后按其肌酐清除率制订给药方案
注意事项	1. 青霉素过敏者慎用 2. 有胃肠疾病史（特别是结肠炎）者慎用 3. 本品与氨基糖苷类抗生素配伍时，会增加肾毒性
禁忌	对本品及头孢菌素类抗生素过敏者禁用
不良反应	最常见的为局部反应，静脉注射后可出现血栓性静脉炎，肌内注射后可有局部硬结压痛；偶见变态反应、低血压、腹泻等
特殊人群用药	肝功能、肾功能不全患者：肾功能损害者慎用 儿童：3个月以内婴儿不宜使用本药 妊娠与哺乳期妇女：妊娠安全性分级为B级；哺乳妇女应权衡利弊后用药
药典	USP、Eur. P.
国家处方集	CNF
其他推荐依据	
■ 药品名称	注射用头孢米诺 Cefminox for Injection
抗菌谱与适应证	第三代头霉素类，抗菌活性与第三代头孢菌素相近。用于治疗敏感菌所致的下列感染：①呼吸系统感染；②腹腔感染；③泌尿生殖系统感染：肾盂肾炎、膀胱炎、盆腔腹膜炎、子宫附件炎、子宫内感染、子宫旁组织炎；④其他：败血症等
制剂与规格	注射用头孢米诺钠[保(乙)]：①0. 5g；②1g；③1. 5g；④2g
用法与用量	静脉给药 成人：一次1g，一日2次。败血症和重症感染，一日6g，分3~4次给药 儿童：一次20mg/kg，一日3~4次
注意事项	1. 对β-内酰胺类抗生素有过敏史的患者慎用 2. 本人或双亲、兄弟姐妹等血缘亲属为支气管哮喘、皮疹、荨麻疹等过敏体质者慎用 3. 用药期间及用药后至少1周避免饮酒
禁忌	对头孢米诺或头孢烯类抗生素过敏的患者禁用

续　表

不良反应	严重不良反应包括休克、全血细胞减少症、假膜性肠炎、史-约综合征、中毒性表皮坏死症、急性肾衰竭、溶血性贫血、间质性肺炎、肺嗜酸性粒细胞浸润症、变态反应（如皮疹、发红、瘙痒、发热）等
特殊人群用药	肝功能、肾功能不全患者：肾功能不全者可调整剂量使用，严重肾功能损害患者慎用 儿童：新生儿、早产儿的用药安全尚未确定，满月后的小儿可参照体重用药 老年人：老年患者有可能出现维生素 K 缺乏引起的出血倾向 妊娠与哺乳期妇女：孕妇、哺乳期妇女用药应权衡利弊
药典	Jpn. P.
国家处方集	CNF
其他推荐依据	
■ 药品名称	注射用拉氧头孢　Latamoxef for Injection
抗菌谱与适应证	第三代注射用头霉素类，抗菌性能与第三代头孢菌素相近。适用于治疗敏感菌所致的下列感染： 1. 呼吸系统感染，如肺炎、支气管炎、支气管扩张症继发感染、肺脓肿、脓胸等 2. 消化系统感染，如胆囊炎、胆管炎等 3. 腹腔内感染，如肝脓肿、腹膜炎等 4. 泌尿生殖系统感染 5. 骨、关节、皮肤和软组织感染等 6. 其他严重感染，如败血症、脑膜炎等
制剂与规格	注射用拉氧头孢钠[保(乙)]：①1g；②2g
用法与用量	静脉给药 成人：一次 0.5~1.0g，一日 2 次。重度感染，一日剂量可增加至 4g 儿童：一日 60~80mg/kg，分 3~4 次给药。危重病例剂量可递增至一日 150mg/kg
注意事项	1. 对青霉素有过敏史者、胆道阻塞患者慎用 2. 大量静脉注射应选择合适部位，缓慢注射，以减轻对管壁的刺激及减少静脉炎的发生
禁忌	对本品过敏者禁用
不良反应	常见皮疹、荨麻疹、瘙痒、恶心、呕吐、腹泻、腹痛等；少见过敏性休克，偶见 AST（GOT）及 ALT（GPT）升高，停药后均可自行消失
特殊人群用药	肝功能、肾功能不全患者：严重肾功能不全者慎用 儿童：新生儿、早产儿慎用 妊娠与哺乳期妇女：妊娠安全性分级为 C 级；哺乳期妇女慎用
药典	Jpn. P.
国家处方集	CNF
其他推荐依据	
■ 药品名称	注射用舒巴坦　Sulbactam for Injection
抗菌谱与适应证	β-内酰胺酶抑制剂，与青霉素类或头孢菌素类药合用，治疗敏感菌所致的尿路感染、肺部感染、支气管感染、胆道感染、腹腔和盆腔感染、耳鼻喉科感染、皮肤软组织感染、骨和关节感染、周围感染、败血症等

续 表

制剂与规格	注射用舒巴坦[保(乙)]：①0.25g；②0.5g；③1.0g
用法与用量	舒巴坦与氨苄青霉素以1∶2剂量比应用。一般感染，成人剂量为舒巴坦每日1~2g，氨苄西林每日2~4g，一日量分2~3次静脉滴注或肌内注射；轻度感染可舒巴坦每日0.5g，氨苄青霉素1g，分2次静脉滴注或肌内注射；重度感染可增大剂量至每日舒巴坦3~4g，氨苄青霉素6~8g，一日量分3~4次静脉滴注
注意事项	1. 本品必须和β-内酰胺类抗生素联合使用，单独使用无效 2. 本品配成溶液后必须及时使用，不宜久置 3. 当与青霉素类药物合用时，用药前须做青霉素皮肤试验，阳性者禁用
禁忌	对青霉素类药物过敏者禁用
不良反应	注射部位疼痛、皮疹，静脉炎、腹泻、恶心等反应偶有发生。偶见一过性嗜酸性粒细胞增多，血清ALT（GPT）、AST（GOT）升高等。极个别患者发生剥脱性皮炎、过敏性休克
特殊人群用药	肝功能、肾功能不全患者：肾功能减退者，根据血浆肌酐清除率调整用药 老年人：老年患者肾功能减退，须调整剂量 妊娠与哺乳期妇女：妊娠及哺乳期妇女应用仍须权衡利弊
药典	USP、Eur. P.、Chin. P.、Jpn. P.
国家处方集	CNF
其他推荐依据	
■ 药品名称	注射用氨曲南 Aztreonam for Injection
抗菌谱与适应证	单环β-内酰胺类，适用于治疗敏感需氧革兰阴性菌所致的多种感染，如败血症、下呼吸道感染、尿路感染、腹腔内感染、子宫内膜炎、盆腔炎、术后伤口及烧伤、溃疡等皮肤软组织感染等
制剂与规格	注射用氨曲南[保(乙)]：①0.5g；②1.0g；③2.0g
用法与用量	肌内注射或静脉给药。成人：泌尿道感染，一次0.5~1.0g，每8~12小时1次；中度感染，一次1~2g，每8~12小时1次；危重患者或由铜绿假单胞菌所致的严重感染，一次2g，每6~8小时1次，一日最大剂量不宜超过8g。肾功能不全时剂量：应根据肌酐清除率调整剂量；每次血液透析后，除维持量外，应另给予起始量的1/8
注意事项	1. 氨曲南与青霉素之间无交叉过敏反应，但对青霉素、头孢菌素过敏及过敏体质者仍需慎用 2. 有不同程度的抗生素相关性肠炎
禁忌	对氨曲南有过敏史者禁用
不良反应	常见为恶心、呕吐、腹泻及皮肤过敏反应等
特殊人群用药	儿童：婴幼儿的安全性尚未确立应慎用 老年人：老年人用药剂量应按其肾功能减退情况酌情减量 妊娠与哺乳期妇女：妊娠安全性分级为B级，哺乳期妇女使用时应暂停授乳
药典	USP、Jpn. P.
国家处方集	CNF
其他推荐依据	

第四节　碳青霉烯类

■ 药品名称	注射用亚胺培南西司他丁　Imipenem and Cilastatin for Injection
抗菌谱与适应证	对大多数革兰阳性、革兰阴性的需氧菌和厌氧菌有抗菌作用。适用于治疗敏感革兰阳性菌及革兰阴性杆菌所致的严重感染（如败血症、感染性心内膜炎、下呼吸道感染、腹腔感染、盆腔感染、皮肤软组织感染、骨和关节感染、尿路感染等）以及多种细菌引起的混合感染
制剂与规格	注射用亚胺培南西司他丁钠（1∶1）[保(乙)]：①0.5g；②1g；③2g
用法与用量	静脉滴注 成人：轻度感染，每6小时0.25g；中度感染，一次1g，一日2次；严重感染，每8小时1g。日最高剂量不超过4g 儿童：体重<40kg，一次15mg/kg，每6小时1次。一日总剂量不超过2g 肾功能不全时剂量：肌酐清除率为30~70ml/min者，每6~8小时用0.5g；肌酐清除率为20~30ml/min者，每8~12小时用0.25~0.50g；肌酐清除率<20ml/min者，每12小时用0.25g。透析时建议血液透析后补充1次用量
注意事项	1. 患过胃肠道疾病尤其是结肠炎的患者，需慎用 2. 有癫痫史或中枢神经系统功能障碍者发生痉挛、意识障碍等不良反应增加
禁忌	本品禁用于对本品任何成分过敏的患者
不良反应	局部反应（红斑、局部疼痛和硬结、血栓性静脉炎）；过敏反应/皮肤（皮疹、瘙痒、荨麻疹、多形性红斑、史-约综合征等）；胃肠道反应（恶心、呕吐、腹泻等）等
特殊人群用药	肝功能、肾功能不全患者：严重肾功能不全患者应根据肌酐清除率调节用量 儿童：婴儿及肾功能不全的儿童使用本药须权衡利弊 妊娠与哺乳期妇女：妊娠安全性分级为C级，哺乳期妇女使用时应暂停授乳
药典	USP、Eur. P.、Jpn. P.
国家处方集	CNF
其他推荐依据	
■ 药品名称	注射用比阿培南　Biapenem for Injection
抗菌谱与适应证	用于治疗由敏感细菌所引起的败血症、肺炎、肺部脓肿、慢性呼吸道疾病引起的二次感染、难治性膀胱炎、肾盂肾炎、腹膜炎、妇科附件炎等
制剂与规格	注射用比阿培南[保(乙)]：0.3g
用法与用量	静脉滴注。成人，一次0.3g，滴注30~60分钟，一日2次。一日的最大给药量不得超过1.2g。缩短给药间隔时间至每8小时一次或延长静脉滴注时间至1~3小时可以增加疗效。由于老年患者生理功能下降，需注意调整用药剂量及用药间隔时间
注意事项	1. 对青霉素、碳青霉烯类及头孢类抗菌药物过敏者慎用 2. 本人或直系亲属有易诱发支气管哮喘、皮疹、荨麻疹等症状的过敏性体质者慎用 3. 有癫痫史者及中枢神经系统疾病患者慎用
禁忌	对本品过敏者禁用

续 表

不良反应	常见皮疹、瘙痒、恶心、呕吐及腹泻等
特殊人群用药	肝功能、肾功能不全患者：严重肾功能不全的患者应根据肌酐清除率调节用量 儿童：用药的安全性尚不明确 老年人：慎用 妊娠与哺乳期妇女：用药安全性尚不明确
药典	USP、Eur. P.、Jpn. P.
国家处方集	CNF
其他推荐依据	
■ 药品名称	注射用帕尼培南倍他米隆 Panipenem Betamipron for Injection
抗菌谱与适应证	用于敏感的金黄色葡萄球菌、表皮葡萄球菌、大肠埃希菌、肺炎杆菌、流感杆菌、阴沟杆菌、变形杆菌、枸橼酸杆菌、类杆菌属、铜绿假单胞菌等所致的下列感染：①呼吸系统感染；②腹腔感染；③泌尿、生殖系统感染；④眼科感染、皮肤、软组织感染；⑤耳、鼻、喉感染；⑥骨、关节感染；⑦其他严重感染，如败血症、感染性心内膜炎等
制剂与规格	注射用帕尼培南倍他米隆（1∶1）：①250mg（以帕尼培南计）；②500mg（以帕尼培南计）
用法与用量	静脉滴注 成人：一日 1g，分 2 次给药；重症或顽固性感染疾病，剂量可增至一日 2g，分 2 次静脉滴注 儿童：一日 30~60mg/kg，分 3 次静脉滴注；重症或顽固性感染疾病，剂量可增至一日 100mg/kg，分 3~4 次滴注。一日总量不超过 2g
注意事项	1. 既往对碳青霉烯类、青霉素类及头孢菌素类等抗生素有过敏体质者，经口摄食品不足患者或非经口维持营养患者，全身状态不良者需慎用 2. 推荐使用前需进行皮试 3. 本品禁止与丙戊酸钠合并使用
禁忌	既往对本品的成分发生过休克反应或正在使用丙戊酸钠的患者
不良反应	腹泻、恶心、呕吐，肝功能损害，皮疹，抽搐等；临床检验值异常，如 ALT（GPT）及 AST（GOT）上升，嗜酸性粒细胞增多等
特殊人群用药	肝功能、肾功能不全患者：严重肾功能损害患者慎用 儿童：用药的安全性尚未确定，早产儿、新生儿不宜使用 老年人：慎用 妊娠与哺乳期妇女：孕妇用药的安全性尚未确定，用药应权衡利弊；对哺乳的影响尚不明确
药典	Jpn. P.
国家处方集	CNF
其他推荐依据	
■ 药品名称	注射用厄他培南 Ertapenem for Injection
抗菌谱与适应证	用于敏感菌引起的下列感染： 1. 社区获得性肺炎 2. 复杂性皮肤和/或皮下组织感染

续　表

	3. 复杂性腹部感染 4. 复杂性泌尿道感染 5. 急性盆腔感染
制剂与规格	注射用厄他培南[保(乙)]：1g
用法与用量	13 岁及以上患者的常用剂量为 1g，每日 1 次。3 个月至 12 岁患者的剂量是 15mg/kg，每日 2 次（每天不超过 1g）。静脉输注，最长可使用 14 天；肌内注射给药，最长可使用 7 天
注意事项	1. 治疗以前必须向患者仔细询问有关对青霉素、头孢菌素、其他 β-内酰胺类抗生素及其他过敏原的过敏情况 2. 肌内注射本品时应避免误将药物注入血管 3. 已知或怀疑中枢神经系统障碍（包括）癫痫病史者慎用
禁忌	1. 对本品中任何成分或对同类的其他药物过敏者 2. 由于使用盐酸利多卡因作为稀释剂，所以对酰胺类局麻药过敏的患者、伴有严重休克或心脏传导阻滞的患者禁止肌内注射本品
不良反应	最常见的有腹泻、输药静脉的并发症、恶心和头痛；常见的有头痛、静脉炎、血栓性静脉炎、腹泻、恶心、呕吐、皮疹、阴道炎；偶见的有头晕、嗜睡、失眠、癫痫发作等
特殊人群用药	儿童：不推荐用于儿童脑膜炎患者 妊娠与哺乳期妇女：妊娠安全性分级为 B 级；哺乳期妇女使用时应权衡利弊
药典	USP、Eur. P. 、Jpn. P.
国家处方集	CNF
其他推荐依据	
■ 药品名称	法罗培南　Faropenem
抗菌谱与适应证	用于由葡萄球菌、链球菌、肺炎球菌、肠球菌、柠檬酸杆菌、肠杆菌、消化链球菌、拟杆菌等所致的下列感染：①泌尿系统感染；②呼吸系统感染；③子宫附件炎、子宫内感染、前庭大腺炎；④浅表性皮肤感染症、深层皮肤感染症、痤疮；⑤淋巴管炎、淋巴结炎、乳腺炎、肛周脓肿、外伤、烫伤和手术创伤等继发性感染
制剂与规格	法罗培南钠片[保(乙)]：①0. 15g；②0. 2g 法罗培南钠胶囊[保(乙)]：0. 1g
用法与用量	口服。成人：①浅表性皮肤感染症、深层皮肤感染症等轻度感染，一次 150～200mg，一日 3 次；②肺炎、肺脓肿、肾盂肾炎、膀胱炎、前列腺炎、睾丸炎、中耳炎、鼻窦炎，一次 200～300mg，一日 3 次。老年患者应从一次 150mg 开始用药
注意事项	1. 对青霉素类、头孢菌素类或碳青霉烯类药有过敏史者慎用 2. 本人或亲属为易于发生支气管哮喘、皮疹、荨麻疹等过敏反应体质者慎用 3. 经口摄取不良的患者或正接受非口服营养疗法患者、全身状态不良患者（有时会出现维生素 K 缺乏症）慎用
禁忌	对本品过敏者禁用

续 表

不良反应	常见腹泻、腹痛、稀便、皮疹、恶心、ALT（GPT）及AST（GOT）升高、嗜酸性粒细胞增多；偶见休克、过敏样症状、急性肾功能不全、假膜性肠炎、史-约综合征、中毒性表皮坏死症、间质性肺炎、肝功能不全、黄疸、粒细胞缺乏症、横纹肌溶解症
特殊人群用药	儿童：儿童的安全性尚未确立 老年人：老年患者用药可能因维生素K缺乏而发生出血倾向，应慎用 妊娠与哺乳期妇女：孕妇用药应权衡利弊；哺乳期用药应避免授乳
药典	Jpn. P.
国家处方集	CNF
其他推荐依据	

第五节 β-内酰胺类复方制剂

■ 药品名称	阿莫西林克拉维酸钾 Amoxicillin and Clavulanate Potassium
抗菌谱与适应证	1. 上呼吸道感染：鼻窦炎、扁桃体炎、咽炎等 2. 下呼吸道感染：急性支气管炎、慢性支气管炎急性发作、肺炎、肺脓肿和支气管合并感染等 3. 泌尿系统感染：膀胱炎、尿道炎、肾盂肾炎、前列腺炎、盆腔炎、淋病奈瑟菌尿路感染 4. 皮肤和软组织感染：疖、脓肿、蜂窝织炎、伤口感染、腹内脓毒症等 5. 其他感染：中耳炎、骨髓炎、败血症、腹膜炎和手术后感染等
制剂与规格	阿莫西林克拉维酸钾片[保(甲)]：①375mg；②1g 阿莫西林克拉维酸钾分散片[保(甲)]：①156. 25 mg；②228. 5mg 阿莫西林克拉维酸钾咀嚼片[保(甲)]：228. 5mg 阿莫西林克拉维酸钾颗粒[保(甲)]：①156. 25 mg；②187. 5mg；③228. 5 mg 阿莫西林克拉维酸钾干混悬剂[保(甲)]：①1g∶156. 25mg；②1. 5g∶228. 5mg；③2g∶156. 25mg 阿莫西林克拉维酸钾混悬液[保(甲)]：①5ml∶228mg；②5ml∶312. 5mg 注射用阿莫西林钠克拉维酸钾[保(乙)]：①0. 6g；②1. 2g
用法与用量	1. 口服。成人：轻至中度感染，一次375mg，每8小时1次，疗程7~10天；肺炎及其他中度严重感染，一次625mg，每8小时1次，疗程7~10天。3个月以下婴儿：每12小时15mg/kg。儿童（40kg以下）：一般感染，每12小时25mg/kg，或每8小时20mg/kg；严重感染，每12小时45mg/kg，或每8小时40mg/kg，疗程7~10天。儿童（40kg以上）：可按成人剂量给药 2. 静脉滴注。成人及12岁以上儿童：一次1. 2g，一日2~3次，疗程7~14天；严重感染者可增加至一日4次。3个月以下婴儿：一次30mg/kg，每12小时1次，随后加至每8小时1次。3个月至12岁儿童：一次30mg/kg，一日2~3次，疗程7~14天
注意事项	1. 对头孢菌素类药物过敏者及有哮喘、湿疹、花粉症、荨麻疹等过敏性疾病史者慎用 2. 长期使用本品，应定期检查肝、肾、造血系统功能和检测血清钾或钠
禁忌	青霉素皮试阳性反应者、对本品及其他青霉素类药物过敏者及传染性单核细胞增多症患者禁用；孕妇禁用

续　表

不良反应	少数患者可见恶心、呕吐、腹泻等胃肠道反应；偶见荨麻疹、皮疹；可见过敏性休克、药物热和哮喘等
特殊人群用药	肝功能、肾功能不全患者：严重肝功能障碍者、中度或中度肾功能障碍者慎用，肾功能减退者应根据肌酐清除率调整剂量 老年人：老年患者应根据肾功能情况调整剂量 妊娠与哺乳期妇女：孕妇禁用；哺乳期妇女慎用或用药期间暂停授乳
药典	USP、Eur. P.、Chin. P.、Jpn. P.
国家处方集	CNF
其他推荐依据	
■ 药品名称	注射用氨苄西林钠舒巴坦钠　Ampicillin Sodium and Sulbactam Sodium for Injection
抗菌谱与适应证	1. 用于治疗敏感菌（包括产 β-内酰胺酶菌株）所致的呼吸道感染、肝胆系统感染、泌尿系统感染、皮肤软组织感染 2. 用于治疗需氧菌与厌氧菌混合感染（特别是腹腔感染和盆腔感染）
制剂与规格	注射用氨苄西林钠舒巴坦钠[保(乙)]：①0.75g（氨苄西林钠 0.5g、舒巴坦钠 0.25g）；②1.5g（氨苄西林钠 1g、舒巴坦钠 0.5g）；③2.25g（氨苄西林 1.5g、舒巴坦 0.75g）；④3g（氨苄西林钠 2g、舒巴坦钠 1g）
用法与用量	深部肌内注射、静脉注射或静脉滴注 成人：一次 1.5~3.0g，每 6 小时 1 次。肌内注射一日剂量不超过 6g，静脉用药一日剂量不超过 12g（舒巴坦一日剂量最高不超过 4g） 儿童：一日 100~200mg/kg（按体重），分次给药
注意事项	1. 传染性单核细胞增多症、巨细胞病毒感染、淋巴细胞白血病、淋巴瘤等患者不宜应用 2. 下列患者应慎用：有哮喘、湿疹、花粉症、荨麻疹等过敏性疾病史者
禁忌	禁用于对任何青霉素类抗生素有过敏反应史的患者
不良反应	注射部位疼痛，过敏性反应和过敏性休克，胃肠道反应（恶心、呕吐、腹泻等），皮肤反应（瘙痒、皮疹）等
特殊人群用药	肝功能、肾功能不全患者：肾功能减退者应根据血浆肌酐清除率调整剂量 老年人：老年患者肾功能减退，须调整剂量 妊娠与哺乳期妇女：孕妇及哺乳期妇女应用仍须权衡利弊
药典	USP、Eur. P.、Chin. P.、Jpn. P.
国家处方集	CNF
其他推荐依据	
■ 药品名称	注射用替卡西林钠克拉维酸钾　Ticarcillin Disodium and Clavulanate Potassium for Injection
抗菌谱与适应证	适用于治疗敏感菌所致的败血症、腹膜炎、呼吸道感染、胆道感染、泌尿系统感染、骨和关节感染、术后感染、皮肤和软组织感染、耳鼻喉感染等
制剂与规格	注射用替卡西林钠克拉维酸钾[保(乙)]：①1.6g（替卡西林钠 1.5g、克拉维酸钾 0.1g）；②3.2g（替卡西林钠 3g、克拉维酸钾 0.2g）

续 表

用法与用量	1. 成人：静脉滴注，一次1.6~3.2g，每6~8小时1次；最大剂量，一次3.2g，每4小时1次 2. 肾功能不全时剂量：肌酐清除率>30ml/min者，每8小时3.2g；肌酐清除率为10~30ml/min者，每8小时1.6g；肌酐清除率<10ml/min者，每16小时1.6g 3. 儿童：小儿用量，一次80mg/kg，每6~8小时1次 4. 早产儿及足月新生儿：一次80mg/kg，每12小时1次
注意事项	1. 对头孢菌素类药物过敏者、凝血功能异常者慎用 2. 注射用溶液应随用随配，配制好的注射液应立即使用 3. 与氨基糖苷类抗生素合用治疗，两种药物应分别给药
禁忌	对β-内酰胺类抗生素过敏者禁用
不良反应	低钾血症及出血时间延长；皮疹、瘙痒、药物热等过敏反应较多见；可发生胃肠道反应
特殊人群用药	肝功能、肾功能不全患者：严重肝功能、肾功能不全患者慎用 老年人：老年患者肾功能减退，须调整剂量 妊娠与哺乳期妇女：孕妇用药应权衡利弊；可用于哺乳期妇女
药典	USP、Eur. P.、Jpn. P.
国家处方集	CNF
其他推荐依据	
■ 药品名称	注射用哌拉西林舒巴坦　Piperacillinand Sulbactam for Injection
抗菌谱与适应证	用于对哌拉西林耐药对本品敏感的产β-内酰胺酶致病菌引起的感染： 1. 呼吸系统感染（如急性支气管炎、肺炎、慢性支气管炎急性发作、支气管扩张伴感染等） 2. 泌尿生殖系统感染（如单纯型泌尿系感染、复杂型泌尿系感染等）
制剂与规格	注射用哌拉西林钠舒巴坦钠[保(乙)]：①1.25g；②2.5g
用法与用量	静脉滴注。成人，一次2.5~5.0g，每12小时1次；严重或难治性感染时，每8小时1次。一日最大用量不得超过20g（舒巴坦最大剂量为一日4g）。疗程通常为7~14天。肾功能不全时应酌情调整剂量。老年患者剂量酌减
注意事项	1. 用前需做青霉素皮肤试验 2. 哌拉西林可能引起出血，有出血倾向的患者应检查凝血时间、血小板聚集时间和凝血酶原时间 3. 哌拉西林钠与溶栓药合用时可能发生严重出血，不宜同时使用
禁忌	对青霉素类、头孢菌素类或β-内酰胺酶抑制药过敏或对上述药物有过敏史者禁用
不良反应	仅少数患者可能发生，包括胃肠道反应、皮肤反应、变态反应等
特殊人群用药	肝功能、肾功能不全患者：肾功能不全者慎用 老年人：老年患者（>65岁）由于肾功能减退，用药剂量宜酌减 妊娠与哺乳期妇女：用药应权衡利弊
药典	USP、Eur. P.、Chin. P.
国家处方集	CNF

续　表

其他推荐依据	
■ 药品名称	注射用哌拉西林钠他唑巴坦钠　Piperacillin Sodium and Tazobactam Sodium for Injection
抗菌谱与适应证	用于对哌拉西林耐药，但对哌拉西林他唑巴坦敏感的产 β-内酰胺酶的细菌引起的中、重度感染： 1. 大肠埃希菌和拟杆菌属所致的阑尾炎、腹膜炎 2. 金黄色葡萄球菌所致的中、重度医院获得性肺炎、非复杂性和复杂性皮肤软组织感染 3. 大肠埃希菌所致的产后子宫内膜炎或盆腔炎性疾病 4. 流感嗜血杆菌所致的社区获得性肺炎
制剂与规格	注射用哌拉西林钠他唑巴坦钠：①1. 125g（哌拉西林钠 1g、他唑巴坦钠 0. 125g）；②2. 25g（哌拉西林钠 2g、他唑巴坦钠 0. 25g）[基]；③3. 375g（哌拉西林钠 3g、他唑巴坦钠 0. 375g）；④4. 5g（哌拉西林钠 4g、他唑巴坦钠 0. 5g）[基]
用法与用量	静脉滴注。成人：一般感染，一次 3. 375g，每 6 小时 1 次，或 4. 5g，每 8 小时 1 次，疗程 7~10天。医院获得性肺炎，起始量 3. 375g，每 4 小时 1 次，疗程 7~14 天，也可根据病情及细菌学检查结果进行调整。肾功能不全者应根据肌酐清除率调整剂量。血液透析者一次最大剂量为 2. 25g，每 8 小时 1 次，并在每次血液透析后可追加 0. 75g
注意事项	1. 有出血史，溃疡性结肠炎、克罗恩病或假膜性肠炎慎用 2. 用药期间应定期检查血清电解质水平、造血功能等
禁忌	对青霉素类、头孢菌素类抗生素或 β-内酰胺酶抑制药过敏者禁用
不良反应	皮肤反应（皮疹、瘙痒等）；消化道反应（腹泻、恶心、呕吐等）；过敏反应；局部反应（注射局部刺激反应、疼痛等）
特殊人群用药	肝功能、肾功能不全患者：严重肝功能、肾功能障碍者慎用 妊娠与哺乳期妇女：妊娠安全性分级为 B 级；哺乳期妇女慎用
药典	USP、Eur. P. 、Chin. P.
国家处方集	CNF
其他推荐依据	
■ 药品名称	注射用头孢哌酮舒巴坦　Cefoperazone and Sulbactam for Injection
抗菌谱与适应证	用于治疗敏感细菌所致的下列感染： 1. 呼吸系统感染 2. 腹内感染，如腹膜炎、胆囊炎、胆管炎 3. 泌尿、生殖系统感染，如尿路感染、盆腔炎、子宫内膜炎、淋病等 4. 皮肤、软组织感染 5. 骨、关节感染 6. 其他严重感染，如败血症、脑膜炎等
制剂与规格	注射用头孢哌酮钠舒巴坦钠（1∶1）[保(乙)]：①1g（头孢哌酮钠 0. 5g、舒巴坦钠 0. 5g）；②2g（头孢哌酮钠 1g、舒巴坦钠 1g） 注射用头孢哌酮钠舒巴坦钠（2∶1）[保(乙)]：①1. 5g（头孢哌酮钠 1g、舒巴坦钠 0. 5g）；②3g（头孢哌酮钠 2g、舒巴坦钠 1g）

续 表

用法与用量	静脉滴注 成人：一日2~4g，严重或难治性感染可增至一日 8g。分等量每 12 小时静脉滴注 1 次。舒巴坦每日最高剂量不超过 4g 儿童：常用量一日 40~80mg/kg，等分 2~4 次滴注。严重或难治性感染可增至一日 160mg/kg。等分 2~4 次滴注。新生儿出生第一周内，应每隔 12 小时给药 1 次。舒巴坦每日最高剂量不超过 80mg/kg
注意事项	接受 β-内酰胺类或头孢菌素类抗生素治疗的患者可发生严重的及偶可发生的致死性过敏反应。一旦发生过敏反应，应立即停药并给予适当的治疗
禁忌	已知对青霉素类，舒巴坦、头孢哌酮及其他头孢菌素类抗生素过敏者禁用
不良反应	皮疹较为多见；少数患者尚可发生腹泻、腹痛；一过性嗜酸性粒细胞增多，轻度中性粒细胞减少；暂时性 AST（GOT）及 ALT（GPT）、碱性磷酸酶、尿素氮或血肌酐升高等
特殊人群用药	肝功能、肾功能不全患者：根据患者情况调整用药剂量 儿童：新生儿和早产儿用药须权衡利弊 老年人：老年人呈生理性的肝功能、肾功能减退，因此应慎用本药并需调整剂量 妊娠与哺乳期妇女：妊娠安全性分级为 B 级；哺乳期妇女用药时宜暂停授乳
药典	USP、Eur. P. 、Chin. P.
国家处方集	CNF
其他推荐依据	

第六节　氨基糖苷类

■ 药品名称	注射用链霉素　Streptomycin for Injection
抗菌谱与适应证	1. 与其他抗结核药联合用于治疗结核分枝杆菌所致的各种结核病或其他分枝杆菌感染 2. 用于治疗土拉菌病，或与其他抗菌药联合用于治疗鼠疫、腹股沟肉芽肿、布鲁菌病、鼠咬热 3. 与青霉素联合用于预防或治疗草绿色链球菌或肠球菌所致的心内膜炎
制剂与规格	注射用硫酸链霉素[保(甲)]：①0.75g（75 万 U）[基]；②1g（100 万 U）[基]；③2g（200 万 U）；④5g（500 万 U）
用法与用量	肌内注射。成人：①结核病：一次 0.5g，每 12 小时 1 次；或一次 0.75g，一日 1 次；②草绿色链球菌心内膜炎：一次 1g，每 12 小时 1 次，连续用药 1 周；然后一次 0.5g，每 12 小时 1 次，连续用药 1 周；③肠球菌心内膜炎：一次 1g，每 12 小时 1 次，连续用药 2 周；然后一次 0.5g，每 12 小时 1 次，连续用药 4 周；④土拉菌病、鼠疫：一次 0.5~1g，每 12 小时 1 次；⑤布鲁菌病：一日 1~2g，分 2 次给药
注意事项	下列情况应慎用链霉素：①脱水，可使血药浓度增高，易产生毒性反应；②第Ⅷ对脑神经损害，因本品可导致前庭神经和听神经损害；③重症肌无力或帕金森病，因本品可引起神经肌肉阻滞作用，导致骨骼肌软弱；④肾功能损害，因本品具有肾毒性

续　表

禁忌	对链霉素或其他氨基糖苷类过敏的患者禁用
不良反应	血尿、排尿次数减少或尿量减少、食欲减退、口渴等肾毒性症状，少数可产生血液中尿素氮及肌酐值增高。影响前庭功能时可有步履不稳、眩晕等症状；影响听神经出现听力减退、耳鸣、耳部饱满感
特殊人群用药	肝功能、肾功能不全患者：肾功能不全患者慎用 儿童：慎用 老年人：老年患者应采用较小治疗量，并且尽可能在疗程中监测血药浓度 妊娠与哺乳期妇女：妊娠安全性分级为 D 级；哺乳期妇女用药期间暂停授乳
药典	USP、Eur. P. 、Chin. P. 、Jpn. P.
国家处方集	CNF
其他推荐依据	
■ 药品名称	庆大霉素　Gentamicin
抗菌谱与适应证	1. 适用于治疗敏感革兰阴性杆菌，如大肠埃希菌、克雷伯菌属、肠杆菌属、铜绿假单胞菌以及甲氧西林敏感的葡萄球菌所致的严重感染，如败血症、下呼吸道感染、肠道感染、盆腔感染、腹腔感染、皮肤软组织感染、复杂性尿路感染等。治疗腹腔感染及盆腔感染应与抗厌氧菌药物合用。与青霉素（或氨苄西林）合用治疗肠球菌属感染 2. 用于敏感细菌所致中枢神经系统感染，可鞘内注射作为辅助治疗
制剂与规格	硫酸庆大霉素片（每 10mg 相当于 1 万 U）[保(乙)]：①20mg；②40mg 硫酸庆大霉素注射液[保(甲)]：①1ml : 20mg；②1ml : 40mg[基]；③2ml : 80mg[基] 硫酸庆大霉素颗粒：10mg
用法与用量	1. 肌内注射、静脉滴注：①成人，一次 80mg，或按体重一次 1.0~1.7mg/kg，每 8 小时 1 次；体重<60kg 者，一日 1 次给药 3mg/kg；体重>60kg 者，总量不超过 160mg，每 24 小时 1 次。疗程为 7~10 天。②小儿，一次 2.5mg/kg，每 12 小时 1 次；或一次 1.7mg/kg，每 8 小时 1 次。疗程为 7~10 天 2. 鞘内及脑室内给药：成人一次 4~8mg，小儿（3 个月以上）一次 1.0~2mg，每 2~3 日 1 次 3. 肾功能减退患者根据肌酐清除率调整剂量
注意事项	1. 下列情况应慎用：①脱水，可使血药浓度增高，易产生毒性反应；②第Ⅷ对脑神经损害，因本品可导致前庭神经和听神经损害；③重症肌无力或帕金森病，因本品可引起神经肌肉阻滞作用，导致骨骼肌软弱；④肾功能损害，因本品具有肾毒性 2. 长期应用可能导致耐药菌过度生长 3. 不宜用于皮下注射；本品有抑制呼吸作用，不得静脉注射
禁忌	对本品或其他氨基糖苷类过敏者禁用
不良反应	用药过程中可能引起听力减退、耳鸣或耳部饱满感等耳毒性反应，影响前庭功能时可发生步态不稳、眩晕。也可能发生血尿、排尿次数显著减少或尿量减少、食欲减退、极度口渴等肾毒性反应。发生率较低者有因神经肌肉阻滞或肾毒性引起的呼吸困难、嗜睡、软弱无力等。偶有皮疹、恶心、呕吐、肝功能减退、白细胞减少、粒细胞减少、贫血、低血压等

续 表

特殊人群用药	肝功能、肾功能不全患者：肾功能不全患者慎用 儿童：慎用 老年人：应采用较小治疗量且尽可能在疗程中监测血药浓度 妊娠与哺乳期妇女：妊娠安全性分级为D级；哺乳期妇女用药期间暂停授乳
药典	USP、Eur. P.
国家处方集	CNF
其他推荐依据	
■ 药品名称	妥布霉素 Tobramycin
抗菌谱与适应证	1. 适用于铜绿假单胞菌、大肠埃希菌、克雷伯菌属、沙雷菌属所致的新生儿脓毒血症、败血症、中枢神经系统感染、泌尿生殖系统感染、肺部感染、胆道感染、腹腔感染及腹膜炎、骨骼感染、烧伤感染、皮肤软组织感染、急性及慢性中耳炎、鼻窦炎等 2. 与其他抗菌药物联合用于治疗葡萄球菌所致感染（耐甲氧西林菌株感染除外）
制剂与规格	硫酸妥布霉素注射液（每10mg相当于1万U）[保(乙)]：2ml：80mg
用法与用量	肌内注射或静脉滴注 成人：一次1~1.7mg/kg，每8小时1次，疗程7~14天 儿童：早产儿或0~7日小儿，一次2mg/kg，每12~24小时1次；大于7日小儿，一次2mg/kg，每8小时1次
注意事项	1. 前庭功能或听力减退者、脱水、重症肌无力或帕金森病慎用 2. 本品不宜皮下注射；不能静脉注射
禁忌	对本品或其他氨基糖苷类过敏者、本人或家族中有人因使用链霉素引起耳聋或其他耳聋者禁用；肾衰竭者禁用；孕妇禁用
不良反应	发生率较多者有听力减退、耳鸣或耳部饱满感（耳毒性）、血尿、排尿次数显著减少或尿量减少、食欲减退、极度口渴（肾毒性）、步态不稳、眩晕（耳毒性、影响前庭、肾毒性）。发生率较低者有呼吸困难、嗜睡、极度软弱无力（神经肌肉阻滞或肾毒性）。本品引起肾功能减退的发生率较庆大霉素低
特殊人群用药	肝功能、肾功能不全患者：肾功能不全、肝功能异常患者慎用 儿童：儿童慎用 老年人：慎用，老年患者应采用较小治疗量且尽可能在疗程中监测血药浓度 妊娠与哺乳期妇女：孕妇禁用；哺乳期妇女慎用或用药期间暂停授乳
药典	USP
国家处方集	CNF
其他推荐依据	
■ 药品名称	阿米卡星 Amikacin
抗菌谱与适应证	1. 对大肠埃希菌、铜绿假单胞菌及其他假单胞菌、变形杆菌、克雷伯菌、不动杆菌、沙雷杆菌和肠杆菌等敏感革兰阴性杆菌与葡萄球菌属所致严重感染，如下呼吸道感染，腹腔感染，胆道感染，骨、关节、皮肤及软组织感染，泌尿系统感染，细菌性心内膜炎，菌血症或败血症等 2. 对庆大霉素、妥布霉素和卡那霉素耐药菌株所致的严重感染

续 表

制剂与规格	硫酸阿米卡星注射液[基,保(甲)]：①1ml：100mg（10万U）；②2ml：200mg（20万U） 注射用硫酸阿米卡星[保(甲)]：200mg
用法与用量	肌内注射或静脉滴注 成人：单纯性尿路感染，每12小时200mg；其他全身感染，每8小时5mg/kg，或每12小时7.5mg/kg，一日不超过1.5g；烧伤合并感染，一次5~7.5mg/kg，每6小时1次；肾功能不全者根据肌酐清除率调整剂量 儿童：首剂10mg/kg，然后每12小时7.5mg/kg
注意事项	脱水患者、重症肌无力或帕金森患者慎用。其他见链霉素
禁忌	对阿米卡星或其他氨基糖苷类过敏的患者禁用
不良反应	患者可发生听力减退、耳鸣或耳部饱满感，少数患者亦可发生眩晕、步态不稳等症状。听力减退一般于停药后症状不再加重，但个别在停药后可能继续发展至耳聋
特殊人群用药	肝功能、肾功能不全患者：肾功能损害患者慎用 儿童：慎用 老年人：老年患者应用本药后较易产生各种毒性反应 妊娠与哺乳期妇女：孕妇使用前应充分权衡利弊，妊娠安全性分级为D级；哺乳期妇女在用药期间暂停授乳
药典	USP、Eur. P.、Chin. P.
国家处方集	CNF
其他推荐依据	
■ 药品名称	注射用奈替米星　Netilmicin for Injection
抗菌谱与适应证	1. 主要适用于治疗敏感革兰阴性杆菌所致的严重感染。如大肠埃希菌、肠杆菌属、变形杆菌、铜绿假单胞菌等所致的下呼吸道感染、复杂性尿路感染、腹腔感染、胃肠感染、骨及关节感染、皮肤软组织感染、烧伤或创伤感染、手术感染、败血症等 2. 与其他抗菌药物联合用于治疗葡萄球菌感染（耐甲氧西林葡萄球菌除外） 3. 某些耐庆大霉素菌株所致严重感染
制剂与规格	注射用硫酸奈替米星[保(乙)]：①1ml（5万U）；②2ml（10万U）
用法与用量	肌内注射或静脉滴注。成人1.3~2.2mg/(kg·8h)或2~3.25mg/(kg·12h)，疗程7~14日。一日最高剂量不超过7.5mg/kg；复杂性尿路感染：一次1.5~2.0mg/kg，每12小时1次，疗程7~14日。一日最高剂量不超过7.5mg/kg；肾功能不全者：按照血药浓度进行调整，或根据肌酐清除率计算调整剂量
注意事项	脱水、第Ⅷ对脑神经损害、重症肌无力或帕金森病患者慎用
禁忌	对奈替米星或任何一种氨基糖苷类抗生素过敏或有严重毒性反应者禁用；孕妇和新生儿禁用
不良反应	1. 肾毒性轻微并较少见。常发生于原有肾功能损害者，或应用剂量超过一般常用剂量的感染患者 2. 神经系统毒性：可发生第Ⅷ对脑神经的毒性反应，但本品的毒性发生率较低，程度亦较轻，易发生在原有肾功能损害者，或治疗剂量过高、疗程过长的感染患者，表现为前庭及听力受损的症状，如出现头晕、眩晕、听觉异常等 3. 其他：偶可出现头痛、全身不适、视觉障碍、心悸、皮疹、发热、呕吐及腹泻等

续　表

特殊人群用药	肝功能、肾功能不全患者：肝功能、肾功能损害者慎用 儿童：儿童（尤其是早产儿及新生儿）慎用。新生儿禁用 老年人：老年患者使用时按轻度肾功能减退者减量用药，且尽可能在疗程中监测血药浓度 妊娠与哺乳期妇女：妊娠安全性分级为D级，孕妇禁用；哺乳期妇女在用药期间暂停授乳
药典	USP、Eur. P.、Chin. P.
国家处方集	CNF
其他推荐依据	
■ 药品名称	注射用依替米星　Etimicin for Injection
抗菌谱与适应证	用于敏感菌所致的感染： 1. 呼吸系统感染：如急性支气管炎、慢性支气管炎急性发作、社区肺部感染、支气管扩张并发肺部感染等 2. 泌尿生殖系统感染：如急性肾盂肾炎、膀胱炎、前列腺炎、慢性肾盂肾炎或慢性膀胱炎急性发作等 3. 皮肤软组织感染 4. 创伤和手术后感染
制剂与规格	注射用硫酸依替米星[保(乙)]：①50mg（5万U）；②100mg（10万U）
用法与用量	静脉滴注：一次100~150mg，每12小时1次，疗程为5~10日；肾功能不全者，应调整剂量，并应监测本药血药浓度
注意事项	1. 在用本品治疗过程中应密切观察肾功能和第Ⅷ对脑神经功能的变化，并尽可能进行血药浓度检测 2. 本品可能发生神经肌肉阻滞现象 3. 大面积烧伤患者、脱水患者慎用
禁忌	对本品及其他氨基糖苷类抗生素过敏者禁用
不良反应	不良反应为耳、肾的毒性，发生率和严重程度与奈替米星相似
特殊人群用药	肝功能、肾功能不全患者：肾功能不全患者慎用 儿童：用药须权衡利弊 老年人：老人需调整给药剂量与用药间期 妊娠与哺乳期妇女：孕妇用药须权衡利弊；哺乳期妇女在用药期间暂停授乳
药典	
国家处方集	CNF
其他推荐依据	
■ 药品名称	新霉素　Neomycin
抗菌谱与适应证	1. 敏感菌所致肠道感染 2. 用于肠道感染和结肠手术前准备
制剂与规格	硫酸新霉素片（以新霉素计）[保(乙)]：①100mg（10万U）；②250mg（25万U）

续　表

用法与用量	口服 成人：常用剂量一次 250～500mg，一日 4 次；感染性腹泻，一次 8.75mg/kg，每 6 小时 1 次，疗程 2～3 日；结肠手术前准备，每小时 700mg，用药 4 小时；继以每 4 小时 700mg，共 24 小时；肝性脑病的辅助治疗，一次 500～1000mg，每 6 小时 1 次，疗程 5～6 日 儿童：一日 25～50mg/kg，分 4 次服用
注意事项	下列情况应慎用：脱水、第Ⅷ对脑神经损害、重症肌无力、帕金森病、溃疡性结肠炎及有口腔牙病患者（新霉素可引起口腔刺激或疼痛）
禁忌	对本品及其他氨基糖苷类抗生素过敏者、肠梗阻者禁用
不良反应	1. 可引起食欲减退、恶心、腹泻等 2. 较少发现听力缺乏、耳鸣或耳部饱满感；头晕或步态不稳；尿量或排尿次数显著减少或极度口渴 3. 偶可引起肠黏膜萎缩而导致吸收不良综合征及脂肪性腹泻，甚至抗生素相关性肠炎
特殊人群用药	肝功能、肾功能不全患者：肾功能损害患者慎用 儿童：慎用 老年人：应采用较小治疗量且尽可能在疗程中监测血药浓度 妊娠与哺乳期妇女：妊娠安全性分级为 D 级；哺乳期妇女用药期间暂停授乳
药典	USP、Eur. P.、Chin. P.、Jpn. P.
国家处方集	CNF
其他推荐依据	
■ 药品名称	**异帕米星　Isepamicin**
抗菌谱与适应证	用于治疗敏感菌所致肺炎、支气管炎、肾盂肾炎、膀胱炎、腹膜炎、败血症、外伤或烧伤创口感染
制剂与规格	硫酸异帕米星注射液[保(乙)]：①2ml：200mg（20 万 U）；②2ml：400mg（40 万 U）
用法与用量	肌内注射或静脉滴注。成人，一日 400mg，分 1～2 次注射。静脉滴注时一日 400mg，分 1～2 次滴注
注意事项	1. 前庭功能或听力减退者、脱水、依靠静脉高营养维持生命的体质衰弱者、重症肌无力或帕金森病患者慎用 2. 本品不能静脉注射
禁忌	对本品或其他氨基糖苷类及杆菌肽过敏者、本人或家族中有人因使用其他氨基糖苷类抗生素引起耳聋者禁用；肾衰竭者及妊娠期妇女禁用；早产儿、新生儿和婴幼儿禁用
不良反应	常见听力减退、耳鸣或耳部饱满感（耳毒性）、血尿、排尿次数显著减少或尿量减少、食欲减退、极度口渴（肾毒性）、步态不稳、眩晕（耳毒性，影响前庭）、恶心或呕吐（耳毒性，影响前庭；肾毒性）
特殊人群用药	肝功能、肾功能不全患者：严重肝功能、肾功能不全者慎用，肾衰竭者禁用 儿童：儿童慎用。早产儿、新生儿和婴幼儿禁用 老年人：年老体弱者慎用 妊娠与哺乳期妇女：孕妇禁用；哺乳期妇女应慎用或暂停授乳
药典	Jpn. P.

续 表

国家处方集	CNF
其他推荐依据	

第七节 四环素类

■ 药品名称	四环素 Tetracycline
抗菌谱与适应证	1. 立克次体病，包括流行性斑疹伤寒、地方性斑疹伤寒、落基山斑疹热、恙虫病和Q热 2. 支原体属感染 3. 回归热 4. 布鲁菌病（与氨基糖苷类联合应用） 5. 霍乱 6. 鼠疫（与氨基糖苷类联合应用） 7. 兔热病
制剂与规格	盐酸四环素片：①0.125g；② 0.25g 盐酸四环素胶囊：0.25g 注射用盐酸四环素：①0.125g；② 0.25g；③0.5g
用法与用量	1. 口服：成人，一次0.25~0.50g，每6小时1次；8岁以上小儿，一日25~50mg/kg，分4次服用，疗程一般为7~14天 2. 静脉滴注：成人，一日1.0~1.5g，分2~3次给药；8岁以上小儿，一日10~20mg/kg，分2次给药，一日剂量不超过1g。支原体肺炎、布鲁菌病需3周左右
注意事项	长期用药期间应定期随访检查血常规及肾功能
禁忌	有四环素类药物过敏史者禁用
不良反应	胃肠道症状如恶心、呕吐、上腹不适、腹胀、腹泻等，偶可发生胰腺炎等；可致肝毒性；变态反应，多为斑丘疹和红斑等
特殊人群用药	肝功能、肾功能不全患者：肝功能、肾功能不全者慎用 儿童：8岁以下儿童不宜使用 老年人：慎用 妊娠与哺乳期妇女：孕妇应避免使用本药，如确有指征应用时每日静滴剂量以1g为宜，不应超过1.5g，其血药浓度应保持在15μg/ml以下；妊娠安全性分级为D级。哺乳期妇女用药须权衡利弊或暂停授乳
药典	USP、Eur. P.
国家处方集	CNF
其他推荐依据	

续　表

■ 药品名称	土霉素　Oxytetracycline
抗菌谱与适应证	1. 立克次体病，包括流行性斑疹伤寒、地方性斑疹伤寒、落基山斑疹热、恙虫病和 Q 热 2. 支原体属感染 3. 衣原体属感染，包括鹦鹉热、性病淋巴肉芽肿、非特异性尿道炎、输卵管炎、宫颈炎及沙眼 4. 回归热 5. 布鲁菌病（与氨基糖苷类药联用） 6. 霍乱 7. 鼠疫（与氨基糖苷类药联用） 8. 兔热病 9. 软下疳
制剂与规格	土霉素片：0.25g
用法与用量	口服。成人，一次 250~500mg，每 6 小时 1 次。8 岁以上患儿，一次 6.25~12.5mg/kg，每 6 小时 1 次
注意事项	1. 长期用药期间应定期随访检查血常规及肝肾功能
	2. 口服本品时，宜饮用足量水（约 240ml） 3. 本品宜空腹口服，即餐前 1 小时或餐后 2 小时服用
禁忌	有四环素类药物过敏史者禁用；本品可导致恒牙黄染，牙釉质发育不良和骨生长抑制，8 岁以下小儿禁用；妊娠及哺乳期妇女禁用
不良反应	胃肠道症状如恶心、呕吐、上腹不适、腹胀、腹泻等，偶可发生胰腺炎等；可致肝毒性；变态反应，多为斑丘疹和红斑等；偶可引起溶血性贫血、血小板减少等
特殊人群用药	肝功能、肾功能不全患者：慎用 儿童：8 岁以下小儿禁用 老年人：慎用 妊娠与哺乳期妇女：孕妇应避免使用本药，妊娠安全性分级为 D 级；哺乳期妇女禁用
药典	USP、Eur. P.
国家处方集	CNF
其他推荐依据	
■ 药品名称	多西环素　Doxycycline
抗菌谱与适应证	1. 首选药用于：立克次体病、支原体属感染、衣原体属感染、回归热、布鲁菌病（与氨基糖苷类药联用）、霍乱、鼠疫（与氨基糖苷类药联用）、兔热病、软下疳 2. 可用于治疗对青霉素类过敏患者的破伤风、气性坏疽、梅毒、淋病和钩端螺旋体病 3. 中、重度痤疮患者的辅助治疗
制剂与规格	盐酸多西环素片[基,保(甲)]：①50mg；②100mg 盐酸多西环素胶囊[保(甲)]：①250mg；②100mg

续 表

用法与用量	口服。成人：一般感染，首次 200mg，以后一次 100mg，一日 1~2 次，疗程为 3~7 天；抗寄生虫感染，第 1 日，一次 100mg，每 12 小时 1 次；以后一次 100~200mg，一日 1 次（或一次 50~100mg，每 12 小时 1 次）；淋病奈瑟菌性尿道炎和宫颈炎、沙眼衣原体所致的单纯性尿道炎、宫颈炎或直肠感染，一次 100mg，一日 2 次，疗程至少 7 天；梅毒，一次 150mg，每 12 小时 1 次，疗程至少 10 天
注意事项	1. 应用本品时可能发生耐药菌的过度繁殖。一旦发生二重感染，即停用本品并予以相应治疗 2. 长期用药时应定期随访检查血常规及肝功能
禁忌	有四环素类药物过敏史者禁用
不良反应	胃肠道症状如恶心、呕吐、上腹不适、腹胀、腹泻等，偶可发生胰腺炎等；可致肝毒性；变态反应，多为斑丘疹和红斑等；偶可引起溶血性贫血、血小板减少等
特殊人群用药	肝功能、肾功能不全患者：原有肝病患者慎用；肾功能减退患者可以应用，不必调整剂量，应用时通常亦不引起血尿素氮的升高 儿童：8 岁以下小儿禁用 妊娠与哺乳期妇女：孕妇不宜使用本药，妊娠安全性分级为 D 级；本药可分泌入乳汁，哺乳期妇女应用时应暂停授乳
药典	USP、Eur. P.
国家处方集	CNF
其他推荐依据	
■ 药品名称	**米诺环素　Minocycline**
抗菌谱与适应证	用于对本品敏感的葡萄球菌、链球菌、肺炎球菌、淋病奈瑟菌、大肠埃希菌、克雷伯菌、变形杆菌、衣原体、梅毒螺旋体等引起的感染： 1. 浅表性化脓性感染 2. 深部化脓性疾病：乳腺炎、淋巴管（结）炎、骨髓炎、骨炎等 3. 呼吸道感染 4. 痢疾、肠炎、感染性食物中毒、胆管炎、胆囊炎等 5. 泌尿生殖道感染等 6. 败血症、菌血症
制剂与规格	盐酸米诺环素片[保(乙)]：①50mg（5 万 U）[基]；②100mg（10 万 U） 盐酸米诺环素胶囊[基,保(乙)]：①50mg（5 万 U）；②100mg（10 万 U）
用法与用量	口服 成人：每 12 小时 100mg；或每 6 小时 50mg 儿童：8 岁以上儿童，每日 2~4mg/kg，分 1~2 次服用，首剂量 4mg/kg
注意事项	1. 食管通过障碍者、口服吸收不良或不能进食者及全身状态恶化患者（因易引发维生素 K 缺乏症）慎用 2. 用药期间应定期检查肝功能、肾功能
禁忌	对本品及其他四环素类药物过敏者禁用
不良反应	米诺环素引起菌群失调较为多见；消化道反应如食欲减退、恶心、呕吐、腹痛、腹泻、口腔炎、舌炎、肛门周围炎等；影响牙齿和骨发育等

续　表

特殊人群用药	肝功能、肾功能不全患者：肝功能、肾功能不全者慎用 儿童：8 岁以下小儿禁用 老年人：老年患者慎用本药，对有肾功能障碍者，推荐减少给药剂量 妊娠与哺乳期妇女：妊娠安全性分级为 D 级；哺乳期妇女须权衡利弊后用药或暂停授乳
药典	USP、Eur. P. 、Jpn. P.
国家处方集	CNF
其他推荐依据	

第八节　大环内酯类

■ 药品名称	红霉素　Erythromycin
抗菌谱与适应证	1. 作为青霉素过敏患者治疗下列感染的替代用药：溶血性链球菌、肺炎链球菌所致的急性扁桃体炎、急性咽炎、鼻窦炎；溶血性链球菌所致的猩红热、蜂窝织炎；白喉及白喉带菌者；气性坏疽、炭疽、破伤风；放线菌病；梅毒；李斯特菌病等 2. 肺炎支原体肺炎、肺炎衣原体肺炎 3. 军团菌病 4. 百日咳 5. 泌尿生殖系统感染 6. 沙眼衣原体结膜炎 7. 空肠弯曲菌肠炎 8. 厌氧菌所致口腔感染
制剂与规格	红霉素片[基,保(甲)]：①0. 125g；②0. 25g 红霉素软膏[保(甲)]：①1%[基]；②0. 5% 红霉素栓剂：①0. 1g；②0. 2g 红霉素硬脂酸红霉素片[保(甲)]：①0. 05g；②0. 125g；③0. 25g 红霉素硬脂酸红霉素胶囊[保(甲)]：①0. 1g；②0. 125g 红霉素硬脂酸红霉素颗粒：50mg 注射用乳糖酸红霉素：①0. 25g；②0. 3g
用法与用量	1. 口服 成人：一日 0. 75~2g，分 3~4 次；军团菌病，一日 1~4g，分 3 次服用；风湿热复发的预防，一次 250mg，一日 2 次；感染性心内膜炎的预防，术前 1 小时口服 1g，术后 6 小时再服用 500mg 儿童：一日 20~40mg/kg，分 3~4 次服用 2. 静脉滴注 成人：一次 0. 5~1. 0g，一日 2~3 次。军团菌病，一日 3~4g，分 4 次 儿童：一日 20~30mg/kg，分 2~3 次 3. 栓剂直肠给药：成人，一次 0. 1g，一日 2 次；儿童，一日 20~30mg/kg
注意事项	用药期间定期随访肝功能

续 表

禁忌	对红霉素类药物过敏者禁用
不良反应	胃肠道反应多见，有腹泻、恶心、呕吐、中上腹痛、口舌疼痛等；肝毒性少见，偶见黄疸；过敏性反应表现为药物热、皮疹等
特殊人群用药	肝功能、肾功能不全患者：慎用 妊娠与哺乳期妇女：孕妇用药应权衡利弊，妊娠安全性分级为 B 级；哺乳期妇女应慎用
药典	USP、Eur. P. 、Chin. P. 、Jpn. P.
国家处方集	CNF
其他推荐依据	
■ 药品名称	阿奇霉素 Azithromycin
抗菌谱与适应证	1. 用于化脓性链球菌引起的急性咽炎、急性扁桃体炎以及敏感细菌引起的鼻窦炎、急性中耳炎、急性支气管炎、慢性支气管炎急性发作 2. 用于肺炎链球菌、流感杆菌以及肺炎支原体所致的肺炎 3. 用于衣原体及非多种耐药淋病奈瑟菌所致的尿道炎、宫颈炎及盆腔炎 4. 用于敏感菌所致的皮肤软组织感染
制剂与规格	阿奇霉素片（每 100mg 相当于 10 万 U）[保(甲)]：①250mg[基]；②500mg 阿奇霉素分散片[保(甲)]：①125mg；②250mg[基] 阿奇霉素胶囊[保(甲)]：①125mg；②250mg[基] 阿奇霉素颗粒[保(甲)]：①100mg[基]；②250mg；③500mg 阿奇霉素干混悬剂：2g∶0. 1g 阿奇霉素混悬剂：①0. 125g；②0. 25g 阿奇霉素糖浆[保(乙)]：25ml∶500mg 注射用乳糖酸阿奇霉素（以阿奇霉素计）[保(乙)]：①125mg；②250mg；③500mg 阿奇霉素注射液[保(乙)]：①2ml∶125mg；②2ml∶250mg；③5ml∶500mg 阿奇霉素葡萄糖注射液[保(乙)]：①100ml（阿奇霉素 125mg、葡萄糖 5g）；②100ml（阿奇霉素 200mg、葡萄糖 5g）
用法与用量	1. 口服：饭前 1 小时或餐后 2 小时服用。①成人：沙眼衣原体、杜克嗜血杆菌或敏感淋病奈瑟菌所致的性传播疾病，仅需单次口服 1g；其他感染的治疗，第一日，0. 5g 顿服，第 2~5 日，一日 0. 25g 顿服；或一日 0. 5g 顿服，连服 3 天。②儿童：中耳炎、肺炎，第 1 日 10mg/kg 顿服，一日最大量不超过 500mg；第 2~5 日，一日 5mg/kg 顿服，一日最大量不超过 250mg；咽炎、扁桃体炎，一日 12mg/kg 顿服（一日最大量不超过 0. 5g），连用 5 天 2. 静脉滴注：成人社区获得性肺炎，静脉滴注至少 2 日后转为口服给药，一次 500mg，一日 1 次，7~10 天为一疗程；盆腔炎，静脉滴注 1~2 日后转为口服给药，一次 250mg，一日 1 次，7 天为一疗程
注意事项	1. 用药期间如果发生过敏反应（如血管神经性水肿、皮肤反应、Stevens-Johnson 综合征及中毒性表皮坏死松解症等），应立即停药，并采取适当措施 2. 进食可影响阿奇霉素的吸收，口服用药需在饭前 1 小时或餐后 2 小时服用
禁忌	对阿奇霉素、红霉素或其他任何一种大环内酯类药物过敏者禁用
不良反应	常见反应为胃肠道反应如腹泻、腹痛、稀便、恶心、呕吐等；局部反应如注射部位疼痛、局部炎症等；皮肤反应如皮疹、瘙痒；其他反应如畏食、头晕或呼吸困难等

续 表

特殊人群用药	肝功能、肾功能不全患者：严重肝功能不全者、严重肾功能不全者不应使用 儿童：用于6个月以下幼儿中耳炎或社区获得性肺炎及2岁以下小儿咽炎或扁桃体炎的疗效与安全性尚未确定 妊娠与哺乳期妇女：孕妇须充分权衡利弊后用药，妊娠安全性分级为B级；哺乳期妇女须充分权衡利弊后用药
药典	USP、Eur. P.、Chin. P.
国家处方集	CNF
其他推荐依据	
■ 药品名称	地红霉素 Dirithromycin
抗菌谱与适应证	用于12岁以上患者，对本品敏感菌所致的轻、中度感染：慢性阻塞性肺疾病急性加重或慢性支气管炎急性发作、急性支气管炎、社区获得性肺炎、咽炎和扁桃体炎、单纯性皮肤和软组织感染
制剂与规格	地红霉素肠溶胶囊：250mg
用法与用量	口服 1. 慢性支气管炎急性发作：一次500mg，一日1次，疗程5~7天 2. 急性支气管炎：一次500mg，一日1次，疗程7天 3. 社区获得性肺炎：一次500mg，一日1次，疗程14天 4. 咽炎和扁桃体炎：一次500mg，一日1次，疗程10天 5. 单纯性皮肤和软组织感染：一次500mg，一日1次，疗程5~7天
注意事项	可能产生假膜性结肠炎。轻度者停药即能奏效，对于中度至严重病例，应采取适当的治疗措施
禁忌	对地红霉素、红霉素和其他大环内酯类抗生素严重过敏的患者禁用；可疑或潜在菌血症患者禁用
不良反应	常见的有头痛、腹痛、腹泻、恶心、消化不良、眩晕/头晕、皮疹、呕吐等
特殊人群用药	肝功能、肾功能不全患者：轻度肝损伤、肾功能不全者，不必调整剂量。肝功能不全者慎用 妊娠与哺乳期妇女：孕妇慎用，妊娠安全性分级为C级；哺乳期妇女用药应权衡利弊后
药典	USP、Eur. P.
国家处方集	CNF
其他推荐依据	
■ 药品名称	琥乙红霉素 Erythromycin Ethylsuccinate
抗菌谱与适应证	适用于治疗敏感菌或敏感病原体引起的下列感染性疾病： 1. 呼吸系统感染：轻、中度呼吸道感染；肺炎支原体及肺炎衣原体所致的肺炎；白喉（辅助抗毒素作用）；军团菌病；李斯特菌病；百日咳 2. 泌尿生殖系统感染：淋球菌引起的急性盆腔炎；梅毒；沙眼衣原体、衣原体引起的孕期泌尿生殖器感染及成人无并发症的尿道、宫颈或直肠感染等 3. 轻、中度皮肤和软组织感染

续 表

	4. 其他：肠阿米巴病；空肠弯曲菌肠炎；厌氧菌所致口腔感染；沙眼衣原体结膜炎；放线菌病；猩红热；气性坏疽、炭疽；破伤风。预防风湿热初发或复发；细菌性心内膜炎
制剂与规格	琥乙红霉素片[保(乙)]：①200mg；②400mg
用法与用量	口服 成人：一般用量，每6小时400mg；预防链球菌感染，一次400mg，一日2次；军团菌，一次400~1000mg，一日4次；沙眼衣原体和解脲脲原体引起的尿道炎，一次800mg，一日3次，连服7天 儿童：一般感染，一日30~50mg/kg，分4次服用，每6小时服1次；可每12小时服药1次，一次服日剂量的一半；也可每8小时服药1次，一次服日剂量的1/3；对于更严重的感染，剂量可加倍；百日咳，一次10~12.5mg/kg，一日4次，疗程14天；肠阿米巴，一日40~50mg/kg，分4次服用，连服5~14天
注意事项	用药期间定期检查肝功能
禁忌	对本品或其他红霉素制剂过敏者、慢性肝病患者、肝功能损害者及孕妇禁用
不良反应	服药数日或1~2周后患者可出现乏力、恶心、呕吐、腹痛、皮疹、发热等，有时出现黄疸，停药后常可恢复；胃肠道反应有腹泻、恶心、呕吐、中上腹痛、口舌疼痛、胃纳减退等
特殊人群用药	肝功能、肾功能不全患者：轻度肝功能不全者慎用，严重肝功能不全者禁用 妊娠与哺乳期妇女：孕妇用药应权衡利弊，妊娠安全性分级为B级；哺乳期妇女慎用或暂停授乳
药典	USP、Eur. P.、Chin. P.、Jpn. P.
国家处方集	CNF
其他推荐依据	
■ 药品名称	**罗红霉素 Roxithromycin**
抗菌谱与适应证	1. 呼吸道感染：化脓性链球菌引起的咽炎及扁桃体炎；敏感菌所致的鼻窦炎、中耳炎、急性支气管炎、慢性支气管炎急性发作；肺炎支原体或肺炎衣原体所致的肺炎 2. 泌尿生殖系统感染：沙眼衣原体引起的尿道炎和宫颈炎 3. 皮肤软组织感染
制剂与规格	罗红霉素片[保(乙)]：150mg 罗红霉素胶囊[保(乙)]：50mg；150mg 罗红霉素细粒剂[保(乙)]：50mg
用法与用量	口服 成人：一次150mg，一日2次；或一次300mg，一日1次。疗程一般为5~12天。肾功能不全者可发生累计效应，肾功能轻度减退者不需调整剂量，严重肾功能不全者给药时间延长1倍（一次150mg，一日1次）。严重肝硬化者的半衰期延长至正常水平2倍以上，如确实需要使用，则150mg一日1次给药 儿童：一次2.5~5.0mg/kg，一日2次
注意事项	1. 进食后服药会减少吸收，与牛奶同服可增加吸收 2. 服用本品后可影响驾驶及机械操作
禁忌	对本药过敏者禁用

续　表

不良反应	常见腹痛、腹泻、呕吐等胃肠道反应；偶见皮疹、头晕、头痛等
特殊人群用药	肝功能、肾功能不全患者：慎用 妊娠与哺乳期妇女：慎用
药典	Eur. P.、Chin. P.、Jpn. P.
国家处方集	CNF
其他推荐依据	
■ 药品名称	乙酰螺旋霉素　Acetylspiramycin
抗菌谱与适应证	1. 适用于治疗敏感菌所致的呼吸系统感染和皮肤软组织感染，包括：咽炎、扁桃体炎、急性支气管炎、慢性支气管炎急性发作、肺炎、脓皮病、丹毒和猩红热等 2. 适用于治疗敏感菌所致的口腔及耳鼻咽喉科感染，如中耳炎、牙周炎、急性鼻窦炎等 3. 可作为治疗隐孢子虫病以及弓形虫病的选用药物
制剂与规格	乙酰螺旋霉素片：100mg（10 万 U）
用法与用量	口服 成人：一日 800~1200mg，分 3~4 次服；重症一日可用至 1600~2000mg 儿童：一日量为 20~30mg/kg，分 2~4 次给药
注意事项	如有变态反应，立即停药
禁忌	对本品、红霉素及其他大环内酯类药物过敏的患者禁用
不良反应	腹痛、恶心、呕吐等胃肠道反应，常发生于大剂量用药时，程度大多轻微，停药后可自行消失。变态反应极少，主要为药疹
特殊人群用药	肝功能、肾功能不全患者：严重肝功能、肾功能不全者慎用 妊娠与哺乳期妇女：本品可透过胎盘屏障，故孕妇慎用，妊娠安全性分级为 C 级；哺乳期妇女应用时应暂停授乳
药典	Eur. P.、Jpn. P.
国家处方集	CNF
其他推荐依据	
■ 药品名称	克拉霉素　Clarithromycin
抗菌谱与适应证	适用于敏感菌所致下列感染：①耳鼻咽喉感染：急性中耳炎、扁桃体炎、咽炎、鼻窦炎；②下呼吸道感染：急性支气管炎、慢性支气管炎急性发作、肺炎；③皮肤软组织感染：脓疱病、丹毒、蜂窝织炎、毛囊炎、疖及伤口感染；④沙眼衣原体感染的尿道炎及宫颈炎；⑤与其他药物联用，可根除幽门螺杆菌，减低十二指肠溃疡复发率
制剂与规格	克拉霉素片[基,保(乙)]：①125mg；②250mg 克拉霉素分散片[保(乙)]：①50mg；②125mg；③250mg[基] 克拉霉素缓释片：500mg 克拉霉素胶囊[保(乙)]：①125mg；②250mg[基] 克拉霉素颗粒[保(乙)]：①2g：125mg；②2g：100mg 克拉霉素干混悬剂：①1g：125mg；②2g：125mg；③2g：250mg

续 表

用法与用量	口服 成人：轻症一次 250mg，一日 2 次；重症，一次 500mg，一日 2 次。疗程 5~14 日 儿童：6 个月以上的小儿，一般感染可一次 7.5mg/kg，一日 2 次。根据感染的严重程度应连续服用 5~10 天
注意事项	1. 与红霉素及其他大环内酯类药物之间有交叉过敏和交叉耐药性 2. 可能出现真菌或耐药细菌导致的严重感染 3. 可空腹口服，也可与食物或牛奶同服，与食物同服不影响其吸收
禁忌	对克拉霉素或大环内酯类药物过敏者禁用；孕妇、哺乳期妇女禁用；严重肝功能损害者、水电解质紊乱患者、服用特非那丁者禁用；某些心脏病（包括心律失常、心动过缓、QT 间期延长、缺血性心脏病、充血性心力衰竭等）患者禁用
不良反应	主要有口腔异味，腹痛、腹泻、恶心、呕吐等胃肠道反应，头痛，AST（GOT）及 ALT（GPT）短暂升高
特殊人群用药	肝功能、肾功能不全患者：肝功能不全者、中度至重度肾功能不全者慎用 儿童：6 个月以下小儿中的疗效和安全性尚未确定 妊娠与哺乳期妇女：妊娠安全性分级为 C 级，孕妇禁用；可分泌入乳汁，哺乳期妇女使用应暂停授乳
药典	USP、Eur. P.、Chin. P.、Jpn. P.
国家处方集	CNF
其他推荐依据	

第九节　酰胺醇类

■ 药品名称	氯霉素　Chloramphenicol
抗菌谱与适应证	1. 用于敏感菌所致伤寒、副伤寒 2. 用于沙门菌属感染的胃肠炎合并败血症 3. 用于耐氨苄西林的 B 型流感杆菌脑膜炎、青霉素过敏者的肺炎链球菌脑膜炎、脑膜炎球菌脑膜炎及敏感的革兰阴性杆菌脑膜炎 4. 用于需氧菌和厌氧菌混合感染的耳源性脑脓肿 5. 可与氨基糖苷类药联用治疗腹腔感染、盆腔感染以及敏感菌所致的其他严重感染，如败血症及肺部感染 6. 用于 Q 热、落基山斑疹热、地方性斑疹伤寒和立克次体病
制剂与规格	氯霉素片：0.25g 棕榈氯霉素片：0.05g 氯霉素胶囊：0.25g 棕榈氯霉素颗粒：0.1g 棕榈氯霉素混悬液：1ml：25mg 氯霉素注射液[保(甲)]：①1ml：0.125g；②2ml：0.25g 注射用琥珀氯霉素：①0.125g；② 0.25g；③ 0.5g 氯霉素甘油滴耳液：10ml：0.25g

续　表

用法与用量	成人：口服，一日1.5~3.0g，分3~4次给药；静脉静滴，一次0.5~1g，一日2次 儿童：口服，一日25~50mg/kg，分3~4次给药；新生儿必需用药时，一日不能超过25mg/kg，分4次给药；静脉静滴，一日25~50mg/kg，分次给药
注意事项	1. 可能发生不可逆性骨髓抑制，应避免重复疗程使用 2. 体弱患者慎用
禁忌	对本品过敏者禁用；精神病患者禁用；孕妇和哺乳期妇女禁用
不良反应	血液系统反应如贫血、淤点、淤斑、鼻出血等；灰婴综合征；周围神经炎和视神经炎；过敏反应较少见；消化道反应如腹泻、恶心及呕吐等
特殊人群用药	肝功能、肾功能不全患者：肝功能、肾功能损害者慎用 儿童：新生儿（尤其早产儿）不宜应用本药，确有指征必须用药时应在监测血药浓度条件下使用 老年人：慎用 妊娠与哺乳期妇女：妊娠期尤其是妊娠末期或分娩期禁用，妊娠安全性分级为C级；禁用于哺乳期妇女，必须应用时应暂停授乳
药典	USP、Eur. P.、Chin. P.、Jpn. P.
国家处方集	CNF
其他推荐依据	

第十节　林可霉素类

■ 药品名称	林可霉素　Lincomycin
抗菌谱与适应证	1. 适用于治疗敏感葡萄球菌属、链球菌属、肺炎球菌及厌氧菌所致的呼吸道感染、腹腔感染、女性生殖道感染、盆腔感染、皮肤软组织感染等 2. 用于对青霉素过敏的或不适于用青霉素类药物的感染性疾病的治疗
制剂与规格	盐酸林可霉素片：①0.25g；②0.5g 盐酸林可霉素胶囊：①0.25g；②0.5g 盐酸林可霉素口服溶液：①10ml：0.5g；②100ml：5g 盐酸林可霉素注射液：[保(甲)]①1ml：0.2g；②2ml：0.6g
用法与用量	成人：口服，一日1.5~2.0g，分3~4次给药；肌内注射，一日0.6~1.2g，分次注射；静脉滴注，严重感染时一次0.6~1.0g，每8~12小时1次 儿童：口服，一日30~60mg/kg，分3~4次给药；肌内注射，一日10~20mg/kg，分次注射；静脉滴注，剂量同肌内注射，分2~3次给药
注意事项	肠道疾病或有既往史者（特别如溃疡性结肠炎、局限性肠炎或抗生素相关肠炎）、既往有哮喘或其他过敏史者慎用，白念珠菌阴道炎和鹅口疮患者慎用。用药期间需密切注意抗生素相关性肠炎的可能
禁忌	对林可霉素和克林霉素有过敏史的患者禁用；新生儿、深部真菌感染者禁用

续 表

不良反应	消化系统反应如恶心、呕吐、腹痛、腹泻等症状，严重者有腹绞痛、腹部压痛、严重腹泻等；偶可发生白细胞减少、中性粒细胞减低等；过敏反应可见皮疹、瘙痒等；静脉给药可引起血栓性静脉炎，快速滴注可能发生低血压、心电图变化甚至心跳、呼吸停止
特殊人群用药	肝功能、肾功能不全患者：肝功能减退和肾功能严重减退者慎用 儿童：新生儿禁用 老年人：患有严重基础疾病的老年人用药时需密切观察 妊娠与哺乳期妇女：妊娠安全性分级为C级；哺乳期妇女用药时应暂停授乳
药典	USP、Eur. P.、Chin. P.、Jpn. P.
国家处方集	CNF
其他推荐依据	
■ 药品名称	克林霉素 Clindamycin
抗菌谱与适应证	用于革兰阳性菌和厌氧菌引起的感染： 1. 呼吸系统感染 2. 泌尿系统感染 3. 厌氧菌所致的妇产科感染如子宫内膜炎、非淋病奈瑟球菌性卵巢-输卵管脓肿、盆腔炎等 4. 皮肤软组织感染 5. 骨、关节感染，如骨髓炎（是金黄色葡萄球菌性骨髓炎的首选治疗药物）、化脓性关节炎 6. 腹腔内感染 7. 其他如心内膜炎、败血症、扁桃体炎和口腔感染等
制剂与规格	盐酸克林霉素胶囊[基,保(甲)]：①75mg；②150mg 注射用盐酸克林霉素[保(甲)]：0.5g 盐酸克林霉素注射液[保(甲)]：①2ml：0.3g；②4ml：0.3g；③8ml：0.6g 注射用克林霉素磷酸酯[保(甲)]：①0.3g；②0.6g；③1.2g 克林霉素磷酸酯注射液[保(甲)]：①2ml：0.3g；②4ml：0.6g；③1ml：0.15g 盐酸克林霉素棕榈酸酯颗粒[保(乙)]：①1g：37.5mg；②2g：75mg；③24g：0.9g 盐酸克林霉素棕榈酸酯分散片[基,保(甲)]：75mg
用法与用量	成人：肌内注射或静脉滴注，一次量不宜超过600mg；中度感染或革兰阳性需氧菌感染，一日0.6~1.2g，分2~4次给药，每12或8或6小时1次；严重感染或厌氧菌感染，一日1.2~2.4g，分2~4次给药，每12或8或6小时1次。轻中度肾功能损害的患者不需调整剂量，无尿及重度肾功能损害患者的剂量应减至正常剂量的一半。中度以上肝功能损害患者应避免使用本药，如确有指征使用时应减量 儿童：用于4周及4周以上患儿。静脉滴注，一日15~25mg/kg，分3~4次给药，每8或6小时1次；重度感染，一日25~40mg/kg，分3~4次给药，每8或6小时1次
注意事项	有胃肠疾病或病史者，特别是溃疡性结肠炎、克罗恩病或假膜性肠炎患者，有哮喘或其他过敏史者慎用
禁忌	本品与林可霉素、克林霉素有交叉耐药性，对克林霉素或林可霉素有过敏史者禁用
不良反应	消化系统反应，如恶心、呕吐、腹痛、腹泻等症状，严重者有腹绞痛、腹部压痛、严重腹泻等；偶可发生白细胞减少、中性粒细胞减少等；过敏反应可见皮疹、瘙痒等；肝肾功能异常；静脉滴注可能引起静脉炎，肌内注射局部可能出现疼痛、硬结和无菌性脓肿；其他，如耳鸣、眩晕、念珠菌感染等

续　表

特殊人群用药	肝功能、肾功能不全患者：肝功能不全者、严重肾功能障碍者慎用 儿童：新生儿禁用，4 岁以内儿童慎用，16 岁以内儿童应用时应注意重要器官功能监测 老年人：用药时需密切观察 妊娠与哺乳期妇女：孕妇用药须充分权衡利弊，妊娠安全性分级为 B 级；哺乳妇女慎用，用药时宜暂停授乳
药典	USP、Eur. P.、Chin. P.、Jpn. P.
国家处方集	CNF
其他推荐依据	

第十一节　多肽类抗生素

■ 药品名称	万古霉素　Vancomycin
抗菌谱与适应证	1. 用于耐甲氧西林金黄色葡萄球菌、肠球菌所致严重感染（如心内膜炎、脑膜炎、骨髓炎、肺炎、败血症或软组织感染等）；亦用于对 β-内酰胺类抗生素过敏者的上述严重感染 2. 用于血液透析患者发生葡萄球菌属所致的动静脉分流感染 3. 口服适用于对甲硝唑无效的难辨梭状芽胞杆菌相关性肠炎或葡萄球菌性肠炎
制剂与规格	注射用盐酸万古霉素[保(乙)]：①500mg（50 万 U）；②1000mg（100 万 U） 盐酸万古霉素胶囊：①125mg（12.5 万 U）；②250mg（25 万 U）
用法与用量	成人：口服，难辨梭状芽胞杆菌引起的假膜性结肠炎，经甲硝唑治疗无效者一次 125~500mg，每 6 小时 1 次，治疗 5~10 日，每日剂量不宜超过 4g；静脉滴注，通常用盐酸万古霉素每天 2g（效价），可分为每 6 小时 500mg 或每 12 小时 1g，每次静滴在 60 分钟以上，可根据年龄、体重、症状适量增减。老年人每 12 小时 500mg 或每 24 小时 1g，每次静滴在 60 分钟以上 儿童：口服，肠道感染一次 10mg/kg，每 6 小时 1 次，治疗 5~10 日。静脉滴注，一次 10mg/kg，每 6 小时 1 次；或一次 20mg/kg，每 12 小时 1 次
注意事项	1. 听力减退或有耳聋病史者慎用 2. 不宜肌内注射，静脉滴注时尽量避免药液外漏，且应经常更换注射部位，滴速不宜过快 3. 在治疗过程中应监测血药浓度 4. 治疗葡萄球菌性心内膜炎，疗程应不少于 4 周
禁忌	对万古霉素过敏者，严重肝功能、肾功能不全者，妊娠及哺乳期妇女禁用
不良反应	休克、过敏样症状、急性肾功能不全等
特殊人群用药	肝功能、肾功能不全患者：严重肝功能、肾功能不全者禁用 儿童：儿童（尤其是低体重出生儿、新生儿）应监测血药浓度，慎重给药 老年人：老年患者确有指征使用时必须调整剂量或调整用药间隔 妊娠与哺乳期妇女：应充分权衡利弊

续 表

药典	USP、Eur. P.、Jpn. P.
国家处方集	CNF
其他推荐依据	
■ 药品名称	去甲万古霉素 Norvancomycin
抗菌谱与适应证	1. 可用于对青霉素过敏的肠球菌、棒状杆菌属心内膜炎患者的治疗 2. 可用于对青霉素类或头孢菌素类药物过敏，或经上述抗生素治疗无效的严重葡萄球菌所致心内膜炎、骨髓炎、肺炎、败血症或软组织感染患者的治疗 3. 可用于治疗血液透析患者发生葡萄球菌属所致动静脉分流感染
制剂与规格	注射用盐酸去甲万古霉素[保(乙)]：①400mg（40万U）；②800mg（80万U）
用法与用量	成人：静脉滴注，一日800~1600mg，分2~3次给药。肾功能减退者需减少维持剂量。可延长给药间期，每次剂量不变，或减少每次剂量，给药间期不变 儿童：静脉滴注，一日16~24mg/kg，一次或分次给药
注意事项	1. 听力减退或有耳聋病史者慎用 2. 不可肌内注射或静脉注射 3. 治疗期间应定期检查听力、尿液中蛋白、管型、细胞数及测定尿相对密度等
禁忌	对万古霉素类抗生素过敏者禁用
不良反应	可出现皮疹、恶心、静脉炎等；可引致耳鸣、听力减退，肾功能损害等
特殊人群用药	肝功能、肾功能不全患者：肾功能不全患者慎用，如有应用指征时需在治疗药物浓度监测下，根据肾功能减退程度减量应用 儿童：新生儿、婴幼儿用药必须充分权衡利弊 老年人：用于老年患者有引起耳毒性与肾毒性的危险（听力减退或丧失）。老年患者即使肾功能测定在正常范围内，使用时应采用较小治疗剂量 妊娠与哺乳期妇女：妊娠期患者避免应用；哺乳期妇女慎用
药典	Chin. P.
国家处方集	CNF
其他推荐依据	
■ 药品名称	替考拉宁 Teicoplanin
抗菌谱与适应证	1. 用于治疗严重的革兰阳性菌感染，尤其是不能用青霉素类及头孢菌素类抗生素治疗或用上述抗生素治疗失败的严重葡萄球菌感染，或对其他抗生素耐药的葡萄球菌感染。皮肤和软组织感染、泌尿道感染、呼吸道感染、骨和关节感染、败血症、心内膜炎及持续不卧床腹膜透析相关性腹膜炎 2. 作为万古霉素和甲硝唑的替代药
制剂与规格	注射用替考拉宁[保(乙)]：200mg
用法与用量	1. 成人肌内、静脉滴注或静脉注射：中度感染，负荷量为第1日单次给药400mg；维持量为一次200mg，一日1次；严重感染，负荷量为一次400mg，每12小时1次，共给药3次；维持量为一次400mg，一日1次；严重烧伤感染或金黄色葡萄球菌心内膜炎，维持量可能需达一日12mg/kg

续　表

	2. 儿童肌内、静脉滴注或静脉注射：中度感染，推荐前 3 次剂量为 10mg/kg，每 12 小时 1 次，随后剂量为 6mg/kg，一日 1 次；严重感染和中性粒细胞减少的患儿（2 个月以上），推荐前 3 次剂量为 10mg/kg，每 12 小时 1 次，随后维持量为一次 10mg/kg，一日 1 次；严重感染和中性粒细胞减少的新生儿，第 1 日的推荐剂量为 16mg/kg，只用 1 剂；以后维持剂量为一次 8mg/kg，一日 1 次
注意事项	治疗期间定期做血液及肝功能、肾功能的检查
禁忌	对本药过敏者，对万古霉素、去甲万古霉素等糖肽类抗生素过敏者禁用
不良反应	局部反应可见注射部位疼痛、血栓性静脉炎；过敏反应可见皮疹、瘙痒、支气管痉挛、药物热等；胃肠道反应可见恶心、呕吐、腹泻等；神经系统反应可见头痛、嗜睡等
特殊人群用药	肝功能、肾功能不全患者：肾功能不全患者慎用 儿童：可用于 2 个月以上儿童的革兰阳性菌感染 老年人：除非有肾损害，否则老年患者无需调整剂量 妊娠与哺乳期妇女：本药一般不应用于妊娠期或可能妊娠的妇女，除非权衡利弊后必须使用；建议哺乳期妇女用药时暂停授乳
药典	Jpn. P.
国家处方集	CNF
其他推荐依据	
■ 药品名称	**黏菌素　Colistin**
抗菌谱与适应证	用于肠道手术前准备，用于大肠埃希菌性肠炎和对其他药物耐药的菌痢
制剂与规格	硫酸黏菌素片[保(乙)]：①50 万 U；②100 万 U；③300 万 U 硫酸黏菌素颗粒：1g：100 万 U 注射用黏菌素：50mg
用法与用量	成人：口服，一日（100~150）万 U，分 2~3 次服用；肌内注射或静脉滴注，一日（100~150）万 U 儿童：口服，一日（2~3）万 U/kg，分 2~3 次服用。肌内注射或静脉滴注，一日（2~3）万 U/kg
注意事项	不宜与其他肾毒性药物合用
禁忌	对黏菌素过敏者禁用
不良反应	食欲减退、恶心和呕吐等胃肠道反应和皮疹、瘙痒等过敏反应
特殊人群用药	肝功能、肾功能不全患者：肾功能不全患者慎用 妊娠与哺乳期妇女：孕妇用药应权衡利弊，妊娠安全性分级为 B 级
药典	USP、Eur. P.、Chin. P.、Jpn. P.
国家处方集	CNF
其他推荐依据	

第十二节　其他抗菌药

■ 药品名称	呋喃妥因　Nitrofurantoin
抗菌谱与适应证	1. 用于治疗敏感菌如大肠埃希菌、肠球菌属以及克雷伯菌属、肠杆菌属所致的急性单纯性下尿路感染 2. 也可用于尿路感染的预防
制剂与规格	呋喃妥因片[保(甲)]：50mg 呋喃妥因肠溶胶囊[保(甲)]：50mg 呋喃妥因栓：①50mg；②100mg
用法与用量	口服 成人：尿路感染，一次 50~100mg，一日 3~4 次；单纯性下尿路感染用低剂量，疗程不低于 1 周，或用至尿培养阴性后至少 3 日，不宜超过 14 日；预防尿路感染，对尿路感染反复发作者，可一日 50~100mg 作预防应用，临睡前服用 儿童：尿路感染，1 个月以上儿童，一日 5~7mg/kg，分 4 次服；疗程不低于 1 周，或用至尿培养阴性后至少 3 日；预防尿路感染，一日 1mg/kg，临睡前服用
注意事项	1. 宜与食物同服，以减少对胃肠道的刺激 2. 疗程至少 7 日，或继续用药至尿液中细菌清除 3 日以上 3. 葡萄糖-6-磷酸脱氢酶缺乏症患者、周围神经病变者、肺部疾病患者慎用
禁忌	新生儿、孕妇、哺乳期妇女、肾功能减退及对硝基呋喃类药过敏者禁用
不良反应	常见恶心、呕吐、食欲减退和腹泻；少见药物热、皮疹、粒细胞减少等变态反应；偶见头痛、头晕、嗜睡、肌痛等
特殊人群用药	肝功能、肾功能不全患者：肾功能减退者禁用 儿童：新生儿禁用 老年人：慎用，必须使用时宜根据肾功能调整给药剂量。老年患者的前列腺感染不宜使用本药 妊娠与哺乳期妇女：孕妇不宜应用，妊娠晚期妇女禁用，妊娠安全性分级为 B 级；哺乳期妇女用药期间应暂停授乳
药典	Eur. P.、Chin. P.
国家处方集	CNF
其他推荐依据	
■ 药品名称	呋喃唑酮　Furazolidone
抗菌谱与适应证	主要用于治疗细菌性痢疾、肠炎、霍乱。也可用于治疗伤寒、副伤寒、梨形鞭毛虫病和阴道滴虫病。还可与制酸剂等药物合用于治疗幽门螺杆菌所致的胃窦炎
制剂与规格	呋喃唑酮片[保(甲)]：①10mg；②30mg；③100mg
用法与用量	口服：肠道感染疗程为 5~7 天，梨形鞭毛虫病疗程为 7~10 天。成人，一次 100mg，一日 3~4 次；儿童，一日 5~10mg/kg，分 4 次服用

续 表

注意事项	1. 不宜用于溃疡病或支气管哮喘患者 2. 用药期间和停药后 5 日内禁止饮酒 3. 葡萄糖-6-磷酸脱氢酶缺乏症患者、溃疡病患者、支气管哮喘患者慎用
禁忌	对本药或其他硝基呋喃类药过敏者、新生儿、哺乳妇女禁用
不良反应	主要有恶心、呕吐、腹泻、头痛、头晕、药物热、皮疹、肛门瘙痒、哮喘、直立性低血压、低血糖、肺浸润等，偶可出现溶血性贫血、黄疸及多发性神经炎
特殊人群用药	肝功能、肾功能不全患者：肾功能不全者慎用 儿童：新生儿禁用 妊娠与哺乳期妇女：妊娠安全性分级为 C 级；哺乳期妇女禁用
药典	USP、BP、Fr. P.
国家处方集	CNF
其他推荐依据	
■ 药品名称	甲硝唑　Metronidazole
抗菌谱与适应证	1. 用于治疗阴道滴虫病 2. 可用于治疗肠道及组织内阿米巴病 3. 可用于治疗小袋虫病和皮肤利什曼病、麦地那龙线虫感染、贾第鞭毛虫病等 4. 适用于治疗各种厌氧菌感染
制剂与规格	甲硝唑注射液[保(甲)]：①20ml：100mg；②100ml：200mg；③100ml：500mg[基]；④250ml：500mg；⑤250ml：1250mg 甲硝唑葡萄糖注射液[保(乙)]：250ml（甲硝唑 0.5g、葡萄糖 12.5g） 甲硝唑片[基,保(甲)]：0.2g 甲硝唑胶囊[基,保(甲)]：0.2g 甲硝唑阴道泡腾片[保(甲)]：0.5g 甲硝唑栓[保(甲)]：①0.5g[基]；②1g 甲硝唑口含片[保(甲)]：①2.5mg；②3mg
用法与用量	1. 成人口服：滴虫病，一次 0.2g，一日 4 次，疗程 7 天，可同时使用栓剂。厌氧菌感染，一次 0.5g，一日 3 次，疗程不低于 7 天。一日最大剂量不宜超过 4g 2. 成人静脉滴注：厌氧菌感染，首次剂量为 15mg/kg，继以 7.5mg/kg 维持，一次最大剂量不超过 1g，每 6~8 小时 1 次，疗程不低于 7 天 3. 成人阴道栓剂：用于滴虫病，每晚 0.5g 置入阴道内，连用 7~10 天 4. 儿童口服：滴虫病，一日 15~25mg/kg，分 3 次给药，服用 7~10 天。厌氧菌感染，一日 20~50mg/kg 5. 儿童静脉滴注：剂量同成人
注意事项	1. 出现运动失调或其他中枢神经系统症状时应停药 2. 用药期间应戒酒，饮酒后出现腹痛、呕吐、头痛等症状
禁忌	对本药或其他硝基咪唑类药物过敏或有过敏史者、活动性中枢神经系统疾病者、血液病者、妊娠及哺乳期妇女禁用

续 表

不良反应	1. 消化系统：恶心、呕吐、食欲缺乏、腹部绞痛，一般不影响治疗 2. 神经系统：头痛、眩晕，偶有感觉异常、肢体麻木、共济失调、多发性神经炎等，大剂量可致抽搐 3. 少数病例发生荨麻疹、潮红、瘙痒、膀胱炎、排尿困难、口中金属味及白细胞减少等，均属可逆性，停药后自行恢复
特殊人群用药	肝功能、肾功能不全患者：肝功能不全患者慎用 老年人：应注意监测血药浓度并调整剂量 妊娠与哺乳期妇女：禁用，妊娠安全性分级为 B 级
药典	USP、Eur. P.、Chin. P.
国家处方集	CNF
其他推荐依据	
■ 药品名称	替硝唑 Tinidazole
抗菌谱与适应证	1. 用于治疗多种厌氧菌感染，如败血症、骨髓炎、腹腔感染、盆腔感染、鼻窦炎、支气管感染、肺炎、皮肤蜂窝织炎、口腔感染及术后伤口感染 2. 用于结肠或直肠手术、妇产科手术及口腔手术的术前预防用药 3. 也可用于肠道及肠道外阿米巴病、阴道滴虫病、贾第鞭毛虫病的治疗 4. 还可作为甲硝唑的替代药，用于治疗幽门螺杆菌所致的胃窦炎及消化性溃疡
制剂与规格	替硝唑片[基,保(甲)]：0.5g 替硝唑注射液[保(乙)]：①100ml∶0.4g；②200ml∶0.8g 替硝唑葡萄糖注射液[保(乙)]：①100ml∶0.2g；②100ml∶0.4g；③200ml∶0.4g 替硝唑栓[保(乙)]：0.2g
用法与用量	成人： 1. 口服：厌氧菌感染，常用量为一次 1g，一日 1 次，首剂加倍，疗程多为 5~6 天，口腔感染时疗程 3 日；外科预防用药，一次 2g，术前 12 小时单次服用。阴道滴虫病、贾第鞭毛虫病，一次 2g，单次服用。必要时 3~5 日可重复 1 次。滴虫感染时也可一次 1g，一日 1 次，首剂加倍，连服 3 天 2. 静脉滴注：厌氧菌感染，一次 0.8g，一日 1 次。疗程为 5~6 天。外科预防用药，总量为 1.6g，分 1~2 次给药，第一次于术前 2 小时，第二次于术中或术后12~24 小时内给药 3. 阴道给药：一次 0.2g，一日 2 次
注意事项	1. 如疗程中发生中枢神经系统不良反应，应及时停药 2. 用药期间不应饮用含乙醇的饮料，因可引起体内乙醇蓄积，干扰乙醇的氧化过程，导致双硫仑样反应，患者可出现腹部痉挛、恶心、呕吐、头痛、面部潮红等 3. 念珠菌感染者应用本品，其症状会加重，需同时抗真菌治疗 4. 治疗阴道滴虫病时，需同时治疗其性伴侣
禁忌	1. 对替硝唑或吡咯类药物过敏患者 2. 有活动性中枢神经疾病和血液病者
不良反应	1. 不良反应少见而轻微，主要为恶心、呕吐、上腹痛、食欲下降及口腔金属味，可有头痛、眩晕、皮肤瘙痒、皮疹、便秘及全身不适 2. 高剂量时也可引起癫痫发作和周围神经病变

续　表

特殊人群用药	肝功能、肾功能不全患者：肝功能不全者慎用 儿童：12 岁以下禁用 老年人：用药时应注意监测血药浓度并调整剂量 妊娠与哺乳期妇女：妊娠早期禁用本药，妊娠中、晚期应充分权衡利弊后谨慎使用。FDA 妊娠安全性分级为 C 级。哺乳期妇女暂停授乳，治疗结束 3 日后方可重新授乳
药典	USP、Eur. P.、Chin. P.
国家处方集	CNF
其他推荐依据	
■ 药品名称	奥硝唑　Ornidazole
抗菌谱与适应证	1. 用于由厌氧菌感染引起的多种疾病 2. 用于男女泌尿生殖道毛滴虫、贾第鞭毛虫感染引起的疾病（如阴道滴虫病） 3. 用于肠、肝阿米巴病（如阿米巴痢疾、阿米巴肝脓肿） 4. 用于手术前预防感染和手术后厌氧菌感染的治疗 5. 阴道栓用于细菌性阴道病、滴虫性阴道炎
制剂与规格	奥硝唑注射液[保(乙)]：5ml：500mg 注射用奥硝唑[保(乙)]：250mg 奥硝唑氯化钠注射液[保(乙)]：100ml（奥硝唑 250mg、氯化钠 825mg） 奥硝唑葡萄糖注射液[保(乙)]：100ml（奥硝唑 500mg、葡萄糖 5g）
用法与用量	成人：①静脉滴注：厌氧菌感染，手术前后预防感染，术前 1~2 小时滴注 1000mg，术后 12 小时滴注 500mg，术后 24 小时滴注 500mg。治疗厌氧菌引起的感染，初始剂量为 500~1000mg。然后每 12 小时滴注 500mg，连用 3~6 天。治疗严重阿米巴病，初始剂量为500~1000mg，以后每 12 小时滴注 500mg，连用 3~6 天。②阴道给药：一次 500mg，每晚 1 次，连续 5~7 天 儿童：静脉滴注，一日 20~30mg/kg，每 12 小时滴注 1 次，时间为 30 分钟
注意事项	中枢神经系统疾病患者、肝脏疾病患者、多毛性硬化症患者、酗酒者慎用
禁忌	对本药或其他硝基咪唑类药物过敏者、各种器官硬化症、造血功能低下、慢性酒精中毒患者、有脑和脊髓病变的患者禁用
不良反应	1. 消化系统：胃部不适、胃痛、口腔异味 2. 神经系统：头痛及困倦、眩晕、颤抖、运动失调、周围神经病、癫痫发作、痉挛等 3. 过敏反应：皮疹、瘙痒等 4. 局部反应：刺感、疼痛等
特殊人群用药	儿童：慎用，建议 3 岁以下儿童不用 妊娠与哺乳期妇女：建议孕妇（特别是妊娠早期）、哺乳期妇女慎用本药
药典	USP、Eur. P.、Chin. P.
国家处方集	CNF
其他推荐依据	

续 表

■ 药品名称	磷霉素 Fosfomycin
抗菌谱与适应证	1. 口服制剂适用于治疗敏感菌所致的单纯性下尿路感染、肠道感染（包括细菌性痢疾）、呼吸道感染、皮肤软组织感染、眼科感染及妇科感染等 2. 注射制剂适用于治疗敏感菌所致的呼吸道感染、尿路感染、皮肤软组织感染等。也可与其他抗菌药联合用于治疗敏感菌所致的严重感染（如败血症、腹膜炎、骨髓炎等）
制剂与规格	磷霉素钙片[保(乙)]：①0.1g；②0.2g；③0.5g 磷霉素钙胶囊[保(乙)]：0.1g 磷霉素钙颗粒：0.5g 注射用磷霉素钠[保(乙)]：①1.0g；②2.0g；③4.0g
用法与用量	成人：口服，治疗尿路感染等轻症感染，一日 2~4g，分 3~4 次服用。静脉给药，治疗中度或重度系统感染，一日 4~12g，严重感染可增至 16g，分 2~3 次静脉滴注或缓慢静脉推注。肌内注射，一日2~8g，分 3~4 次肌内注射 儿童：口服，一日 0.05~0.1g/kg，分3~4 次服用。静脉滴注，一日 0.1~0.3g/kg，分 2~3 次静脉滴注。肌内注射，一日 0.05~0.20g/kg，分3~4 次肌内注射
注意事项	1. 静脉滴注速度宜缓慢，静脉滴注时间 1~2 小时 2. 应用较大剂量时应监测肝功能
禁忌	对磷霉素过敏者、妊娠及哺乳期妇女、5 岁以下儿童
不良反应	主要有恶心、食欲减退、腹部不适、稀便或轻度腹泻；偶见皮疹，嗜酸性粒细胞增多，红细胞、血小板、白细胞降低，头晕、头痛等反应；注射部位静脉炎等
特殊人群用药	肝功能、肾功能不全者：肝功能、肾功能减退者慎用 儿童：5 岁以上儿童应减量及慎用 老年人：应酌减剂量并慎用 妊娠与哺乳期妇女：建可透过胎盘屏障，迅速进入胎儿循环，但对胎儿的影响尚无足够和严密的对照观察，妊娠安全性分级为 B 级；哺乳期妇女应避免使用，必须用药时应暂停授乳
药典	Eur. P. 、Chin. P. 、Jpn. P.
国家处方集	CNF
其他推荐依据	
■ 药品名称	夫西地酸 Fusidic Acid
抗菌谱与适应证	1. 用于敏感菌所致的骨髓炎或皮肤、软组织感染 2. 用于其他抗菌药治疗失败的深部感染，如败血症、肺炎、心内膜炎等
制剂与规格	夫西地酸片：250mg 注射用夫西地酸[保(乙)]：①0.125g；②0.5g 夫西地酸混悬液：5ml：250mg 夫西地酸乳膏[保(乙)]：15g：0.3g
用法与用量	1. 口服：成人，一次 500mg，一日 3 次；重症加倍。1 岁以下患儿，一日 50mg/kg，分 3 次给药。1~5 岁患儿，一次 250mg，一日 3 次。5~12 岁患儿，用法与用量同成人 2. 局部给药：一日 2~3 次，涂于患处，疗程为 7 日。治疗疖疮时可根据病情需要延长疗程 3. 静脉注射：成人，一次 500mg，一日 3 次；儿童及婴儿，一日 20mg/kg（按体重），分 3 次给药

续　表

注意事项	1. 早产儿、黄疸、酸中毒及严重病弱的新生儿使用时需留意有无胆红素脑病症状 2. 静脉注射时不能与卡那霉素、庆大霉素、万古霉素、头孢噻啶或阿莫西林混合；亦不可与全血、氨基酸溶液或含钙溶液混合
禁忌	对夫西地酸过敏者禁用；妊娠初始 3 个月内禁用
不良反应	静脉滴注可能导致血栓性静脉炎和静脉痉挛等
特殊人群用药	肝功能、肾功能不全者：肝功能不全者慎用 儿童：早产儿、严重病弱的新生儿使用时需留意有无胆红素脑病症状 妊娠与哺乳期妇女：在动物实验中有致胎仔畸形的报道，但目前尚无临床对照研究；可经皮肤吸收，哺乳期妇女禁止局部用于乳房部位的皮肤感染
药典	Eur. P.
国家处方集	CNF
其他推荐依据	
■ 药品名称	利奈唑胺　Linezolid
抗菌谱与适应证	1. 用于由肺炎链球菌（包括多重耐药株）或金黄色葡萄球菌（甲氧西林敏感株）引起的社区获得性肺炎 2. 用于由肺炎链球菌（包括多重耐药株）或金黄色葡萄球菌（甲氧西林敏感和耐药株）引起的医院内获得性肺炎 3. 用于由金黄色葡萄球菌、化脓性链球菌或无乳链球菌引起的复杂性皮肤和皮肤组织感染 4. 用于由金黄色葡萄球菌或化脓性链球菌引起的非复杂性皮肤和皮肤组织感染 5. 用于耐万古霉素的粪肠球菌感染
制剂与规格	利奈唑胺注射液：①100ml：200mg；②300ml：600mg 利奈唑胺片[保(乙)]：①200mg；②600mg 利奈唑胺口服混悬液：5ml：100mg
用法与用量	口服或静脉滴注 1. 复杂性皮肤或皮肤软组织感染、社区获得性肺炎，包括伴发的菌血症、院内获得性肺炎、甲氧西林耐药金葡菌感染：成人和青少年（12 岁及以上），每 12 小时 600mg。儿童患者（出生至 11 岁），每 8 小时 10mg/kg 2. 万古霉素耐药的屎肠球菌感染，包括伴发的菌血症：成人和青少年（12 岁及以上），每 8 小时 10mg/kg。儿童患者（出生至 11 岁），每 8 小时 10mg/kg 3. 非复杂性皮肤和皮肤软组织感染：成人，每 12 小时口服 400mg；青少年每 12 小时口服 600mg；<5 岁，每 8 小时口服 10mg/kg；5~11 岁，每 12 小时口服 10mg/kg
注意事项	有骨髓抑制病史者、苯丙酮尿症患者、类癌综合征患者、未控制的高血压患者、嗜铬细胞瘤患者、未治疗的甲状腺功能亢进患者慎用
禁忌	对本药过敏者禁用
不良反应	常见失眠、头晕、头痛、腹泻、恶心、呕吐、便秘、皮疹、瘙痒、发热、口腔念珠菌病、阴道念珠菌病、真菌感染等
特殊人群用药	肝功能、肾功能不全者：肾功能不全者慎用 儿童：不推荐本品经验性用于儿童患者的中枢神经系统感染 妊娠与哺乳期妇女：孕妇慎用，妊娠安全性分级为 C 级；哺乳期妇女慎用

续　表

药典	
国家处方集	CNF
其他推荐依据	
■ 药品名称	小檗碱　Berberine
抗菌谱与适应证	主要用于治疗敏感病原菌所致的胃肠炎、细菌性痢疾等胃肠道感染
制剂与规格	盐酸小檗碱片[保(甲)]：①50mg；②100mg
用法与用量	成人：口服，胃肠道感染，一次0.1~0.3g，一日3次
注意事项	本品静脉注射后可发生严重溶血性贫血和循环障碍，严格禁止静脉给药
禁忌	对本药过敏者禁用；溶血性贫血患者禁用；对葡萄糖-6-磷酸脱氢酶缺乏儿童禁用
不良反应	口服给药时有令人不快的鱼腥味，也偶见皮疹等过敏反应症状，但停药后可自行消退；静脉给药时有出现呼吸困难、过敏性休克的报道
特殊人群用药	妊娠与哺乳期妇女：慎用
药典	Chin. P.、Jpn. P.
国家处方集	CNF
其他推荐依据	
■ 药品名称	利福昔明　Rifaximin
抗菌谱与适应证	治疗由敏感菌所致的肠道感染，包括急慢性肠道感染、腹泻综合征、夏季腹泻、旅行者腹泻和小肠结肠炎等
制剂与规格	利福昔明胶囊[保(乙)]：100mg
用法与用量	口服。成人，一次200mg，一日3~4次。6~12岁儿童，一次100~200mg，一日4次；12岁以上儿童，剂量同成人。一般连续用药不宜超过7日
注意事项	长期大剂量用药或肠黏膜受损时，会有极少量（<1%）被吸收，导致尿液呈粉红色
禁忌	对本药或其他利福霉素类药过敏者、肠梗阻者、严重的肠道溃疡性病变者禁用
不良反应	常见恶心、呕吐、腹胀、腹痛；少见荨麻疹、足部水肿等
特殊人群用药	儿童：连续服用本药不能超过7日；6岁以下儿童不要服用本药 妊娠与哺乳期妇女：妊娠期妇女需权衡利弊后用药；哺乳期妇女可在有适当医疗监测的情况下服用本药
药典	USP、Eur. P.、Chin. P.、Jpn. P.
国家处方集	CNF
其他推荐依据	

第十三节 磺胺类与甲氧苄啶

■ 药品名称	磺胺甲噁唑 Sulfamethoxazole
抗菌谱与适应证	1. 治疗敏感菌所致的急性单纯性尿路感染 2. 与甲氧苄啶联用，治疗对其敏感的流感杆菌、肺炎链球菌和其他链球菌所致的中耳炎 3. 与乙胺嘧啶联用，治疗鼠弓形虫引起的弓形虫病 4. 治疗星形奴卡菌病 5. 作为治疗沙眼衣原体所致宫颈炎、尿道炎、新生儿包含体结膜炎的次选药物 6. 作为治疗杜克雷嗜血杆菌所致软下疳的可选药物 7. 预防敏感脑膜炎球菌所致的流行性脑脊髓膜炎 8. 作为对氯喹耐药的恶性疟疾治疗的辅助用药
制剂与规格	磺胺甲噁唑片：0.5g 复方磺胺甲噁唑片[基,保(甲)]：磺胺甲噁唑 0.4g 和甲氧苄啶 80mg
用法与用量	口服 成人：一般感染，首次剂量为 2g，以后一日 2g，分 2 次服用。治疗尿路感染时疗程至少为 7~10 日。肾功能不全患者用量应调整为常用量的 1/2 儿童：2 个月以上患儿的一般感染，首次剂量为 50~60mg/kg（总量不超过 2g），以后一日 50~60mg/kg，分 2 次服用
注意事项	1. 葡萄糖-6-磷酸脱氢酶缺乏者、血卟啉病患者、艾滋病患者、休克患者慎用 2. 治疗中须注意检查：全血象，尿液，肝功能、肾功能
禁忌	对磺胺类药过敏者、巨幼红细胞性贫血患者、孕妇、哺乳期妇女、小于 2 个月的婴儿和重度肝肾功能损害者禁用
不良反应	过敏反应较为常见，可表现为药疹、剥脱性皮炎等；中性粒细胞减少或缺乏症、血小板减少症及再生障碍性贫血等
特殊人群用药	肝功能、肾功能不全患者：肝功能、肾功能损害者慎用 儿童：2 个月以下婴儿禁用 老年人：慎用 妊娠与哺乳期妇女：妊娠安全性分级为 C 级，孕妇、哺乳妇女禁用
药典	USP、Eur. P.、Chin. P.、Jpn. P.
国家处方集	CNF
其他推荐依据	
■ 药品名称	磺胺嘧啶 Sulfadiazine
抗菌谱与适应证	1. 用于预防、治疗敏感脑膜炎球菌所致的流行性脑膜炎 2. 用于治疗敏感菌所致的急性支气管炎、轻症肺炎、中耳炎及皮肤软组织等感染 3. 用于治疗星形诺卡菌病 4. 作为治疗沙眼衣原体所致宫颈炎和尿道炎的次选药物 5. 作为治疗由沙眼衣原体所致的新生儿包含体结膜炎的次选药物

续 表

	6. 可作为对氯喹耐药的恶性疟疾治疗的辅助用药 7. 与乙胺嘧啶联合用药治疗鼠弓形虫引起的弓形虫病
制剂与规格	磺胺嘧啶片[基,保(甲)]：0.5g 注射用磺胺嘧啶钠[保(甲)]：①0.4g；②1g 磺胺嘧啶混悬液：10%（g/ml）
用法与用量	成人：①口服给药：一般感染，首剂量为2g，以后一次1g，一日2次。治疗流行性脑膜炎，首次量为2g，维持量一次1g，一日4次；②静脉给药：一般感染，一次1~1.5g，一日3次。治疗流行性脑膜炎，首剂量为50mg/kg，维持量一日100mg/kg，分3~4次静脉滴注或缓慢静脉注射 儿童：①口服给药：2个月以上婴儿及儿童的一般感染，首次剂量为50~60mg/kg（总量不超过2g），以后一次25~30mg/kg，一日2次；②静脉给药：一般感染，一日50~75mg/kg，分2次静脉滴注或缓慢静脉注射。流行性脑膜炎，一日100~150mg/kg，分3~4次静脉滴注或缓慢静脉注射
注意事项	葡萄糖-6-磷酸脱氢酶缺乏者、血卟啉病患者、艾滋病患者、休克患者慎用
禁忌	对本药或其他磺胺类药过敏者、严重肝肾功能不全者、孕妇、哺乳期妇女、小于2个月的婴儿禁用
不良反应	过敏反应较为常见，可表现为药疹、剥脱性皮炎等；中性粒细胞减少或缺乏症、血小板减少症及再生障碍性贫血等；溶血性贫血及血红蛋白尿；高胆红素血症和新生儿胆红素脑病
特殊人群用药	肝功能、肾功能不全患者：轻、中度肝功能、肾功能损害者慎用 儿童：2个月以下婴儿禁用 老年人：慎用 妊娠与哺乳期妇女：孕妇、哺乳妇女禁用，妊娠安全性分级为B级（妊娠早、中期）、D级（妊娠晚期）
药典	USP、Eur. P.、Chin. P.
国家处方集	CNF
其他推荐依据	
■ 药品名称	甲氧苄啶 Trimethoprim
抗菌谱与适应证	1. 可单独用于治疗敏感菌所致的急性单纯性尿路感染和细菌性前列腺炎
	2. 与磺胺甲噁唑或磺胺嘧啶联用，可用于治疗敏感菌所致的败血症、脑膜炎、中耳炎、肺部感染、急慢性支气管炎、菌痢、尿路感染、肾盂肾炎、肠炎、伤寒等 3. 与磺胺-2,6-二甲氧嘧啶联用，还可用于治疗对氯喹耐药的疟疾
制剂与规格	甲氧苄啶片[保(乙)]：100mg 甲氧苄啶颗粒：1g：50mg
用法与用量	口服 成人：治疗急性单纯性尿路感染，一次0.1g，每12小时1次；或一次0.2g，每12小时1次。疗程为7~10日。预防尿路感染，一次0.1g，一日1次；肾功能不全者根据肌酐清除率调整剂量。肌酐清除率<15ml/min，不宜使用 儿童：对6个月至5岁患儿，甲氧苄啶颗粒一次1g（含甲氧苄啶50mg）；一日2次；对6~12岁患儿，甲氧苄啶颗粒一次2g（含甲氧苄啶100mg）；一日2次

续 表

注意事项	1. 由于叶酸缺乏的巨幼细胞贫血或其他血液系统疾病患者慎用 2. 用药期间应定期进行周围血象检查
禁忌	对本药过敏者、早产儿、新生儿、严重肝肾疾病患者、严重血液病患者禁用
不良反应	可出现白细胞减少，血小板减少或高铁血红蛋白性贫血等；过敏反应：可发生瘙痒、皮疹，偶可呈严重的渗出性多形红斑；恶心、呕吐、腹泻等胃肠道反应等
特殊人群用药	肝功能、肾功能不全患者：轻、中度肝功能、肾功能损害者慎用 儿童：早产儿、新生儿、2 个月以下婴儿禁用 老年人：老年患者应减少用量 妊娠与哺乳期妇女：妊娠期间应权衡利弊后用药，妊娠安全性分级为 C 级；哺乳期妇女用药应权衡利弊
药典	USP、Eur. P. 、Chin. P.
国家处方集	CNF
其他推荐依据	

第十四节 氟喹诺酮类

■ 药品名称	吡哌酸 Pipemidic Acid
抗菌谱与适应证	用于治疗敏感菌所致的尿路感染及肠道感染
制剂与规格	吡哌酸片[保(甲)]：①0. 25g；②0. 5g 吡哌酸胶囊[保(甲)]：0. 25g
用法与用量	口服：成人，一次 0. 5g，一日总量 1~2g，疗程不宜超过 10 天
注意事项	1. 本品可与饮食同服，以减少胃肠道反应 2. 长期应用，宜定期监测血常规和肝、肾功能 3. 有中枢神经系统疾病患者慎用
禁忌	禁用于对本品和萘啶酸过敏的患者；孕妇、哺乳期妇女禁用；18 岁以下小儿及青少年禁用
不良反应	主要为恶心、嗳气、上腹不适、食欲减退、稀便或便秘等胃肠道反应；皮疹或全身瘙痒少见，偶见眩晕、头痛等。停药后可自行恢复
特殊人群用药	肝功能、肾功能不全患者：严重肝功能、肾功能损害者慎用 儿童：婴幼儿及 18 岁以下青少年不宜使用 老年人：应减少用量 妊娠与哺乳期妇女：禁用
药典	USP、Chin. P. 、Jpn. P.
国家处方集	CNF
其他推荐依据	

续 表

■ 药品名称	诺氟沙星 Norfloxacin
抗菌谱与适应证	主要用于敏感菌所致的下列感染：泌尿生殖道感染，消化系统感染，呼吸道感染如急性支气管炎、慢性支气管炎急性发作、肺炎，急慢性肾盂肾炎，膀胱炎，伤寒等
制剂与规格	诺氟沙星片[基,保(甲)]：100mg 诺氟沙星胶囊[基,保(甲)]：100mg 诺氟沙星注射液：100ml：200mg 诺氟沙星葡萄糖注射液：100ml（诺氟沙星 200mg、葡萄糖 5g） 诺氟沙星栓：200mg 诺氟沙星药膜：20mg
用法与用量	成人： 1. 口服：①一般用法：一次 100~200mg，一日 3~4 次；②下尿路感染：一次 400mg，一日 2 次；③复杂性尿路感染：剂量同上，疗程 10~21 天；④单纯性淋病奈瑟菌性尿道炎：单次 800~1200mg；⑤急、慢性前列腺炎：一次 400mg，一日 2 次，疗程 28 天；⑥一般肠道感染：一次300~400mg，一日 2 次，疗程 5~7 天 2. 静脉滴注：一日 200mg，分 2 次，急性感染 7~14 天为一疗程，慢性感染 14~21 天为一疗程
注意事项	1. 不宜静脉注射，静脉滴注速度不宜过快 2. 本类药物可引起中、重度光敏反应，应避免过度暴露于阳光，发生后需停药 3. 有癫痫病史者、有胃溃疡史者、重症肌无力患者慎用
禁忌	对本药及其他喹诺酮类药过敏者、糖尿病患者、孕妇、哺乳期妇女、18 岁以下儿童禁用
不良反应	胃肠道反应较为常见，可表现为腹部不适或疼痛、腹泻、恶心或呕吐；中枢神经系统反应可有头晕、头痛、嗜睡或失眠；过敏反应有皮疹、皮肤瘙痒、面部潮红、胸闷等
特殊人群用药	肝功能、肾功能不全患者：肝功能、肾功能减退者慎用 儿童：不宜用于 18 岁以下患者。如感染由多重耐药菌引起者，细菌仅对喹诺酮类药呈敏感时，可在充分权衡利弊后应用 老年人：老年患者常有肾功能减退，因本品部分经肾排出，须减量应用 妊娠与哺乳期妇女：妊娠安全性分级为 C 级；哺乳期妇女应用时应停止授乳
药典	USP、Eur. P. 、Chin. P. 、Jpn. P.
国家处方集	CNF
其他推荐依据	
■ 药品名称	氧氟沙星 Ofloxacin
抗菌谱与适应证	用于敏感菌所致的下列感染： 1. 泌尿生殖系统感染，包括单纯性及复杂性尿路感染、细菌性前列腺炎、淋病奈瑟菌尿道炎、宫颈炎（包括产酶株所致者）等 2. 呼吸系统感染，包括急性支气管炎、慢性支气管炎急性发作、肺炎及其他肺部感染等 3. 消化系统感染，包括胃肠道、胆道、腹腔的沙门菌属感染等 4. 骨、关节、皮肤软组织感染及败血症 5. 结核病，作为抗结核病的二线药物，多与异烟肼、利福平等合用

续　表

制剂与规格	氧氟沙星片：0.1g 氧氟沙星颗粒：0.1g 氧氟沙星注射液：100ml：200mg 氧氟沙星氯化钠注射液：100ml（氧氟沙星 200mg、氯化钠 900mg）
用法与用量	口服或静脉给药。成人： 1. 下呼吸道感染：一次 300mg，一日 2 次，疗程 7~14 大 2. 急性单纯性下尿路感染：一次 200mg，一日 2 次，疗程 5~7 天 3. 复杂性尿路感染：一次 200mg，一日 2 次，疗程 10~14 天。缓释片，一次 400mg，一日 1 次，疗程 10 天 4. 细菌性前列腺炎：一次 300mg，一日 2 次，疗程 6 周 5. 衣原体宫颈炎或尿道炎：一次 300mg，一日 2 次，疗程 7~14 天 6. 单纯性淋病：单次口服 400mg 7. 铜绿假单胞菌感染或重度感染：一次 400mg，一日 2 次 8. 抗结核：一日 300mg，一日 1 次
注意事项	患有中枢神经系统疾病者（如癫痫、脑动脉硬化者）慎用
禁忌	对本药及其他喹诺酮类药过敏者、妊娠期及哺乳期妇女、18 岁以下儿童禁用
不良反应	胃肠道反应较为常见，可表现为腹部不适或疼痛、腹泻、恶心或呕吐；中枢神经系统反应可有头晕、头痛、嗜睡或失眠；过敏反应有皮疹、皮肤瘙痒、面部潮红、胸闷等
特殊人群用药	肝功能、肾功能不全患者：严重肝功能减退者、严重肾功能不全者慎用 儿童：18 岁以下患者用药的安全性尚未确立，不宜使用 老年人：老年患者多有肾功能减退，应减量给药 妊娠与哺乳期妇女：妊娠安全性分级为 C 级；哺乳期妇女全身用药时，应暂停授乳
药典	USP、Eur. P.、Chin. P.、Jpn. P.
国家处方集	CNF
其他推荐依据	
■ 药品名称	环丙沙星　Ciprofloxacin
抗菌谱与适应证	可用于敏感菌所致的下列感染： 1. 泌尿生殖系统感染：包括单纯性或复杂性尿路感染、细菌性前列腺炎、淋病奈瑟菌尿道炎、肾盂肾炎、宫颈炎（包括产酶株所致者）等 2. 呼吸系统感染：包括扁桃体炎、咽炎、急性支气管炎及肺部感染等 3. 消化系统感染：包括胃肠道感染、胆囊炎、肛周脓肿等 4. 其他：还可用于骨关节感染、皮肤软组织感染及败血症等
制剂与规格	盐酸环丙沙星片[基,保(甲)]：0.25g 盐酸环丙沙星胶囊[基,保(甲)]：0.25g 乳酸环丙沙星注射液[保(乙)]：①100ml：0.1g；②100ml：0.2g；③250ml：0.25g 注射用乳酸环丙沙星[保(乙)]：0.2g 盐酸环丙沙星栓：0.2g 乳酸环丙沙星阴道泡腾片：0.1g

续 表

用法与用量	成人： 1. 口服：①常用量：一日 0.5~1.5g，分 2~3 次服用；②骨、关节感染：一日 1~1.5g，分 2~3次服用，疗程不低于 4~6 周；③肺炎、皮肤软组织感染：一日 1~1.5g，分 2~3 次服用，疗程 7~14 天；④肠道感染：一日 1g，分 2 次服用，疗程 5~7 天；⑤伤寒：一日 1.5g，分 2~3 次服用，疗程 10~14 天；⑥急性单纯性下尿路感染：一日 0.5g，分 2 次服用，疗程 5~7 天；复杂性尿路感染：一日 1g，分 2 次服用，疗程 7~14 天 2. 静脉滴注：常用量：一次 0.1~0.2g，每 12 小时 1 次。严重感染或铜绿假单胞菌感染可加大剂量至一次 0.4g，一日 2~3 次
注意事项	1. 宜空腹服用 2. 患中枢神经系统疾病者（如癫痫、脑动脉硬化患者）慎用
禁忌	对环丙沙星及任何一种氟喹诺酮类药过敏的患者禁用；孕妇、哺乳期妇女及 18 岁以下者禁用
不良反应	胃肠道反应较为常见，可表现为腹部不适或疼痛、腹泻、恶心或呕吐；中枢神经系统反应可有头晕、头痛、嗜睡或失眠；过敏反应有皮疹、皮肤瘙痒、面部潮红、胸闷等
特殊人群用药	肝功能、肾功能不全患者：肝功能、肾功能不全患者慎用 儿童：18 岁以下患者禁用 老年人：应减量给药 妊娠与哺乳期妇女：禁用
药典	USP、Eur. P.、Chin. P.
国家处方集	CNF
其他推荐依据	
■ 药品名称	左氧氟沙星 Levofloxacin
抗菌谱与适应证	用于敏感细菌引起的下列中、重度感染：①呼吸系统感染；②泌尿系统感染；③生殖系统感染：急性前列腺炎、急性附睾炎、宫腔感染、子宫附件炎、盆腔炎（疑有厌氧菌感染时可合用甲硝唑）；④皮肤软组织感染；⑤肠道感染；⑥败血症、粒细胞减少及免疫功能低下患者的各种感染；⑦其他感染：乳腺炎、外伤、烧伤及手术后伤口感染、腹腔感染（必要时合用甲硝唑）、胆囊炎、胆管炎、骨与关节感染以及五官科感染等
制剂与规格	左氧氟沙星片[保(甲)]：①0.1g；②0.2g；③0.5g 甲磺酸左氧氟沙星片：100mg 盐酸左氧氟沙星片：100mg 盐酸左氧氟沙星分散片：100mg 盐酸左氧氟沙星胶囊：0.1g 盐酸左氧氟沙星注射液：①2ml：0.1g；②2ml：0.2g[基]；③3ml：0.3g；④100ml：0.1g；⑤100ml：0.2g；⑥100ml：0.3g 左氧氟沙星注射液[保(甲)]：100ml 乳酸左氧氟沙星注射液：①100ml：100mg；②100ml：200mg 乳酸左氧氟沙星氯化钠注射液：100ml 甲磺酸左氧氟沙星注射液 100ml：200mg 甲磺酸左氧氟沙星氯化钠注射液：250ml：500mg 注射用盐酸左氧氟沙星：①100mg；②200mg

续　表

用法与用量	成人： 1. 口服：一日 300~400mg，分 2~3 次服用，如感染较重或感染病原敏感性较差者剂量可增至一日 600mg，分 3 次服用。①呼吸道感染：一次 200mg，一日 2 次；或一次 100mg，一日 3 次，疗程为 7~14 天；②急性单纯性下尿路感染：一次 100mg，一日 2 次，疗程 5~7 天；③复杂性尿路感染：一次 200mg，一日 2 次；或一次 100mg，一日 3 次，疗程 10~14 天；④细菌性前列腺炎：一次 200mg，一日 2 次，疗程 6 周 2. 静脉滴注：一次 100~200mg，一日 2 次。重度感染患者或病原菌对本药敏感性较差者，一日剂量可增至 600mg，分 2 次滴注
注意事项	1. 癫痫史者、低钾血症或心肌病患者避免使用 2. 皮肤有药物过敏使者禁用本药软膏 3. 有中枢神经系统疾病史者慎用
禁忌	对左氧氟沙星及氟喹诺酮类药过敏者、妊娠及哺乳期妇女、18 岁以下儿童禁用
不良反应	胃肠道反应较为常见，可表现为腹部不适或疼痛、腹泻、恶心或呕吐；中枢神经系统反应可有头晕、头痛、嗜睡或失眠；过敏反应有皮疹、皮肤瘙痒、面部潮红、胸闷等
特殊人群用药	肝功能、肾功能不全患者：肝功能、肾功能受损者慎用 儿童：18 岁以下儿童禁用 老年人：应减量给药 妊娠与哺乳期妇女：禁用，妊娠安全性分级为 C 级
药典	USP、Eur. P.、Chin. P.
国家处方集	CNF
其他推荐依据	
■ 药品名称	氟罗沙星　Fleroxacin
抗菌谱与适应证	用于敏感菌所致的下列感染：
	1. 呼吸系统感染：急性支气管炎，慢性支气管炎急性发作及肺炎等 2. 泌尿生殖系统感染：膀胱炎、肾盂肾炎、前列腺炎、附睾炎、淋病奈瑟菌性尿道炎等 3. 消化系统感染：伤寒沙门菌感染、细菌性痢疾等 4. 其他：皮肤软组织、骨、关节、耳鼻喉、腹腔及盆腔感染
制剂与规格	氟罗沙星片：①100mg；②150mg；③200mg
用法与用量	口服。成人，一次 200mg，一日 1~2 次，一般疗程为 7~14 日。重症患者，一次 300~400mg，3~5 日后剂量减至常用量
注意事项	有中枢神经系统疾病（包括脑动脉硬化或抽搐及癫痫史）者慎用
禁忌	对本品或喹诺酮类药物过敏者禁用；妊娠、哺乳期妇女及 18 岁以下儿童禁用
不良反应	胃肠道反应较为常见，可表现为腹部不适或疼痛、腹泻、恶心呕吐、食欲缺乏等；中枢神经系统反应可有头晕、头痛、兴奋、嗜睡或失眠；变态反应有皮疹、皮肤瘙痒等
特殊人群用药	肝功能、肾功能不全患者：肝功能、肾功能损害者慎用 儿童：18 岁以下儿童禁用 老年人：高龄患者慎用 妊娠与哺乳期妇女：禁用

续 表

药典	Chin. P.
国家处方集	CNF
其他推荐依据	
■ 药品名称	吉米沙星 Gemifloxacin
抗菌谱与适应证	1. 慢性支气管炎急性发作 2. 社区获得性肺炎 3. 急性鼻窦炎
制剂与规格	甲磺酸吉米沙星片[保(乙)]：320mg
用法与用量	口服。成人，一次 320mg，一日 1 次，慢性支气管炎急性发作、社区获得性肺炎和急性鼻窦炎的疗程分别为 5 天、7 天和 5 天。不应超过推荐的剂量和疗程
注意事项	1. 以下情况慎用：QT 间期延长、心动过缓、急性心肌缺血等心脏疾病患者，葡萄糖-6-磷酸脱氢酶缺乏症患者，患中枢神经系统疾病者，未治疗的电解质紊乱（低血钾或低血镁）者 2. 用药前后及用药时应当检查或监测：全血细胞计数及白细胞分类、细菌培养及药敏试验、血药浓度监测、尿液分析
禁忌	对本品或其他氟喹诺酮类抗生素过敏者，妊娠及哺乳期妇女，18 岁以下患者禁用
不良反应	可引起头痛、眩晕等中枢神经系统反应；腹泻、恶心、腹痛、呕吐等胃肠道症状；ALT（GPT）、AST（GOT）升高，皮疹等
特殊人群用药	儿童：18 岁以下患者用药的安全性及有效性未确定 妊娠与哺乳期妇女：妊娠安全性分级为 C 级；哺乳期妇女用药应权衡利弊
药典	USP
国家处方集	CNF
其他推荐依据	
■ 药品名称	洛美沙星 Lomefloxacin
抗菌谱与适应证	用于敏感菌所致的下列感染： 1. 泌尿生殖系统感染 2. 呼吸系统感染 3. 消化系统感染，包括肠炎、胆囊炎、肛周脓肿等 4. 如结膜炎、角膜炎、角膜溃疡、泪囊炎等 5. 中耳炎、外耳道炎、鼓膜炎 6. 其他：伤寒、骨和关节、皮肤软组织感染以及败血症等全身感染
制剂与规格	盐酸洛美沙星片：①0.1g；②0.2g；③0.3g；④0.4g 盐酸洛美沙星胶囊：①0.1g；②0.2g 盐酸洛美沙星注射液：①2ml：100mg；②10ml：100mg；③10ml：200mg；④100ml：200mg；⑤250ml：200mg

续　表

用法与用量	1. 口服：成人，一次 400mg，一日 1 次；或一次 300mg，一日 2 次；急性单纯性尿路感染，一次 400mg，一日 1 次；单纯性淋病，一次 300mg，一日 2 次 2. 静脉滴注：一次 200mg，一日 2 次；尿路感染，一次 100mg，每 12 小时 1 次
注意事项	1. 中枢神经系统疾病患者（包括脑动脉硬化或癫痫病史者）慎用 2. 本品每次滴注时间不少于 60 分钟 3. 本品可引起光敏反应 4. 当出现皮肤灼热、发红、肿胀、水疱、皮疹、瘙痒及皮炎时应停药
禁忌	对本品或其他氟喹诺酮类抗生素过敏者，妊娠及哺乳期妇女，18 岁以下患者
不良反应	口服时个别患者可出现中上腹部不适、食欲缺乏、恶心、口干、轻微头痛、头晕等症状，偶可出现皮疹、皮肤瘙痒等过敏反应和心悸、胸闷等，偶有 ALT（GPT）、AST（GOT）或尿素氮（BUN）值升高
特殊人群用药	肝功能、肾功能不全患者：肝功能不全者、肾功能减退者慎用 儿童：18 岁以下患者禁用 妊娠与哺乳期妇女：禁用。妊娠安全性分级为 C 级
药典	USP、Eur. P. 、Chin. P.
国家处方集	CNF
其他推荐依据	
■ 药品名称	莫西沙星　Moxifloxacin
抗菌谱与适应证	用于敏感菌所致的呼吸道感染，如慢性支气管炎急性发作、社区获得性肺炎（包括青霉素耐药的社区获得性肺炎）、急性鼻窦炎等。也可用于皮肤及软组织感染
制剂与规格	盐酸莫西沙星片[基,保(乙)]：0.4g 盐酸莫西沙星氯化钠注射液[保(乙)]：250ml（莫西沙星 0.4g、氯化钠 2.25g）
用法与用量	成人： 1. 口服：一次 0.4g，一日 1 次。慢性支气管炎急性发作疗程为 5 天；急性鼻窦炎、皮肤及软组织感染的疗程为 7 天；社区获得性肺炎的疗程为 10 天 2. 静脉滴注：推荐剂量为一次 0.4g，一日 1 次，滴注时间为 90 分钟。慢性支气管炎急性发作疗程为 5 天；急性鼻窦炎、皮肤及软组织感染的疗程为 7 天；社区获得性肺炎采用序贯治疗，疗程为7~14 天
注意事项	1. 避免用于 QT 间期延长的患者、患有低钾血症及接受Ⅰa 类（如奎尼丁、普鲁卡因胺）或Ⅲ类（如胺碘酮、索托洛尔）抗心律失常药物治疗的患者 2. 转氨酶高于正常值上限 5 倍以上者禁用 3. 在致心律失常的条件（如严重的心动过缓或急性心肌缺血）存在时慎用 4. 有或怀疑有可导致癫痫发作或降低癫痫发作阈值的中枢神经系统疾病的患者慎用
禁忌	对莫西沙星任何成分或其他喹诺酮类或任何辅料过敏者；妊娠和哺乳期妇女；18 岁以下儿童禁用
不良反应	常见腹痛、头痛、恶心、腹泻、呕吐、消化不良、肝功能实验室检查异常、眩晕等；少见乏力、口干、胃肠失调、便秘等

续 表

特殊人群用药	肝功能、肾功能不全患者：严重肝功能损害者禁用 儿童：18 岁以下儿童禁用 妊娠与哺乳期妇女：禁用。妊娠安全性分级为 C 级
药典	USP、Eur. P. 、Chin. P.
国家处方集	CNF
其他推荐依据	
■ 药品名称	帕珠沙星 pazufloxacinctam
抗菌谱与适应证	本品适用于敏感细菌引起的下列感染： 1. 慢性呼吸道疾病继发性感染，如慢性支气管炎、弥漫性细支气管炎、支气管扩张、肺气肿、肺间质纤维化、支气管哮喘、陈旧性肺结核、肺炎、肺脓肿 2. 肾盂肾炎、复杂性膀胱炎、前列腺炎 3. 烧伤创面感染，外科伤口感染 4. 胆囊炎、胆管炎、肝脓肿 5. 腹腔内脓肿、腹膜炎 6. 生殖器官感染，如子宫附件炎、子宫内膜炎、盆腔炎
制剂与规格	甲磺酸帕珠沙星注射液：①100ml：0.3g；② 100ml：0.5g
用法与用量	静脉滴注。①（100ml：0.3g）一次 0.3g，一日 2 次，静脉滴注时间为 30~60 分钟，疗程为 7~14 天。可根据患者的年龄和病情酌情调整剂量；②（100ml：0.5g）一次 0.5g，一日 2 次，静脉滴注时间为 30~60 分钟。可根据患者的年龄和病情酌情减量，如一次 0.3g，一日 2 次。疗程为 7~14 天
注意事项	下列情况下慎用：支气管哮喘、皮疹、荨麻疹等过敏性疾病家族史的患者，心脏或循环系统功能异常者，有抽搐或癫痫等中枢神经系统疾病的患者，葡萄糖-6-磷酸脱氢酶缺乏患者，有休克病史者
禁忌	对帕珠沙星及喹诺酮类药物有过敏史的患者禁用
不良反应	腹泻、皮疹、恶心、呕吐，实验室检查可见 ALT（GPT）、AST（GOT）、ALP、r-GTP 升高，嗜酸性粒细胞增加等
特殊人群用药	肝功能、肾功能不全患者：肾功能不全患者慎用或调整剂量 儿童：用药的安全性尚未确立，建议儿童禁用本品 老年人：应用本品时应注意剂量 妊娠与哺乳期妇女：孕妇及有可能怀孕的妇女禁用；因药物可通过乳汁分泌，哺乳期妇女应用时应停止授乳
药典	USP、Eur. P. 、Chin. P.
国家处方集	
其他推荐依据	

第十五节 抗结核药

■ 药品名称	利福平 Rifampicin
抗菌谱与适应证	1. 与其他抗结核药联用于结核病初治与复治，包括结核性脑膜炎的治疗 2. 可与其他药物联合用于麻风、非结核分枝杆菌感染的治疗 3. 与万古霉素可联合用于耐甲氧西林金黄色葡萄球菌（MRSA）所致的感染 4. 可与红霉素合用治疗军团菌感染 5. 可用于无症状脑膜炎奈瑟菌带菌者，以消除鼻咽部脑膜炎奈瑟菌
制剂与规格	利福平片[基,保(甲)]：150mg 利福平胶囊[基,保(甲)]：①150mg；②300mg 利福平注射液[保(甲)]：5ml：0.3g 注射用利福平[保(甲)]：①0.15g；②0.45g；③0.6g
用法与用量	1. 成人口服：抗结核，与其他抗结核药合用，一日450~600mg，早餐前顿服；脑膜炎奈瑟菌带菌者（无症状），成人5mg/kg，每12小时1次，连续2日；其他感染，一日600~1000mg，分2~3次，餐前1小时服用 2. 肝功能不全：一日不超过8mg/kg。严重肝功能不全者禁用 3. 老年人：一日10mg/kg，顿服 4. 儿童口服：抗结核，1个月以上患儿，一日10~20mg/kg，顿服；新生儿，一次5mg/kg，一日2次；脑膜炎奈瑟菌带菌者（无症状），1个月以上患儿一日10mg/kg，每12小时1次，连服4次
注意事项	1. 酒精中毒者慎用 2. 可能引起白细胞和血小板减少，并导致齿龈出血和感染、伤口愈合延迟等。用药期间应避免拔牙等手术，并注意口腔卫生、刷牙及剔牙。用药期间应定期检查周围血象 3. 应于餐前1小时或餐后2小时服用，最好清晨空腹一次服用，因进食影响吸收
禁忌	对本药及其他利福霉素类药物过敏者、严重肝功能不全者、胆道阻塞者、3个月以内孕妇禁用
不良反应	1. 多见消化道反应，如厌食、恶心、呕吐、上腹部不适、腹泻等胃肠道反应，但均能耐受 2. 肝毒性为主要不良反应 3. 变态反应
特殊人群用药	肝功能、肾功能不全患者：肝功能不全者慎用，肾功能减退者不需减量 儿童：婴儿慎用，5岁以下小儿慎用 老年人：老年患者肝功能有所减退用药应酌减 妊娠与哺乳期妇女：妊娠早期妇女禁用，妊娠中、晚期妇女应慎用，妊娠安全性分级为C级；哺乳期妇女慎用
药典	USP、Eur. P.、Chin. P.、Jpn. P.
国家处方集	CNF
其他推荐依据	

续 表

■ 药品名称	异烟肼 Isoniazid
抗菌谱与适应证	1. 与其他抗结核药联合用于治疗重症或不能口服给药的多型结核病，包括结核性脑膜炎以及部分非结核分枝杆菌感染 2. 单用或与其他抗结核药联合用于预防结核病
制剂与规格	异烟肼片[基,保(甲)]：①50mg；②100mg；③300mg 异烟肼注射液[基,保(甲)]：①2ml：50mg；②2ml：100mg 异福片（胶囊）0.25g 异福酰胺片（胶囊）0.45g 异烟肼/利福平片[保(甲)]：用于结核病的治疗。①利福平 150mg，异烟肼 75mg；体重<50kg，一日 3 片；②利福平 300mg，异烟肼 150mg
用法与用量	成人：①口服，结核病的预防：一日 300mg，顿服；结核病的治疗：与其他抗结核药合用时，一日 5mg/kg，最高日剂量为 300mg。或一次 15mg/kg，最高 900mg，一周 2~3 次；急性粟粒型肺结核、结核性脑膜炎：适当增加剂量，一日 400~600mg；间歇疗法：一日最高剂量为 900mg 或10~15mg/kg，一周 2~3 次，用前亦可先用正规剂量 1~3 个月。②肌内注射，结核病：一日 5mg/kg，最高日剂量为 300mg；或一日 15mg/kg，最高 900mg，一周 2~3 次。③静脉滴注：一日 300~400mg，或 5~10mg/kg 儿童：①口服，一日 10~20mg/kg，最高日剂量为 300mg，顿服。②肌内注射和静脉滴注，治疗剂量为一日 10~20mg/kg，最高日剂量为 300mg；某些严重结核病患儿，一日剂量可增加至 30mg/kg，但最高日剂量为 500mg
注意事项	1. 有精神病史者、癫痫病史者、嗜酒者慎用本品或剂量酌减 2. 如疗程中出现视神经炎症状，需立即进行眼部检查，并定期复查 3. 慢乙酰化患者较易产生不良反应，故宜用较低剂量
禁忌	对本药及乙硫异烟胺、吡嗪酰胺、烟酸及其他化学结构相关的药物过敏者，精神病患者，癫痫患者，有本药引起肝炎病史者禁用
不良反应	常用剂量的不良反应发生率低。剂量加大至 6mg/kg 时，不良反应发生率显著增加，主要为周围神经炎及肝脏毒性，加用维生素 B_6 虽可减少毒性反应，但也可影响疗效
特殊人群用药	肝功能、肾功能不全患者：有严重肾功能损害者慎用 儿童：新生儿用药时应密切观察不良反应 老年人：50 岁以上患者使用本药肝炎的发生率较高 妊娠与哺乳期妇女：本品可透过胎盘，导致胎儿血药浓度高于母体血药浓度；孕妇应用时须权衡利弊，妊娠安全性分级为 C 级。在乳汁中浓度可达 12μg/ml，与血药浓度相近，哺乳期妇女用药须权衡利弊，如需使用应暂停授乳
药典	USP、Eur. P.、Chin. P.、Jpn. P.
国家处方集	CNF
其他推荐依据	
■ 药品名称	利福霉素 Rifamycin
抗菌谱与适应证	1. 用于治疗结核杆菌感染 2. 用于治疗耐甲氧西林的金黄色葡萄球菌、表皮葡萄球菌的重症感染 3. 用于难治性军团菌感染的联合治疗
制剂与规格	利福霉素钠注射液[保(乙)]：5ml：0.25g（25 万 U，以利福霉素计）

续　表

用法与用量	成人：静脉滴注：轻度感染，一次500mg，用5%葡萄糖注射液250ml溶解，一日2次；中、重度感染，一次1000mg，一日2次。静脉注射，一次500mg，一日2~3次 儿童：静脉滴注，一日10~30mg/kg，一日2次
注意事项	1. 胆道阻塞者、慢性酒精中毒者慎用 2. 用药期间应监测肝功能 3. 本品不宜与其他药物混合使用，以免药物析出 4. 用药后患者尿液呈红色，属于正常现象
禁忌	对本药过敏者、肝病或严重肝损害者禁用
不良反应	滴注过快时可出现暂时性巩膜或皮肤黄染；少数患者可出现一过性肝脏损害、黄疸及肾损害；其他不良反应有恶心、食欲缺乏及眩晕，偶见耳鸣及听力下降、过敏性皮炎等
特殊人群用药	肝功能、肾功能不全患者：肝功能不全者慎用，肝病或严重肝损害者禁用 妊娠与哺乳期妇女：用药应权衡利弊
药典	Eur. P.
国家处方集	CNF
其他推荐依据	
■ 药品名称	乙胺丁醇　Ethambutol
抗菌谱与适应证	1. 与其他抗结核药联合治疗结核分枝杆菌所致的肺结核和肺外结核，也适用于不能耐受链霉素注射的患者 2. 可用于治疗结核性脑膜炎及非典型结核分枝杆菌感染
制剂与规格	盐酸乙胺丁醇片[基,保(甲)]：0.25g 盐酸乙胺丁醇胶囊[基,保(甲)]：0.25g
用法与用量	口服 成人：①结核初治：一次0.015g/kg，一日1次，顿服；一次0.025~0.03g/kg，最高2.5g，一周3次；一次0.05g/kg，最高2.5g，一周2次。②结核复治，一次0.025g/kg，一日1次，连续60日，继以一次0.015g/kg，一日1次，顿服。非结核分枝杆菌感染，一日0.015~0.025g/kg，顿服 儿童：13岁以上用量与成人相同，13岁以下不宜应用本药
注意事项	1. 痛风患者、视神经炎患者、糖尿病已发生眼底病变者慎用 2. 治疗期间应检查眼部，如视野、视力、红绿鉴别力等，以及血清尿酸浓度 3. 单用时可迅速产生耐药性，必须与其他抗结核药联合应用
禁忌	对本药过敏者、已知视神经炎患者、酒精中毒者禁用
不良反应	常见视物模糊、眼痛、红绿色盲或视力减退、视野缩小等；少见畏寒、关节肿痛等
特殊人群用药	肝功能、肾功能不全患者：肝功能、肾功能减退患者慎用 儿童：13岁以下儿童禁用 老年人：老年患者因生理性肾功能减退，应按肾功能调整用量 妊娠与哺乳期妇女：妊娠安全性分级为B级；哺乳期妇女用药时须权衡利弊
药典	USP、Eur. P.、Chin. P.、Jpn. P.

续 表

国家处方集	CNF
其他推荐依据	
■ 药品名称	吡嗪酰胺 Pyrazinamide
抗菌谱与适应证	本药对人型结核杆菌有较好的抗菌作用，而对其他非结核分枝杆菌不敏感。与其他抗结核药（如链霉素、异烟肼、利福平及乙胺丁醇）联合用于治疗结核病，也可用于结核性脑膜炎
制剂与规格	吡嗪酰胺片[保(甲)]：①0.25g[基]；②0.5g 吡嗪酰胺胶囊[基,保(甲)]：0.25g
用法与用量	口服：成人，与其他抗结核药联合，一日 15~30mg/kg，顿服，或者一次 50~70mg/kg，每周 2~3 次。每日服用者最大剂量为一日 3g，每周服 2 次者最大剂量为一次 4g。亦可采用间歇给药法，一周用药 2 次，一次 50mg/kg
注意事项	糖尿病患者、痛风患者、血卟啉病患者、慢性肝病患者慎用
禁忌	对本药及乙硫异烟胺、异烟肼、烟酸或其他与本药化学机构相似的药物过敏者不宜使用，急性痛风患者、高尿酸血症患者、儿童禁用
不良反应	常见肝损害、关节痛，偶见过敏反应
特殊人群用药	肝功能、肾功能不全患者：慢性肝病及严重肝功能减退者、肾功能不全患者慎用 儿童：禁用 妊娠与哺乳期妇女：妊娠安全性分级为 C 级
药典	USP、Eur. P.、Chin. P.、Jpn. P.
国家处方集	CNF
其他推荐依据	
■ 药品名称	利福喷汀 Rifapentine
抗菌谱与适应证	1. 与其他抗结核药联合用于治疗各类型、各系统初治与复治的结核病；对骨关节结核疗效较好，但不宜用于治疗结核性脑膜炎 2. 可用于治疗非结核性分枝杆菌感染 3. 可与其他抗麻风药联合治疗麻风病 4. 也可用于对其他抗金黄色葡萄球菌抗生素耐药的重症金黄色葡萄球菌感染
制剂与规格	利福喷汀胶囊[保(甲)]：①100mg；②150mg；③200mg；④300mg
用法与用量	口服。抗结核：成人，一次 600mg，一日 1 次，空腹时用水送服（体重<55kg 者应酌减）；一周服药1~2 次。需与其他抗结核药物联合应用，疗程 6~9 个月
注意事项	1. 嗜酒者及酒精中毒者慎用 2. 应用过程中，应经常检查血象和肝功能的变化情况 3. 应在空腹时（餐前 1 小时）用水送服；服利福平出现胃肠道刺激症状时患者可改服利福喷汀 4. 单独用于治疗结核病可能迅速产生细菌耐药性，必须与其他抗结核药合用
禁忌	对本药或其他利福霉素类抗菌药过敏者、胆道阻塞者、肝病及肝功能异常者（尤其是黄疸患者）、血细胞显著减少者、孕妇禁用

续　表

不良反应	少数病例可出现白细胞、血小板减少；AST（GOT）及 ALT（GPT）升高；皮疹、头晕、失眠等。少见胃肠道反应
特殊人群用药	儿童：5 岁以下小儿应用的安全性尚未确定 老年人：老年患者肝功能有所减退，用药量应酌减 妊娠与哺乳期妇女：孕妇禁用，妊娠安全性分级为 C 级；哺乳期妇女使用时须权衡利弊后决定，用药应暂停授乳
药典	
国家处方集	CNF
其他推荐依据	
■ 药品名称	利福布汀　Rifabutin
抗菌谱与适应证	1. 用于耐药、复发性结核病治疗 2. 用于鸟复合型分枝杆菌（MAC）感染 3. 用于预防及治疗早期 HIV 感染患者中的 MAC 复合体疾病
制剂与规格	利福布汀胶囊[保(乙)]：150mg
用法与用量	口服 抗结核：成人，一日150~300mg，一日 1 次 抗鸟复合型分枝杆菌：成人，一日 300mg，一日 1 次
注意事项	1. 中性粒细胞减少或血小板减少患者，肌炎或眼葡萄膜炎患者慎用 2. 胆管梗阻、慢性酒精中毒患者应适当减量
禁忌	对本药或其他利福霉素类药物过敏者、用药后出现过血小板减少性紫癜的患者禁用
不良反应	常见皮疹、胃肠道反应、中性粒细胞减少症等
特殊人群用药	肝功能、肾功能不全患者：肝功能不全患者慎用 妊娠与哺乳期妇女：慎用。妊娠初始 3 个月内应避免使用
药典	USP、Eur. P.
国家处方集	CNF
其他推荐依据	
■ 药品名称	对氨基水杨酸钠　Sodium Aminosalicylate
抗菌谱与适应证	适用于结核分枝杆菌所致的肺及肺外结核病。静脉滴注可用于治疗结核性脑膜炎及急性血行播散型结核病
制剂与规格	对氨水杨酸钠片[保(甲)]：0.5g 对氨水杨酸钠肠溶片[基,保(甲)]：0.5g 注射用对氨水杨酸钠[保(甲)]：①2g[基]；②4g
用法与用量	成人：①口服，结核病一日8~12g，分 4 次服用。②静脉滴注，结核性脑膜炎及急性血行播散型结核病一日 4~12g 儿童：①口服，一日 0.2~0.3g/kg，分 3~4 次服用，一日剂量不超过 12g。②静脉滴注，一日 0.2~0.3g/kg

续 表

注意事项	充血性心力衰竭患者、消化性溃疡患者、葡萄糖-6-磷酸脱氢酶缺乏者慎用
禁忌	对本药及其他水杨酸类药过敏者禁用
不良反应	常见食欲缺乏、恶心、呕吐、腹痛、腹泻；过敏反应有瘙痒、皮疹、药物热、哮喘、嗜酸性粒细胞增多
特殊人群用药	肝功能、肾功能不全患者：严重肝功能、肾功能损害者慎用 妊娠与哺乳期妇女：妊娠安全性分级为 C 级；哺乳期妇女使用时须权衡利弊
药典	USP
国家处方集	CNF
其他推荐依据	
■ 药品名称	帕司烟肼 Pasiniazid
抗菌谱与适应证	1. 常与其他抗结核药合用于治疗结核病 2. 可作为与结核相关手术的预防用药
制剂与规格	帕司烟肼片[保(乙)]：①100mg；②140mg 帕司烟肼胶囊[保(乙)]：100mg
用法与用量	成人：与其他抗结核药合用，一日 10~20mg/kg，顿服 儿童：一日20~40mg/kg，顿服。预防：一日 10~15mg/kg（按体重），顿服
注意事项	1. 精神病及癫痫患者、充血性心力衰竭患者、消化性溃疡患者、葡萄糖-6-磷酸脱氢酶缺乏者慎用 2. 用药期间应定期进行肝功能检查 3. 如疗程中出现视神经炎症状，需立即进行眼部检查，并定期复查
禁忌	对本药过敏者、曾因使用异烟肼而致肝炎的患者禁用
不良反应	偶见头晕、头痛、失眠、发热、皮疹、恶心、乏力、黄疸、周围神经炎、视神经炎及血细胞减少等不良反应发生
特殊人群用药	肝功能、肾功能不全患者：慢性肝病及肾功能不全患者慎用 儿童：12 岁以下儿童慎用 妊娠与哺乳期妇女：孕妇使用应权衡利弊；哺乳期妇女应暂停授乳
药典	
国家处方集	CNF
其他推荐依据	
■ 药品名称	卷曲霉素 Capreomycin
抗菌谱与适应证	主要用于经一线抗结核药（如链霉素、异烟肼、利福平和乙胺丁醇等）治疗失败者，或用于因药物毒性或细菌产生耐药性而不适用上述一线抗结核药者
制剂与规格	注射用硫酸卷曲霉素[保(乙)]：①0.5g（50 万 U）；②0.75g（75 万 U）

续　表

用法与用量	肌内注射：成人，一日1g，连用60~120天，然后改为一次1g，每周2~3次。现多推荐一次0.75g，一日1次
注意事项	1. 脱水患者、听力减退者、重症肌无力患者、帕金森病患者慎用 2. 用药期间应注意检查：听力、前庭功能、肝肾功能、血钾浓度 3. 卷曲霉素单用时细菌可迅速产生耐药，故只能与其他抗菌药物联合用于结核病的治疗 4. 注射时需作深部肌内注射，注射过浅可加重疼痛并发生无菌性脓肿
禁忌	对本药过敏者、孕妇、哺乳期妇女禁用
不良反应	具有肾毒性、对第Ⅷ对脑神经有损害、有一定神经肌肉阻滞作用等
特殊人群用药	肝功能、肾功能不全患者：肾功能不全患者慎用 儿童：不推荐在儿童患者中使用 老年人：需根据肾功能调整剂量 妊娠与哺乳期妇女：禁用
药典	USP、Chin. P.
国家处方集	CNF
其他推荐依据	
■ 药品名称	丙硫异烟胺　Protionamide
抗菌谱与适应证	与其他抗结核药联合用于结核病经一线药物（如链霉素、异烟肼、利福平和乙胺丁醇）治疗无效者。本药仅对分枝杆菌有效
制剂与规格	丙硫异烟胺肠溶片[保(乙)]：100mg
用法与用量	口服 成人：与其他抗结核药合用，一次250mg，每8~12小时1次 儿童：与其他抗结核药合用，一次4~5mg/kg，每8小时1次
注意事项	1. 糖尿病患者、营养不良者、酗酒者、卟啉病患者慎用 2. 治疗期间须进行丙氨酸氨基转移酶（谷丙转氨酶）、天冬氨酸氨基转移酶（谷草转氨酶）及眼部检查
禁忌	对本药及异烟肼、吡嗪酰胺、烟酸或其他与本化学结构相近的药物过敏者禁用
不良反应	精神忧郁、步态不稳或麻木、针刺感、烧灼感等
特殊人群用药	肝功能、肾功能不全患者：严重肝功能减退者慎用 儿童：12岁以下儿童不宜服用 妊娠与哺乳期妇女：本药可致畸胎，孕妇禁用
药典	Jpn. P.、Chin. P.
国家处方集	CNF
其他推荐依据	

第十六节 抗病毒药

■ 药品名称	阿德福韦酯 Adefovir Dipivoxil
适应证	用于治疗乙型肝炎病毒活动复制并伴有 ALT（GPT）或 AST（GOT）持续升高的肝功能代偿的成年慢性乙型肝炎患者
制剂与规格	阿德福韦酯片[保(乙)]：10mg
用法与用量	口服，饭前或饭后均可。成人（18~65 岁）推荐剂量为每日 1 粒，每粒 10mg
注意事项	1. 患者停止治疗会发生病情急性加重，停止治疗的患者应密切监测肝功能，若必要，应重新进行抗乙肝治疗 2. 使用前应进行人类免疫缺陷病毒（HIV）抗体检查。使用本药物，可能出现 HIV 耐药 3. 单用核苷类似物或合用其他抗逆转录病毒药物会导致乳酸性酸中毒和严重的伴有脂肪变性的肝大，包括致命事件 4. 建议用阿德福韦酯治疗的育龄妇女要采取有效的避孕措施
禁忌	对阿德福韦酯过敏者禁用
不良反应	常见虚弱、头痛、恶心、腹痛、腹胀、腹泻和消化不良
特殊人群用药	肝功能、肾功能不全患者：肾功能不全者慎用 儿童：不宜使用本药 老年人：65 岁以上患者用药的安全及有效性尚未确定
	妊娠与哺乳期妇女：妊娠安全性分级为 C 级；哺乳期妇女用药期间应暂停授乳
药典	
国家处方集	CNF
其他推荐依据	
■ 药品名称	拉米夫定 Lamivudine
适应证	1. 用于乙型肝炎病毒（HBV）感染：治疗伴有 HBV 复制的慢性乙型肝炎；用于慢性肝硬化活动期 2. 与其他抗逆转录病毒药联用于治疗人类免疫缺陷病毒（HIV）感染
制剂与规格	拉米夫定片[保(乙)]：100mg
用法与用量	口服。用于治疗 HBV：每日 1 次，每次 100mg。儿童剂量每日 3mg/kg。艾滋病患者合并慢性乙型肝炎时剂量需加大至每日口服 2 次，每次 150mg；并需与其他抗 HIV 药联合应用。拉米夫定-齐多夫定片：齐多夫定 300mg，拉米夫定 150mg。用于治疗 HIV 感染。口服：12 岁以上患者，一次 1 片，一日 2 次
注意事项	1. 治疗期间应对患者的临床情况及病毒学指标进行定期检查 2. 少数患者停止使用后，肝炎病情可能加重。因此如果停用，需对患者进行严密观察，若肝炎恶化，应考虑重新使用拉米夫定治疗

续 表

	3. 肌酐清除率<30ml/min 者，不建议使用。肝脏损害者不影响拉米夫定的药物代谢过程 4. 拉米夫定治疗期间不能防止患者感染他人，故应采取适当保护措施
禁忌	对拉米夫定或制剂中任何成分过敏者及妊娠早期 3 个月内的患者禁用
不良反应	常见上呼吸道感染样症状、头痛、恶心、身体不适、腹痛和腹泻，症状一般较轻并可自行缓解
特殊人群用药	肝功能、肾功能不全患者：严重肝大和肝脏脂肪变性者慎用 妊娠与哺乳期妇女：妊娠早期 3 个月内禁用；哺乳期妇女用药期间应暂停授乳；妊娠安全性分级为 C 级
药典	USP、Eur. P.
国家处方集	CNF
其他推荐依据	
■ 药品名称	恩夫韦地 Enfuvirtide
适应证	本药为 HIV 融合抑制药，为 HIV-1 跨膜融合蛋白 gp41 内高度保守序列衍生而来的一种合成肽类物质，可防止病毒融合及进入细胞内。用于 HIV 感染，常与其他抗逆转录病毒药联用
制剂与规格	注射用恩夫韦地：每瓶内含恩夫韦肽 108mg
用法与用量	成人：恩夫韦地的推荐剂量为每次 90mg，每日 2 次。注射于上臂、前股部或腹部皮下。每次注射的部位应与前次不同，并且此部位当时没有局部注射反应 儿童：对 6~16 岁儿童患者推荐剂量为一次 2mg/kg，最大剂量为一次 90mg，一日 2 次
注意事项	1. 与其他抗逆转录病毒药物一样，本品必须作为联合方案中的一部分使用 2. 对非 HIV-1 感染个体（如用于暴露后预防）使用可能会诱导产生抗恩夫韦肽抗体，可能导致抗 HIV ELISA 测试出现假阳性结果
禁忌	已知对本品或所含成分过敏的患者禁用
不良反应	注射部位轻至中度疼痛或不适，不影响日常活动。少量引起的过敏反应，包括皮疹、发热、恶心呕吐、颤抖、僵直、低血压和血清 ALT（GPT）及 AST（GOT）升高等
特殊人群用药	肝功能、肾功能不全患者：慎用 儿童：6 岁以下儿童用药的安全性及有效性尚未确定 妊娠与哺乳期妇女：妊娠安全性分级为 B 级。正在使用本品者停止母乳喂养
药典	
国家处方集	CNF
其他推荐依据	
■ 药品名称	恩曲他滨 Emtricitabine
适应证	1. 用于成人人类免疫缺陷病毒 1 型（HIV-1）感染，常与其他抗逆转录病毒药联用 2. 用于慢性乙型肝炎
制剂与规格	恩曲他滨胶囊[保(乙)]：200mg
用法与用量	口服：成人，一次 200mg，一日 1 次或 2 次，空腹或餐后服用

续 表

注意事项	心功能不全者慎用
禁忌	对本品过敏者禁用
不良反应	常见有恶心、呕吐、腹泻、嗜睡、咽炎、疲乏、无力、感染、咳嗽、鼻炎等反应
特殊人群用药	肝功能、肾功能不全患者：肾功能不全者慎用 儿童：不推荐使用 老年人：慎用 妊娠与哺乳期妇女：妊娠安全性分级为 B 级；哺乳期妇女用药期间应避免授乳
药典	
国家处方集	CNF
其他推荐依据	
■ 药品名称	恩替卡韦 Entecavir
适应证	用于治疗病毒复制活跃、血清丙氨酸氨基转移酶（谷丙转氨酶）持续升高或肝脏组织学显示有活动性病变的慢性成人乙型肝炎
制剂与规格	恩替卡韦片[基,保(乙)]：0.5mg
用法与用量	口服，一次 0.5mg，一日 1 次，餐前或餐后至少 2 小时空腹服用。拉米夫定治疗时发生病毒血症或出现耐药突变者，一次 1mg，一日 1 次
注意事项	1. 有慢性乙型肝炎患者停止治疗后，出现重度急性肝炎发作的报道。应在医师的指导下改变治疗方法 2. 核苷类药物在单独或与其他抗逆转录病毒药物联合使用时，已经有乳酸型酸中毒和重度的脂肪性肝大，包括死亡病例的报道 3. 使用恩替卡韦治疗并不能降低经性接触或污染血源传播 HBV 的危险性。因此，需要采取适当的防护措施
禁忌	对恩替卡韦或制剂中任何成分过敏者禁用
不良反应	常见 ALT（GPT）升高、疲乏、眩晕、恶心、腹痛、腹部不适、肝区不适、肌痛、失眠和皮疹
特殊人群用药	肝功能、肾功能不全患者：接受肝移植者，脂肪性肝大者，肾功能损害者慎用 儿童：16 岁以下患儿用药的安全性和有效性尚未建立 妊娠与哺乳期妇女：妊娠安全性分级为 C 级；不推荐哺乳期妇女使用
药典	
国家处方集	CNF
其他推荐依据	
■ 药品名称	替比夫定 Telbivudine
适应证	本药用于有病毒复制证据以及有血清氨基转移酶［ALT（GPT）或 AST（GOT）］持续升高或肝组织活动性病变证据的慢性乙型肝炎成人患者
制剂与规格	替比夫定片[保(乙)]：600mg

续 表

用法与用量	口服：推荐剂量为一次 600mg，一日 1 次。本品可用于有肾功能受损的慢性乙型肝炎患者。对于肌酐清除率≥50ml/min 的患者，无需调整推荐剂量。对于肌酐清除率<50ml/min 的患者及正接受血透治疗的终末期肾病（ESRD）患者需要调整给药间隔。对于终末期肾病患者，应在血透后服用本品 替比夫定在肾功能不全患者中的给药间隔调整：肌酐清除率≥50ml/min，600mg，每天1 次；肌酐清除率 30~49ml/min，600mg，每 48 小时 1 次；肌酐清除率<30ml/min（无须透析），600mg，每 72 小时 1 次；终末期肾疾病患者，600mg，每 96 小时 1 次
注意事项	1. 停止治疗可能发生肝炎急性加重，停止治疗时应密切监测肝功能，若必要，应重新进行抗乙肝治疗 2. 单用核苷类药物或合用其他抗逆转录病毒药物会导致乳酸性酸中毒和严重的伴有脂肪变性的肝大，包括致命事件 3. 在治疗过程中可出现肌无力、触痛或疼痛，应及时报告医师 4. 使用替比夫定治疗并不能降低经性接触或污染血源传播 HBV 的危险性，需要采取适当的防护措施 5. 服用本品期间，应当定期监测乙型肝炎生化指标、病毒学指标和血清标志物，至少每 6 个月 1 次
禁忌	对替比夫定及本品的其他任何成分过敏的患者禁用
不良反应	常见恶心、腹泻、腹胀、消化不良、头晕、头痛、皮疹、血淀粉酶升高、脂肪酶升高、ALT（GPT）升高、CK 升高等
特殊人群用药	肝功能、肾功能不全患者：在肾功能障碍或潜在肾功能障碍风险的患者，使用时应调整给药间隔，并密切监测肾功能 儿童：不推荐儿童使用本药 老年人：慎用 妊娠与哺乳期妇女：妊娠安全性分级为 B 级。对妊娠妇女只有在利益大于风险时，方可使用。建议用药时停止授乳
药典	
国家处方集	CNF
其他推荐依据	
■ 药品名称	奥司他韦 Oseltamivir
适应证	1. 用于治疗成人和 1 岁及以上儿童的甲型和乙型流行性感冒 2. 用于预防成人和 13 岁及以上青少年的甲型和乙型流行性感冒
制剂与规格	磷酸奥司他韦胶囊[基,保(乙)]：75mg
用法与用量	成人和青少年（13 岁以上）：口服，①预防：推荐用量为一次 75mg，一日 1 次。与感染者密切接触后，预防用药的时间不少于 7 天，流感流行期间则应为 6 周；②治疗：推荐用量为一次 75mg，一日 2 次，连用 5 天 儿童（1 岁以上）治疗用药：体重≤15kg，一次 30ml，一日 2 次，共 5 天。体重23~40kg，一次 60ml，一日 2 次，共 5 天。体重>40kg，一次 75mg，一日 2 次，共 5 天

续 表

注意事项	1. 奥司他韦不能取代流感疫苗；其使用不应影响每年接种流感疫苗；只有在可靠的流行病学资料显示社区出现了流感病毒感染后才考虑用于治疗和预防 2. 对肌酐清除率 10~30ml/min 的患者，用于治疗和预防的推荐剂量应做调整。不推荐用于肌酐清除率<10ml/min 的患者和严重肾衰竭需定期进行血液透析和持续腹膜透析的患者 3. 应对患者自我伤害和谵妄事件进行密切监测
禁忌	对奥司他韦及其制剂中任何成分过敏者禁用
不良反应	极少见皮肤发红、皮疹、皮炎和大疱疹、肝炎和 AST（GOT）及 ALT（GPT）升高、胰腺炎、血管性水肿、喉部水肿、支气管痉挛、面部水肿、嗜酸性粒细胞增多、白细胞减少和血尿
特殊人群用药	肝功能、肾功能不全患者：肌酐清除率（Ccr）<10ml/min 或严重肾衰竭需定期血液透析或持续腹膜透析者不推荐使用，肾功能不全者（Ccr 为 10~30ml/min）慎用 儿童：慎用 妊娠与哺乳期妇女：妊娠安全性分级为 C 级；哺乳期妇女应权衡利弊后使用
药典	
国家处方集	CNF
其他推荐依据	
■ 药品名称	利巴韦林 Ribavirin
适应证	1. 主要用于呼吸道合胞病毒（RSV）引起的病毒性肺炎与支气管炎 2. 用于流感病毒感染 3. 用于皮肤疱疹病毒感染 4. 局部用于单纯疱疹病毒性角膜炎 5. 与干扰素 α-2b 联用，用于治疗慢性丙型肝炎
制剂与规格	利巴韦林片[保(甲)]：①20mg；②50mg；③100mg[基] 利巴韦林含片[保(甲)]：①20mg；②100mg[基] 利巴韦林分散片[基,保(甲)]：100mg 利巴韦林胶囊[保(甲)]：①100mg[基]；②150mg 利巴韦林颗粒：①50mg；②100mg；③150mg 利巴韦林泡腾颗粒：①50mg；②150mg 利巴韦林口服液：5ml：150mg 利巴韦林滴眼液[保(甲)]：0.1%（8ml：8mg）
用法与用量	口服。成人：①体重<65kg 者，一次 400mg，一日 2 次；②体重 65~85kg 者早 400mg，晚 600mg；③体重>85kg 者一次 600mg，一日 2 次
注意事项	长期或大剂量服用对肝功能、血象有不良反应。有严重贫血、肝功能异常者慎用
禁忌	对本药过敏者，有心脏病史或心脏病患者，肌酐清除率<50ml/min 的患者，有胰腺炎症状或胰腺炎患者，自身免疫性肝炎患者，活动性结核患者，地中海贫血和镰状细胞贫血患者，孕妇和可能妊娠的妇女，计划妊娠妇女的男性配偶禁用
不良反应	常见贫血、乏力等，停药后即消失。少见疲倦、头痛、失眠、食欲减退、恶心、呕吐、轻度腹泻、便秘等

续 表

特殊人群用药	肝功能、肾功能不全患者：肝功能、肾功能异常者慎用 老年人：不推荐使用 妊娠与哺乳期妇女：妊娠安全性分级为 X 级。孕妇及可能妊娠的妇女禁用，不推荐哺乳期妇女使用
药典	USP、Eur. P. 、Chin. P.
国家处方集	CNF
其他推荐依据	
■ 药品名称	金刚烷胺 Amantadine
适应证	1. 用于原发性帕金森病，脑炎、一氧化碳中毒、老年人合并脑动脉硬化所致的帕金森叠加综合征及药物诱发的锥体外系反应 2. 也用于预防或治疗亚洲 A-Ⅱ型流感病毒引起的呼吸道感染
制剂与规格	盐酸金刚烷胺片[基,保(甲)]：100mg 盐酸金刚烷胺胶囊[保(甲)]：100mg
用法与用量	口服 成人：抗帕金森病：一次 100mg，一日 1～2 次。一日最大剂量为 400mg；抗病毒，一次 200mg，一日 1 次；或一次 100mg，每 12 小时 1 次 儿童：①1~9 岁儿童，抗病毒，每 8 小时用 1.5~3mg/kg，或每 12 小时用 2.2~4.4mg/kg，也有推荐每 12 小时用 1.5mg/kg。一日最大量不宜超过 150mg。疗程 3~5 天，不宜超过 10 天；②9~12 岁儿童，抗病毒，每 12 小时口服 100mg；③12 岁或 12 岁以上儿童，抗病毒，同成人用量
注意事项	1. 有癫痫史、精神错乱、幻觉、充血性心力衰竭、肾功能不全、外周血管性水肿或直立性低血压的患者应在严密监护下使用 2. 治疗帕金森病时不应突然停药 3. 用药期间不宜驾驶车辆、操纵机械或高空作业 4. 每日最后一次服药时间应在下午 4 时前，以避免失眠
禁忌	对金刚烷胺过敏、新生儿和 1 岁以下婴儿、哺乳期妇女禁用
不良反应	常见眩晕、失眠和神经质，恶心、呕吐、畏食、口干、便秘
特殊人群用药	肝功能、肾功能不全患者：肾功能不全者，肝脏疾病患者慎用 老年人：慎用 妊娠与哺乳期妇女：妊娠安全性分级为 C 级；孕妇慎用；哺乳期妇女禁用
药典	USP、Eur. P. 、Chin. P. 、Jpn. P.
国家处方集	CNF
其他推荐依据	
■ 药品名称	金刚乙胺 Rimantadine
适应证	1. 本药适用于预防成人 A 型（包括 H1N1、H2N2、H3N2）流感病毒感染 2. 本药适用于预防儿童 A 型流感病毒感染
制剂与规格	盐酸金刚乙胺片[保(乙)]：0.1g 盐酸金刚乙胺口服颗粒[保(乙)]：2g：50mg

续 表

用法与用量	成人及10岁以上儿童：口服。①预防：一次100mg，一日2次；②治疗：一次100mg，一日2次。从症状开始连续治疗约7日。肾功能不全时剂量：对于肾衰竭（Ccr≤10ml/min）患者，推荐剂量为一日100mg。肝功能不全时剂量：对于严重的肝功能不全患者，推荐剂量为一日100mg。老年人剂量：对于中老年家庭护理患者，推荐剂量为一日100mg。儿童（10岁以下）：口服给药用于预防：5mg/kg，一日1次，但总量不超过150mg
注意事项	癫痫患者慎用。金刚烷类药物可改变患者的注意力和反应性
禁忌	对金刚烷类药物过敏者及严重肝功能不全者禁用
不良反应	1. 胃肠道反应：恶心、呕吐、腹痛、食欲缺乏、腹泻 2. 神经系统障碍：神经过敏、失眠、集中力差、头晕、头痛、老年人步态失调 3. 其他：无力、口干
特殊人群用药	肝功能、肾功能不全者：慎用 儿童：本药用于1岁以下儿童的有效性和安全性尚不明确 老年人：慎用 妊娠与哺乳期妇女：妊娠安全性分级为C级；哺乳期妇女用药应权衡利弊
药典	USP
国家处方集	CNF
其他推荐依据	

■ 药品名称	伐昔洛韦 Valaciclovir
适应证	1. 主要用于带状疱疹 2. 用于治疗单纯疱疹病毒感染及预防复发，包括生殖器疱疹的初发和复发
制剂与规格	盐酸伐昔洛韦片[保(乙)]：①150mg；②300mg
用法与用量	口服：一次0.3g，一日2次，饭前空腹服用。带状疱疹连续服药10天。单纯性疱疹连续服药7天
注意事项	1. 严重免疫功能缺陷者长期或多次应用本品治疗后可能引起单纯疱疹和带状疱疹病毒对本品耐药 2. 服药期间应给予患者充分的水，防止药物在肾小管内沉淀 3. 生殖器复发性疱疹感染以间歇短程疗法给药有效。生殖器复发性疱疹的长期疗法也不应超过6个月
禁忌	对本品及阿昔洛韦过敏者禁用
不良反应	偶有头晕、头痛、关节痛、恶心、呕吐、腹泻、胃部不适、食欲减退、口渴、白细胞减少、蛋白尿及尿素氮轻度升高、皮肤瘙痒等
特殊人群用药	肝功能、肾功能不全患者：慎用 儿童：2岁以下儿童禁用，2岁以上儿童慎用 老年人：老年患者由于生理性肾功能衰退，剂量与用药间期需调整 妊娠与哺乳期妇女：孕妇禁用。妊娠安全性分级为B级；哺乳期妇女应慎用
药典	Chin. P.
国家处方集	CNF

续　表

其他推荐依据	
■ 药品名称	沙奎那韦　Saquinavir
抗菌谱与适应证	与其他抗反转录病毒药物联用，治疗 HIV-1 感染
制剂与规格	甲磺酸沙奎那韦片：600mg
用法与用量	口服：一次 600mg，一日 3 次，饭后服用
注意事项	糖尿病或高血糖症患者，A 型和 B 型血友病患者慎用
禁忌	对本药过敏者，严重肝功能受损者禁用
不良反应	腹泻、恶心和腹部不适
特殊人群用药	肝功能、肾功能不全患者：严重肝功能受损者禁用；中度肝功能受损者，严重肾功能不全者慎用 儿童：16 岁以下患者使用本药的安全性及有效性尚不明确 老年人：60 岁以上老年患者用药研究尚不充分 妊娠与哺乳期妇女：妊娠安全性分级为 B 级；用药妇女应暂停授乳
药典	USP
国家处方集	CNF
其他推荐依据	
■ 药品名称	阿昔洛韦　Aciclovir
适应证	1. 单纯疱疹病毒（HSV）感染：①口服用于生殖器疱疹病毒感染初发和复发患者；对反复发作患者可用作预防；②静脉制剂用于免疫缺陷者初发和复发性皮肤黏膜 HSV 感染的治疗以及反复发作患者的预防；也用于单纯疱疹性脑炎的治疗；③外用可用于 HSV 引起的皮肤和黏膜感染 2. 带状疱疹病毒（HZV）感染：①口服用于免疫功能正常者带状疱疹和免疫缺陷轻症患者的治疗；②静脉制剂用于免疫缺陷者严重带状疱疹或免疫功能正常者弥散型带状疱疹的治疗；③外用可用于 HZV 引起的皮肤和黏膜感染 3. 免疫缺陷者水痘的治疗 4. 眼部疾病：①结膜下注射或全身用药（口服或静脉滴注）：用于急性视网膜坏死综合征（ARN）、视网膜脉络膜炎、HSV 性葡萄膜炎；②局部用药：滴眼液或眼膏，用于 HZV 性角膜炎、结膜炎、眼睑皮炎及 HSV 性角膜炎
制剂与规格	阿昔洛韦片[保(甲)]：①100mg；②200mg[基]；③400mg 阿昔洛韦咀嚼片[保(甲)]：①400mg；②800mg 阿昔洛韦胶囊[保(甲)]：①100mg；②200mg[基] 注射用阿昔洛韦[保(乙)]：①250mg；②500mg 阿昔洛韦氯化钠注射液：①100ml（阿昔洛韦 100mg、氯化钠 900mg）；②250ml（阿昔洛韦 250mg、氯化钠 2.25g） 阿昔洛韦眼膏[保(甲)]：2g：60mg 阿昔洛韦滴眼液[基,保(甲)]：8ml：8mg

续 表

用法与用量	1. 口服 （1）急性带状疱疹：①片剂、分散片、咀嚼片，一次200～800mg，每4小时1次，一日5次，连用7～10天；②缓释片，一次1600mg，每8小时1次，连用10天 （2）生殖器疱疹： 初发：①片剂、分散片、咀嚼片，一次200mg，每4小时1次，一日5次，连用10天；②缓释片、缓释胶囊，一次400mg，每8小时1次，连用10天 慢性复发：①片剂、分散片、咀嚼片，一次200～400mg，一日2次，持续治疗4～6个月或12个月，然后进行再评价。根据再评价结果，选择一次200mg，一日3次，或一次200mg、一日5次的治疗方案。在症状初期，可及时给予间歇性治疗：一次200mg，每4小时1次，一日5次，连用5天以上；②缓释片、缓释胶囊，一次200～400mg，一日3次，持续治疗6～12个月，然后进行再评价。根据再评价结果，选择适宜的治疗方案 （3）水痘：①片剂、分散片、咀嚼片，一次800mg，一日4次，连用5天；②缓释片，一次1600mg，一日2次，连用5天 2. 静脉滴注：一日最大剂量为30mg/kg （1）重症生殖器疱疹初治：一次5mg/kg，每8小时1次，共5天 （2）免疫缺陷者皮肤黏膜单纯疱疹或严重带状疱疹：一次5～10mg/kg，每8小时1次，滴注1小时以上，共7～10天 （3）单纯疱疹性脑炎：一次10mg/kg，每8小时1次，共10天 （4）急性视网膜坏死综合征：一次5～10mg/kg，每8小时1次，滴注1小时以上，连用7～10天，然后改为口服给药，一次800mg，一日5次，连续用药6～14周
注意事项	1. 对本品不能耐受者，精神异常或对细胞毒性药出现精神反应者（因静脉应用本药易产生精神症状），脱水者慎用 2. 宜缓慢静脉滴注，以避免本品在肾小管内沉淀，导致肾功能损害，并应防止药液漏至血管外，以免引起疼痛及静脉炎
禁忌	对阿昔洛韦过敏者禁用
不良反应	常见注射部位的炎症或静脉炎、皮肤瘙痒或荨麻疹、皮疹、发热、轻度头痛、恶心、呕吐、腹泻、蛋白尿、血液尿素氮和血清肌酐值升高、肝功能异常如AST（GOT）、ALT（GPT）、碱性磷酸酶、乳酸脱氢酶、总胆红素轻度升高等
特殊人群用药	肝功能、肾功能不全者：慎用 儿童：儿童用药尚未发现特殊不良反应，但仍应慎用 老年人：无充分的研究资料表明对65岁以上老人用药和年轻人用药有明显不同，但老年人用药仍应谨慎 妊娠与哺乳期妇女：本药能透过胎盘，孕妇用药应权衡利弊，妊娠安全性分级为B级；哺乳妇女用药应权衡利弊
药典	USP、Eur. P.、Chin. P.
国家处方集	CNF
其他推荐依据	
■ 药品名称	泛昔洛韦 Famciclovir
适应证	用于治疗带状疱疹和原发性生殖器疱疹

续　表

制剂与规格	泛昔洛韦片[保(乙)]：①125mg；②250mg 泛昔洛韦胶囊[保(乙)]：125mg
用法与用量	口服：一次 250mg，每 8 小时 1 次。治疗带状疱疹的疗程为 7 天，治疗急性原发性生殖器疱疹的疗程为 5 天
注意事项	乏昔洛韦不能治愈生殖器疱疹，是否能够防止疾病传播尚不清楚
禁忌	对泛昔洛韦及喷昔洛韦过敏者禁用
不良反应	常见头痛、恶心。此外尚可见头晕、失眠、嗜睡、感觉异常、腹泻、腹痛、消化不良、疲劳、发热、寒战、皮疹、皮肤瘙痒等
特殊人群用药	肝功能、肾功能不全患者：肾功能不全者慎用 儿童：不推荐使用 老年人：需注意调整剂量 妊娠与哺乳期妇女：本药的妊娠安全性分级为 B 级；哺乳期妇女用药时应暂停授乳
药典	Chin. P.
国家处方集	CNF
其他推荐依据	
■ 药品名称	喷昔洛韦　Penciclovir
适应证	用于口唇及面部单纯疱疹、生殖器疱疹等
制剂与规格	喷昔洛韦乳膏[保(乙)]：①2g：20mg；②5g：50mg；③10g：100mg 注射用喷昔洛韦：250mg
用法与用量	1. 局部给药：外涂患处，一日 4~5 次，应尽早（有先兆或损害出现时）开始治疗 2. 静脉滴注：一次 5mg/kg，每 12 小时 1 次
注意事项	1. 仅用静脉滴注给药，且应缓慢（1 小时以上），防止局部浓度过高，引起疼痛及炎症 2. 溶液配制后应立即使用，不能冷藏，用剩溶液应废弃，稀释药液时出现白色浑浊或结晶则不能使用 3. 软膏不用于黏膜，因刺激作用，勿用于眼内及眼周
禁忌	对喷昔洛韦及泛昔洛韦过敏者禁用
不良反应	注射后可见头痛、头晕、肌酐清除率少量增加，血压轻度下降等。外用时偶见头痛、用药局部灼热感、疼痛、瘙痒等
特殊人群用药	儿童：12 岁以下儿童用药的安全性和有效性尚未确立 妊娠与哺乳期妇女：妊娠安全性分级为 B 级
药典	
国家处方集	CNF
其他推荐依据	

续 表

■ 药品名称	更昔洛韦 Ganciclovir
适应证	1. 主要用于免疫缺陷患者（包括艾滋病患者）并发巨细胞病毒（CMV）视网膜炎的诱导期和维持期治疗 2. 也用于接受器官移植的患者预防 CMV 感染 3. 用于单纯疱疹病毒性角膜炎
制剂与规格	更昔洛韦胶囊[保(乙)]：250mg 更昔洛韦注射液[保(乙)]：①10ml∶500mg；②5ml∶250mg 注射用更昔洛韦[保(乙)]：①50mg[基]；②150mg[基]；③250mg[基]；④500mg 更昔洛韦滴眼液：8ml∶8mg 更昔洛韦眼膏：2g∶20mg 更昔洛韦眼用凝胶[保(乙)]：5g∶7.5mg
用法与用量	1. 静脉滴注 （1）治疗 CMV 视网膜炎：①初始剂量：5mg/kg，每 12 小时 1 次，连用 14~21 天；②维持剂量：5mg/kg，一日 1 次，一周 5 天；或 6mg/kg，一日 1 次，一周 5 天 （2）预防器官移植受者的 CMV 感染：①初始剂量：5mg/kg，每 12 小时 1 次，连用 7~14 天；②维持剂量：5mg/kg，一日 1 次，一周 7 天；或 6mg/kg，一日 1 次，一周 5 天 2. 口服 （1）CMV 视网膜炎的维持治疗：在诱导治疗后，推荐维持量为一次 1000mg，一日 3 次。也可在非睡眠时一次服 500mg，每 3 小时 1 次，一日 6 次。维持治疗时若 CMV 视网膜炎有发展，则应重新进行诱导治疗 （2）晚期 HIV 感染患者 CMV 感染的预防：预防剂量为一次 1000mg，一日 3 次 （3）器官移植受者 CMV 感染的预防：预防剂量为一次 1000mg，一日 3 次。用药疗程根据免疫抑制的时间和程度确定。经眼给药：一次 1 滴，一日 4 次，疗程 3 周
注意事项	1. 本品可引起中性粒细胞减少、血小板减少，并易引起出血和感染，用药期间应注意口腔卫生 2. 用药期间应每 2 周进行血清肌酐或肌酐清除率的测定
禁忌	对本药或阿昔洛韦过敏者，严重中性粒细胞减少（$<0.5\times10^9/L$）或严重血小板减少（$<25\times10^9/L$）的患者禁用
不良反应	1. 常见的为骨髓抑制 2. 可出现中枢神经系统症状，如精神异常、紧张、震颤等 3. 可出现皮疹、瘙痒、药物热、头痛、头晕、呼吸困难等
特殊人群用药	儿童：由于本药有致癌和影响生殖能力的远期毒性，在儿童中静脉或口服使用本药应充分权衡利弊后再决定是否用药 妊娠与哺乳期妇女：孕妇应充分权衡利弊后再决定是否用药。妊娠安全性分级为 C 级；哺乳妇女在用药期间应停止授乳
药典	USP、Chin. P.
国家处方集	CNF
其他推荐依据	

续　表

■ 药品名称	碘苷　Idoxuridine
适应证	用于治疗带状疱疹病毒感染、单纯疱疹性角膜炎和牛痘病毒性角膜炎
制剂与规格	碘苷滴眼液：①8ml：8mg；②10ml：10mg
用法与用量	经眼给药：滴于患侧结膜囊内，一次 1~2 滴，每 1~2 小时 1 次
注意事项	1. 碘苷对单纯疱疹病毒Ⅱ型感染无效 2. 可与睫状肌麻痹药、抗生素及肾上腺皮质激素合用。激素能促使病毒感染扩散，故禁用于浅层角膜炎，但可用于基质性角膜炎、角膜水肿或虹膜炎
禁忌	眼外科手术创伤愈合期，对本药及碘制剂过敏的患者禁用
不良反应	有畏光、局部充血、水肿、痒或疼痛等不良反应；也可发生过敏反应眼睑水肿。长期滴用，可引起接触性皮炎、点状角膜病变、滤泡性结膜炎、泪点闭塞等
特殊人群用药	儿童：儿童用药尚缺乏资料，一般不用于婴幼儿 妊娠与哺乳期妇女：孕妇不宜使用；哺乳期妇女不宜使用
药典	USP、Eur. P.、Chin. P.、Jpn. P.
国家处方集	CNF
其他推荐依据	
■ 药品名称	阿糖腺苷　Vidarabine
抗菌谱与适应证	用于治疗疱疹病毒感染所致的口炎、皮疹、脑炎及巨细胞病毒感染
制剂与规格	注射用阿糖腺苷：200mg 注射用单磷酸阿糖腺苷：①100mg；②200mg
用法与用量	肌内注射或缓慢静脉注射：成人，一次 5~10mg/kg（按体重），一日 1 次
注意事项	如注射部位疼痛，必要时可加盐酸利多卡因注射液解除疼痛症状
禁忌	妊娠与哺乳期妇女禁用
不良反应	可见注射部位疼痛
特殊人群用药	肝功能、肾功能不全患者：慎用 妊娠与哺乳期妇女：孕妇禁用。妊娠安全性分级为 C 级；哺乳妇女禁用
药典	USP
国家处方集	CNF
其他推荐依据	
■ 药品名称	酞丁安　Ftibamzone
适应证	1. 用于各型沙眼 2. 用于单纯疱疹、带状疱疹 3. 用于尖锐湿疣、扁平疣 4. 用于浅部真菌感染，如体癣、股癣、手足癣等

续 表

制剂与规格	酞丁安滴眼液：0.1%（8ml：8mg） 酞丁安搽剂：5ml：25mg 酞丁安软膏：①10g：100mg；②10g：300mg
用法与用量	1. 经眼给药：摇匀后滴眼，一次1滴，一日2~4次 2. 局部给药：①单纯疱疹、带状疱疹：涂于患处，一日3次；②尖锐湿疣、扁平疣：涂于患处，一日3次；③浅部真菌感染：涂于患处，早晚各1次，体癣、股癣连用3周，手足癣连用4周
注意事项	1. 软膏剂、搽剂使用时注意勿入口内和眼内 2. 涂布部位有灼烧感、瘙痒、红肿等，应停止用药，洗净
禁忌	对制剂药品中任何成分过敏者禁用
不良反应	少数病例有局部瘙痒刺激反应，如皮肤红斑、丘疹及刺痒感
特殊人群用药	儿童：儿童用药尚缺乏资料，一般不用于婴幼儿 妊娠与哺乳期妇女：哺乳期妇女不宜使用；孕妇禁用，育龄妇女慎用
药典	
国家处方集	CNF
其他推荐依据	
■ 药品名称	膦甲酸钠 Foscarnet Sodium
适应证	1. 主要用于免疫缺陷者（如艾滋病患者）的巨细胞病毒性视网膜炎 2. 免疫功能损害患者耐阿昔洛韦单纯疱疹病毒性皮肤黏膜感染
制剂与规格	膦甲酸钠注射液[保(乙)]：①100ml：2.4g；②250ml：3g；③250m：6g；④500ml：6g 膦甲酸钠氯化钠注射液[保(乙)]：①100ml：2.4g；②250ml：3g 膦甲酸钠乳膏：①5g：150mg；②10g：300mg
用法与用量	静脉滴注 1. 艾滋病患者巨细胞病毒性视网膜炎：①诱导期，推荐初始剂量60mg/kg，每8小时1次，连用2~3周，视治疗后的效果而定，也可每12小时90mg/kg；②维持期，维持剂量一日90~120mg/kg，滴注时间不得少于2小时。如患者在维持期视网膜炎症状加重时，应仍恢复诱导期剂量 2. 艾滋病患者巨细胞病毒性鼻炎：初始剂量60mg/kg，每8小时1次，滴注时间至少1小时，连用2~3周。根据患者肾功能和耐受程度调整剂量和给药时间。维持量一日90~120mg/kg，滴注2小时 3. 耐阿昔洛韦的皮肤黏膜单纯疱疹病毒感染和带状疱疹病毒感染：推荐剂量一次40mg/kg，每8小时（或12小时）1次，滴注时间不得少于1小时，连用2~3周或直至治愈。外用：耐阿昔洛韦的皮肤黏膜单纯疱疹病毒感染：乳膏，一日3~4次，连用5天为一疗程
注意事项	1. 用药期间必须密切监测肾功能，根据肾功能情况调整剂量 2. 不能与其他肾毒性药物同时使用，不能与喷他脒联合静脉滴注，以免发生低钙血症 3. 注射剂避免与皮肤、眼接触，若不慎接触，应立即用清水洗净 4. 乳膏剂严格限用于免疫功能损害患者耐阿昔洛韦的单纯疱疹病毒性皮肤、黏膜感染
禁忌	对膦甲酸钠过敏者禁用

续　表

不良反应	肾功能损害、电解质紊乱、惊厥、贫血或血红蛋白降低、注射部位静脉炎、生殖泌尿道刺激症状或溃疡等
特殊人群用药	肝功能、肾功能不全患者：肌酐清除率<0.4ml/min者（以kg计）禁用。肝功能、肾功能不全者慎用 儿童：用药应权衡利弊 老年人：老年患者的肾小球滤过率下降，故用药前及用药期间应检查肾功能 妊娠与哺乳期妇女：妊娠安全性分级为C级；哺乳期妇女用药期间应暂停授乳
药典	Eur. P.
国家处方集	CNF
其他推荐依据	

第十七节　抗真菌药

■ 药品名称	两性霉素B　Amphotericin B
抗菌谱与适应证	1. 用于治疗隐球菌病、北美芽生菌病、播散性念珠菌病、球孢子菌病、组织胞质菌病 2. 用于治疗由毛霉菌、根霉属、犁头霉菌属、内胞霉属和蛙粪霉属等所致的毛霉病 3. 用于治疗由申克孢子丝菌引起的孢子丝菌病 4. 用于治疗由烟曲菌所致的曲菌病 5. 外用制剂适用于着色真菌病、烧伤后皮肤真菌感染、呼吸道念珠菌、曲菌或隐球菌感染、真菌性角膜溃疡
制剂与规格	注射用两性霉素B[基,保(甲)]：①5mg（5000U）；②25mg（2.5万U）；③50mg（5万U） 注射用两性霉素B脂质体[保(乙)]：①2mg（2000U）；②10mg（1万U）；③50mg（5万U）；④100mg（10万U）
用法与用量	1. 静脉滴注：①起始剂量为1~5mg或一次0.02~0.10mg/kg（按体重），以后根据患者耐受情况每日或隔日增加5mg，当增加至一次0.6~0.7mg/kg时即可暂停增加剂量；②最高单次剂量不超过1mg/kg，每日或隔1~2日给药1次，总累积量1.5~3.0g，疗程1~3个月，视患者病情也可延长至6个月。治疗鼻脑毛霉病时，累积治疗量至少3~4g，治疗白念珠菌感染，疗程总量约为1g；治疗隐球菌脑膜炎，疗程总量约为3g；③对敏感真菌所致的感染宜采用较小剂量，即一次20~30mg，疗程也宜较长。鞘内注射对隐球菌脑膜炎，除静脉滴注外尚需鞘内给药。首次剂量为0.05~0.1mg，以后逐渐增至一次0.5mg，最大量一次不超过1mg，每周2~3次，总量15mg左右 2. 雾化吸入：5~10mg，一日分2次喷雾，疗程1个月 3. 两性霉素B脂质体：静脉注射，起始剂量一日0.1mg/kg，如无不良反应，第2日开始增加一日0.25~0.50mg/kg，剂量逐日递增至维持剂量一日1~3mg/kg。输液速度以不大于0.15mg/ml为宜
注意事项	1. 治疗期间定期严密随访血、尿常规，肝肾功能，血钾，心电图等，如血尿素氮或血肌酐明显升高时，则需减量或暂停治疗，直至肾功能恢复 2. 为减少不良反应，给药前可给非甾体抗炎药和抗组胺药

续 表

	3. 本品宜缓慢避光滴注，每剂滴注时间至少6小时 4. 药液静脉滴注时应避免外漏，因其可致局部刺激
禁忌	对两性霉素B过敏及严重肝病患者禁用
不良反应	1. 静脉滴注过程中或静脉滴注后发生寒战、高热、严重头痛、食欲缺乏、恶心、呕吐，有时可出现血压下降、眩晕等 2. 几乎所有患者在疗程中均可出现不同程度的肾功能损害，尿中可出现红细胞、白细胞、蛋白和管型、血尿素氮和肌酐增高，肌酐清除率降低，也可引起肾小管性酸中毒 3. 低钾血症 4. 血液系统毒性反应有正常红细胞性贫血，偶有白细胞或血小板减少
特殊人群用药	肝功能、肾功能不全患者：肝病患者，肾功能损害者慎用。严重肝病患者禁用 老年人：减量慎用 妊娠与哺乳期妇女：妊娠安全性分级为B级。哺乳期妇女应避免应用本药或用药时暂停授乳
药典	USP、Eur. P.、Chin. P.、Jpn. P.
国家处方集	CNF
其他推荐依据	
■ 药品名称	氟康唑 Fluconazol
抗菌谱与适应证	1. 念珠菌病：①全身性念珠菌病：如念珠菌败血症、播散性念珠菌病及其他非浅表性念珠菌感染等，包括腹膜、心内膜、肺部、尿路的感染；②黏膜念珠菌病：包括口咽部及食管感染、非侵入性肺及支气管感染、念珠菌尿症等；③阴道念珠菌病 2. 隐球菌病：用于治疗脑膜以外的新型隐球菌病；也用于两性霉素B与氟胞嘧啶联用初治后的维持治疗 3. 皮肤真菌病：如体癣、手癣、足癣、头癣、指（趾）甲癣、花斑癣等，还可用于皮肤着色真菌病 4. 用于真菌感染所引起的睑缘炎、结膜炎、角膜炎等 5. 预防真菌感染的发生，常见于恶性肿瘤、免疫抑制、骨髓移植、接受细胞毒类药化疗或放疗等患者 6. 球孢子菌病、芽生菌病、组织胞质菌病等
制剂与规格	氟康唑片[保(甲)]：①50mg[基]；②100mg[基]；③150mg；④200mg 氟康唑胶囊[保(甲)]：①50mg[基]；②100mg[基]；③150mg 氟康唑注射液[保(乙)]：①50ml：100mg；②100ml：200mg[基]
用法与用量	静脉滴注 1. 念珠菌败血症、播散性念珠菌病及其他非浅表性念珠菌感染：常用剂量为第1日400mg，以后一日200mg。根据临床症状，可将日剂量增至400mg 2. 口咽部念珠菌病：常用剂量为一次50mg，一日1次，连用7~14天 3. 食管感染、非侵入性肺及支气管感染、念珠菌尿症等：剂量为一次50mg，一日1次，连用14~30天。对异常难以治愈的黏膜念珠菌感染，剂量可增至一次100mg，一日1次 4. 阴道念珠菌病：单剂150mg 5. 隐球菌性脑膜炎及其他部位隐球菌感染：常用剂量为第1日400mg，以后一日200~400mg，疗程根据临床症状而定，但对隐球菌性脑膜炎，疗程至少为6~8周。为防止艾

续 表

	滋病患者的隐球菌性脑膜炎的复发，在完成基本疗程治疗后，可继续给予维持量，一日200mg 6. 预防真菌感染（如恶性肿瘤患者等）：患者在接受化疗或放疗时，一次50mg，一日1次
注意事项	1. 需定期监测肝肾功能，用于肝肾功能减退者需减量应用 2. 在免疫缺陷者中的长期预防用药，已导致念珠菌属等对氟康唑等吡咯类抗真菌药耐药性的增加，应避免无指征预防用药 3. 与肝毒性药物合用、需服用氟康唑2周以上或接受多倍于常用剂量的本品时，可使肝毒性的发生率增高，需严密观察
禁忌	对氟康唑或其他吡咯类药物有过敏史者禁用
不良反应	1. 常见恶心、呕吐、腹痛或腹泻等 2. 过敏反应，可表现为皮疹，偶可发生严重的剥脱性皮炎、渗出性多形红斑 3. 肝毒性，治疗过程中可发生轻度一过性AST（GOT）及ALT（GPT）升高 4. 可见头晕、头痛
特殊人群用药	肝功能、肾功能不全患者：肝功能、肾功能损害者慎用 儿童：本药对小儿的影响缺乏充足的研究资料，用药需谨慎 妊娠与哺乳期妇女：孕妇用药须权衡利弊。妊娠安全性分级为C级；不推荐哺乳期妇女使用
药典	USP、Chin. P.
国家处方集	CNF
其他推荐依据	
■ 药品名称	伊曲康唑 Itraconazole
抗菌谱与适应证	1. 注射液：用于全身性真菌感染，如曲霉病、念珠菌病、隐球菌病（包括隐球菌性脑膜炎）、组织胞质菌病、孢子丝菌病、巴西副球孢子菌病、芽生菌病和其他多种少见的全身性或热带真菌病。用于口腔、咽部、食管、阴道念珠菌感染以及真菌性结膜炎、真菌性角膜炎 2. 胶囊剂：适用于治疗肺部及肺外芽生菌病；组织胞质菌病，包括慢性空洞性肺部疾病和非脑膜组织胞质菌病，以及不能耐受两性霉素B或两性霉素B治疗无效的肺部或肺外曲霉病。浅部真菌感染，如手足癣、体癣、股癣、花斑癣等。口腔、咽部、食管、阴道念珠菌感染，以及真菌性结膜炎、真菌性角膜炎。用于皮肤癣菌和/或酵母菌所致甲真菌病 3. 口服液：适用于粒细胞缺乏患者怀疑真菌感染的经验治疗，口咽部和食管念珠菌病的治疗 4. 静脉注射液：适用于粒细胞缺乏患者怀疑真菌感染的经验治疗，还适用于治疗肺部及肺外芽生菌病；组织胞质菌病，包括慢性空洞性肺部疾病和非脑膜组织胞质菌病；以及不能耐受两性霉素B或两性霉素B治疗无效的肺部或肺外曲霉病
制剂与规格	伊曲康唑胶囊[基,保(乙)]：100mg 伊曲康唑口服液[基,保(乙)]：150ml：1.5g 伊曲康唑注射液[基,保(乙)]：25ml：250mg
用法与用量	口服： 1. 体癣、股癣：一日100mg，疗程15日；手足癣：一次200mg，一日2次，疗程7天，或一日100mg，疗程30天 2. 花斑癣：一次200mg，一日1次，疗程7天

续 表

	3. 甲真菌病：①冲击疗法：一次200mg，一日2次，连服1周。指（趾）甲感染分别需要2个和3个冲击疗程，每个疗程间隔3周；②连续治疗：一次200mg，一日1次，连用3个月 4. 真菌性角膜炎：一次200mg，一日1次，疗程21天 5. 曲霉病：一次200mg，一日1次，疗程2~5个月；对侵袭性或播散性感染者，可增加剂量至一次200mg，一日2次 6. 念珠菌病：①常用量一次100~200mg，一日1次，疗程3周至7个月；②口腔念珠菌病：一次100mg，一日1次，疗程15天；③念珠菌性阴道炎：一次200mg，一日1次，疗程3天 7. 非隐球菌性脑膜炎：一次200mg，一日1次，疗程2个月至1年 8. 隐球菌性脑膜炎：一次200mg，一日2次，疗程2个月至1年。维持量一日1次
注意事项	1. 对持续用药超过1个月者，及治疗过程中出现畏食、恶心、呕吐、疲劳、腹痛或尿色加深的患者，建议检查肝功能。如出现异常，应停止用药 2. 发生神经系统症状时应终止治疗 3. 对有充血性心力衰竭危险因素的患者，应谨慎用药，并严密监测
禁忌	1. 禁用于已知对伊曲康唑及辅料过敏的患者 2. 注射液禁用于不能注射0.9%氯化钠注射液的患者 3. 注射液禁用于肾功能损伤患者肌酐清除率<30ml/min者 4. 禁止与特非那定、阿司咪唑、咪唑斯汀、西沙比利、多非利特、奎尼丁等合作
不良反应	1. 常见畏食、恶心、腹痛和便秘 2. 已有潜在病理改变并同时接受多种药物治疗的大多数患者，长疗程治疗时可见低钾血症、水肿、肝炎和脱发等症状
特殊人群用药	肝功能、肾功能不全患者：肝功能、肾功能不全者，肝酶升高、活动性肝病或有其他药物所致肝毒性史者不宜使用本药 儿童：用药应权衡利弊 老年人：慎用 妊娠与哺乳期妇女：孕妇用药应权衡利弊。本药的妊娠安全性分级为C级；哺乳期妇女用药应权衡利弊
药典	Eur. P.
国家处方集	CNF
其他推荐依据	
■ 药品名称	**伏立康唑 Voriconazole**
抗菌谱与适应证	1. 侵袭性曲霉病 2. 对氟康唑耐药的念珠菌（包括克柔念珠菌）引起的严重侵袭性感染 3. 由足放线病菌属和镰刀菌属引起的严重感染 4. 非中性粒细胞减少患者的念珠菌血症 5. 应主要用于治疗免疫功能减退患者的进展性、可能威胁生命的感染
制剂与规格	伏立康唑薄膜衣片[保(乙)]：①50mg；②200mg 伏立康唑干混悬剂：40mg/ml 注射用伏立康唑[保(乙)]：200mg

续　表

用法与用量	1. 口服 （1）患者体重≥40kg：①用药第 1 日给予负荷剂量，一次 400mg，每 12 小时 1 次；②开始用药 24 小时后给予维持剂量，一次 200mg，一日 2 次 （2）患者体重<40kg：①用药第 1 日给予负荷剂量，一次 200mg，每 12 小时 1 次；②开始用药 24 小时后给予维持剂量，一次 100mg，一日 2 次 2. 静脉给药 （1）用药第 1 日给予负荷剂量：一次 6mg/kg，每 12 小时 1 次 （2）开始用药 24 小时后给予维持剂量：一次 4mg/kg，一日 2 次 （3）如果患者不能耐受维持剂量，可减为一次 3mg/kg，一日 2 次
注意事项	1. 治疗前或治疗期间应监测血电解质，如有电解质紊乱应及时纠正 2. 连续治疗超过 28 日者，需监测视觉功能 3. 片剂应在餐后或餐前至少 1 小时服用，其中含有乳糖成分，先天性的半乳糖不能耐受者、Lapp 乳糖酶缺乏或葡萄糖-半乳糖吸收障碍者不宜应用片剂 4. 在治疗中患者出现皮疹需严密观察，如皮损进一步加重则需停药。用药期间应避免强烈的、直接的阳光照射
禁忌	已知对伏立康唑或任何一种赋形剂有过敏史者、孕妇禁用
不良反应	常见视觉障碍、发热、皮疹、恶心、呕吐、腹泻、头痛、败血症、周围性水肿、腹痛及呼吸功能紊乱、肝功能试验值增高
特殊人群用药	肝功能、肾功能不全患者：严重肝功能减退患者慎用 儿童：12 岁以下儿童的用药安全性和有效性尚未建立 妊娠与哺乳期妇女：孕妇用药应权衡利弊。妊娠安全性分级为 D 级。哺乳期妇女用药应权衡利弊
药典	
国家处方集	CNF
其他推荐依据	
■ 药品名称	卡泊芬净　Caspofungin
抗菌谱与适应证	1. 用于对其他药物治疗无效或不能耐受的侵袭性曲霉菌病 2. 用于念珠菌所致的食管炎、菌血症、腹腔内脓肿、腹膜炎及胸膜腔感染 3. 用于考虑系真菌感染引起的发热、中性粒细胞减少患者的经验治疗
制剂与规格	注射用醋酸卡泊芬净[基,保(乙)]：①50mg；②70mg
用法与用量	静脉滴注：首日给予单次 70mg 的负荷剂量；之后给予一日 50mg 的维持剂量。对疗效欠佳且对本药耐受较好的患者，可将维持剂量加至一日 70mg
注意事项	与环孢素同时使用，需权衡利弊
禁忌	对本品任何成分过敏者、哺乳期及妊娠期妇女禁用
不良反应	常见发热、头痛、腹痛、疼痛、恶心、腹泻、呕吐、AST（GOT）升高、ALT（GPT）升高、贫血、静脉炎/血栓性静脉炎。静脉输注并发症、皮肤皮疹、瘙痒等
特殊人群用药	肝功能、肾功能不全患者：肝功能不全或肝脏疾病患者，肾功能不全患者慎用 儿童：不推荐 18 岁以下的患者使用本药

续 表

	妊娠与哺乳期妇女：除非必要，孕妇不得使用本药。妊娠安全性分级为C级；用药期间不宜授乳
药典	
国家处方集	CNF
其他推荐依据	
■ 药品名称	米卡芬净 Micafungin
抗菌谱与适应证	由曲霉菌和念珠菌引起的下列感染：真菌血症、呼吸道真菌病、胃肠道真菌病
制剂与规格	注射用米卡芬净钠[保(乙)]：50mg
用法与用量	静脉给药：成人，一次50~150mg，一日1次，严重或难治性患者，可增加至一日300mg。切勿使用注射用水溶解本品。剂量增加至一日300mg用以治疗严重或难治性感染的安全性尚未完全确立。体重为50kg或以下的患者，一日剂量不应超过6mg/kg
注意事项	1. 可能出现肝功能异常或黄疸，应严密监测患者的肝功能 2. 溶解本品时勿用力摇晃输液袋，因易起泡，且泡沫不易消失 3. 本品在光线下可慢慢分解，给药时应避免阳光直射
禁忌	禁用于对本品任何成分有过敏史的患者
不良反应	1. 血液学异常：中性粒细胞减少症、血小板减少或溶血性贫血 2. 可能发生休克、过敏样反应 3. 可能出现肝功能异常或黄疸 4. 可能发生严重的肾功能不全如急性肾衰竭
特殊人群用药	儿童：儿童静脉使用本药的安全性和有效性尚未建立 妊娠与哺乳期妇女：妊娠安全性分级为C级；哺乳妇女用药需权衡利弊
药典	
国家处方集	CNF
其他推荐依据	
■ 药品名称	特比萘芬 Terbinafine
抗菌谱与适应证	1. 口服用于：①由毛癣菌、小孢子菌和絮状表皮癣菌等所致皮肤、头发和指（趾）甲的感染；由念珠菌所致皮肤酵母菌感染；②多种癣病，如体癣、股癣、手癣、足癣和头癣等；③由丝状真菌引起的甲癣 2. 局部给药用于：由皮肤真菌、酵母菌及其他真菌所致体癣、股癣、手癣、足癣、头癣、花斑癣
制剂与规格	盐酸特比萘芬片[保(乙)]：①125mg；②250mg 特比萘芬乳膏：①1g：10mg（1%）；②10g：100mg（1%） 盐酸特比萘芬软膏[保(乙)]：①10g：100mg；②15g：150mg 特比萘芬溶液剂：30ml：300mg（1%） 盐酸特比萘芬搽剂：15ml：150mg 盐酸特比萘芬喷雾剂：15ml：150mg 盐酸特比萘芬散：10g：100mg

续　表

用法与用量	1. 口服：一次 125mg~250mg，一日 1 次。疗程视感染程度及不同的临床应用而定：体、股癣2~4 周；手、足癣 2~6 周；皮肤念珠菌病 2~4 周；头癣 4 周；甲癣 6~12 周 2. 局部给药：涂（或喷）于患处及其周围。①乳膏、搽剂、散剂：一日 1~2 次。一般疗程：体癣、股癣1~2 周；花斑癣 2 周；足癣 2~4 周；②溶液剂：用于体癣、股癣，一日 2 次，连用 1~2 周；用于手癣、足癣、花斑癣，一日 2 次，连用 2~4 周；③喷雾剂：一日 2~3 次，1~2 周为一疗程，喷于患处
注意事项	1. 口服对花斑癣无效 2. 使用过程中如出现不良反应症状，应停止用药 3. 软膏、凝胶及擦剂仅供局部皮肤使用皮肤涂敷后，可不必包扎。不宜用于开放性伤口，不能用于眼内，避免接触鼻、口腔及其他黏膜
禁忌	对特比萘芬或萘替芬及本药制剂中其他成分过敏者禁用
不良反应	1. 最常见胃肠道症状（腹满感、食欲减退、恶心、轻度腹痛及腹泻）或轻型的皮肤反应（皮疹、荨麻疹等） 2. 个别严重的有皮肤反应病例，如 Stevens-Johnson 综合征、中毒性表皮坏死松解症
特殊人群用药	肝功能、肾功能不全患者：肝功能、肾功能不全者慎用；严重肝功能、肾功能不全者禁用 儿童：不推荐用于 2 岁以下的儿童 老年人：适当调整给药剂量 妊娠与哺乳期妇女：孕妇用药应权衡利弊。本药的妊娠安全性分级为 B 级；哺乳期妇女用药期间应暂停授乳
药典	Eur. P.
国家处方集	CNF
其他推荐依据	
■ 药品名称	氟胞嘧啶　Flucytosine
抗菌谱与适应证	用于治疗念珠菌属心内膜炎、隐球菌属脑膜炎、念珠菌属或隐球菌属真菌败血症、肺部感染和尿路感染
制剂与规格	氟胞嘧啶片[保(乙)]：①250mg；②500mg 氟胞嘧啶注射液[保(乙)]：250ml：2. 5g
用法与用量	1. 口服：一次 1000~1500mg，一日 4 次，用药疗程为数周至数月。为避免或减少恶心、呕吐，一次服药时间持续 15 分钟 2. 静脉注射：一日 50~150mg/kg，分 2~3 次给药 3. 静脉滴注：一日100~150mg/kg，分 2~3 次给药，静脉滴注速度为 4~10ml/min
注意事项	1. 单用氟胞嘧啶在短期内可产生真菌对本品的耐药菌株。治疗播散性真菌病时通常与两性霉素 B 联合应用 2. 骨髓抑制、血液系统疾病或同时接受骨髓移植药物者慎用 3. 用药期间应检查周围血象、肝肾功能，肾功能减退者需监测血药浓度
禁忌	对本品过敏者禁用

续　表

不良反应	1. 可致恶心、呕吐、畏食、腹痛、腹泻等胃肠道反应 2. 皮疹、嗜酸性粒细胞增多等变态反应 3. 可发生肝毒性反应，一般表现为 ALT（GPT）及 AST（GOT）一过性升高，偶见血清胆红素升高 4. 可致白细胞或血小板减少，偶可发生全血细胞减少，骨髓抑制和再生障碍性贫血
特殊人群用药	肝功能、肾功能不全患者：肝功能、肾功能损害者，尤其是同时应用两性霉素 B 或其他肾毒性药物时慎用；严重肝功能、肾功能不全者禁用 儿童：不宜使用 老年人：需减量 妊娠与哺乳期妇女：孕妇用药应权衡利弊。妊娠安全性分级为 C 级；哺乳期妇女用药应暂停授乳
药典	USP、Eur. P.、Chin. P.、Jpn. P.
国家处方集	CNF
其他推荐依据	
■ 药品名称	制霉菌素　Nystatin
抗菌谱与适应证	用于念珠菌属引起的消化道、口腔、阴道、皮肤等念珠菌感染
制剂与规格	制霉菌素片：①10 万 U；②25 万 U；③50 万 U 制霉菌素阴道片：10 万 U 制霉菌素阴道泡腾片：10 万 U 制霉菌素阴道栓：10 万 U 制霉菌素口含片：10 万 U 制霉菌素软膏：①1g：10 万 U；②1g：20 万 U
用法与用量	1. 口服：①消化道念珠菌病，一次（50~100）万 U，一日 3 次，连用 7~10 天。小儿一日（5~10）万 U/kg（按体重）；②口腔念珠菌病，取适量糊剂涂抹，2~3 小时一次 2. 口含片：一次 1~2 片，一日 3 次 3. 外用：皮肤念珠菌病，应用软膏，一日1~2 次，一次 1~2g 或适量涂抹于患处 4. 阴道给药：①阴道片或栓剂：阴道念珠菌病，一次 10 万 U，一日 1~2 次；②阴道泡腾片：一次 10 万 U，一日 1~2 次，置于阴道深处，疗程 2 周或更久
注意事项	1. 本品对全身真菌感染无治疗作用 2. 本品混悬剂在室温中不稳定，临用前宜新鲜配制并于短期用完
禁忌	对本品过敏者禁用
不良反应	只服较大剂量时可发生腹泻、恶心、呕吐和上腹疼痛等消化道反应，减量或停药后迅速消失。局部应用可引起过敏性接触性皮炎
特殊人群用药	儿童：5 岁以下儿童慎用 妊娠与哺乳期妇女：妊娠安全性分级为 C 级。孕妇慎用；哺乳期妇女慎用
药典	USP、Eur. P.、Jpn. P.
国家处方集	CNF
其他推荐依据	

药品名称索引（汉英对照）

D

E

F

G

H

J

K

L

Q

R

S

T

W

X

Y

Z

名词缩略语

CTA	CT 血管造影
AFP	血清甲胎蛋白
BP	英国药典
Chin. P.	中国药典
CNF	中国国家处方集
CT	电子计算机断层扫描
CTPA	计算机断层摄影肺血管造影
DSA	血管造影
ESR	红细胞沉降率
HCG	绒毛膜促性腺激素
ICD	国际疾病分类
ICU	重症加强护理病房
IP	印度药典
Jpn. P.	日本药典
KP	韩国药典
LDH	乳酸脱氢酶
MRI	磁共振成像
Nuss	漏斗胸微创矫正术
PE	漏斗胸
PET-CT	正电子发射计算机断层成像术
PPI	质子泵抑制药
SPECT	单光子发射计算机断层成像术
TNM	肿瘤分期系统
VATS	开胸探查或胸腔镜
WHO	世界卫生组织

参考文献

［1］陈克能，许绍发. 普通胸外科围术期治疗手册. 北京：人民卫生出版社，2007.

［2］陈新谦 . 新编药物学 . 第 17 版 . 北京：人民卫生出版社，2011.

［3］罗杰 . 实用临床药物手册 . 武汉：华中科技大学出版社，2017.

［4］涂远荣，杨劼，刘彦国 . 中国手汗症微创治疗专家共识 . 中华胸心血管外杂志，2011，27（8）：449-451.

［5］涂远荣 . 手汗症现代微创治疗 . 福州：福建省科学技术出版社，2007.

［6］赵玉沛，陈孝平 . 外科学 . 第 3 版 . 北京：人民卫生出版社，2015.

［7］中国原发性肺癌诊疗规范（2015 年版）. 中国癌症基金会、中国抗癌协会肿瘤临床化疗专业委员会、中国医师协会肿瘤医师分会 . 第九届中国肿瘤内科大会、第四届中国肿瘤医师大会、中国抗癌协会肿瘤临床化疗专业委员会 2015 年学术年会论文集［C］. 中国癌症基金会、中国抗癌协会肿瘤临床化疗专业委员会、中国医师协会肿瘤医师分会：中国抗癌协会，2015：15.

［8］陈孝平，汪建平，赵继宗 . 外科学（第九版）. 北京：人民卫生出版社 . 2018.

［9］张志庸 . 协和胸外科学（第 2 版）. 北京：科学出版社有限责任公司 . 2020.

［10］张力建，朱彦君 . 胸外科诊疗技术精要 . 北京：北京科学技术出版社 . 2016.

［11］韩渭丽，汤萨，姬玲粉，等 . 1058 例食管良性肿瘤临床病理特征 . 中国肿瘤临床，2016，43（10）：424-428.

［12］吴孟超，吴在德 . 黄家驷外科学（第 7 版）. 北京：人民卫生出版社 . 2008.

［13］Scarci M, Abah U, Solli P, et al. EACTS expert consensus statement for surgical management of pleural empyema. Eur J Cardiothorac Surg. 2015, 48（5）: 642-653.

［14］Godfrey MS, Bramley KT, Detterbeck F. Medical and Surgical Management of Empyema. Semin Respir Crit Care Med. 2019, 40（3）: 361-374.

［15］Martucci N, Tracey M, Rocco G. Postoperative Chylothorax. Thorac Surg Clin 2015; 25: 523.

［16］Maldonado F, Cartin－Ceba R, Hawkins FJ, et al. Medical and surgical management of chylothorax and associated outcomes. Am J Med Sci. 2010, 339: 314.

［17］Paul S, Altorki NK, Port JL, et al. Surgical management of chylothorax. Thorac Cardiovasc Surg. 2009, 57: 226.

［18］Griffo S, De Luca G, Stassano P. Chylothorax after abdominal surgery. Gen Thorac Cardiovasc Surg. 2010, 58: 159.

［19］McGrath EE, Blades Z, Anderson PB. Chylothorax: aetiology, diagnosis and therapeutic options. Respir Med. 2010, 104: 1.

［20］Liu M, Wu B, Cui Y, et al. Surgical treatment of chylothorax caused by lymphangioleiomyomatosis. J Thorac Dis. 2014, 6: E11.

［21］Miao L, Zhang Y, Hu H, et al. Incidence and management of chylothorax after esophagectomy. Thorac Cancer. 2015, 6: 354.

［22］Fahimi H, Casselman FP, Mariani MA, et al. Current management of postoperative chylothorax. Ann Thorac Surg. 2001, 71: 448.

[23] Shimizu K, Yoshida J, Nishimura M, et al. Treatment strategy for chylothorax after pulmonary resection and lymph node dissection for lung cancer. J Thorac Cardiovasc Surg. 2002, 124: 499.
[24] Zabeck H, Muley T, Dienemann H, et al. Management of chylothorax in adults: when is surgery indicated? Thorac Cardiovasc Surg. 2011, 59: 243.
[25] Le Pimpec-Barthes F, D´Attellis N, Dujon A, et al. Chylothorax complicating pulmonary resection. Ann Thorac Surg. 2002, 73: 1714.
[26] Huggins JT. Chylothorax and cholesterol pleural effusion. Semin Respir Crit Care Med. 2010, 31: 743.
[27] Nair SK, Petko M, Hayward MP. Aetiology and management of chylothorax in adults. Eur J Cardiothorac Surg. 2007, 32: 362.
[28] Wurnig PN, Hollaus PH, Ohtsuka T, et al. Thoracoscopic direct clipping of the thoracic duct for chylopericardium and chylothorax. Ann Thorac Surg. 2000, 70: 1662.
[29] Hayden JD, Sue-Ling HM, Sarela AI, et al. Minimally invasive management of chylous fistula after esophagectomy. Dis Esophagus. 2007, 20: 251.
[30] Cerfolio RJ, Allen MS, Deschamps C, et al. Postoperative chylothorax. J Thorac Cardiovasc Surg. 1996, 112: 1361.
[31] Lin Y, Li Z, Li G, et al. Selective En Masse Ligation of the Thoracic Duct to Prevent Chyle Leak After Esophagectomy. Ann Thorac Surg. 2017, 103 (6): 1802-1807.
[32] Varshney VK, Suman S, Garg PK, et al. Management options for post-esophagectomy chylothorax [published online ahead of print, 2020 Sep 17]. Surg Today.
[33] 国家药典委员会. 中国药典. 北京：中国医药科技出版社，2020.
[34] 厚生大臣津岛雄二. 韩国抗生物质医药品基准（韩抗基）. 厚生省，1990.
[35] 美国药典委员会. 美国药典/国家处方集. 第31版. 沪西书店，2013.
[36] 欧洲药典委员会. 欧洲药典（中文版）. 北京：中国医药科技出版社，2010.
[37] 日本抗生物质学术协议会. 日本抗生物质医药品基准（日抗基）. 药业时报社，1998.
[38] 日本要局方编辑委员会. 日本药典. 第16版. 日本厚生省，2011.
[39] 世界卫生组织专家委员会. 国际药典. 世界卫生组织，2011.
[40] 希恩.C.斯威曼（Sean C Sweetman）编，李大魁，金有豫，汤光，等译. 马丁代尔大药典. 第35版. 北京：化学工业出版社，2008.
[41] 许桓忠，张健. 抗菌药合理临床应用指南. 北京：化学工业出版社，2008.
[42] 中国国家处方集编委会. 中国国家处方集. 北京：科学出版社，2020.

致读者

本系列图书中介绍的药物剂量和用法是编委专家根据当前医疗观点和临床经验并参考本书附录中的相关文献资料慎重制订的，并与通用标准保持一致，编校人员也尽了最大努力来保证书中所推荐药物剂量的准确性。但必须强调的是，临床医师开出的每一个医嘱都必须以自己的理论知识、临床实践为基础，以高度的责任心对患者负责。本书列举的药物用法和用量主要供临床医师参考，并且主要针对疾病诊断明确、临床表现典型的患者。读者在选用药物时，还应该认真研读药品说明书中所列出的适应证、禁忌证、用法、用量、不良反应等，并参考《中华人民共和国药典》《中国国家处方集》等权威著作为据。此书仅为参考，我社不对使用此书所造成的医疗后果负责。

中国协和医科大学出版社

《临床路径治疗药物释义》专家组